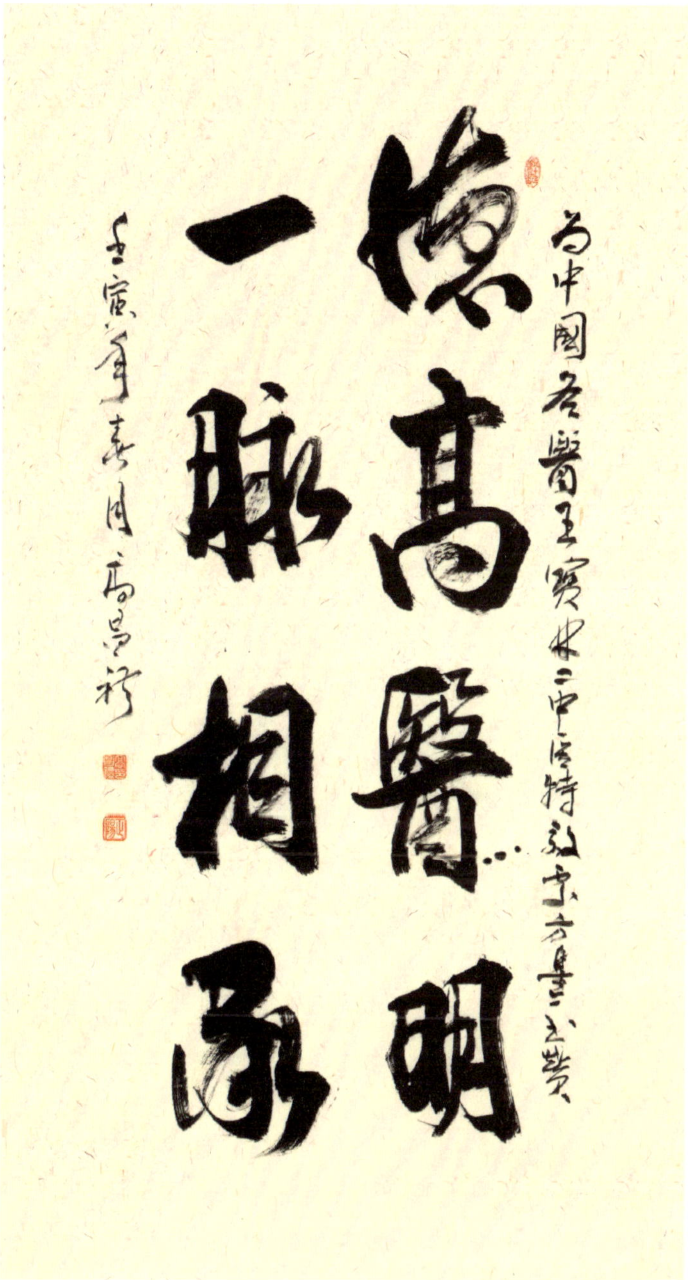

德高医明　一脉相承

——为中国名医王宝林《中医特效处方集》书赞　壬寅年春月

司法部原部长　高昌礼题

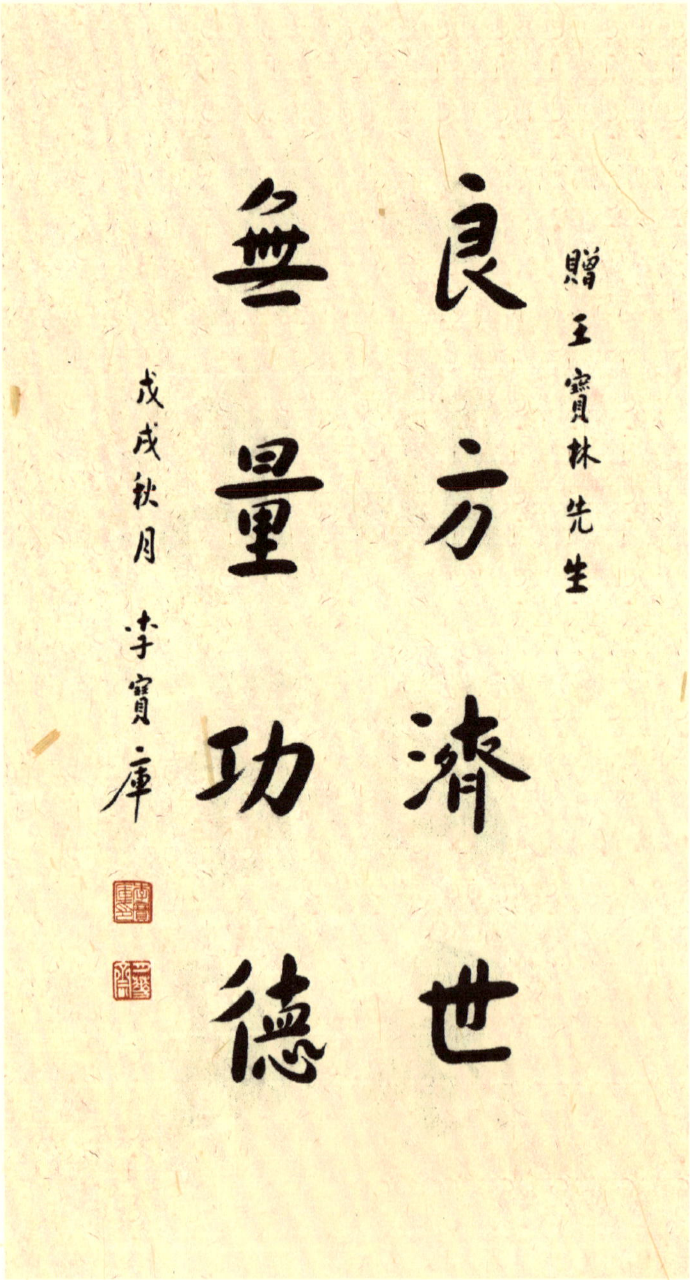

良方济世　无量功德

——赠王宝林先生　戊戌秋月

民政部原副部长　李宝库题

长生颂歌　济世人寿

中医特效处方集③

师徒两代百年中医治病特效处方公开献于众人

王宝林　编著

中医古籍出版社
Publishing House of Ancient Chinese Medical Books

图书在版编目（CIP）数据

中医特效处方集. 3 / 王宝林编著. — 北京：中医古籍出版社，2023.6（2025.8 重印）
ISBN 978-7-5152-1805-2

Ⅰ. ①中… Ⅱ. ①王… Ⅲ. ①验方–汇编–中国
Ⅳ. ① R289.5

中国版本图书馆 CIP 数据核字 (2022) 第 126807 号

中医特效处方集 3

编　　著　王宝林
责任编辑　于　佳
装帧设计　默慧文化
出版发行　中医古籍出版社
社　　址　北京市东城区东直门内南小街 16 号（100700）
电　　话　010–64089446（总编室）010–64002949（发行部）
网　　址　www.zhongyiguji. com.cn
印　　刷　万卷书坊印刷（天津）有限公司
开　　本　710 mm × 1000 mm　1/16
印　　张　57.5
字　　数　632 千字
版　　次　2023 年 6 月第 1 版　2025 年 8 月第 2 次印刷
书　　号　ISBN 978-7-5152-1805-2
定　　价　158.00 元

前言

我是个学生，始终在向所有人学习，包括患者，也是我的老师。

本书是我学习的心得，包含着许多前辈们的功德。

我拜读了《黄帝内经》《佛门医学》《治病秘方》《五福临门》《临证验方》《米晶子济世良方》《痛症妙方》《千家妙方》《百病一穴灵》《家庭实用验方》《中老年自我治病奇效方》《华佗神方》《寿世保元》《中国按摩大全》《本草纲目》《中药大辞典》等百余部名书。

本书中许多养生治病方法是大德老师们推荐给我的，他们是大德程光华、大德奚晓华、大德王刚、大德肖俊龙、大德郑卫国老师、大德智然老师、大德陈伯达老师等。多位大德老师给本书注入了能量和智慧，在此拜谢他们，祝他们福寿绵长，功德永佑人间！

这本书稿，最后由奚晓华、陈晓华、卢玉珍、束金莲、梵恩、金志强（在校硕士研究生）等人录入电脑，发给出版社审校出版。

奚晓华、陈晓华等多位老师为本书付出许多心血，真是功德无量，我只有衷心祝愿他们健康、快乐、幸福、长寿！

最后请求编辑老师辛苦帮忙修改，去除不好的，修缮好的，便成为一本真正的好书，贡献给社会大众，是您的无量功德，天、地、人都会感恩您！谢谢您！祝福您！

学生　王宝林　拜上

目录

第一章 养生与祛病

第二章 肿瘤疾病

第三章 神经系统疾病

第四章 循环系统疾病

第五章 消化系统疾病

第六章　内分泌代谢疾病

第七章　外科疾病

第八章　皮肤科疾病

第九章 骨伤科疾病

第十章　五官科疾病

第十一章 妇科疾病

第十二章 儿科疾病

第十三章 其他类疾病

附录一

附录二

第一章

养生与祛病

第一节　人是可以不生病的

有一位患者（杨某）身体很虚，没有力气，经常感冒。他问我能治疗吗？

我叫他每天早晨起来，找个空气好又安静的地方，面向东方，两脚与肩同宽，舌顶上腭，双手从身体两侧举至头顶，吸收宇宙能量，再将双手从身前放下，至小腹，即下丹田处，再重复、缓慢地做。

要注意呼吸，双手上举的时候吸气，收小腹，用全身八万四千个毛孔吸气，双手自身前放下时呼气，小腹鼓起，也就是气沉下丹田，默念“3396815”，功效更好。（“3396815”的作用，请看《中医特效处方集2》第48页。这是调动脏腑能量的数字。）这是用逆腹式体呼吸法，采宇宙能量10~30分钟，然后用意念说“收功”，双手从头顶下到小腹，气沉下丹田，大拇指尖压无名指根，握拳，收功完毕。余下是拍打胸襟活动。气功界有句名言：练功不收功，到老一场空。

一个月后，这位患者跑来对我说，自从练了采气功后，身体好了，不感冒了，有力气了。他又问我念什么口诀会让练功效果更好。

我说："你可以默念'我在光中，光在我中，我与光同体'，默念3遍就可以。"因为我们要采的不光是气，还应该采更大能量的光，光中有气，气中有光，光有七彩，可以体现出人体功能的层次。《中医特效处方集2》第13–15页有对光功能的介绍。

1. 人具有强大的意念能量。

人可以有心想事成的功能，无论男女，身体出现一些状况，都可以用意念来调整它，所有的病（除外伤）都是体内气场不平衡造成的。

例如：

① 糖尿病患者血糖高时，头昏了，你静下来，心想自己的脚心或大脚趾，3~5分钟血糖就下来了，头昏就消失了。血糖低时也会头昏眼花，你静下来，心想自己的头，3~5分钟，血糖上升，头就不昏了，眼也不花了。

② 高血压患者血压升高，头昏心慌，你静下来，心想自己的脚心或大脚趾，3~5分钟血压就平稳了，头不昏、心不慌了。血压低了，也会头昏心慌站不住，你静下来，心想自己的头，3~5分钟，血压就可恢复正常，头不晕、心不慌了。

以上治疗方法的原理是什么呢？

人体的气、血、能量，是随意念活动而活动的，血是随气推动而动，所以叫血随气走。

有人会钻牛角尖问：我没有意念时，气血走不走？

意念分有意念和无意念，也可以说，在自然环境下，活人的气血会自然运行。人的潜意识在调理身体，气血在不知不觉中运行。

2. 糖尿病患者胰岛素分泌功能下降，所以医院给予胰岛素治疗。

其实，可以用“吸短呼长”的方法，让人体胰腺功能恢复，分泌胰岛素。

操作方法为，深吸一口气，拉长呼气的时间，因为人在呼气中产生胰岛素，并且可以纠正血液偏酸性。

3. 在《中医特效处方集2》中有许多不吃药的治疗方法，可以参考。

4. 人有笑的功能。

笑可以提升人的免疫功能，增强人的精、气、神，有抗病、祛病的功效。

我师父说：只要每天笑七次，连笑三个月，身上任何疾病（除硬伤）都可以治疗痊愈，包括癌症。

例如一位白血病孩子，他怕吃中药，说太苦，我叫他每天笑七次，连笑三个月，可以治好白血病。

他答应了，到第四个月的15日，他笑着来对我说：“爷爷，我的白血病好了，是连笑三个月治好的。”

我问他怎么做到连笑三个月的？

他说：“我知道笑能治好我的病，我就高兴地笑，有父母、同学们来给我讲笑话引我笑，我看了一些好笑的童话故事就笑啦，最后我看爷爷在《中医特效处方集》书上的照片，你在笑，我也跟着笑啊。”

他做到了每天笑七次，连笑三个月，医生检查后说他的病好啦。

他母亲说他现在变成了一个爱笑的孩子。

再讲一个笑的故事。

清朝一位大官得了抑郁症，到处看不好，非常苦恼。

有一位先生告诉他："东郊外有位老郎中，什么病都看，你可以请他看看。"

于是他坐轿去郊外找到老郎中，老郎中问明情况，知道他得了抑郁症，非药物能收效，故只是观察他，没有给他开药方。

大老爷见他不说话，就主动问道："老先生，我得的是什么病啊？"老郎中回答说："你得的病叫'月经不调'，不需要吃药，只要每天笑，一个月以后，你再来看，现在你可以回去了。"

大老爷说："我是个男人，怎么是'月经不调'呢？"

老郎中坚持说："就是'月经不调'，回去吧，一个月后再来。"

大老爷一甩袖子，气呼呼地走出门来，门外众人见老爷出来，迎上问道："老郎中怎么说？"

大老爷回答说："他说我得了'月经不调'，说不用吃药，只要每天笑，病就能好，他真是老糊涂了！"

大伙儿听了都哈哈大笑，老爷跟着笑起来，一位仆人说："老郎中说只要每天笑，病就能好，那我们就每天陪老爷一起笑，老爷病就会好了。"于是老爷坐轿回来，一路笑声不断，老爷也跟着笑，越想越好笑。

回到家，众人问起，听说是"月经不调"，也哄堂大笑，各位官员来探望，听说是"月经不调"，也大笑不止。

很快，一个月都在笑声中度过，老爷觉得精神轻松愉悦，没有病了。老爷也是个聪明人，他已经明白，原来老郎中是用笑声来治他的病。

人为什么会生严重的病?

上天给了人类许许多多的功能,唯独没有给人可以生气、争斗的功能,然而现今不爱生气的人很少,多数人都爱生气、争吵、争斗,这就违背了天道,必然会受到宇宙规律的惩罚。小的惩罚就是生病,看你能否忏悔、认错、改过,若不改过,那就要付出生命的代价。

其他的得病原因也很多,如吃了不应该吃的东西,特别是野生动物,它们的生命密码与人类接近,当你抵抗力下降时,会受密码干扰而得病。还有空气、环境影响,以及劳累过度等,都会让人得病。

怎么治病?

第一,患者要忏悔、认错、改过,保证今后不再生气、争斗了,要谦让,要善于关爱别人、原谅别人,不与人计较,多为国家、社会、单位、他人做贡献,多孝敬父母长辈,关爱妻儿亲友,因为让别人得到快乐,自身也会感受到快乐、欣慰!身体的病自然会好。

第二,要想病好,就必须不再生气,而且要相信自己很快能病愈,所以可以快乐地唱歌跳舞。这叫"心想事成",病真就好了。

人是由细胞组成的,生气使细胞中毒而变异,生成肿瘤、癌症。

细胞是有寿命的,它们每天都在新陈代谢,新生出来的细胞取代陈旧的细胞。假如,患者还在担心、生气,仍然会产生毒素,新生出来的细胞自然是带毒的,所以病不会好。如果人开心了、不生气、不愁闷,而且唱歌、跳舞,体内的免疫功能提升了,新生出来的细胞就是活跃的、健康的、没有毒素的,逐渐取代有病毒的陈旧细胞,人就慢慢地恢复健康了。

所以去病要靠自己，靠自己不生气，保持快乐的心情，快乐是良药。所以病是靠自己开心的心情治好的，不是靠医生，医生只是给了我们一点帮助，只有自己不生气，不烦恼了，安静下来，快乐起来，人体的自愈功能才会被激发出来。身体可以自动调节，人体细胞不生毒素，新细胞取代病变细胞，病获痊愈。

细胞的寿命（代谢）如下：

1. 脾胃细胞寿命周期7天左右；

2. 肝细胞的寿命周期180天左右；

3. 红细胞细胞寿命周期120天左右；

4. 皮肤细胞寿命周期28天左右；

5. 98%的身体细胞寿命在365天（一年）更新；为什么不是100%更新？因为2%是脑细胞，脑细胞不更新。

细胞健康，人体才会恢复健康，方法只有安静、快乐、不生气、不烦恼，精神健康了，身体才会健康。精神健康快乐，相信病会好，身体的“自愈功能”就会被激发出来，细胞健康了，身体就恢复健康了。这是宇宙的规律，不可违逆。

第一，能做好上面两条，必须要有个修炼方法，随时检点自己是否做到“存好心，说好话，行好事，做好人”“诸恶莫作，众善奉行，慈悲为怀，方便为本”“众善孝为先”。

我们在社会上，常会遇到许多人和事，看我们说和做，是有德行的，还是缺德的，就体现出我是好人，还是坏人。

举一个小的例子：对不起，我不能说人不好，不好是暂时的，人多会变好的，但我看到不好，是因为我不好，没把他影响到好，所以是我的错，应该通过我的影响让他变好。

老人们常说："善有善报，恶有恶报，今日没报，时机没到，时机一到，必定受报。"这是宇宙的自然规律，所以老子说："天道无亲，常与善人。"

第二，给你一个针对性的中药处方，全面调理好身体，让身体早日恢复健康。

有一位老师告诉我：没有治不好的病，只怕不肯改过的人。

我对严重疾病的患者有三个条件：一是相信我，二是听我的话，三是照我说的去做。你不相信、不听话、不照做，你的病我治不了，你能相信、听话、照做，你的病可以治，谁治好你的病？是患者自己治好了自己的病，不是医生，医生只是给了一点儿帮助。让他照我说的方法去做，病才好的，是他自己治好自己的病。

有人硬说是医生治好了患者的病，好，请听一个真实的故事。

一位老太太来看病，说整夜睡不着觉，要求治疗。

我说："失眠症在社区诊所就能看，何必跑那么远的路来看病。"

她说："我原来在市医院看病，那里的张医生给我开药吃，能睡着觉，后来张医生调走了，来了个李主任，我对他说'张医生开的药能睡，你也要开好药给我'。可是吃了李主任开的药，就是睡不着觉，别人就介绍我来找你看了。"

我拿她的病历本看，原来张医生和李主任开的是一样的药，我问她张医生和李主任开的是一样的药，为什么李主任开的药就睡不着了？

她说："反正我不喜欢这个李主任！"

大家想想，医生能治好病吗？药能治好病吗？只有患者自己相信了才能治好病。

在解放之前，许多穷人看不起病，到庙里拜佛，求佛菩萨治病，和尚拿出三张小纸，包三小包香灰，分三天吞服，病真的好了。这是人的“意念”的力量，看你用在哪里，用在好的方面是正能量，用在不好的一面就是负能量，这种案例举不胜举。

第三，治病的功法。

宇宙天体能正常存在，就是因为它们（各个星球）在有序地运行着，人是小宇宙，身体气血在不停地运行，人才健康，一旦运行失常，病变就会形成。治疗时也可以推动气血运行，带出病气，吸入宇宙真气能量，达到身体阴阳平衡，促进身体恢复健康。

这个功法就是推动身体气血运行，经络疏通，带出病气，吸入宇宙真气能量，使身体恢复健康，具体功法是“采光运转法”。

每天两次，在静室或在空气好的地方，站坐均可，舌顶上腭，双眼微闭，用意念采来宇宙光能照头部，由上而下，光照全身，并从左向右顺时针方向运转光能，可以体会光从头转动，从左向右转，慢慢下移至脚部转动，再从脚转上来，再下去，慢慢地转动，每次练功10~30分钟，不累为度，早晚各练一次，中午加练一次更好。

注意：早晨，光是顺时针方向运转，晚上练功，光可以逆时针方向转，就是从右向左转，第二天早晨再顺时针方向转。

功效：这一转，把体内不畅通的经络气血、瘀肿、癌瘤物病灶，给拉通、拉散，促进它们运行，达到身体阴阳平衡，祛病健身，健康长寿，晚上练完功，可以促进睡眠，治疗失眠症。

两名肺癌患者，一个练了6个月，肺癌痊愈了；一个练功5个月，肺癌痊愈了。

只要坚持练，都有健身功效。

要注意的是，练功人必须不再生气，不争斗，要心生善念，相信自己的病很快能好，这叫“心想事成”，每天要开心地笑，笑是良药，笑可以提升身体免疫功能，有利身体健康。为了清除体内病毒，快速恢复健康，必须心中默念“对不起，我错了，请原谅，谢谢你，我爱你”，真心诚意地默念给自己的病来听，病被感动了，自然就消除，身体就健康了。

这一章说了那么多治疗疾病的话，其实它的核心秘密就在人心，人心能快乐、安静，体内自然产生“氨酸荷尔蒙”，中医叫“自然抵抗力”或“自愈功能”，除创伤，任何癌症重病都能康复，因为它能纠正人体细胞病变，但它必须在平静、快乐的心态中产生。

开智明心、心灵生慧

有一位慈祥的老人来看我，他问：如何叫人“开智明心、心灵生慧”？我说：看破，放下，原谅别人，感恩所有人，轻松愉悦，自当“开智明心、心灵生慧”。

老人还是问：你有药方吗？

我说：睡前原谅一切，醒来便是重生。少时快乐很简单，老时简单很快乐。

这是我学来的，内含着“明心开智”的处方。

投：心灵生慧中药处方一个。

处方

组成:制首乌15克,干荷根10克。

用法:水煎取液,当茶饮,每日1剂。

功效:长久饮服,可以开智明心、心灵生慧。

此方补肝肾,益精血,行气宽胸,通达心灵。

人得病的原因

有一次我被请去讲课,主持人问我讲什么内容?来听课的许多人是政府官员、共产党员干部,我说我讲的内容大家会喜欢的,因为世人都希望无病无灾,健康长寿。但要怎么得到呢?这是大家想知道的。

古人告诉我们:世界、宇宙的一切现象,都是由我们的心所体现的,所以人的疾病也是来源于心,只要把心治理好了,一切都会好。

马列主义毛泽东思想重视修心,古代的儒释道三家也都重视修心,怎么修?就是听共产党的话,跟党走,复兴中华,就是要“诸恶莫作,众善奉行”。

诸恶莫作就是把得病的根源告诉你,根源就是作恶了,我们都不要造恶,自然就不会得病。

众善奉行就是治病的药方,所以治心(众善奉行)就是防病。

人有了病才去治,那属于下医,上医是人尚未生病之前就帮你防病治疗,不至于生病。我们明白得病真相后,心就安了,妄想、妄念也就减少,身体就可以恢复健康了。

世间的一切现象,都是“唯心所现,唯识所变”,我们的心若能随顺宇宙正道，就是“随顺自然生态”，我们的身体本来就是最健康、最美好的。天地是个大宇宙，人是宇宙生化的，是天为父、地为母，通过母亲十月怀胎降生。人体是个带着宇宙能量信息的小宇宙，人体的器官、细胞组织，都本能地随顺宇宙自然生态，人本来就是健康的，不会生病的。社会上的正能量是听党的话，爱党，爱人民，心生正能量，就是个健康的人。

反过来不能随顺自然生态，人就必然会生病。这就是生理疾病的根本原因。

怎么造成不随顺了呢？原因是人的心出问题了，“真心离念”。

什么是“真心”？就是人本有的“心”，是随顺自然的心，是有爱之心，慈悲善良之心，没有“妄念”的自然之心。

人心违背自然之后，起心动念，一切不道德的说、想、做，都会产生毒素，伤害、破坏我们人体的器官、血脉、细胞、组织，产生疾病。

所以病痛、麻烦、烦恼，都来源于妄想。

要减少妄想的办法，就是要修养清静的心、平等心、真诚心、回归自然的心，爱党爱国爱人民，就会永无烦恼、永无病痛，你就是一个有志气、有智慧、健康长寿的最幸福的人。

病都是有原因的，将原因消除，就能恢复健康。

我们告诉患者没有治不好的病，只怕不肯改过的人。

人为什么生病?

是人太不平静,太有怨恨而生气,产生的毒素伤害了人体细胞,影响人体“自愈能力失调”,就是“自愈功能下降”,科学家研究发现身体“氨酸荷尔蒙”下降,就会导致癌症等大病频发。

怎么让病康复?

人平静下来的时候,轻松愉快的时候,身体就产生“氨酸荷尔蒙”,它是西医的名称,中医就叫“自愈能量”,可以矫正细胞病变,让身体康复。

西医科学家对“氨酸荷尔蒙”的研究发现,为人类做出重大贡献,让人类知道:人的平静、快乐、不生气对身体健康是何等重要!

学说话,莫伤人

有一个青年人,说话总是伤人,许多人劝他说话要注意分寸,别太过分,伤害到别人,让人伤心、难受,效果适得其反,这位青年不以为然地说:那有什么,说话就要直来直去,怕伤害就别跟我说话。

有人就去请教一位老人,该如何帮助到他,让他能认识到说话伤害人是不好的,老人就给这位青年一个钉子,叫他把钉子钉到木板上,然后又叫他把钉子拔出来,再叫他看木板,木板上已经留下了一个洞,永远存在。老人告诉青年人说:说话伤人,就像钉子钉在木板上一样,木板受伤的洞会永远存在,所以,要注意说话,不要伤害人。

又有一个故事,一个农夫在山里捡到一只小狗熊,带回家来饲养,狗熊很快就长大了。有一天,别的农夫到他家来说:这只狗熊损坏了他家的玉米地，农夫就打骂了狗熊，把狗熊赶回山上去了。过了很长一段时间，有一天，农夫在山上干活遇到老虎，农夫知道自己无力对付老虎，只好闭上眼睛等死，没想到他收养的熊赶来，把老虎赶走了，农夫很感激熊救了他的命，就对熊说：对不起，我打你骂你，是我的错，你还痛吗？熊说：你打我，我早就不痛了，可是你骂我的话，我现在还在痛。

故事就讲到这里，记住，骂比打还痛得持久。

记住：说，是一种能力；不说，是一种智慧。

1. 急事，慢慢地说。把事情说清楚，给听者留下稳重、不冲动的好印象，增加他人对你的信任度。

2. 小事，幽默地说。如一句善意的提醒，用一句玩笑话讲出来，让听的人不觉生硬，他会欣然接受你的提醒，还会增强对你的亲密感。

3. 没有把握的事，谨慎地说。不说，让人觉得你虚伪，措辞严谨地说，会让人感到你是个值得信任的人。

4. 没有发生的事，不要胡说。

人们最讨厌无事生非，如果你从来不臆测或胡说没有发生的事，会让人觉得你为人成熟、有修养，是个做事认真，有责任心的人。

5. 做不到的事，别乱说。

俗话说，"没有金刚钻，别揽瓷器活儿"，不轻易承诺自己做不到的事，会让人觉得你是一个"言必信，行必果"的人，愿意相信你。

6. 伤害人的事，不能说。

不能轻易用语言伤害别人，尤其对较为亲近的人，不说伤害的话，会让他们感觉你是个善良的人，有助增进感情。

7. 伤心的事，不要见人就说。

人在伤心时，都有倾诉的欲望，如果见人就说，就会让听的人心里产生压力，对你产生怀疑和疏远。

8. 别人的事，小心地说。

人与人之间都需要有安全距离，不要轻易评论和传播别人的事，这样才会给人以交往的安全感。

9. 自己的事，听别人怎么说。

自己的事，要多听局外人的看法，一则可以给人谦虚的印象，二则让人觉得你是个明事理的人。

10. 尊长的事，多听少说。

年长的人，不喜欢年轻人对自己有太多的评论，说得太多，会让人觉得你不尊敬长辈，不是个谦虚好学的人。

11. 夫妻的事，商量说。

夫妻之间，最怕互相指责。如果是相互商量，会产生“共情”的效果，增进夫妻感情。

12. 孩子们的事，开导着说。

青春期的孩子非常叛逆，采用温和又坚定的态度进行开导，可以让孩子对你有好感，愿意和你交谈，又能起到说服的作用。

水深则流缓，语迟则人贵。我们花两年时间学说话，却要花数十年的时间学会闭嘴。

管好自己的嘴，这些话不要说：

1. 不评论别人的好坏，因为他们不影响你吃饭；

2. 不评价别人的德行，因为你不见得比他更高尚；

3. 不评价别人的家庭，因为那和你没有一点关系；

4. 不评价别人的学问，因为世上最不缺少的就是学问；

5. 不要评价任何人，哪怕是你最看不起的人；

6. 不要伤害别人，因果迟早都会来；

7. 不要随意发脾气，谁都不欠谁，现在很痛苦，等过一段时间回头看看，会发现那算不了什么事。

我们常常抱怨生活对我不公平，其实生活根本不知道我们是谁。

不要去讨论谁的修行好与不好，修行在个人，别人是一面镜子，反射自己的不足，在不足中修炼自己。

守住自己的口业，管住自己的嘴，记住三句话：看人长处，帮人难处，记人好处。

看人长处：俗话说，金无足赤，人无完人，世间没有完美的人，也没有无缺憾的事。不足，才需要完善和修改，若放大别人的缺点，就会影响人与人的关系。学会包容，换位思考，学会发现别人的优点，忘却别人的缺点，对人都充满欢喜，才能结识更多善缘。

帮人难处：人生在世，都会遇到困难，及时给予援助，会有无量功德。你有困难时，也会得到别人的帮助。

记人好处：人来到这世上，离不开家人和他人的帮助，所以要感恩帮助你的人，你走的路才会顺畅，才会有幸福感。

人要学会三件事：

休息、付出、放下，就能得到健康、快乐、幸福。

百病生于气

大怒，则气上逆行，而伤于肝；

大喜，气涣散，而伤于心；

大悲，气耗损，而伤于肺；

大恐，气下沉，受惊气紊乱耗损，而伤于肾；

思虑过度，气郁结，而伤于脾。

心藏神，肺藏魄，肝藏魂，脾藏意，肾藏志。

情绪不舒畅，五脏之气会郁结，而形成病或瘤。明智者，必定顺应四季寒暑变化，而不过于喜怒，适应周围环境，节制阴阳盛衰，刚柔相济，能病邪无侵，生命延长，不易衰老。

所以，心是五脏六腑之主，悲、怨、愁、苦、忧伤都牵动心神，心神不安，影响五脏六腑。

卫气在白天行于阳分，人就处于清醒，卫气在夜间入阴分，人才能入睡。如果卫气不入阴分，停留在阳分，阳分满盛，阴气虚，就不能安睡。

人生十岁，五脏开始健全，血气已通，其气在下，故好行走，精气从下上行，故好跑动，心为君主，统帅全身各脏腑功能活动，人的聪明智慧，都从心而生。

一般女人49岁至55岁任脉空虚，冲脉气血衰弱，经闭不行，机体衰老，失去生育能力。

周身的十二经脉与相通的经络，其血气上达于头面，分别落入各孔窍之中，阳气的精微上于眼目，使眼能看东西，其旁行的经气从两侧上于耳，使耳能听。

邪气侵犯人体而产生病变，发于阳经的病，是风雨寒暑等外邪引起；发于阴经的病，是饮食失调，生活起居无规律，情绪波动等内因引起的。

所以，能明事理、顺应自然、清静快乐、无忧无虑的人就能聪明长寿。

焦虑、大怒、恐惧、精神涣散、悲哀过度，会伤及内脏。神气衰竭者，会丧失生命。

人是可以不生气的

第一，明白我来到这世上，是有重大使命的，不能为一点小事，分散我的精力，伤害我的身体，因为生气会产生毒素，伤害自己的身体，犯不着，也不应该。那就原谅别人，显示我宽容大度，笑对所有的人和事。人来世上的使命是什么？是继人根，是建设和管理地球，建设国家，建设家园，为社会、为人类做出贡献。因为有你的存在，让人感受到幸福、快乐，这就是人来世上的使命。要努力工作，努力弘扬正能量，用笑声唤醒人们的爱心，让人团结、友爱、互帮互学、一心为公、尊老爱幼、孝敬父母、不谋私利、甘愿吃亏、礼让众生，哪有生气的道理！

第二，人来世上，是为了提升自己，修炼自己的生命层次的，不是来生气而降低自己生命层次的。

唐僧经受八十一难，才取到真经，而且提升了生命层次。电影的表示手法是，他们取到真经后，回来不用走路了，而是驾云归来，什么人可以驾云？只有成佛的人，才能驾云而行，说明每一个磨难都是一次提升生命能量、生命层次的机会，没有八十一难的磨炼，少一难，都取不到真经，受满了八十一难，不但取到真经，还提升了生命层次，由凡夫提升成佛，才可以驾云回唐朝大地。

我们每遇到对你不好的人或事，可以努力化解，而不要生气，生气就上当了，生气的毒素就会伤害自己，让自己生病。

我们对伤害我们的人或事，不要生气，而要笑，把自己提升起来，把对方当孩子来原谅他，宽恕他，帮助他改正错误，感化他成为一个好人，对方会感恩你，学习你。

假如对方是个小人，你生他的气，跟他争吵、生气，那么你跟他一般见识，你也变成小人了。你在这场磨难中，生命层次下降了，而且因为生气伤害了身体而生病，你犯得着吗？所以人们说吃亏就是占便宜，吃一次亏，提升一次生命层次，磨难经受越多，吃亏越多，生命层次提升越高，所以要感谢对你不好的人和事，谢谢他们给你修炼的机会，我们理当开心地笑，说："对不起、是我错、请原谅我、谢谢你、我爱你，你帮我提升生命层次了。"

主动认错，矛盾就化解了，不参与争吵，对方也吵不起来了。

某小区某号楼403室和404室是邻居，403室一家三口，夫妻俩有一个儿子，整天争吵、生气，身体都不好，主人张先生这天决定到隔壁404室去取经。404室主人李先生一家四口，夫妻俩、一个儿子、一位老母亲，在家整天笑声不断，每个人都精神饱满，身体健康，他们怎么会这样和谐快乐，有什么诀窍呢？

张先生到李先生家客厅坐下，张先生说："我是来你家取经的。"李先生说："我这不是西天，哪有经可取啊！"两人正在说笑中，夫人下班回家了，见老张在自己家就忙打招呼，不料脚下一滑，人倒地了，在里面拖地的婆婆赶快跑来扶儿媳，口中说道：呀，对不起！是我把地拖得太湿了。儿子在做作业，听到妈妈跌倒了，马上跑来说：妈，对不起，是我玩时把地弄脏了，所以奶奶来拖地了。儿媳说：是我不小心滑倒的，说着把婆婆、儿子都搂抱在一起，哈哈大笑。一家人开心的样子感动了张先生，张先生坐在客厅，看到这一幕也笑着说道：原来你一家子都把责任往自己身上揽，主动承认错误，那是没有什么可以吵架的了，这事要在我们家，都会互相指责，吵个没完。好了，我取到真经了，主动承担责任，主动认错，太好了。

第三，人间本是一个大舞台，每一个人都在表演自己，观众只有你一个。

记得解放初期，舞台上演《白毛女》，演到黄世仁要拉白毛女去抵债，台下一位观众上台去打黄世仁，救喜儿，不让黄世仁抢人，这时台下观众大笑说：是演戏，是假的，不是真的。

世间的一切全是演戏，在变化中，都不是永恒的，又何必真的去计较呢？顺应宇宙的变化规律相应而行，在变化中求生存、求发展、求提升，不为小我误使命。

第四，孔老夫子说：三人行，必有我师。这三人就是地球上所有的人，第一个人就是“我”，“你”是第二个人，第三个人是“他”。“你”是从正面在教育我的老师，处处表现的是正能量，“我”这个人是学生，对正面教育我的老师，我必须敬重，努力向你学习。第三个人“他”，“他”是从反面来教育我的老师，任何世上不好的事、话，都由“他”表演出来让我们明白，原来这样说、这样做是不好的，我们就不要这样做，不这样说，是“他”教育了我。所以三人行，我是学生，是来学习的，“你”和“他”都是我的老师，一个是正面教育我的老师，另一个是反面教育我的老师，都是老师，都应当尊重、敬重，而感恩你们的教育，就不可以生“他”的气。

第五，人间真有修行人，才有我们国家安宁太平的天地，社会发展全靠共产党的领导，人民政府的爱民政策，习近平总书记带领全国人民奔小康、实现中国梦、实现中华民族的伟大复兴，“一带一路”带动世界各国共同走向富有，为国为民、造福众生，才有如今百姓的安定幸福。所以，我们理当感恩共产党，感恩人民政府，感恩习近平总书记的英明领导。我们应当做一个好公民，做一个好人。怎样做一个好人呢？听党的话，全心全意地为人民服务。

第二节　饮食与健康

饮食十注意

1. 饮食勿偏：偏食有害，杂食健康。

2. 食宜清淡：味薄神自定，薄味养气血。

3. 饮食适时：三餐按时定量，有利于长寿。

4. 适温而食：食宜温暖，不可吃寒冷之食。

5. 食要限量：大渴时不大饮，大饥时不大食。

6. 食宜缓细：进食要细嚼慢咽，易于消化，滋养肝脾。

7. 食要专心：做到“食不语”，可防止呛咳窒息，防吸入性肺炎。

8. 怒时勿食：怒时勿食，食时勿怒，良好的精神状态对饮食健康有利。

9. 选食宜慎：腐败变质食物勿食，半生不熟勿食。

10. 餐后保健：① 食后漱口，令牙齿不败；② 叩齿36下，令津液满口，助消化，无百病；③ 饱食勿卧，食不积滞，百病不生。

晚餐三不过

1. 不过饱

晚餐过饱会造成胃肠负担加重，使人失眠多梦，引起神经衰弱。

长期晚餐过饱，会刺激胰岛素大量分泌，造成胰腺负担加重，诱发糖尿病。

2. 不过荤

晚餐经常大鱼大肉，会加重高脂血症和高血压；进食的热量不要过多，否则易引起胆固醇增高，诱发动脉硬化和冠心病。

3. 不过甜

糖经消化分解，成为果糖与葡萄糖，被人体吸收后，分别转换成能量和脂肪。所以晚餐过甜会令人发胖，埋下健康隐患。

食物治病方法

第17届国际营养学大会提出“食物是最好的药物”，这一提法概括了中国数千年的饮食文化理念，蕴含着丰富的养生奥妙。

赵霖教授介绍：

1. 五谷养命，治百病。其中小米最养人。小米味甘、咸，性凉，益脾胃，养肾气，除烦热，利小便，是理想的滋补品。体弱多病、气血不足、脾胃虚弱的人，吃小米粥，十分有益。

2. 心脏不好的，吃点土豆好。土豆中含钾，心脏病患者常有低钾倾向，常食土豆可补充钾、蛋白质、矿物质、维生素、碳水化合物。

3. 高血压患者可常吃莴笋。莴笋含钾高，促进排尿，减少心房压力，对高血压和心脏病有缓解作用。

4. 胆固醇高的患者每天吃两块红薯，可降低胆固醇，红薯是胆固醇的克星。

李时珍曾说："红薯食之使人长寿少疾。"红薯能补中和血，暖胃肥五脏，延年益寿。

红薯不宜生吃，生吃会腹胀、烧心、打嗝，故应蒸煮烧熟后吃。与玉米搭配吃，可保健、益寿。

5. 高血脂人群可吃点冻豆腐。冻豆腐具有丰富的不饱和脂肪酸，可以降低胆固醇，清洁肠胃，但急性期痛风患者不要吃冻豆腐。

6. 血糖高者可以吃苦瓜，糖尿病患者应"管住嘴，迈开腿"。

赵霖教授曾经治疗一位糖尿病患者的方法是每天吃1根苦瓜。

用法：将苦瓜切成丁，焯一下，把苦瓜吃了，焯苦瓜的水倒入瓶中，带着瓶子去走路，喝苦瓜水。

就这样，坚持了3个月，各项指标都正常了。

7. 先喝汤，后吃饭，血糖减一半，不仅控制饭量，亦可预防消化道疾病。

8. 防治腰腿痛可多吃栗子。

栗子生吃，嚼成浆再吞下去，坚持一段时间，腰腿不适感就会减轻很多,因为栗子通肾益气,厚胃肠。古书记载栗子治肾虚、腰腿无力。

生栗子难消化,早晚各吃1个足矣。

9. 老年人便秘可多吃菠菜。多吃菠菜可以通便。《随息居饮食谱》说:“菠菜能开胸膈,通肠胃,润燥活血,大便湿滞,及患痔疮人宜食之。”

美国哈佛大学发现,菠菜对视网膜有非常好的保护作用,每周吃2~4次菠菜,可降低视网膜退化。常吃菠菜可增强抵抗传染病的能力,促进儿童生长发育,对预防口角溃疡、唇炎、舌炎、皮炎、阴囊炎有很好的效果。

10. 心脏有毒可常喝绿豆汤,可利尿、清热,排出心脏毒素。绿豆糕效果差。

11. 肝脏有毒可以常吃枸杞子,除了排毒,还可提升肝脏抗毒能力。以嚼吃最好,每天吃30克。

12. 脾脏有毒:吃酸可以排毒,如乌梅、醋,可以化解毒素。

13. 肺脏有毒:出汗排毒,泡热水浴,水中加生姜,使汗液分泌更畅快,排出身体深处之毒素。

14. 肾脏有毒:压涌泉穴5分钟;多吃山药,增强肾脏排毒功能。

15. 预防老年痴呆:① 勤用脑、多思考;② 适当运动,多梳头、按摩;③ 保证睡眠;④ 揉脚;⑤ 踮脚,可以减慢大脑衰老,防止老年痴呆;⑥ 多吃莲子,莲子可以健脑,增强记忆力,预防老年痴呆。

踮脚方法:双手扶住靠背椅子,前脚掌着地,脚跟不断抬起,练的时间自定,以不累为度。

第三节 手部养生法

在现代社会，人们使用双手的机会越来越少了。以洗衣服为例，从洗涤到脱水，都由全自动洗衣机代劳了，人们只需按几下按钮就可以。动手机会明显减少会对人体健康产生一定的负面影响。为了消除这种负面的影响，提倡积极的手部养生锻炼就显得非常重要。

手心拍打足心的健身功效

对下列不适有改善功效。

神经衰弱、神经官能症、偏正头痛、耳鸣、头晕、健忘、失眠、记忆力减退、郁闷心烦、易怒易躁、情志不畅、易哭易笑、气血两亏、上热下寒、腰背酸痛、足膝酸软、心脏病、高血压、低血压、低血糖、糖尿病、肝炎、胆病、肾炎、尿毒症、贫血、血液病、哮喘、肺结核、风湿病、进行性肌营养不良症、甲亢、甲减、脑卒中后遗症、脑炎后遗症、脑萎缩、脑软化、脑积水、梅尼埃病、帕金森、雷诺病、贝赫切特综合征、癌症、艾滋病、月经失调、乳腺疾病、小儿麻痹症、遗尿、梦遗滑精、阳痿早泄、不孕不育、前列腺病、自汗盗汗、体质虚弱、营养不良、发育不良、视力减退、感冒、过敏性鼻炎等。

手心拍脚心，即劳宫打涌泉，可使心肾相交，水火既济。“火不上炎则神自清，水不下渗而精自固”，神奇也！

手心拍打足心的八大作用

1. 祛除顽疾

防治阴虚阳亢，如果上实下虚，心肾不交，肝阳上亢，会导致各种慢性顽症。

2. 焕发生机

可防治未老先衰，如神经官能症、神经衰弱等。

3. 培肾固本

防治多种老年慢性病及“人老腿先老”所出现的腰腿、足部疾病。

4. 开智激能

促使儿童及青少年身心发育，开发智能，激发潜能。

5. 养肝明目

对慢性肝炎、胆疾及近视、远视等眼病有一定功效。

6. 舒肝解郁，畅达情志

心绪不佳，练此功，可以消除郁闷焦躁、多愁善感。

7. 定志宁神，平衡心境

身体疲劳、神经紧张的人群练此功，可使头脑清晰、心情平稳、思维敏捷、精力充沛，对失眠有良好功效。

8. 扶正祛邪

纠正气血逆乱，防治各种身体偏差，增强免疫功能。

以上是养生学家研究而发表的保健方法，供读者参考。

刮手指治百病

付继华中医师说经络通则百病不生。

故将付继华老师的刮痧板用在刮手指上治疗百病的方法介绍如下，其可轻松疏通五脏经络。一般讲每条线刮6次、9次、12次或18次都可以，每天刮1次，两三天刮1次或者1天刮2次均可以，无副作用，只要刮得舒服就好，不可太重，轻松地刮。

1. 治疗咳嗽、胸闷、咽喉肿痛

刮法：刮大拇指（肺经），用凹面刮痧板刮拇指的上、左、右三条线。

2. 治疗便秘、腹泻、消化不良

方法：刮食指（大肠经），刮的方法同上，刮食指的上、左、右三条线。

3. 治疗心慌、心痛、睡眠不好

方法：刮中指（心包经），刮的方法同上，刮中指的上、左、右三条线。

4. 头痛、肩痛、颈椎痛

方法：刮无名指（三焦经），刮的方法同上，刮无名指的上、左、右三条线。

5. 治疗营养不良、脱发、瘦弱、易感冒

方法：刮小指（小肠经），刮的方法同上，刮小指的上、左、右三条线。

因为小肠经不通畅，影响营养吸收，易营养不良，造成脱发、身体瘦弱、免疫力低下、易感冒，所以疏通小肠经，可以吸收营养，提高免疫力，营养头发，强健身体。

感谢付继华老师提供刮手指治百病的方法。

双手祛病法

1. 虎口平击36次：治面部疾病、视力模糊、鼻炎、牙痛，预防感冒。

2. 手掌侧击36次：防止骨质退化、头痛、颈痛，预防骨刺。

3. 手腕互击36次：治心肺疾病，包括心脏病、胸痛、胸闷等。

4. 虎口交叉互击36次：治胃肠疾病，如胃肠功能紊乱、恶心、呕吐、腹泻、腰痛。

5. 十指交叉互击36次：治手麻、脚麻等末梢循环的问题。

6. 拍手背互击36次：调整内脏机能。

7. 搓双耳36次：促进头部血液循环，防止脑栓塞。

8. 拍手背：针对腰腿病，如腰椎间盘突出，拍打50~100次，可疏通腰部经络，达到健康。

9. 拍手掌100次：促进五脏六腑健康，疏通经络，促进血液循环，强健五脏六腑。

10. 双手掌对搓发热后捂双眼：能缓解视力疲劳，防止眼睛近视。早晚练习，做足36次摆脱病痛烦恼。

手诊口诀，长寿密码

手心出汗，肺、脾虚；指肚泛红，血脂高；
五指关节青筋暴，末梢神经循环定不好。
指尖有缝，肠胃虚；指甲竖棱，肝病变；
指根凸起，大便差。
大鱼际处有深纹，心律不齐易心慌。
手腕延伸小鱼际，青筋明显会腰痛。

指甲颜色常泛白，记得补血补肾脏。
右手虎口手掌面，定位肝脏快又准。

视力不好有粗纹，有了细纹筋腱差。
手心颜色红青灰，胃部定是有疾患。
拇指指根纹理乱，胃部疾病早防范。
左手虎口手掌面，脾脏就是好判断。

早晚按揉健身体，口气清新免疫强。
女性乳腺看右手，手腕横纹摸两旁；
不平滑、有疙瘩，乳腺增生早预防；
食指指甲脑血管，凸棱明显是硬化。

女性痛经和血块，中指指根青筋暴。
生殖疾病最难看，男左女右记心上。

对照上面手诊口诀，进行自测了吗？

如果身体藏有毒素，外在表现如上面所述。

怎样把毒排出去？

大椎就是快速退烧穴，按推发热祛恶寒。

心脏排毒：① 按压少府穴，位于手掌面，第四、五掌骨之间，握拳时，当小指尖处，用左右手按。② 常喝绿豆汤，排心脏毒素。

肝脏排毒：① 按压太冲穴，第一、二跖骨结合部之间凹陷中。② 吃枸杞子，提升肝脏耐受性。

脾脏排毒：① 按压商丘穴，在内踝前下方凹陷中。② 喝酸奶，帮助脾脏排毒。

肺脏排毒：① 按压合谷穴，在手背第一、二掌骨间，当第二掌骨桡侧的中点处。② 出汗排毒。

肾脏排毒：① 按压涌泉穴，在足前部凹陷处第二、三趾，趾缝纹头端与足跟连线的前三分之一处。② 吃山药排毒。

“拍手”“举手”祛病法

引自台湾著名中医师侯秋东老师的祛病健身功法。

1. 拍手祛病法

因为手上有手三阴、手三阳六条经脉，连通全身，拍打手掌，刺激经络，促进全身气血运行，把病灶部位瘀滞的气血，推动运行，带出病气，输送进新鲜的氧气和血液，使病痛渐渐消失，身体恢复健康。

每一次拍手，必须坚持5~10分钟，时间越长越好。

开始坚持3分钟，逐渐加长拍手、举手时间。因为举手，手臂会酸麻难受，拍手也会手掌麻痛，只有坚持，才可以过关，过关了，就不麻痛了。

2. 平举双手祛病法

年龄大的人，站不住，可以坐着做，举平双手在肩两侧，与肩齐平，两脚与肩同宽，手心向上、向下根据患者而定。我们一般认为：血压很高的人，手心向下，血压可以平稳；血压很低的人，手心应该向上，血压会自然上升，无血压病的人随意放手。

要求：

① 不论是举手、拍手，一定要心平气和，专心练功，保持乐观、安静心态，体内的“自愈功能”就调动起来了。

② 另一个要求：舌抵上腭，全身放松。

③ 注意穿着不要受凉，练功人的毛孔是张开的，所以要避风雨、不受凉，舌抵上颚是让任脉和督脉接通，让气血前后流注，也叫贯通大小周天。

若是真想贯通周天，双手拇指、食指指尖相接触，但最好是似接非接，中间留一点缝，保持一个小气场。

你若默念“3396815”，调动起五脏六腑能量练功，功效就更大了。

④ 每次练功时间越长越好，开始3~5分钟增加到5~10分钟、20分钟、30分钟，根据自身情况而定。

3.功效：有一位患者，一身重病，高血压、糖尿病、贫血、严重失眠，到处治疗不见效，后来叫他练拍手、举手功法，连做一个月后打来电话说：全身改善，现在吃得香，睡得着，有力气了，比吃药效果好。

手印调身练功

1. 能量手印

拇指、中指、无名指捏一起，其余手指伸开。每次捏15分钟，每天3次。

功效：养肝补肾，排毒，激发肝胆能量。

2. 明目手印

拇指捏无名指、小指，其余指伸展。每次15分钟，每日3次。

功效：激活海底轮，刺激骨盆，激发营养能量，减少疲劳，改善视力。

3. 平衡手印

拇指放在食指、中指指甲上。

功效：平衡互补左右脑能量。

4. 强心调压手印

食指垂直压大拇指根，大拇指直立捏中指、无名指尖，小指向上伸直，左右双手同时做。

功效：强心脏，调整血压。

5. 周天功手印

拇指捏食指尖，最好离开一点，中空会有个气的能量场在转动。

功效：促使身体气血周天运行。

具体方法：

① 手心向前，双手在双耳下方，为顺转小周天，身体气血从头顶百会穴向前走上丹田、丹田（胸口）、下丹田（小肚）、会阴、尾闾、命门、大椎、百会、上丹田……宇宙的能量从百会进入，推动身体气血运行。

② 手心向后，双手在双耳下方，为逆转小周天，身体气血从头顶百会穴向后走大椎穴、腰椎、命门、尾闾、会阴、下丹田、丹田、上丹田、百会、大椎……

③ 手心向前为正转，手心向后为逆转。

④ 手在双耳下方，为小周天运转，双手在双耳上方（超过耳的高度），为大周天运转。从头到脚内侧，再从脚外侧上来，称为大周天运行。

功效：打通全身经络，畅通全身气血，排出全身病气、病毒，祛病健身而长功，百病不生，是所有修炼人追求的功法。

所以能练成功不容易，气功界说：须百天筑基，一年练成，并需要名师带才成。

不过我说的方法无须百日筑基，可以很快练成，只要坚持，无有不成。

6. 保持功态手印

要求练功人24小时不离练功态。

方法：拇指放食指、中指中间横纹处即可。

功效：手心有强大的气感，人这个小宇宙和宇宙大能量场无形中接通了，不练功也在练功中。

第四节 腹部养生与祛病

中医认为，人体的腹部为“五脏六腑之宫城，阴阳气血之发源”，所以，经常对腹部进行保养是非常必要的。腹部保养可以选择揉腹和贴肚脐贴。

揉腹，站、坐、卧都可以进行。双手按于小腹肚脐上，先从左向右，做顺时针方向按揉小腹50~100次，再从右向左，做逆时针方向按揉50~100次。累了，随时休息，不累，可以多揉。一般早晨1次，晚上1次，午休时也可以做1次。

坚持揉腹一个月，肠道畅通，不失眠，身上的慢性病都会改善或痊愈。

揉腹六大功效

1. 降血压；
2. 甩肥肉；
3. 治便秘；
4. 治痛经；
5. 祛寒气；
6. 治胃病。

若能长期坚持揉腹，就能健康长寿。

处方　万病养生长寿脐贴

组成：龙眼肉7个，花椒7颗，艾绒3克，山药6克，甘草3克，干姜粉3克。

用法：一同打烂，拌匀，晚上睡觉的时候，取小指甲大小一块，放在肚脐里，外面用胶布固定，第二天早晨取下。

功效：温中强肾，平衡阴阳，行气活血，祛寒湿。三天后，嘴不苦，口不干，肠胃病好了。水火交感，元气在下，清凉在上，所以老人口水多，脚底心发热，冬天脚不冷，人会长寿。

第五节　淋巴系统的保健疗法

人体除了有血液循环系统之外，还有一条淋巴循环系统，它与血液循环系统一起维护着人体的健康。

淋巴系统主要维持人体的免疫系统和机能，是保证人体健康的基本条件，所以人体90%的疾病与淋巴有关，淋巴具有过滤废物、杀死有害菌、防止感冒、防止疾病的作用，是人体健康卫士，所以常按揉淋巴，有健康奇效。

人体大约有一百亿个淋巴细胞，分为T淋巴细胞和B淋巴细胞。两者都来源于骨髓，但T细胞的主要功能是吞噬外来入侵物，B细胞是产生各种抗体，抵御外来入侵。

淋巴循环可使99%以上的毒素溶解消除。

人体有三处淋巴，一是颈部淋巴，二是腋下淋巴，三腹股沟淋巴。

1. 颈部淋巴，它与动脉、颈椎、肩颈、锁骨、腋下淋巴、头部相连通，可见它的重要。

按揉、疏通颈部淋巴，有以下好处：

① 改善睡眠，消除头晕头痛，消除面部肤色暗黄无光；

② 消除肩周炎、肩颈疼痛、易落枕、记忆力减退等；

③ 消除脑供血、供氧不足；

④ 消除颈部淋巴肿大、青春痘等；

⑤ 消除面部黑色素斑；

⑥ 预防老年痴呆和心脑病变；

⑦ 消除咽喉肿痛。

2. 腋下淋巴：出现堵塞，直接导致乳腺癌。

按揉、疏通腋下淋巴，有如下好处：

① 改善胸部胀痛，促进代谢排毒；

② 防止胸部疾病；

③ 防止发生淋巴结肿大色暗；

④ 改善副乳；

⑤ 代谢胸部垃圾、毒素；

⑥ 减少腋下废脂、废气；

⑦ 增强免疫力，增强心脏供血。

3. 腹股沟淋巴：

按揉、疏通腹股沟淋巴，有如下好处：

① 代谢盆腔内垃圾、毒素；

② 提高肾功能；

③ 改善下肢肥胖；

④ 改善子宫肌瘤、卵巢囊肿；

⑤ 清宫血、排宫毒，改善妇科炎症；

⑥ 改善手脚冰凉；

⑦ 改善下肢循环。

第六节 夏日防病十法

1. 忌吃寒凉冰冷食物

吃寒凉食物不利身体气机的运行，会降低身体本有的热能，使身体抵抗力下降，容易生病，导致慢性胃病和咳嗽、支气管炎的形成。

2. 忌不开窗通风

因天气热，闭窗开空调，时间长了，室内二氧化碳、尘埃、皮屑等空气中飘浮的有害物质增多，新鲜氧气不断减少，各种疾病就会找上门来。

所以，每天要开窗通风两次以上，每次15~30分钟，另外在房间放些富氧植物，如君子兰、仙人掌、文竹、水仙等，给人温和感受。

3. 忌空调直吹

空调直吹，会产生“空调病”，所以空调风要向上吹，避免直吹身体，空调房里的人，要经常起身活动四肢，增进末梢血液循环。

4. 忌冲冷水澡

直接冲冷水，会使毛细血管突然收缩变细，大量血液回流心脏，增加心脏负担，引起心慌、气短、头晕，寒气入身会引起发热。

故建议大汗后，应用毛巾或温热毛巾擦，有利热量散出，人会感到凉爽，等体温恢复正常，再用热水洗澡最好。

5. 忌不睡午觉

三伏天天气炎热，人容易感觉困倦，正是“夏打盹”的时候，坚持睡午觉，可以缓解疲劳，恢复精力。

科学家研究发现，午睡可以降低心血管病发病风险，特别是男性。《内科年鉴》上说：午睡30分钟，死于心脏的概率可降低37%，故建议每天11时–13时午睡30分钟。

6. 忌运动过量

俗话说“冬练三九，夏练三伏”，运动是良药，但过量亦会伤害身体，应量力而行。

7. 忌湿发入睡

洗完澡，头发未干就睡觉，第二天会出现头疼。因为湿发入睡，水分滞留头皮，导致气滞血瘀，经络阻闭，湿邪入侵身体。

8. 忌大口急喝水

喝水快，水分快速进入血液，使血液变稀，尤其是冠心病患者会出现胸闷、气短，严重的会导致心肌梗死。故喝水要少量多次。

9. 忌情绪过于激动

炎热的天气容易导致人火气上升，难免心浮气躁、焦虑、激动、失眠等，这些都会伤害身体，因为情绪激动，人的血压会上升，血管和心脏压力增加三倍以上，很容易造成血栓、脑梗。

故建议用意念转移的方法来消除怒气，让心情平静下来，用理智化解，确保自身健康。

10. 忌整天不出汗

出汗太多会虚脱，不出汗是阴阳失调的病理表现。出汗是排体内毒素，也是体湿调节。故建议适当运动，如散步、练功、跳舞、扭秧歌都很好，运动时饮温开水、温盐水、姜茶，都可以引汗自出。

第七节　养好气血百病消

中医认为，气血是人体的能量源，气血充足，人才会精神旺盛，体力充沛。人体的很多疾病，都是气血不足引起的。气血足，百病消，气血通畅，人体才会更健康。

1. 气血不足在脸面上的表现

① 身体虚：手足凉，面色无华，长斑点。

治疗：饮姜茶，吃干姜丸，可散寒温中、化痰止咳，解毒；中药淫羊藿可强筋健骨、补肾壮阳、祛风除湿。

用量：每天9克即可。

② 阴虚：容易长痘，火旺。

治疗：南北沙参加麦冬，各12克，煎汤服，即可缓解。

③ 肺虚：脸上毛孔大。

治疗：人参9克、人参叶10克、党参30克，选其一即可。可健脾补肺，益气生津。

④ 脾虚：眼袋大。

治疗：黄芪30克，白术12克。水煎内服，可补益脾肺、利尿消肿，去眼袋。

⑤ 肾虚：黑眼圈。

治疗：补骨脂10克，治肾虚、阳痿、遗精、小便次数多，配沙苑子15克，补肾固精，益肝明目，消除黑眼圈。

⑥ 肝郁：长皱纹。

治疗：蒺藜9克，可平肝解郁、活血祛风、明目、止痒；可配牡蛎

30克，平肝软坚散结，再配钩藤（后下）12克，有息风定惊、清热平肝、去皱纹之功效。

⑦ 血瘀：舌下长青筋。

治疗：莪术9克，水蛭9克，破血行气、通经消积。

⑧ 血热：眼生血丝。

治疗：大蓟10克、小蓟9克，凉血止血、散瘀消痈；白茅根15克，凉血止血、清热利尿；地榆15克，凉血止血、解毒敛疮，消眼生血丝。

⑨ 血寒：生牛皮癣、白癜风。

治疗：炮姜6克，温中散寒、温经止血；高良姜6克，温中散寒、行气止痛；榆树枝煎汤泡洗，1天3~4次，6天治愈牛皮癣；自己的尿液涂洗牛皮癣，1天涂4次，1个月之内治愈牛皮癣。

2. 气血运行在身体内的走向

子时：23—1时，属胆，为木，胆气血盛，向外宣发。

丑时：1—3时，属肝，为木，肝气血盛，向上升发。

寅时：3—5时，属肺，为金，肺气血盛，宣发达于皮毛。

卯时：5—7时，属大肠，为金，大肠气血盛，渐充肌肉间。

辰时：7—9时，属胃，为土，胃气血盛，食欲增强。

巳时：9—11时，属脾，为土，脾气血盛，充肌肉。

午时：11—13时，属心，为火，心气血盛，生命活力极盛。

未时：13—15时，属小肠，为火，小肠气血盛，卫气充肌表。

申时：15—17时，属膀胱，为水，膀胱气血充盛，抵御外邪能力最强。

酉时：17—19时，属肾，为水，肾气血充盈，养肾固本的最佳时机。

戌时：19—21时，属心包经，为相火，心包经气血充盛，向内转输。

亥时：21—23时，属三焦经，为相火，三焦经气血充盛，行于五脏之中，渐趋闭藏。

第八节　练功辟谷祛病延年

各家门派多有辟谷的功法，虽有不同，也大同小异。我是中医，自然要以祛病延年为目的来练辟谷。

我说的辟谷，不是什么都不吃，甚至连水也不喝，不是的。我要求辟谷人每天要饮白开水、山泉水，要练功，要采宇宙能量，吃宇宙能量，并要吃饱，不饿，锻炼身体、打坐入静相结合，像平常人一样工作、学习、生活，让别人看不出你在辟谷练功。

下面介绍练功辟谷。

1. 安全第一

参加辟谷的人，除了练功人，也有久病不愈，想通过辟谷治愈疾病的人，年龄也有老、中、青、少，所以安全是第一位的，祛病长功是第一位的，不追求特异功能。

2. 辟谷

事先要定这次辟谷几天，定下这个意念，照此进行。自然是不吃饭了，为了安全，可以喝水。

3. 入静打坐

面带微笑，舌抵上颚，连通任督二脉，全身放松，心无杂念，也可用一念代万念。

这个时候体内的能量场被启动，自愈功能会修复病变细胞，体内的精气神会与宇宙的精气神连接补充能量。

现在科学家们研究发现，人在安静快乐的时候，体内会产生一种物质叫“氨酸荷尔蒙”，它能修复人体病变细胞，让患者恢复健康，入静生慧（开发智慧）。

4. 打坐的方向

① 不讲方向，全在“中”，是宇宙最佳境界，这是高层次练功人。

② 地球人讲方向。

简单说：早上面向东方，中午面向南方，下午面向西方，晚上面向北方。

5. 收功

不论你练什么功，结束时，都要收功，练功界有句名言：练功不收功，到老一场空。

收工方法：舌顶上腭，两手从体侧上升，采宇宙能量，从身前下来到下丹田（小腹），采气时，吸气，收小腹，手下来时，鼓小腹，气沉下丹田，连采三次，双手拇指压无名指根，握拳一分钟收功。

然后活动开全身经络：右手拍打左手臂，从肩部往下拍至手背，一条手臂拍三条线，再拍腋下，每拍九下，九为最大阳数。拍胸部九下，揉双肾（肾不能拍），可以强肾固肾，再拍大腿，拍打膝下外侧足三里（是管脾胃的强壮穴），拍脚和脚底，起身走走。

6. 采光采气，采宇宙能量

可以在打坐收功后进行，早晨7点，面向东方，双手或单手搂来宇宙的精气神、宇宙的日月精华到口中，嚼咽下肚，可以吃饱为止。

中午11：00—13：00，面向南方，双手或单手搂来宇宙能量到口中，嚼咽下肚，可以吃饱为止。

下午17：00—19：00，面向西方，双手或单手搂来宇宙能量到口中，嚼咽下肚，可以吃饱为止。

晚上19：00—23：00，面向北方，双手或单手搂来宇宙能量到口中，嚼咽下肚，可以吃饱为止。

所以，辟谷只是不吃食物，但是要吃空气，空气中含有人体所需一切营养物质，而且更精细、更丰富，取之不尽，用之不完，才能在地球上生长，促使动植物健康发育成长。

初次参加辟谷的人，开始一两天，可以喝一碗青菜汤或米汤，以后的日子就不吃了。

到收功的日子，开始两天喝米粥、吃面条，慢慢恢复正常饮食，千万注意，不可以辟谷结束马上恢复正常饮食，那会伤害脾胃的。

在辟谷期间，不光“打坐”一个练功方法，比如晚上练打坐，早晨练“快速补血法”，见《中医特效处方集》，或练拍手、举手祛病法（见本书），一般讲辟谷时期宜静为主，动功消耗体力大，不易练多。

7. 辟谷功效

拿我师兄吕江禹呈来说，他辟谷108天，辟谷期间，他照常生活、工作、讲课，除了正常饮水，食物全不吃，闭谷108天后，他慢慢恢复饮食，辟完谷，他比过去更加精神，精力充沛，头脑更清明，更有智慧，身体状况更加健康。

他为众人做出了榜样。

确实，辟谷功能很大，许多人通过辟谷达到减肥目的，体重减轻了，有人原来的胃病好了，有人神经衰弱，晚上不能睡觉的病好了。

8. 防止辟谷出偏

我这里有一位患者骨瘦如柴，原因是辟谷后产生了厌食症，不想吃饭了，这是辟谷时意念太过，辟谷方法不对造成的，所以，辟谷要在专业人士指导下进行。

9. 厌食症的后果

厌食症的出现，来源于他的意念，认为不吃可以成仙，练出特异功能，这强烈的意念导致他厌食，又不懂得采宇宙能量吃饱肚子，空空的肚子和肠道又会产生粘连，无法进食，形成"只能厌食""天然不食"，结果如何？身体疲劳，四肢无力，双腿发软，经常跌倒，双手捡物无力，人体日渐消瘦，身体困倦，畏寒，手足麻木，小腿抽筋，骨瘦如柴，严重时双目难睁，最后只存一息。

10.如何治疗厌食症？

肾气是先天之本，脾胃之气是后天之本。脾胃虚空，先天、后天均不能接济，从何产生能量功能？所以辟谷是需要有老师指导的，单纯追求特异功能，不小心一念出偏，会走火入魔，十分可怕。

厌食症是出偏的一种，治疗：

① 纠正过度意念，回归到正常人心态；

② 采宇宙能量，恢复自己的精气神；

③ 从米油开始恢复进食。

处方一　服米油

组成：江南产大米100克。

用法：加水，大火烧开，小火慢炖，煮成浓汤，取表面“米油”来吃。

功效：慢慢恢复进食，恢复精力体力。

处方二　益气养血救脱汤

组成：炒酸枣仁30克，制何首乌9克，炒鸡内金30克，玉竹9克，熟附子12克，生菟丝子25克，炙黄芪15克，炒白术15克，当归身9克，丹参12克，柏子仁12克，砂仁9克，益智仁9克，覆盆子12克，鸡血藤9克，竹茹9克，红花6克。

用法：水煎2次，头煎与二煎混合，分2次服下，每日1剂，连服3剂，停服1日，若无不良反应，可继服。

功效：恢复元阳之气的救治，半年以后，才恢复健康。

第九节　养生祛病的音乐疗法

在现代生活中，音乐已经成为人们不可缺少的内容。心情愉悦时，听到喜欢的音乐就会更加愉悦。如果引吭高歌，则能抒发情怀，振奋精神。人在心情压抑、烦恼或悲伤时，听到娓娓动听的音乐，心中压抑的忧伤和烦恼会随之疏导泻泄。音乐以独特的形式反映了宇宙的本质，也反映了人类的心灵状态，它能广泛而深刻地影响人的身心，具有独特的养生功能，故产生了以音乐保健医疗为内容的“音乐疗法”。

1. 催眠

请听《平湖秋月》、舒曼的《梦幻曲》、莫扎特的《催眠曲》、门德尔松的《仲夏夜之梦》。

2. 解抑郁

请听《喜洋洋》《江南好》。

3. 除悲怆

请听海顿的《创世纪》、柴可夫斯基的《第六交响曲小调——悲怆》、贝多芬的《第五交响C小调——命运》。

4. 振作精神

请听《金蛇狂舞》《步步高》。

5.去烦躁

请听《梅花三弄》《塞上曲》《空山鸟语》。

6. 促进食欲

请听《花好月圆》《青春舞曲》。

7.降血压

请听《平湖秋月》《雨打芭蕉》《春江花月夜》《姑苏行》。

8. 养心调心

请听《紫竹调》。

9. 养肝调肝

请听《胡笳十八拍》。

10. 养脾健胃

请听《十面埋伏》。

11. 清肺养肺

请听《阳春白雪》。

12. 养肾固精

请听《梅花三弄》。

第十节　身体异常预兆与生命的危险时段

各器官的求救信号

1. 肾脏有病的求救信号：脚肿严重。

2. 肝脏有病的求救信号：脸色发青。

3. 大脑有病的求救信号：

①身体某侧肢体麻木或者无力；

②说话不利索；

③行走困难，或平衡失调；

④头晕、头痛；

⑤一过性意识丧失。

4. 肺部的求救信号：刺激性呛咳。

5. 神经系统的求救信号：写字笔记变得小而密集。

6. 骨骼求救信号：40岁后，身高突然缩短。

血脂高的四个信号

1. 肌腱黄色瘤；

2. 手掌黄色瘤；

3. 结节性黄色瘤；

4. 丘疹性黄色瘤。

身体早衰的十个信号

1. 头发稀疏；

2. 体型发肿；

3. 性欲下降；

4. 慢性病早发；

5. 眼睛变黄；

6. 走路腿痛；

7. 头发变黄；

8. 身高下降；

9. 经常健忘；

10. 肌肉减少。

糖尿病的五个信号

1. 明明吃很多，体重却下降；

2. 视力减退，眼睛模糊；

3. 慢性疲劳感，身体乏力；

4. 脚部出现麻痹或疼痛；

5. 咽干口渴。

肝脏受损的五个信号

1. 脸色长期发黑；
2. 眼圈长期发黑；
3. 鼻头发红；
4. 容易喝醉；
5. 粉刺增多。

脑血管病的七个信号

1. 剧烈头痛；
2. 眩晕难受；
3. 一侧麻木；
4. 眼前蒙黑；
5. 舌根发硬；
6. 常流鼻血；
7. 白天嗜睡。

大病来临前的十个信号

1. 皮肤莫名变化

   ① 脸上长斑：妇科疾病；

   ② 突然变红：胃癌、肺癌；

   ③ 黄疸：肝、胆癌；

④ 紫癜：淋巴瘤、骨髓瘤、白血病。

2. 牙龈反复红肿、出血

① 血糖高；

② 血液病。

3. 莫名发热，持续时间长

① 癌症；

② 结核病；

③ 肝脓肿。

4. 体重突然减轻

① 肿瘤；

② 甲亢；

③ 糖尿病。

5. 腿脚无力

① 脑梗；

② 腰椎病；

③ 帕金森病；

④ 下肢血管病。

6. 突然长出肿块

① 癌症；

② 疝气；

③ 淋巴瘤；

④ 甲状腺肿大。

7. 莫名心慌

① 早搏（期前收缩）;

② 甲亢；

③ 贫血；

④ 心血管神经症。

8. 经常眼前一阵发黑

① 中风；

② 低血糖；

③ 低血压；

④ 脑瘤。

9. 莫名牙痛

① 心绞痛；

② 三叉神经痛。

10. 皮肤瘙痒不止

① 糖尿病；

② 肝脏疾病；

③ 恶性肿瘤。

脑中风的四个信号

1. 打嗝不止；

2. 常摔跤；

3. 常咬到舌头；

4.一过性视物不清等。

生命的四个危险时段

1. 黎明危险时段

黎明时分是人最危险的时刻，因为此时血压、体温变低，血流缓慢，血液变浓稠，肌肉松弛，容易发生缺血性中风。

所以，科学家调查显示：凌晨死亡人数占全天死亡人数的60%。

2. 月中危险时段

对生命最有威胁的是农历月中时段，它与天文现象有关，月球的吸引力，像吸引海水起潮一样，作用到人体体液（血液、津液），血管内外压力差增大，容易引起心脑血管疾病意外发生。

3. 年末危险时段

在人的生命中，一年中最危险月份是12月，死亡人数是各月份之首，占10.4%。12月气候寒冷，环境萧瑟，人到岁末年关，精神紧张，情绪波动，新陈代谢能力降低，抵抗力弱，慢性病加重，病情恶化加快。

4. 中年危险时段

人的一生，中年是危险年龄段，因为生理状况开始变化，内分泌失调，免疫力下降，家庭、工作、经济、人际关系等压力增大，种种负担导致中年人操劳、疲惫，此时更需要注意身心健康。

第十一节　53种疾病穴位治疗

如果出现下面的一些不适，可以自己临时按揉救治，会收到良好的缓解作用，不花钱又及时，何乐而不为呢？

1. 高血压病发作，防脑血管意外

食指按压太阳穴、百会穴各1分钟，就见效。

2. 心绞痛

拇指按压中指尖1分钟，就能缓解。

3. 心慌气短

按压劳宫穴、神门穴各1分钟，可缓解。

4. 咳嗽

食指按压角孙穴（耳尖上方发际处）1分钟，可缓解。

5. 胃痛

按压足三里穴1分钟，可缓解。

6. 打嗝

按压攒竹穴（印堂上丹田）1分钟。

7. 失眠

按压风市穴（大腿外侧正中）1分钟，见效。

8. 头痛

按压百会穴、风池穴各1分钟，可缓解。

9. 小腿抽筋

按压承山穴1分钟，可缓解。

10. 咽喉痛

按压少商穴（拇指甲根外侧）1分钟，可缓解。

11. 感冒

按压液门穴（手背第四、五指指缝中凹陷处，握拳取穴），每次按推1分钟；按推大椎穴（第7颈椎下方），每次1分钟，每日治疗两三次，亦可用热毛巾温敷，即可治愈。

12. 鼻塞

按压迎香穴（鼻旁左右凹陷处）1分钟。

13. 小儿鼻塞

按压百会穴1分钟，加热毛巾温敷百会穴1分钟，即可缓解；大一点的孩子可以按压鼻旁左右迎香穴。

14. 痢疾

按压神阙穴（肚脐正中）和大肠俞穴（第四腰椎下旁开1.5寸）各1分钟；也可以温敷治疗。

15. 疟疾

按压身柱穴（第三胸椎凹陷处）和疟门穴（中指、无名指的中间，拇指能压迫到的部位），各按压1分钟，1日3次，有效。

歌曰：

身柱疟门驱邪能，一至二次疟根平。

16. 支气管哮喘

按压大鱼际穴（第一掌骨中间）、孔最穴，各1分钟，可缓解。

17. 肺结核咳血

按压止红穴（郄门穴上3寸）、涌泉穴（约当足底2、3趾趾缝纹头端与足跟连线的前三分之一与后三分之二交点上）各1分钟，可止血。

18. 胃疼痛

按压劳宫穴（屈指握拳，中指能点着的部位）、中脘穴（脐上4寸）各1分钟，可缓解。

19. 胃炎

按压印堂穴（两眉中间）和足三里穴各1分钟。经常按压病能除。

歌曰：

印堂足三里，强健治脾胃，

补虚又泻实，胃炎可痊愈。

20. 胃下垂

按压建里穴（脐上3寸）1分钟，益气健脾胃上升。

歌曰：

胃体下垂人消瘦，

建里益气，脾胃上升。

21. 呃逆

① 按压涌泉穴1分钟，可缓解，有的需按压3~4次治愈。② 双手上举，颈向左或向右转动一下即可治愈。

22. 便秘

按压支沟穴（腕背横纹上3寸）和承山穴各1分钟。

歌曰：

支沟理气大便通，承山便秘效亦灵。

23. 尿频

按压太溪穴（内脚踝骨高点后缘凹陷中）1分钟，每日按几次。

歌曰：

太溪益肾气，小便当正常。

24.心动过速

按压攒竹穴（眉毛内侧端）、鱼腰穴（眉毛中心，瞳孔高处对上取穴），各1分钟。

歌曰：

心跳过快冒冷汗，急按眉端攒竹穴，
眉中鱼腰可恢复，二十分钟心率缓。

25.冠心病

按压内关穴（仰掌，腕横纹上2寸中间）和至阳穴（后背中线第七胸椎凹陷中）各1分钟。

歌曰：

冠心病见心绞痛，内关至阳胸痛平。

26.高血压

按压耳尖穴（耳轮顶端）和百会穴各1分钟。

歌曰：

高血压是常见病，头痛眩晕或耳鸣，
重者耳尖刺放血，一般按压调虚型，
任选一种降压灵。

27. 头痛

按压翳风穴（耳垂后下凹陷中）、迎香穴，各1分钟。

歌曰：

头痛病因复杂，各有许多方法，
巧按翳风迎香，利鼻通窍不痛。

28. 三叉神经痛

用毫针针刺法，取颧髎穴（颧骨高点下沿凹陷处）。常规消毒后，毫针垂直刺入0.8~1寸深。留针15~30分钟，留针期间每隔10分钟行针1次，每日或隔日针治1次，10次为1个疗程。

进针后有触电样针感，扩散整个面颊部，行泻法或平补平泻手法治疗。

此穴治疗口眼歪斜、眼睑跳动、面肿齿痛等症，今人多用于治疗三叉神经痛和面神经麻痹。

三叉神经痛，多因风寒之邪袭于阳明经脉或风热毒邪浸润面部，影响经脉运行，血气痹阻而致。

针刺本穴可疏导面部经气，清热散风，通经活络止痛，故可以治疗原发性三叉神经痛。

歌曰：

难忍三叉神经痛，取穴颧髎凹陷中。
垂直刺入约八分，实践证明止痛灵。

中药处方

组成：麝香2克。

用法：棉纸包少许，塞入痛侧耳孔内。

功效：久治不愈之三叉神经痛，1剂治愈。追访不复发。

29.肋间神经痛

按压照海穴（足踝内侧凹陷处，可通达心脑，安神定志，亦治癫痫夜发）和丘墟穴（足踝外侧下缘）各1分钟。

歌曰：

常见肋间神经痛，肝气郁结或受寒，
气血瘀滞犯肝经，照海丘墟痛可安。

30. 坐骨神经痛

按压下关穴（面颧骨下缘，耳前面凹陷中）和秩边穴（第四腰骶椎下旁开3寸处）各1分钟。

歌曰：

坐骨神经痛难忍，风寒湿邪是病因，
经络不通活动难，下关秩边痛可减。

31.眉棱骨痛

按压昆仑穴（足外踝高点和跟腱之间的凹陷处）1分钟。

歌曰：

眉棱骨痛突然发，独取昆仑是妙法，
上病下治遵古道，远取昆仑痛自消。

32.面神经麻痹(口角歪斜,眼睑闭合不全)

治疗:

第一,按压丰隆穴(小腿外侧中部丰满处)1分钟;治愈率75.5%,有效率98.04%。

第二,放血。取患侧耳背处,明显的血管一根,揉搓数分钟,放血。常规消毒后,左手拇指、食指将耳背拉平,中指在下,右手持消过毒的手术刀,用刀尖划破血管,见血自然流出,0.5-3毫升,用消毒棉签抹去血液,消毒切口,贴上胶布固定,一周内防水,保持干燥,以防感染。

功效:一般及时治疗,1次治愈。若有不愈,还在耳背另选一根血管放血,两次放血间隔一周,患病时间长的,放血2~3次,最长不超过4次。

歌曰:

面部神经麻痹症,风寒中经是病因,
丰隆按压也有效,祛风通络口眼正,
耳背静脉取患侧,点刺放血法真灵,
治疗及时一次愈,病程长者四次轻。

33.癫痫

按压大椎穴(颈部高骨处)和腰奇穴(位于腰骶部,为经外奇穴)各1分钟。

歌曰:

癫痫俗称羊角风,风痰惊火病因多,

病位就在大脑中，肾虚力少脑亏空，
按压大椎通督脉，腰奇平顽建奇功。
开窍豁痰补气血，平和阴阳醒精神。

34. 失眠

按压失眠穴（在足后跟中）和风池穴（在颈项后发际处凹陷中）各1分钟。

歌曰：

失眠临证常见病，辗转不眠睡不安，
特效足跟失眠穴，常按拍打睡安然，
风池宁心安神功，指压按揉效果著，
清新安神可称赞，治疗失眠言不虚。

35. 失语症

按压人中穴（口鼻之间正中沟）和涌泉穴，各1分钟。

歌曰：

失语多属功能性，精神刺激无语声，
首选人中急救穴，开声发音属它能，
涌泉开窍是妙穴，按压即可说话行，
清利咽膈醒脑窍，疏利气机其病愈。

36. 昏厥

按压内关穴（手腕横纹上2寸，掌长肌腱与桡侧腕屈肌腱之间）和大横穴（脐旁开4寸各1穴），各1分钟。

歌曰：

昏厥发生病突然，不省人事出冷汗，
气血逆乱四肢凉，脑部缺血是关键，
开窍醒神按内关，立即苏醒有效验，
脐旁四寸大横穴，按压治疗人平安。

37. 神志不清

按压苏醒穴（紧贴耳垂根下缘，下颌骨外后沿处）1分钟。依靠经络传导，疏利三焦气机，调达上下，治疗“神志不清”，疗效迅速，优于人中、百会穴。

歌曰：

神志不清常见病，苏醒特效有奇功，
穴在耳垂后沿取，指压治疗人清醒。

注意：按压不可太用力，防止下颌关节脱臼，特别是对老年人和儿童更要轻按轻揉。

38. 肝气郁结

按压膻中穴（胸正中线上，两乳头中间，平第四肋间隙）1分钟。膻中有理气宽胸、平喘降逆之功，主治咳逆上气、哮喘等症。

歌曰：

肝气郁结常见到，胸胁胀痛经不调，
精神抑郁半失眠，自控力差多烦躁，
气会膻中胸膈找，疏肝理气解郁好，

按压七次一疗程，气顺郁开乐逍遥。

39. 颈椎病

按压阴谷穴（屈膝，腘窝横纹内侧，半腱肌肌腱外侧缘）1分钟。治疗颈椎病，是因“肾有邪，其气留于两腘”“肾经贯脊主骨”。应疏通经络，祛除外邪，使气血畅通，滋阴助阳，肾精化生治其本，则受压的经脉得以松解，病痛得愈。

歌曰：

颈椎病发中老年，病因多端症状繁，
肾虚精亏难濡骨，风寒劳损此病患，
颈部疼痛是主症，手臂麻木也可见，
独取阴谷疗效好，按压按摩病能愈。

40. 肩周炎

按压肩胛骨下缘天宗穴1分钟。

歌曰：

肩周炎应受风寒，活动受限举肩难，
按压天宗平补泻，活络止痛俱改善。

41. 腰肌劳损

按压肾俞穴（第二腰椎棘突下，旁开1.5寸）1分钟。

歌曰：

腰肌劳损感风寒，过度劳累腰病患，
按压督脉膀胱经，太阳腰痛有灵验。

42. 肌性足踝关节扭伤

按压阳池穴（手背腕横纹上）和外关穴（手背腕后两骨中间），各5分钟。

歌曰：

急性踝关节扭伤，韧带受损痛肿胀，
阳池腕背横纹处，舒筋通络作用强，
腕上两寸是外关，按压按推经脉畅，
反复多次温敷疗，消肿止痛效非常。

43. 尾骶痛

按压百会穴（头顶中间）1分钟。

歌曰：

组织损伤尾骶痛，不慎滑倒跌伤成，
指压百会五分钟，立时痛减能坐凳。

44. 足底痛

按压足踝骨旁筋脉，即可消痛。

45.足趾足背痛

按压足趾中间缝，即可消痛。

歌曰：

足底痛因外邪侵，或因骨刺或劳损，
不能着地步履难，原始点按见奇功。

46. 腱鞘囊肿

按压囊肿最高点，柔软之后用大针管抽出里面的胶液，外敷姜粉，再用胶布扎紧绷带。

每日或隔日治疗1次，7日为1个疗程，把里面的胶液抽尽，以不生胶液为治愈。

歌曰：

腱鞘囊肿有肿块，劳伤痰凝阻筋脉，
大如核桃小如豆，多发手背或脚背，
穴取囊肿最高点，直刺囊底瘀结开，
针后挤出胶样物，姜粉温敷紧绷带，
隔日治疗抽物尽，切勿过劳理应该，
治疗七天一疗程，囊肿全消功效快。

47. 急腹痛

按压神阙穴（肚脐中）1分钟，并用干姜粉加温水调糊状，温敷脐中和周围。胶布固定敷12小时去掉，1次治愈。

歌曰：

急性腹痛来势剧，病因颇多细分析，
若属寒痛取神阙，干姜温敷消痛奇。

48. 荨麻疹

按揉神阙穴，然后拔火罐治疗。

患者仰卧，医者将酒精棉签点燃，迅速放入罐中，随即取出，趁热将罐扣在脐部（神阙穴）。待3~5分钟后，将火罐取下，隔1分钟再进行第二次拔罐，之后再隔1分钟进行第三次拔罐，连续拔罐3次为1个日次，3个日次，就是拔9次为1个疗程。

功效：轻者1个疗程治愈，即9次拔罐。

重者1个疗程后，停3~5日，再做第二、第三个疗程，均可治愈。

歌曰：

荨麻疹痒实难忍，邪郁腠理因过敏，
首选神阙拔火罐，百试百验效如神。

49. 丹毒

三棱针刺四缝穴（手二、三、四、五指的掌面，第二指关节横纹中），消毒后，用三棱针点刺放液，挤压出白色或淡黄色黏液或血滴，然后用酒精棉擦干净。

病在左，刺左手；病在右，刺右手；病在中，刺两手；病较轻，刺中指1穴即可。隔日治疗1次，直至治愈。

歌曰：

丹毒发病多迅速，皮肤鲜红热痛楚，
四缝点刺挤出血，热毒外泄病能除。

50. 痛经带下妇科病

① 按推腰椎、荐椎（骶骨）和臀部；

② 干姜粉温敷肚脐和命门。

51. 新生儿鼻塞

艾条温灸百会穴10分钟左右，1日3次。

功效：2日治愈。

歌曰：

小儿鼻塞肺气阻，多因外邪乘虚入，
艾条温灸百会穴，宣通肺气鼻塞除。

52. 小儿重症肺炎

取少商穴，常规消毒小三棱针或28号毫针，略斜向上方，刺入1分深，出血为宜。血不出，可以从鱼际向少商穴推压出血。又病已长，呼吸困难，心衰，可以强刺激，久留针，5~10分钟行针1次，复苏后，15~20分钟行针1次。

歌曰：

小儿肺炎最多见，若为重症不一般，
高热喘咳鼻扇动，心衰休克病情险，

点刺少商疾出血，放血疗法可安然，
心衰缺氧休克者，需久留针挽狂澜。

53. 耳源性眩晕（又名梅尼埃病）

手持艾条灸患者百会穴，先将百会穴上的头发剪去像指甲大一块，让患者坐矮凳，医者手持燃着的艾条灸百会穴，直到患者感觉有热量从头皮渗入脑内的舒服感。

古代文献记载“凡灸头顶，不得过七壮之说”，我们治疗眩晕症，实际每次灸25~30壮，梅尼埃病治愈率和好转率达98.9%。

歌曰：

眩晕常见耳源性，伴有呕吐及耳鸣，
艾绒压灸百会穴，眩晕能止方法精。

第十二节　养生长寿功法与良方

有一位老师说：“有十个动作，坚持做，人就可以祛病健身长寿，你应该介绍给大家。”

我说：“好啊，我把它写下来，把‘十身功’介绍给大家。”

1. 搓双手300次

功效：双手手三阴、手三阳六条正经，有平衡阴阳、强心、消眼睛疲劳、除肩痛手麻等功效。

2. 手指梳头，拍头 1 分钟

功效：脑血液回流，健脑明目，防止中风。

3. 揉双耳 1 分钟

功效：除耳鸣目眩，通经散热，防健忘，保听力。

4. 转眼珠 1 分钟，顺逆各 30 次

功效：提神醒脑，强化眼肌，防慢性眼病。

5. 两拇指揉鼻子两侧 1 分钟

功效：开肺窍，防感冒，防气管炎。

6. 叩齿转舌 1 分钟（顺逆转舌）

功效：防牙病、舌灵活，增加唾液，防口腔干燥症。

7. 轻轻按揉肚脐（顺逆方向各揉 1~10 分钟）

功效：通畅肠胃，促进消化，有助通便，治愈慢性病。所谓仙丹腹中藏，长寿保安康。

8. 收腹提肛 1 分钟

功效：强化肛门括约肌功能，促进肛周血液循环。

9. 伸屈四肢 1 分钟

10. 双脚相互蹬摩脚心 1 分钟

功效：引导肾脏虚火和身体浊气下降排泄。

若能每日坚持做一次“十身功”，不长寿很难。

长寿良方

某年冬天，来了三个退休的干部，他们笑着说：“王老师，你能帮人家看病，甚至癌症你也能治好，你能不能帮人延长寿命？”

我说：“完全可以。”

我对病重快死的人，开了一个处方服下，可以延长他两日寿命，让他等到赶来送终的亲人，见《中医特效处方集》873页处方一。

快死的人，医院说癌症患者最多还有两个月的寿命，我把他们治好了，是不是延长了他们的寿命。

有三个民间小处方，也是可以延长人的寿命的，供参考。

处方一

组成：老陈醋500毫升，白糖500克，大蒜1500克（新蒜最好）。

用法：浸泡10日后，每餐吃饭时，吃糖蒜4瓣至1头。

功效：祛除身体有害菌，延年益寿。

处方二

组成：磁石30克，何首乌30克，大枣30克，核桃30克，枸杞子30克，白酒或黄酒1000毫升。

用法：上药泡酒中，两日后可以饮服。

功效：增强抗病能力，延迟衰老，面色红润，延年益寿。

处方三

杭州市郊有一户家庭，老两口虽然已年过80岁，但身体健康，充满活力，周围人都说他们年轻不老，问他们吃什么保养的？

他们说：不吃高档营养品，只吃普通饭菜，以自然为好。

二老的早餐很与众不同，它是如下搭配的。

组成：黑豆10克，黄豆10克，绿豆10克，花生10克，红枣7个，核桃2个（没有就不用），鸡蛋2个（没有就不用）。

用法：豆子、花生泡1晚，第二天早晨打豆浆2碗，二老1人1碗。煮鸡蛋、红枣，分2碗，1人1碗，没有就不吃。

功效：延年益寿。

说明：以上是二老的营养早餐，养护脾胃，补肾益精，温肺定喘，清热利水，消积消肿，用钱不多，颐养天年。平时饭菜以素食为主，不忘姜、蒜、醋，寒凉食物尽量少吃、不吃。黑豆叶甘，性平，归脾、肾经，可益精明目、养血祛风、利水解毒，治手足麻木。红枣味甘，性温，归脾、胃经，可补气健脾、养血安神、调和营卫之气、缓和药性。核桃仁味甘，性温，归肾、肺、大肠经，可补肾益精、温肺定喘、润肠通便，治头晕乏力。鸡蛋味甘，性平，可滋阴润燥、养血安胎，治目赤痛。花生叶甘，性平，归脾、肺经，可健脾养胃、润肺化痰，治脾虚反胃，不宜多食，多食反胃。绿豆味甘，性寒，归心、肝、胃经，可清热、消暑、利水、解毒，治痰热哮喘、头痛目赤、口舌生疮、食物中毒等。黄大豆味甘，性平，归脾、肺、大肠经，可健脾消积、利水消肿，治疮痈肿毒。

养生保健方

处方一

组成：公丁香10克，草红花20克，白豆蔻10克。

用法：研粉，装香囊，佩戴身上。

功效：防止心源性猝死。

处方二

组成:金毛狗脊10克,艾叶20克,花椒20克,牛膝10克。

用法:研粉,装香囊,挂腰间。

功效:治疗肾虚耳鸣,腰膝酸痛。

处方三

组成:黄芪15克,枸杞子16克,甘草3克。

用法:沸水泡茶饮。

功效:长期饮服,延年益寿。

说明:黄芪味甘,性温,归肺、脾经,可补益脾、肺,固表止汗,利尿消肿,托毒敛疮。枸杞子味甘,性平,归肝、肾经,可滋补肝肾,益精明目,润肺。甘草味甘,性平,归脾、胃、肺、心经,可益气补中,祛痰止咳,消热解毒,缓急止痛,调和诸药。

处方四

组成:核桃仁3克,花生仁3克,杏仁3克,枸杞子3克,生薏苡仁3克,人参3克,黄芪3克。

用法:沸水冲泡,续水连饮1日。

功效:连饮1周,神爽气足。

处方五　阴阳两补膏

组成:炙黄芪150克,枸杞子100克,女贞子100克,黄精100克,桂枝5克,芍药5克,甘草5克。

用法：慢煎熬膏。每次服10克，每日服2次。

功效：连服强身。

处方六　固本长寿酒

组成：党参30克，熟地黄30克，枸杞子30克，五味子30克，麦冬30克，山药30克，莲子肉30克，红枣30克，龙眼肉30克，白酒4000毫升。

用法：泡酒14日。饭后半小时，每日饮酒1~2小杯，每日2次饮服。

功效：治疗肾气不足，脾胃虚弱，瘀阻气血，久饮回春增寿。

处方七　强筋壮骨酒

组成：骨碎补50克，补骨脂50克，杜仲50克，牛膝50克，枸杞子50克，黑大豆50克，胡桃肉20枚，大枣20枚，白酒4000毫升。

用法：大豆炒香，大枣掰碎，全装入纱布袋，扎口，放入白酒内浸泡15日后饮酒，每次饭后半小时饮15毫升，每日饮2次。

功效：强筋壮骨。

注意：药酒不能与西药同服。

第十三节　新冠肺炎和中医

先讲一个“害人必害己”的传说。

这个故事，是我12岁时听当地老人给我讲的。在很久以前，杭州江干区钱塘江旁有一座化仙桥，有一天，桥上坐着几个人在乘凉聊天，走来一位道士，他看了看桥下的河水，对桥上的人说："在桥下的河水将要发生一次水灾，周围人家都难避免洪水之灾。"

众人听了大惊，问道士："什么时候会发生水灾？"

道士说："什么时候这桥上的石狮子眼睛变红色了，水灾就会发生了。"

其中有一个人，他每天来看这石狮子眼睛有没有变红，几天过去了，石狮子的眼睛没有变红，他想：这个道士可能是个骗子，我把石狮子眼睛抹红，看看发不发洪水？就可以证明道士是不是骗子。

他拿来红色印泥，用印泥将石狮子的眼睛涂抹红色，然后，他静静地看着桥下这运河水有没有变化，大约一个时辰，仍无动静，他正要说："这个道士是骗子！"说时迟，那时快，一股洪水直冲上来把他卷走。他大叫"我错了！……"

化仙桥的外面叫外街，地势低，外街外面是钱塘江，那时候江边长满芦苇，这个人被洪水冲到江边，被芦苇挡住，洪水向钱塘江和桥下运河流去。

化仙桥的里面叫里街，这次洪水，对里街外街的居民损失不是很大，洪水很快平息。居民们为了感恩上天，把大灾化小，小灾化了，决定捐钱建庙。就在化仙桥里街，面对化仙桥建起一座大庙，建庙后，当地居民都平安无事，所以庙的香火很旺，叫什么庙我忘了。

当地老百姓还告诉我说，在民国时期，这天突然开来几辆救火车，说接到电话，大庙起火了，老百姓说："没有起火呀!"救火车开走了。不到半天时间，大庙真的起火，彻底烧毁了，只留下台基。

杭州新中国成立后，在大庙地基上建起了一座小学，最初叫木业小学，后改为化仙桥小学，至今仍是。

这个故事告诉我们，做坏事的人，必将遭到恶报，付出生命的代价；你若悔悟，亦可以得救。

老人们说：贪心招来灾害，招来瘟疫，清净心可以消灾免难，慈悲善良之心可以解毒消灾，因为人修行的能量，可以改变物质，境随心（力）转，厚德可载物。

又有人问我："王老，您精神好、身体好，您是求什么得到的？"

我说："无我无求，无所求，求宇宙平安，世界地球平安，祖国昌盛，人民健康幸福，天下父母安康。"

现在讲新冠肺炎和中医。

2019年底，美国总统医疗顾问方励培先生来到中国科技部的时候，他说："美国西医治不好慢性病，只有中医能治好慢性病。"

他还说："美国医疗费用直线上升，一年要用三万亿美元，美国财政吃不消了。"

所以美国要引进中国的中医，美国医院用中医治疗疾病，医疗费用可以缩减一半，住院时间也缩减一半。

方励培先生说："美国花33年时间，花2000亿美元研究肿瘤，发表156万篇学术论文，结果肿瘤患者存活五年的只有62%。"

我们中国山西的中医师李可，他治疗肿瘤病5万例，存活5~20年者，大有人在，可以说高于美国。我们中国有钱人不相信中国，到美国去治肿瘤，结果钱花了，人死了。

北京丰台区六里桥中医院把大医院推出来的200多名心脏病患者治好了。西医自有西医的特长和优势，中医也有中医的特长和优势。中西医可以取长补短，联合起来为人民健康服务，这是国家希望的、人民希望的。

中医有什么优势呢?

第一个优势：中医有预测功能。

例如中国的这次新冠肺炎，本是一次瘟疫，瘟疫的发病时期是有规律的。

《黄帝内经·素问·六元正纪大论》里说："终之气，畏火司令，阳乃大化，蛰虫出现，流水不冰，地气大发，草乃生，人乃舒，其病温厉。"就是说，暖冬容易发瘟疫。但在中国历史上，并不是每个暖冬都会发生瘟疫，第一要看国家人心的气场是否有正能量，第二要看是否有外力的诱发。

中国这次的新冠肺炎疫情是在外力疫毒的传播中引发的。什么时候可以平息下去？中医也是可以预测的，就是中国正能量强，人心齐，泰山移，疫情到惊蛰季节可以弱下去，慢慢平息。

但是国外连年动乱，罪恶滔天，善有善报，恶有恶报，疫情大爆发，是天灾人祸，不忏悔不认错不改过，疫情很难平息。

但是，本来可以平息的疫情，由于国外疫情大爆发，许多人来中国避难，将国外疫情带入中国来，这又是一场危险的考验，中国必须要有强大的正能量，上下团结一心，才能抵御这场意外的疫情侵略。

第二个优势：中医查病无需用仪器，中医用望、闻、问、切（切就是号脉），气功可以手感测病，体感测病。

当患者走过来坐在他身边，他就知道您身体哪里有病，这叫体感功能。

这个功能我不要，练功时发愿说，我不要体感功能，我只要手感功能。

因为体感功能的人很痛苦的，例如一个心脏病患者过来，你心脏也不舒服，他痛你也痛。一个胃痛患者过来，你的胃马上痛了，这叫体感。我只练手感功能，我的手感，可以感应到患者哪里有病，手感功能可以测动物、植物、房屋、房间、空气环境好坏。

手感能量可以治病，探宇宙真气，排病毒，拔毒。一个好的中医师应该具有气功能量。

第三个优势：可以治疗未病。

病尚未发生，中医已经知道对方将要发生什么病，及早防治，可以不发病。

曾经有一位少妇要我检查身体，我开始手测（手离患者10~30厘米外检查她的气场），看完她的身体后说："你小腹处有病气，有恶疮。"她说："我体格好，没有病。"

半年后，其患子宫癌住院。

治未病也包括养生保健治疗。

第四个优势：中医能治慢性病。

中医可以治好西医治不好的帕金森、哮喘、重症肌无力、糖尿病等慢性病，我们都有治愈案例。

第五个优势：中医看病花钱不多，至少不用开刀、放疗、化疗，节省部分花费。

第六个优势：中医治病的方法很多。

有中草药、针灸、推拿、按摩、拍打、导引、手照法、气功、意念、咒语数字疗法等，还有食疗法。

中医在历史上的功绩

地球上古有四大文明古国，只有中国延续至今。中国具有五千多年文明史，是怎样保全下来的？中国经历多次大灾大难依然没有被消亡，是靠什么力量保存下来的？是因为有中华文化、中医的保驾护航，保护了中华民族不被灭亡。

历史上的瘟疫，一是中医用中草药煎汤，放路边供行人饮服；二是将煎好的中药汤倒入井中，因为人们饮用井水；三是有钱人家自己买中药煎汤服。如此平息疫情。

1924年，中国昆明发生瘟疫，中医用中药加针灸，平息了瘟疫。

崇祯年间，当时的法国三年天灾死亡100多万人。

1956年中国石家庄，发生乙型脑炎大流行，死亡人数达30%以上。周总理去请教蒲辅周老中医，蒲老说：用白虎汤治疗。死亡人数立马降到10%以下，很快平息了疫情。

1957年，北京、唐山两地又发生了乙型脑炎大流行。医院用白虎汤治疗发现疗效不好，有人就说中医不行了，周总理又去请教蒲辅周老中医，蒲老说：今年湿气重，需要加一味除湿气的中药，苍术30克。于是乙型脑炎大流行又平息了下去。

2003年"非典"，广州中医药大学教授邓铁涛老中医说：只要把疫气从患者身体内排出去就好了。

广州总医院有一个护士长叫叶欣，患上非典没有抢救回来，追认她为英雄，在二沙岛上立了纪念碑。

当时总医院还有一位护士长也患上非典，她的丈夫是邓老的徒弟，他问邓老怎么办？

邓老说："你立即把西药撤掉，去让她服中药。"结果她服中药十几天病获痊愈，所以她丈夫说："叶欣护士长留在纪念碑里了，我老婆服中药，才没有成为烈士。"

广州中医大学附属中医院创立了"三零奇迹"：零死亡，零转院，零感染。

中国的这次新冠肺炎疫情，在党中央习近平总书记的亲自部署和指挥下，调动全国全军全民抗疫，中西医联合共同抗疫，才使这场特大的疫情，于2020年3月开始出现转机，渐渐地平静下来。

但是新的考验又接踵而来，世界各国疫情大爆发，他们没有像中国这样全民动员抗疫，百姓看不起病，国家不管，也没有能力管，不像中国，抗疫治疫百姓不花钱，全由国家负担，所以国外有中国护照的人纷纷到中国来避难，可怕的是把疫情带来中国。

为了平息世界疫情，中国派出医疗专家，发出医疗药物用品帮助各国抗疫。

在这场抗疫斗争中，我也学习了各大名医的抗疫方法，在我接到电话求助时，将治疗处方通过微信拍照发给患者，全都得到治愈，这些处方将放到本书中。

第一个是三岁孩子，高热咳嗽，服中药后痊愈。

第二个是咳嗽高热38.5℃，夜不能寐，服中药后痊愈。

第三个是上海的。咳喘难受气急，原有哮喘、肺阻塞、肺气肿，要求急救，发去处方得救平息。

第四个原有咳嗽，这次突然加重，痛苦难耐，要求急治，服中药痊愈。

第十四节　精彩人生——五福临门

什么是精彩人生呢？“五福临门”，就是最大的精彩人生。

所有病魔、自然灾害，都是告诫人类要改过自新，做个好人。

什么是好人？爱党、爱国、孝敬父母，为国为民多做贡献，为社会为家庭多承担、多付出、少索取，诸恶莫为，众善奉行，存好心，说好话，不批评人，做一个对别人有利益的好人。

这样的人，就是天助人愿的“精彩人生”的人！他必定会“五福临门”，终得善终。

什么是“五福”

五福出于《书经·洪范》一书，“一曰寿，二曰富，三曰康宁，四曰攸好德，五曰考终命”。终命就是善终。“五福临门”，是人人在追求的目标！但是“五福”的内容和如何可以得到它，很少有人知道，所以我要来告诉你们。

第一福：“长寿”，是命不夭折，而且是福寿绵长；

第二福：“富贵”，是钱财富足，而且地位尊贵；

第三福：“康宁”，是身体健康，而且心灵安宁；

第四福：“好德”，是仁慈、善良、宽厚、平静；

第五福：“善终”，预知命终日期，没有病痛，没有烦恼，安详、自在地离开人世。

有人发愿说：我这一生，最大的愿望是不遭横祸，没有大的病痛，安详命终，含笑离开人世，去向美好的极乐世界。

人们都希望得到长寿、富贵、康宁、好德、善终这五福，这五福是构成人生最圆满的福报。

大家想得到吗？

有人问我：“你这‘精彩人生’可以讲给什么人听？”

我的回答是：“说给有缘人听，无论他是什么人，能听到看到的，都是有缘人。”

人生多数不能十全十美，总有痛苦在等待着我们去承受。为了减轻痛苦，尽可能地得到幸福人生，我愿把如何得到“五福”的方法告诉你，有缘人。

第一福：长寿

1. 掌声是全世界的通用语言。

掌声有利人的身心健康，科学家研究发现，人每一次鼓掌，可以延长人的寿命1~3秒钟，因为人的手掌上有三条阳经，称“手三阳”；有三条阴经，称“手三阴”。

手心上有27个穴位，手背上有35个穴位，连通着全身及五脏六腑，早在两千多年前的《黄帝内经》就说，人的局部和整体有着辩证统一的关系。所以鼓掌激发全身开心因子，促使人身心健康，有利长寿。

2. 生命长寿，是人生最大的学问，离开生命就没有学问。所以许多人在研究生命，追求长寿，但是能得到健康长寿的人却不多。

新中国成立前，中国人的寿命平均只有三十多岁。老百姓常说：“今日脱下鞋和袜，不知明日穿不穿。”是毛泽东同志、共产党领导人民打败了日本侵略者，打败了蒋介石国民党反动派的统治，把一个半封建半殖民地的旧中国，改造成人民当家做主的社会主义新中国。现在在共产党和习近平总书记的领导下，跨进了新时代，为实现中国梦，实现中华民族的伟大复兴，已将实现小康生活的中国人民的平均寿命提升到了七十多岁。这是一个翻天覆地的大变化！

习近平总书记，他心系全人类，不但要使中国人民走入小康，富强起来，他也要让世界人民富起来，所以他提出“一带一路”，要实现人类命运共同体，实现世界人民共同发展、共同富有。

中国的人均寿命上升到七十多岁，是怎么实现的？

第一，新中国成立前日本侵略，军阀混战，天天死人；

第二，人民饥寒交迫，缺医少药，百姓饿死、病死，无人问津。

第三，自然灾害，百姓无人救治，死人太多。

一句话：民不聊生。

新中国成立后，人民当家做主，吃、穿、住、医，都有保证。人民政府爱护人民，共产党领导人民搞建设，生活水平一天比一天提高，人的精神面貌也大大改善，过去被压迫被欺负的、痛苦怨恨的心态，变成了欢乐、开心的主人翁心态，人民精神振奋，干劲十足，所以就身体健康，寿命延长了。

综上而言：一，战争死亡的人少了；二，人民得到政府保护，吃、穿、住、医有保障，死亡率大大降低了；三，过去的痛苦怨恨没有了，变成主人翁心态，开心不愁，人心有正能量了，病死的人大大减少了，所以人的寿命延长了。古人说："正气存内，邪不可干。"有了正能量，病邪就大大减少，寿命就长了，这一条很重要。

3. 财富和地位不等于长寿

有人说：只要有钱有地位，人不愁吃穿住，人的寿命就能长。

你们说这话对不对？

我说："这话也对，也不对。有钱之后，饿死的人没有了。但是，有钱有地位，不一定能长寿。"

你看世界上有多少人为钱财地位在争、在斗，甚至发动战争，可是他们有谁长寿啦？

我国历史上的皇帝是有钱有地位的，平均寿命才三十多岁；当今很多企业家英年早逝。财富不能决定寿命！

4. 人的寿命到底有多长?

科学家研究发现,人的寿命应该是120岁至125岁。现在能达到这个岁数的人不多啊。

我相信这个岁数,我们中国人只要有共产党的领导,贯彻中国特色社会主义的思想,老百姓心情舒畅,活一百多岁是可以实现的。

2018年我应湖北省黄石市善心企业家梅晓明的邀请,进行了10天的讲课和义诊,然后他们带我去参拜几个大庙:三祖庙、四祖庙、五祖庙、老祖庙(老祖庙在大别山区)。在老祖庙见到当家师方丈,原来是我在北京中医学院的同学,我问他怎么就出家了?他说经贵人指点,就出家了。那时我还在写《中医特效处方集2》,所以方丈就叫我住在庙里,由他照顾我。由于我的缘分没有到,还需要在全国各地讲课、义诊,所以没有留下来。

感恩方丈和师父们带我和陪同来的人员一起到老祖庙参拜老祖肉身佛。传说老祖一千六百多岁去世,他们介绍说,现在每年要给老祖理一次头发。

老祖殿平时不对外开放,这次是受到特大的福报了,真要感恩方丈和法师们,也要感恩梅晓明与当地政协、统战部的领导,是托他们的福,带我来参拜老祖。

人活一千六百多岁离世,有人会怀疑,认为不可能,那么再讲一个故事。

秦朝有一位宫女,被关东山匪抢上深山,后来宫女逃离了山寨,却找不到下山的路,迷失在深山老林中。她只能靠吃食山泉水、松树叶、柏树叶、野蜂蜜维持生命。一直到汉朝,汉成帝在位时期,猎户们在终南山见到一女子身长黑毛，跳跃如飞，追赶不上，后来经过密围，才将她俘获，了解她的身世。

秦朝到汉朝，已经二百多年，这位宫女的寿命应该是二百多岁。这个故事在葛洪《抱朴子》的书中有记载，孙真人的《摄养枕中方》书中也有记载。这个故事说明人的寿命不是只有几十岁，而是可以活得长久的，而且跟钱财、地位没有太大关系。只要人的心情自由自在，就能长寿。

这里引出一个问题：吃松树叶、柏树叶能活命吗？

我们国家在1960年到1963年的三年自然灾害中，全国有许多人被饿死。如果早知道松树叶、柏树叶可以活命，荒年来时，可以不死人。

我在《中药大词典》中找到松树叶一项，看到一个故事：深山修炼的人用松树叶、柏树叶、野蜂蜜炼丸，在日出前，手持81丸，向天祝祷说："神仙真药，体合自然，服药入腹，天地同年。"然后服下81丸（**松柏蜜丸**）。

功效说：服药一年，延命十年，服药二年，延命二十年，除百病，益元气，滋养五脏六腑，清明耳目，强壮不衰老，延年益寿有神效。

有一个问题：人的寿命到底有多长？

科学家研究证明：人的寿命应该是120~125岁，可是现在的人们多数没超过100岁就死了，这是为什么？

特别可惜的是许多企业家、社会名人，甚至医院的专家名医、主任医师多会英年早逝。这是为什么？

奇怪的是，医院里专治胸腺癌的主任，自己却患胸腺癌死了；专治肺癌的专家，自己却患肺癌死了；专治肝癌的名医，自己却患肝癌死了。这是为什么？

癌症不是传染病，不会传染的，他们为什么会死？他们想过预防吗？

有人回答我说："常在河边走，哪有不湿鞋。同频共振，互相感应，对吗？"

我说："也有人什么病都治，甚至是传染性的病也治，他们并不会被感染，这又是为什么？"

那人又回答说："他们出淤泥而不染，所以他们不得病。"

我回答他说："你说的'出淤泥而不染'是'廉洁'的意思吗？若是'廉洁'可以不早死，我建议医院的专家名医们听从建议，保命要紧，社会、患者、家庭都需要你们，希望你们能廉洁奉公，长命一百二十五岁。要求你们：

第一，工作不要太累，保护好自己，多放手让别人去做。

第二，饮食注意安全，不吃野生动物。

第三，让自己心身轻快一些、快乐一些，知足常乐。劝你的家属不要比别人房子多、汽车好、存款多，那是要命换来的，死了带不走，多活几年什么都有了，不要把自己的亲人推向死亡。

5. 怎样做一个好人

第一，处好五伦关系。

一伦：父子有亲，亲者传承。

某年来了一位五十多岁的男士，说他全身有伤痛，精神上也很痛苦。我问他什么原因？他说是被儿子打的。

为什么会被儿子打呢？

他说："儿子小时候，是我打儿子，儿子大了，我们父子对打；现在我老了，打不过儿子，只好被儿子打了。"

问我有什么办法可以帮助他？

我对他说："下一次儿子打你，你一定不要还手，嘴里可以大叫'儿不孝，父之过；儿不孝，父之过……'"

过了几天，他又来告诉我，昨日儿子又打他，他不还手，大叫"儿不孝，父之过；儿不孝，父之过……"孙女从里屋房间走出来对她父亲说："爷爷都在认错了，你怎么还打啊？以后你们不要再打架了，太不像话了。"

又过了两个月，他又来对我说，儿子改好了，再也不打他了。他常认错，儿子也开始认错了。孙女表扬她爸说："知错就改，才是好人。"

二伦：君臣有义。君者，长辈也。

2018年治好两个帕金森病的患者，他们的共同病因是跟单位领导闹矛盾，生了很大的气，生气产生的毒素聚集在头部。当时不会病倒，到身体抵抗力下降时，就是病倒的缘一到，因缘结合，人就病倒了。

这是宇宙的自然规律，不是哪个人定的。

三伦：夫妻有别——夫妻当各尽本分。

男人要顶天立地，说话算话，有责任心，上要孝敬长辈，中要关爱妻子，下要教育子女，处好兄弟姐妹间关系，为国为民做出贡献，让社会和家庭以你为荣。这就是男人。

妻子是女人，相夫、教子。上要孝敬公婆，处理好妯娌、兄弟姐妹间的关系。女人就是家，让丈夫在外工作没有后顾之忧，替他管好这个家。嫁丈夫，就是嫁给这个家，嫁给这个家族，要以丈夫为家。

所以女人责任重大，女人伟大，因为所有的伟人，都是女人生养和教养出来的。

四伦：长幼有序——手足情深。

2019年一位女士来看病，说她得了肺癌，现在转移到脑部了，要求帮她治疗。

她问："能治好我的病吗？"

我说："你要忏悔、认错、改过，病就好治。"

经过我给她三个多月的治疗，她的肺癌、脑癌已全部治愈。是她自己的心转正了，病就好了。

五伦：朋友有信——请看电视剧《澳门人家》。

他们讲的是"有信、有心、有信心"。过去老人们有一句话："一个好汉三个帮。"人是需要互相帮的，事业才会成功，真诚的朋友是讲信义的，友谊才会天长地久，共存共兴。

综上所述，一个人、一个家的成功，离不开祖上有德、儿孙有福。诸事不顺，皆因不孝。天道无亲，常与善人，境随心转，厚德载物。

郑卫国老师说：人生有五个目标。

第一，生存的目标。

对家庭、对社会应当有所作为，有所贡献；

第二，工作（生意）的目标。

要发展起来，让家庭和国家的生存得到保障；

第三，生活的目标。

要友爱、安定、喜乐、幸福、无忧；

第四，生命的目标。

健康、长寿、快乐、和谐、利他；

第五，生死的目标。

无病无痛，看破放下，不留遗憾。

6. 怎样培植长寿的因和缘?

① 要明白寿命的长或短，与财富、地位、学识、美丑无关，与"慈悲心""善心"有关系，所以古人说"仁者寿"，宅心仁厚，宽容待人，就容易长寿。

② 人们长寿的因是孝道，孝敬父母长辈，爱护妻儿、兄弟姐妹，对外爱国敬业，内心是仁爱有心、慈悲有心、救助有心、施舍有心。我们有多少，就会"得"多少。

③ 长寿的缘，是心平气和、不动怨、不生气、不怨恨，笑容对人，不过度劳累，饮食、生活节制有度。

7. 为什么要讲精彩人生的长寿?

① 生活总难尽人愿。

第一，人长寿了，却没有福气，生活十分痛苦，因为没有钱财，缺食少穿，没人照顾，艰难度日。老人们常说："少年苦不算苦，老来苦才真叫苦。"

第二，虽然长寿，但子女不孝，甚至打骂长辈，社会上这样的事并不少见。

我看到一个报道：儿子把老妈赶出门外，第二天早晨开门，看见母亲已冻死在门外。这样的儿子应受到什么惩罚？

第三，虽然长寿，但整天受病痛折磨，真有“生不如死”之说。

所以我们要讲课，要唤醒人心，唤醒人的良知，要弘扬中华文明的孝亲文化、敬老爱幼的美德、爱国爱党爱人民、热爱社会主义社会的正气能量。

② 正气旺，人寿年丰。

新中国成立后，人的精神面貌改变了，生活质量大大改善了，人均寿命由新中国成立前的三十多岁提升到了七十多岁，长寿的人多起来了。

广西河池市巴马县长寿乡的罗美珍，享年128岁，她之所以能长寿，是因为她不贪心、不争吵、常常笑，开心就长寿。

老百姓常讲乌龟和兔子赛跑的故事，哪个赢啊？肯定是乌龟赢啊！兔子跑得快，寿命短，兔子死了，乌龟还活着，比什么？比寿命！

老法师说：不要贪心，贪心就短命，欲望越强，寿命越短。

佛印和尚有一首诗：酒色财气四堵墙，人人都在墙里藏，若能跳出墙垛外，不是神仙寿也长。

孙思邈长寿，141岁走的。民国期间，四川有个李青云先生，他是在262岁离世的，200岁时，他还在大学讲台上讲课。

我们问问自己心静吗？心贪吗？

新加坡有个老人叫许哲，114岁去世。许哲为什么长寿？因为她天天帮助人，助人为乐，快乐就聚集正能量，快乐就能长寿。

长寿要具备三个条件。

第一条：心要静；

第二条：心不贪；

第三条：心要快乐，助人为乐。

现在科学家研究发现，人在安静快乐的时候，身体内会产生一种物质，科学家把它取名为“氨酸荷尔蒙”，氨酸荷尔蒙可以将人体病变细胞纠正为正常健康细胞，身体就可恢复健康。

③ 世事难料。

浙江省有个做牛奶生意的企业家叫王均瑶，他拼搏得很成功，有钱有地位，可是身体却垮了，38岁英年早逝，命短啊！有财富没有长寿，可惜了。

年轻的老婆改嫁了，也是正当行为，可是嫁给谁呢？她嫁给她老公的汽车司机了。所以后来有人说：王均瑶是给他的司机打工的。

人的命运就是这样无常，也是老天安排的。要有个好命，必须要努力自我忏悔改过，要像了凡先生一样，忏悔改过，立命向善，多做善事好事，还要连根养根，孝敬父母长辈，广积功德，才能延长人命，事业兴旺，安享晚年。

王均瑶缺乏善举，只有拼搏挣钱，到头来，一场空。

8. 什么是“生命”?

① 生命不死的精神

老子说:“吾有大患,为吾有身。”就因为我有这个身体,才会有生老病死之大患。

我们每天提心吊胆,怕的就是这个身体。我们热爱生命,一定要认识生命,才不会害怕生命。身体不是我的生命,灵魂才是我的生命,灵魂是不生不灭的,也就没有什么可怕的。

一个人,只要有“利他”的心、“利他”的精神,身体就充满正气、正能量,工作、学习、生活就有信心!生命不死,就没有害怕,干活有劲,心中会充满爱,会去爱人、帮人、尊敬人,有正义感。

② 看人气质

看一个人、看一个企业,就看他的气质,这边有10个亿,另一边有一口气,问你选哪一个?

有人选10个亿,为安置这10个亿,用尽心力,没气了,这10个亿归谁了?

另一个人选一口气,他说:“我用这一口气,加一点灵气去挣10亿、20亿来。”

一个人、一个企业,就看他的气质,看他的心灵,心灵就是智慧,心灵本来是光明的,判断事物不会错,为什么有人看不清,失误了,是心灵智慧不灵了,被乌云遮住了,什么乌云?是傲气、怒气、怨气、脾气、小气等不良之气把光明的心遮住了。

有人说:恋爱中的青年,智商等于零。有人说:情人眼里出西施,没有标准了,心不灵了。

人的心灵是什么样子的？是“春有百花秋有月，夏有凉风冬有雪，若无闲事挂心头，便是人间好时节”。

没有杂念的时候，人心就灵啊！人心有恐怖，心就不灵了，所以《大学》里讲：“所谓修身，在正其心者。”心正的时候，心干净，生我浩然之气，生活在正气之中。看一个人的生命，就看他的心、他的气质，心有力量，企业就兴旺。

心有崇高的爱的愿望，其心就正。

《大学》里说“君子先慎乎德”，德者本也，德是根，心态是根。

心要有力量，力量就是信心，帮助别人就是立命之学，感无不通。

心安就是养正气。

③ 成功三要素

人能成功有三个要素：要有一定的本事；主动、热情的工作态度；人生的方向不能错，天天利他，助人快乐。

④ 什么叫善？什么叫不善？

《了凡四训》的标准是，有利于他人的，是善；有利于自己的，是恶，是不善。

为人民服务为善，为人民币服务叫不善。

⑤ 如何连上生命之根？

1939年4月，清明节前，周恩来总理专门回到浙江绍兴老家。从早到晚，一个山头一个山头地拜祖宗，之后回到周家祠堂，请来族长，把自己和妻子邓颖超的名字写在家谱上，又把两个弟弟周恩福、周恩寿的名字写上，对族长说：“我是认谱归宗了。”

河南新郑，是轩辕黄帝的故里，人们每年去祭拜黄帝的时候，都有人会泪水夺眶而出。

人的生命连上祖根，生命就有力量了，就有庄严感。

《了凡四训》里说："试看忠孝之家，子孙未有不绵远而昌盛者。"绵远就长寿，昌盛是指生命、生意、官运、身体、夫妻情感都和谐兴盛。

连根养根，根深才能叶茂。谁是我的生命之根？是父母、是爷爷、奶奶，是曾祖、高祖、列祖、列宗，他们是我生命之根，只要我时常想着他们、念着他们，这根就连上了。

这样容易的事，有多少人做到了？

远思——宣扬祖宗之德，提升我生命之力；

近思——忏悔自己之过错，提升我之生命力。

9. 什么是"生命力"？

中国人民解放军"小米加步枪"可以打败"飞机加大炮"的蒋介石，是什么力量打败蒋介石的？是小米步枪加毛泽东思想打败了蒋介石，思想的力量是无比强大的。

我给患者治病，也要调动患者的心力，才能治好患者的病。我的依据就是先辈说的"正气存内，邪不可干"。每个人树立了正气，身体可以恢复健康，寿命可以绵长。

第二福：富贵

1. 有钱财是富，受人尊敬是贵

我曾问过一个企业家，你发财的原因是什么？

他回答说："是党的政策好，加上我自己的努力，才会成功的。"

他回答得很自信。

我对他说："你说得很好！确实要感谢党的好政策，才能有私营企业的大发展，第二还要感恩员工的努力工作，为国家、为企业创造了财富。你为国家缴纳税金，解决员工就业，你的功劳是肯定的。你还要感恩你祖宗给你创造了深厚的阴德，你才能在祖宗的大树下乘凉，才有你今天成功的企业。"

祖宗是根、父母是根，只有根深，才有你的枝叶茂盛啊。

有一个企业家来找我，他说："我很节俭，也努力工作，到头来却欠了一身的债，这是为什么？我也没有做过缺德的事，为什么我总挣不到钱？"

我回答他说："第一，你的祖上没有给你留下功德；第二，你自己上辈子也没有留下功德可以这辈子享用；第三，如果是这样，这辈子就要靠自己努力修德，来提升自己的命运。你问我怎么修？我会告诉你，诸恶莫作，众善奉行。你要求财，首先去舍财，有舍才有得，这叫'舍得'。求好命，你要多多去帮助别人、照顾别人，善事做得越多，你的命运才会改得越好，求什么得什么。要相信'善有善报，恶有恶报，时机（机缘）一到，必定受报'。"

2. 不要仇富

有几个来看病的人说："社会真不公平，有钱人开小轿车，一个比一个高档；我们每天只能挤公交车，风里来雨里去。有钱人到美国去看病，最后死在美国，美国的医疗水平并不比中国好，他们有钱，愿意死到美国去。"

我劝他们说，不要仇富，他们为国家、为人民也做了贡献，企业家解决员工就业，为国家创造财富，他们缴纳税金，支援国家建设，国家用税金养活我们退休人员（发退休金）。他们辛苦一辈子，弄出一身病，希望有个好的医疗，却迷信美国，若死在美国，他们也会后悔的。

3. 富人也有苦恼

有的企业家也很苦恼，他们没有幸福感，没人信任他们，没有交心的朋友，甚至妻子、儿女也是金钱关系。所以他们很累，很痛苦，很孤独，没有安全感，外出要带保镖保护，生怕被人暗算。

企业家就是这样问我，说他们没有安全感、没有幸福感，怎么办？

我对他们说：

“第一，你不要把企业看作是你个人的企业，你在为国家工作、为员工工作，你是员工中的一员，和员工打成一片，关心员工、照顾员工，你是员工的领导，也是员工的朋友，你就不孤独了。

第二，企业创造的财富不是你个人的，是国家的、是集体的，所以要解决员工的任何困难，关心员工的生活，把员工当家人。

第三，自己要行得正，做得正，树立正气，对员工和客户要真诚，说一不二，做可以被信赖的老板。

你们可以到湖北省黄石市去采访一个叫梅晓明的企业家，他开的装潢公司，不做广告，业务却忙不过来，他和女儿在公司与员工同吃同工作，上班前先学一段《了凡四训》。

① 他规定每月给员工家长每人200元零花钱，员工也要交200

元给各自家长。

② 员工孩子念书等各项生活他都关心照顾。

③ 收养社会穷苦孩子念书生活。

④ 他开了三家“雨花斋”店，免费供社会上的人吃饭。

⑤ 他坚持做助老、助残、助学、环保、植树的公益活动，数年来从不停息。

他的企业为公益服务，从不为个人和家庭服务，他每天忙忙碌碌，他很快乐地为国为民忙碌着。他被员工和社会尊敬和爱戴。”

4. 受人尊敬，首先要尊敬别人

受人尊敬，首先要去尊敬别人。朋友见面、客户见面、员工和员工家属见面，你先向对方打招呼，向对方鞠躬施礼，显示出你的人品高尚，马上会引起人们对你的尊敬和亲切好感。这是你生命力量的展现，可以博得众人对你的信任，认为你是个可依靠的亲人和领导。如此还有什么可烦恼的?！应当经常保持微笑，对身心健康有利。

5. 讲个故事：老板不罚悔改的人

去年一个大老板跑来问我，他企业的供销经理与他共事多年，也很有工作能力。前几天他接到一封供货商的检举信，说这位供销经理叫配件供货商将二等产品当一等品卖给他，将扣除税金后的差价全部私吞，光这一项，这位经理已经得到数十万元贪污款。企业内的其他同事怕以后出现产品质量问题再被投诉，所以向老板反映这个事。

企业老板接到检举信后到车间检查，发现车间已将这二等品配件当一等品装配发货了。

怎么处罚这位供销经理呢？他询问了两个朋友，一个朋友说上报公安部门处理；另一个朋友说必须严肃处理，开除党籍，开除公职。

老板不忍心这样做，多年的伙伴，工作做得也很不错，不知如何是好，所以来问我怎么办？

我对他说：

“第一，了解一下他是否遇到经济困难了，才走这条路的。

第二，不管怎样，我们要以德待人，以德挽救人，不要一棍子打死。而且他过去工作表现不错，这样的人要挽救，他会感恩你一辈子的，以后也会更好地工作的。

第三，我们作为老板，也要做自我检查，对职工关心到了没有？假如我们对职工关心到了，成为员工的贴心人，他们的困难我们会帮助解决，员工是不肯去犯这样的错误的。”

这位老板听了我的话，心中亮堂了，高兴地说：“我明白了，照你的办法去做。”

老板派人了解供销经理家庭情况，发现他母亲得了胃癌，在医院已花尽所有的钱，但仍需治疗，所以想出了这个办法弄钱。

老板知道后，召开部门领导人会议，第一，在会上首先自我检讨，对员工关心不够，所以员工的错是领导的错，以后要改进，员工有困难首先要找领导解决；第二，对客户以二等品当一等品出售做出赔偿；第三，对供货商做出道歉，保证以后不再发生此类事件；第四，对供销经理因他对母亲的孝心所犯的错，只做口头批评教育，让他会上检讨，保证以后不再发生类似事件，有困难找领导。

供销经理跪地流涕感恩，保证以后努力工作，不再犯错！在场的许多人员也感动得流下眼泪。

6. 施舍（布施）人人可以做

穷人布施更显难能可贵，福报会更大。

① 施舍（布施）可以分为以下三种。

第一种：布施财物，叫财布施，可以得钱财富贵；

第二种：教人技能方法，帮人解除工作难题，叫法布施，可以得到智慧灵感、头脑清醒、长寿；

第三种：做公益事业，劝人改过，帮人进步，走上正道，叫无畏布施，可以得到长寿、富贵、康宁、好德、善终，五福临门。

② 穷人怎么布施？

杭州有户穷困潦倒的人家，母亲有病，父亲工资不高，弟弟要上学，女儿高中毕业没有经济能力上大学，一时又无适当工作，在家照顾母亲。

女儿很善良，她每餐吃饭，总会取几粒米放到墙头上给鸟儿吃。每到夏天天热，她会烧桶开水，放到路口，放两只杯子，供路人解渴饮用。

这样的好女孩谁不喜欢啊！

杭州一个企业家知道了，特地聘请她到企业担任重要工作，她走出了困境。

7. 人有三等

第一等人：在该死的地方不死，在不能活的地方活下来，是常怀感恩的人才能得到的；

第二等人：在可以活的地方活着，在不会死的地方才不死，无感恩处，依然有恩在；

第三等人：在该活的地方不能活，在不该死的地方却死去。在有恩处，依然无恩。

所以要命好，就应当知恩报恩，常怀感恩心。

老子说："天道无亲，常与善人。"

《太上感应篇》说："所谓善人，人皆敬之，天道佑之；福禄随之，众邪远之，神灵卫之，所作必成。"

《弟子规》说："凡是人，皆需爱。"

8. 怎样选择良师益友？

第一，善心比我纯；

第二，德性比我好；

第三，愿力比我大；

第四，口碑比我高；

第五，成长比我快。

9. 立命发愿

古人说"今生有好因，来生有好命"，这是因果关系。

① 立命就是发愿，发愿就是改过，改过就是改命，改命就是积

善德。

欲获福报，须离灾祸，要离灾祸，须先改过。

怎么改过？从心上改，从事上改；知耻而改，知畏而改，勇猛而改。

不改过，灾祸难消，小灾生病，大灾要命。

北宋时代有个范仲淹，小时候，先生问他："你长大了想做什么？"

他说："我要当宰相、当医生。"

先生说："一个好的宰相，可以救一个国家的人民，一个好的医生可以救人的命，帮助到一个家庭。你念念不忘救人，你是个真正宰相心肠的人，你长大了一定是个好宰相。"

后来范仲淹真的做了好宰相，这就是立命、愿力的呈现。

② 人生好比一个有漏洞的水桶，桶里装的水，一是出身时上天施予你的，二是祖宗的阴德给予你的，三是你上一世修炼的功德带来的，四是今生行善得到的功德。

这桶里的功德水，是你今生的本钱，就是你的生命和财富。

你必须要不断地给桶里加水，才不至于让水桶里的水漏完（用完），水桶里的水漏完了，生命就结束了。

水怎么加？多行善事，不做恶事，积功累德，就是往水桶里加水。

③ 发大愿，借宇宙力量，实现自己的愿望。

发愿，就是推开生命的另一扇门，是接通宇宙能量之门。

要想完成大事（例如要让癌症好起来），自感力量不够，可以发大愿，借宇宙的力量来完成愿望，来治愈疾病。

1958年，国家大炼钢铁，我调到承德市委钢铁指挥部工作时病倒了。中医院、西医院都开出诊断书，建议到气候温暖的南方长期疗养。承德市委组织部帮我办了退职，回杭州养病治病。杭州市一医院医生建议马上住院治疗，我不住，回家来发愿，我不管自己，把自己交给上天，我去帮助众生。

那时候，我患冠心病，二尖瓣、三尖瓣关闭不全，心绞痛，胃神经官能症，胃溃疡，梅尼埃综合征，腰椎间盘突出，膝关节骨质增生等许多疾病。

我在免费给大众治病的过程中，自己的病无形中全好了。

过去看相人也说我的寿命不会很长，可是我现在已86岁，没有大病，身体健康，常应邀去全国各地讲课和义诊，也不觉得很累。这是什么力量？宇宙的力量。

不管自己，把自己忘掉，一心想着为大众，感恩天，感恩地，感恩共产党，感恩人民政府，感恩所有的纳税人，养活了我这个退休老人，我为大众服务是应该的，是回报社会。

所以需要好心人来教化大众，去恶行善，“存好心，说好话，行好事，做好人”。好人一生平安。

④ 怎么发愿呢？

我某某发愿：我之财富，与众生共享，济贫救苦；我之成功，为众生树立信心，传授经验，帮贫致富，为国家脱贫致富出力；我之健康，为众生服务；我之生命，为国家所用；愿天下父母皆得欢欣；愿天下儿女皆成栋梁；愿病痛之人皆得健康；愿与爱心人士合力，推动全国社会主义精神文明建设，实现中国梦，实现中华民族伟大复兴。

第三福：康宁

人，没有病痛为康，没有灾害为宁。

1. 病由心生

《黄帝内经》指出只要我们淡薄欲望，宁静心神，四肢勤于劳动而不疲倦，生理机能就会顺畅，身心安泰，疾病怎么会侵入呢？

一切疾病的真正原因在于我们的妄念或恶业，所以说，一切病其实都是心病。人们说："病由心生。"如果我们没有妄念和恶业，就不会生病。生病的条件有内因和外缘，两种组成为病。

2. 生病的内因

① 饮食不节——暴饮暴食；

② 纵欲贪爱——精血虚亏；

③ 生活方式不当——迟睡晚起，不吃早餐；

④ 常发脾气——产生毒素，伤害人体细胞；

⑤ 操劳过度——筋疲力尽；

⑥ 忧郁烦闷——会伤精神，易患抑郁症；

⑦ 紧张恐惧——易患精神分裂症；

⑧ 无知及焦虑——易患神经官能症；

⑨ 心理不平衡和内心有冲突——易患自主神经功能失调；

⑩ 幻觉和错觉——易患痴呆；

⑪ 欢笑过度——易患精神分裂症；

⑫ 思虑过多——易患脑供血不足。

3. 生病的外缘（外因）

① 受到寒热饮渴，抵抗力下降；

② 摔伤、碰伤，意外伤害；

③ 细菌感染、空气传染、饮食传染、接触传染；

④ 饮食材料问题，食物有毒；

⑤ 食物调配不当，如豆花加蜂蜜有毒；

⑥ 滥服药物，药物中毒；

⑦ 使用的东西有毒，如塑料杯和柏油遇热均会产生致癌因子；

⑧ 遗传带来疾病；

⑨ 污染的环境造成，如噪音、污水、浊气等污染；

⑩ 遇到挫折和打架，身体和精神受到伤害；

⑪ 农药、洗涤剂余留的毒素；

⑫ 食用变质的食物致病。

内因和外因，有时不易严格划分。

4. 贪恋色、声、香、味、触“五尘”者，会蒙失心智和德性，会生以下病痛

① 沉迷色境，会生肝病；

② 贪享声音，会生肾病；

③ 贪爱香气，会生肺病；

④ 贪口味者，会生心病；

⑤ 眷恋触觉，会生脾病。

一个人，能清净到“一尘不染”就不会生病，否则，起心动念，攀

缘“五尘”，没有不生病的。

5. 养生防“六伤”

①久听伤神；

②久视伤血；

③久卧伤气；

④久立伤骨；

⑤久坐伤肉；

⑥久行伤筋。

6. 注意十二个不要，可以防病消灾

①不要强食；

就是不要比谁吃得多。我见人比谁吃得多，结果造成吐血，差点儿死了。

所以老年人有一句话："一不赌食，二不赌力。"

②不要强酒；

强，就是争强好胜。有一年冬季，沈阳某农村有人因喝了太多的酒，回家走在路上，倒地起不来，到第二天早晨有人发现他时，已经冻死了。

③不要争强攀重；

④不要忧思；

⑤不要大怒；

⑥不要悲愁；

⑦ 不要大惧；

⑧ 不要过多跳动；

⑨ 不要多言；

⑩ 不要大笑；

⑪ 不要贪心；

⑫ 不要怀恨。

7. 注意十二少

① 少思（多思劳神）；

② 少念（多念气结）；

③ 少欲（多欲志散）；

④ 少事（多事形劳）；

⑤ 少语（多语气乏）；

⑥ 少笑（多笑伤肾）；

⑦ 少愁（多愁伤心）；

⑧ 少乐（多乐意乱）；

⑨ 少喜（多喜神昏）；

⑩ 少怒（多怒百脉乱）；

⑪ 少好（多好心迷）；

⑫ 少恶行（多恶行受恶报）。

会养生才能得康宁

1. 养生之道不攀外缘

不攀缘，心宁静，不浮躁。

学习孔子所谓“思无邪”，随遇而安，“身动心不动”“事忙心不忙”，不可得意忘形，喜休无度，彻夜不眠。不可饥极而食、渴极而饮。冷冻食品伤牙，太热饮食烫伤嘴。夏不贪凉，冬不可贪暖。

凡事适可为好，比如一次喝水不可太多，太多伤肾；跑步不可太久，太久伤膝。

2. 中医如何抢救患者?

中医抢救患者方法很多，古书中介绍的针刺、艾灸、拍打、点穴、推拿等，都可以救人，当然离不开中药的护航。

下面我介绍几个案例，大家可以学其中的方法，简单有效。

第一个案例：有位张女士，出了车祸，医院已开出死亡报告。

一位师姐去她家，见死者挺在堂屋，一帮老太太围坐念佛。师姐按摩死者的额头，尚有微细温热。师姐什么也没说，走到厨房，见有一包生姜，约3斤（1500克）重。她忙切片下砂锅，煎煮了3个小时，之后倒在饭碗里，取一支牛奶吸管，走到死者头边，掰开死者嘴，吸管吸住姜汤，上面用拇指压住管口，姜水吸住在管中，送到死者口中，上面拇指松开，管中姜水就落入死者口内，就这样让死者喝下姜水一碗。师姐又去厨房煎第二煎姜水，又煎了3个小时，把姜水倒在碗中，就在这个时候，念佛的老太太叫着跑出来说道：“死人活啦！死人活啦！”

师姐跑去一看，见张女士已坐起。

师姐问道：“你醒啦?！怎么样？难受吗？”

张女士说："口渴。"

师姐说："你等着，我给你拿姜茶喝。"

师姐去厨房拿来姜茶，让张女士自己喝下。就这样，6个小时救活一条命。

张女士发愿："我这一生，要为病痛的人免费服务。"至今她依然活着。

第二个案例：2019年的八九月，我应邀在南京讲课义诊，我的弟子来帮忙，后来他在回北京的高铁上救了两个孩子，都是晕厥。火车一面找医生急救，一面通知前面车站医院急救车等候接患者。

我徒弟听到找医生急救，他马上过去，就用手指从患者两眉中间印堂穴往上推，1~3分钟，就把人救醒了。

因为印堂穴又叫上丹田，是人一身阳气的总汇聚地，把阳气调动起来，人的气血通畅，神志就清醒了。

这孩子救过来了，家长说，不用下车去医院了。

过了一会儿，列车员又来请他，说又有一个孩子发生晕厥。他还是推印堂穴1~3分钟，把孩子救醒了。若是送去医院抢救，就不会这么简单了。

他是中医博士，北京某医院院长，专给中央领导看病，也给百姓看病。他也学我，给穷苦人看病免费，还免费送药。

案例太多了，不一一列举，例如心脏病倒地，西医按前胸，容易按断肋骨，曾有人把医生告上法庭，说把肋骨按断刺伤肺部，要求赔钱。

我们不按前胸，按推后背督脉、膀胱经，把经脉按通，气血通畅了，心气复苏了，人就救回来了，无副作用，安全可靠。

3. 教一套祛病养生功法

凡是练功，都要舌抵上腭，这是“长寿之功”。舌抵上腭，口中会产生许多口水，它叫津液，津液慢慢咽下，可以助消化，可以解口干，可以转化为血液而补血润肤。

第一个：三分钟明目功

① 双手掌搓热，空心掌罩双眼，眼睁开，接受掌心送入眼睛内的热气能量，也就是生物电磁能。

感觉热气少了，再搓掌，搓热罩眼睛，如此方法坚持照三分钟，称为“三分钟明目功”。

② 热毛巾敷双眼

每天洗脸的时候，用热毛巾温敷双眼，毛巾不热了，再放热水中，绞干敷眼睛，每次洗脸，坚持温敷双眼三分钟。

功效：有人敷一年，可以摘掉老花镜，看书看报不成问题。

第二个：三分钟健脑功

做法：搓热双掌心，双手十指交叉，抱住后脑，将掌心的热能量送入后脑。手感觉不热了，再搓热，再温敷后脑，每次坚持做三分钟，每天有空就做，或累了就做。

功效：给后脑补充能量，热能量的推动促使脑神经和气血通畅，达到祛病健脑功效。

4. 讲几个故事

为什么要重视人的康宁，因为我们要响应习近平总书记的号召，实现中国梦，实现中国人民的小康，不只是提升经济水平，更要保证人民的身心健康，才能完成中华民族的伟大复兴。

现在我国有许多企业家、社会名人英年早逝，这不仅是他们个人的损失，也是我们国家的损失，所以我写《中医特效处方集》，为了减少这些英年早逝的事发生。

例如，北京同仁堂原董事长张生瑜，39岁突发心脏病去世。假如他旁边有人用按推方法在他背部按推（在《中医特效处方集2》中有按推方法介绍），他就可以被抢救回来。

2020年数据显示，中国是糖尿病大国，有一亿多名患者。中医亦是有办法治疗的，糖尿病是人体胰岛素分泌下降造成的，要恢复胰岛素分泌水平，可以用“吸短呼长”的方法来提升胰岛素分泌，清理体内的酸性物质，延缓生命的衰竭。就是深吸一口气，拉长呼气的时间，因为人在呼气的时候，身体产生胰岛素，同时清除体内的酸性物质。

每次练“吸短呼长”的时候，以不累为度。可以是五分钟、六分钟，也可以是三分钟，每天练3~5次都可以。

一位糖尿病患者，练了“吸短呼长”，自述身体恢复健康了，要求再吃一点中药，以巩固疗效。于是我让他用《中医特效处方集》第531页处方十“三草汤”，服药六个月，去医院检查，提示完全恢复健康了。

一位心脏病患者，曾经在医院做了3个支架，时隔一年心脏又不舒服，还要做支架。患者自述没有钱，做不成，问我有什么办法可以不做支架？

我给了他一个食疗方法，可以打通血管，不做支架。

处方

组成：柠檬1个（压汁用、切碎用均可），生姜2块（小姜），大蒜3个，陈醋500毫升。

用法：姜去皮，切小片，蒜去皮，生姜、大蒜放入砂锅，加入柠檬汁和陈醋。大火烧开，小火慢煮，不加盖，让水汽蒸发，约半个小时，剩下一半多的液体。待温度下降后，装玻璃瓶，加盖，放冰箱保鲜。每日取30~40毫升膏液，加入开水500毫升，分早、中、晚3次饭前空腹喝完。

功效：连服1个月治愈，免做支架。多服无害。

耳聋耳鸣

简单治疗方法：一手掌近照聋耳，另一手掌远照另一只耳朵（近照，手掌离耳10厘米，远照，手掌离耳30~40厘米）。

两耳全是聋的，可以两手远近交替照双耳，每次照的时间5~10分钟，手不累为度，一天可以多照几次，直至听力改善。

有一个患者，听我讲课，他回去照做，第二天来听课时说他耳聋三年，手照法把耳聋治好了。

杭州有位企业家，从北京开会回来，老公来接她，下了飞机，突然肚子痛得严重，只好赶快去医院检查治疗。从医院回到公司后，发现手提包没有了，里面有钱和文件，夫妻俩急忙赶回医院去找手提包。

原来这手提包被一个女孩子在医院走廊里捡到了，女孩把手提包拿给她住院的父亲看，里面有很多钱和文件，父亲对女儿说："你到捡手提包的地方去等着，丢包人一定很着急，会回来找的。"女孩抱着手提包坐在走廊等待失主。

夫妻俩走进走廊一眼看到自己的手提包，上前问："孩子你是在等我回来找这个包吗？"小女孩说："是你丢的吗？"

夫妻俩说："是我们丢的。"

女孩说："你们跟我去见我爸，他说还你就还你。"

来到病房，女孩的父亲问："请你们说包里面装着什么？"

企业家说包里有钱和去北京开会带回来的文件。

女孩父亲说："你说对了，这包确实是你们的，你拿回去吧。请检查一下，有没有少什么东西，特别是钱少了没有。"

企业家很感动地说："我姓吕，在杭州开公司的，你生什么病住院的？需要什么帮助，请别客气。"

女孩父亲说："是癌症，怕是好不了了。"

女孩哭着说："医院催交医药费，我爸已经没有钱了。"

吕总说："不怕，我们去交钱，你还有什么困难尽管说。"

女孩父亲说："我姓孙，叫孙义，我女儿叫孙英，今年15岁，我看你们是好人。我怕我死后，我女儿一个人无人照料，不知道你们能不能收养她做个干女儿？"

吕总夫妻俩齐声说："你放心，这孩子我们喜欢，我们只有一个儿子，正缺一个女儿，就给我们做女儿吧！"

吕总付清了医药费，留下一万元钱，又雇了护工照料患者。

第二天派车把父女俩接到公司和家中与家人见面。

孙义见女儿有了好的着落，很开心，心想：感恩老天给我如此好的安排，我死后也就放心了。

吕总给女儿取名叫吕孙英，原来的名字前面加一个吕姓。不久孙义死了，女儿孙英就住进吕家，和吕总的儿子一起上学念书。大学毕业后，一起在吕家的公司工作，成了吕总的得力助手，聪明能干的吕孙英担起副总的大梁。

不久，吕总病重，决定写下遗书，叫儿子先签字。儿子看遗书写道：把公司全部财产交给女儿吕孙英，儿子签字同意，但要求娶吕孙英为妻子，尽快成亲，儿子也是个聪明人啊！

女儿吕孙英签字时写道："感谢爸妈信任我，我接受公司财产，也接受哥哥做我的丈夫。"吕总妻子也签字同意。

阖家欢乐，康宁人家。

第四福：好德

1. 好德很重要

好德是一切快乐和幸福的源泉，好德是一切好运气的根本，好德是赢来长寿、富贵、康宁和善终的保证。

好德是宅心仁厚，乐善好施。

好德需要不断地培植，因为没有播种，福报是会用完的，又会走向贫穷。

古德说："保藏的东西，不一定属于自己；享用了的东西，不再属于自己；只有施舍的东西，才会回报给自己，累功积德。"所以古人劝我们多布施，才会多积德。

歌云：

三宝门中福好求，大富之家前世修。
未曾下得春时种，坐守荒田望有秋。
一切财产总非真，急早将来施于贫。
水火盗官并逆子，五家有份尽来侵。
一粒落土百粒生，一文舍出万文收。
与君寄在坚牢库，汝及子孙享不休。

没有布施修功德，将来日子很难过，尤其到了命终时，一切财物、朋友、眷属、权利都带不走，只有平生布施的善业或恶业跟着我们，所以修德很重要。

钰博老师教育我们说：

男人女人都要守好八德。

男人八德：孝、悌、忠、信、礼、义、廉、耻。

女人八德：孝、顺、和、睦、慈、良、贞、静。

代代相传，奠定做人的基础。

老人无德，家招灾殃，

子女不孝，没有福报，

男人无志，家道不兴，

女人不柔，财气溜走。

老人要宣扬家风，父母要示范家风，夫妻要掌舵家风，子女要继承家风，孙辈要顺受家风，兄弟姐妹要竞比家风。

有道才有德，有德才有福，无德便无福。

女性柔美如水，旺夫富贵有己，财运随之而来。

女性强硬如铁，顽固偏激暴躁，克夫伤家贱己，对你有何益处?!

道德是天地的规律，本分是个人的规律。

违背规律灾害随至，放眼世界何非如此。

妻子之道：

女人是国人之母，家庭的主妇人妻。

女人柔和安详笑，和顺全家人缘好。

女人如水随方就圆，五色调味气质不变。

养育万物不争万物，常认不是方显伟大。

2. 德的种类

德分阴德、阳德两种。阴德有力量，比阳德大。

《论语》里说温、良、恭、俭、让五德。

温和柔软，可以使心理健康；

善良仁慈，可以使生命长寿善终；

诚恳恭敬，可以平安宁静；

节俭勤劳，可以身体健康；

谦虚礼让，可以促进良好的人际关系。

3. 人的品德有四个层次

① 行善求回报，求名利，有企图的人。

② 行善无私利，只把对方当兄弟。

③ 爱人如己，助人有求功德。

④ 自然行善，不望回报，不分你我，没有条件，只有慈悲心的流露。

古人云："上德不德，下德执德。"不计较名利，不求回报，为上德也。

4. 修养的六个等级

① 损人损己：只爱责骂人、伤害人，对自己也没有好处。

② 损人利己：为了达到目的，不择手段，欺诈，造假，损害他人。

③ 不损人，不利己：这种人，醉生梦死，游手好闲，专干无聊的勾当，虚度时光。

④ 不损人，只利己：这种人分两类。一类是工作赚钱，唯利是图，用钱换物质享受，整天在消自己的福，到头来是一场空；一类是真利己，读书明理，闭门思过，下功夫修养自己的品德，学做好人，只为自己，不想帮助别人。

⑤ 利己利人：先求利己，站稳自己的脚跟，再去帮助别人；

⑥ 舍己为人：舍己不以为是苦，利人永不疲劳。牺牲自己帮助别人，是菩萨风范，难能可贵。我们要学习共产党员、学习雷锋同志，他们就是这样爱党、爱国、爱人民，舍己为民的好人。

5. 什么是好德?

孔夫子在《论语》里说："吾未见好德如好色者也。"什么人好德？智者好德。什么人好色？愚者好色，糊涂的人才好色。

从前有一首诗说：二八佳人体似酥，腰间藏刀斩愚夫，虽然不见人头落，暗里教君骨髓枯。

像抽水机一样，把他抽干了。所以说，艳福是祸，不是福。

中纪委曾经公布一个数字，95%落马的高官，都倒在“色”字上。所以“色”字危害大呀！

高官沾色，就腐败。不是高官的人，沾上“色”字，祖宗几代的福德，也会被“享受”掉。

好的干部，好的企业家，好的丈夫，下班回家到书房，或者到厨房帮妻子做家务，或看书看报。有些男人，一下班，直奔卡拉OK，不珍惜自己的生命，真没有智慧。

6. 讲几个故事

第一个故事：“我错了”的故事

我们小区有一户老李家，夫妻俩整天吵架，老公走到哪都说自己的老婆不好，老婆走到外面也总说自己老公不好，回到家俩人见面就吵架，儿子见他父母吵架也无心学习。

这天夫妻俩都来听我讲课，我说：首先，人都有“心想事成”的功能，你老是想好、说好，好的事会出现在你身边；经常说不好、想不好的事，就总会有不好的事落在你身边。所以，要改变你身边不好的事，你就努力往好的一面去想，好的结果就会出现，这叫“心想事成”。

其次，要化解矛盾，化解怨恨，只要我们勇敢地跟对方说“我错了”，这三个字有很强大的能量，能说出“我错了”这三个字，是他强大生命能量的体现，可以化去矛盾见到光明。

一个有信心的人、有正气的人、有谦德的人，他常会很自然地、很自信地说："我错了！"

一个傲慢的人、缺乏谦德的人、缺少正气的人、缺正能量的人，他说不出"我错了"，不敢说"我错了"。

有一对夫妻经常吵架，妻子听了课，就对丈夫说："我们不吵了，是我错了。"

老公说："别来这一套！"

老婆坚持说："是我错了！"

老公仍说："别演戏了。"

老婆仍旧说："真的，我错了，我们不要吵了。"

老公说："真承认错了？"

老婆坚持说："真的是我错了！"

老公说："好！以后我们不闹了，也不光是你的错。我也有错。"

老婆感动得落下泪，心想"我错了"确能化解矛盾。"我错了"确实是有能量的。

另有一对夫妻刚离婚不久，妻子听了课，打电话给丈夫说："对不起，我错了，请你原谅我。"

老公说："你真的承认你错了？"

老婆说："我真的错了。"

老公电话里说："那我们复婚吧！"

老婆答道："好！"

第二个故事：饮尿治愈肝癌的故事

有一天，我接到一个女人打来的电话。她说："医院检查说我是肝癌晚期，我已经吃不进东西，一点力气都没有，有人说只要找到你就还能有救，所以求你救救我。"

我说："我没有见到你，怎么救你啊？"

她说："我已走不动路了，没有办法去找你，你看还有办法救我吗？"

我说："你能相信我吗？你能听我说的话吗？你能照我说的话去做吗？"

她回答说："我相信你，听你的话，照你说的话去做。"

我说："你能'相信''听话''照做'，你的病一定会好！

现在我告诉你，癌症不是病，不会死人的，那些死的人是被吓死的。

病是怎么来的，让病怎么回去，病就好了！"

病是"生气"得来的，生气伤害了身体细胞，使细胞产生变异，失去正常功能，聚在一起形成肿瘤癌症。细胞是有寿命的，肝细胞的寿命是180天，新的细胞取代旧的（病的）细胞。假如你仍旧在生气、担心，仍然会产生毒素，伤害新生细胞，所以病不会好，会产生新的癌瘤，转移就是这么产生的。要想病好，第一，不再生气了，就不产生新的毒素，反过来，相信自己的癌症会消、病会好，可以每天笑，每天唱歌，开心了，不产生新的毒素，新产生的细胞就没有毒素，而且是健康、快乐的细胞，所以新的健康细胞去取代病变细胞，癌瘤慢慢消掉啦，谁治好了癌症？不是医生，是患者自己，方法就是开心的笑，叫‘心想事成’。”

第二步，消体内病毒，可以吃一点中药恢复体能。

她又问，不吃中药可以吗？

我说：“可以不吃中药，你就每天小便时，用杯子接住中段尿液，当场饮服。每天如此，你的肝癌就可以恢复健康。尿液叫‘回春汤’‘生命水’。”

今天又接到她电话，她说，只饮服三天尿液，到医院检查，指标基本正常了，自我感觉良好，今天打电话是想咨询没有力气，怎么办？

我告诉她，可以发一个“拔毒回春散”处方给她，打粉吃，买两副药打粉可以吃一个月。可以补肝，补肾，补气血，又清除血毒、体毒，通畅经络，恢复健康。

半个月后，她又来电话说，自觉身体已恢复健康了，连声说非常感谢！

第三个故事：唐朝宰相娄师德的故事

武则天时候，有一名宰相叫娄师德，他的弟弟要到外地去当太守，临行前，来见哥哥，请教如何做好太守？哥哥说：“假如有人吐一口痰在你脸上，你怎么办？”娄师德的弟弟说：“我不理他，我自己把痰擦掉。”

他哥哥一听，说道：“我就怕你这么做，你等它自己干不行吗？那境界更高。不理它，自己会干的。”受侮不答，闻谤不辩。这是有信心、有能量、有正气的人。苏东坡说：“八风吹不动，端坐紫金莲。”

① 利益面前不动心；

② 利益衰败了也不动心；

③ 别人赞誉我也不得意；

④ 别人毁谤我也不生气；

⑤ 别人认同我时不欢喜；

⑥ 别人否定我时不难过；

⑦ 遇到好事时不乐；

⑧ 遇到坏事时不忧。

八风起，心不动。这种人有信心、有能量。假如你内心里没有怨气，人家惹你，你只会笑，不会生气。生气，是内心本来有怨气在，人家一惹你，怨气就被点燃了、爆发了。

苏东坡了解人世的境界，所以他写的这首八风诗："稽首天中天，毫光照大千，八风吹不动，端坐紫金莲。"

写完这首诗，苏东坡特别得意，叫书童把这首诗拿给镇江佛印老和尚看，老和尚在上面写了两个字：放屁。

苏东坡看了"放屁"两个字，马上来气，过江去理论。到了金山寺，老和尚已在江岸边等他，一见老和尚，就问："你怎么知道我要来？"老和尚说："你不是八风吹不动吗？怎么一屁过江来啊？你心里没有能量啊！'受侮不答''闻谤不辩'做不到啊！"

好德的人，要不断学习，不断修炼自己啊！

第四个故事：一百两白银的故事

宋朝时，开封府这个地方有一位百姓叫李觉安，他儿子叫李景文。因为李景文年幼多病，当父亲李觉安知道自己寿命不长时，他把一百两白银放到他朋友张惠明那里，说他死后，把银子给李景文安家用。

不久，李觉安死了，张惠明就把一百两白银交还给李景文，说明是他父亲存的银子，李景文不肯接受，说父亲的遗嘱上没有说有一百两白银的事，所以不能收。一个要给，一个不收，只好告到开封府，包大人叫李景文收下，李景文就是不肯收，包大人没办法，就说将银子交到寺庙做斋供养众僧，并诵经以追悼李觉安老先生亡灵之用。一百两白银不是小数目，放到现在社会，会是怎样？！

第五个故事：偷药救母

一位老先生走过一个药店门口，见店老板拉着一个男子，说男孩偷他店里的药，要打这孩子，老先生上前制止住老板问："他偷什么啦？"

老板说："他偷药。"

老先生问孩子："你干吗要偷药？"

孩子说："我妈病了，咳嗽得厉害，没钱买药，我先治我妈的病，再去讨钱，讨来钱再付他药钱，先治病不行吗？"

店老板说："不行，拿药就得先付钱。"

老先生问店老板："有好的治咳药吗？"

店老板说："当然有好药。"

老先生说："给他拿一个疗程的药，钱我来付。"

老先生又问孩子："吃饭了吗？"

孩子说："没有。"

老先生又在旁边买了十个大饼交给孩子，对孩子说："回家去吧。"

二十多年以后，老先生得了重病，住进医院。为了治病，已花完了所有的钱，病还没有好，正准备出院回家养病。

院方来告诉他，有人为他付了一大笔钱，请他安心住院治疗，但是打听不到是谁为他付的费。

三个月以后，他的病完全治愈，真的可以出院回家了。

这个时候内科主任医师给他送来鲜花，为他送行，告诉他："我是二十多年前在药店偷药的男孩，是你为我妈买了药，还有十个大饼，救了我妈的命。一直没有找到你好去谢谢你。你来医院治病，一时也没有认出来，后来才慢慢认清是你，所以我决定一定要把你的病治好，报答你的救命之恩。现在你病好了，可以出院了，我也放心了。"

善有善报，时机一到，必定受报。

第五福：善终

"善终"就是"好死"。

1. 善终很难

佛经上说：人死的时候，他内心的恐惧、痛苦和彷徨，是难以形容的。

许多人经医院插管抢救，最后走了。

大富大贵的人，也不一定能善终。长命百岁的人，也有不得善终的。古今中外有许多英雄豪杰，不得善终的也有很多，自杀的、病痛死的，从政人被迫下台、被毒死的，甚至被鞭尸的、被株连九族的……

善终得来不容易，真所谓“黄泉路上无老少”。所以有人发愿说：“我这一生，别无所求，只要求有个善终。”

有福之人，无病痛而善终，叫寿终正寝。

他命里是50岁，到50岁走了，叫善终。

他命里是80岁，到60岁走了，亏欠20岁，就不算善终。

什么叫善终？他的寿命是60岁，到60岁时走，不是在医院抢救，而是安详地死在自己的家中，挺在正堂，这是寿终正寝。

其实，老人是不喜欢去医院的，进去就出不来了。老人希望在家中，他安心、顺心、舒心，子女有孝心。到医院老人担心、焦心、害怕，就是子女不孝顺。

有福之人，他会知道自己什么时候走，自己早做准备，可以无病、无痛、安详地走。

没有福的人是怎么走的，是病死、气死、被打死、骂死、自杀而死。

北京中日友好医院国际部住的是名人、有钱人，死时抢救，喉咙、头上、身上插满管子，身体翻来覆去，毫无尊严！

人生只有两大事件，一是生，二是死。

“生得伟大，死得光荣”，为国献身的人才配得上这八个大字，一般人难以配得上。

什么叫善终，我走的时候，比来的时候有更高尚的能量，我的心灵更崇高完美。我走后，我的子孙不会衰败，我走后，他们仍然会乐善好施，助人为乐。

这是每一个人都应该争取的。不可以像广东中山有个企业家走后，六房太太争夺钱财大打出手。这叫家破人亡，不得善终。

2. 善终很重要

不是善终死，而是横祸、车祸、重病、被杀，所有未得善终的人，死时都会含恨，死后去处都不是好地方，有人说是去地狱受苦……

只有临命终，身无病苦，心不贪恋，意不颠倒，有望圣人前来迎接。

所以有人发愿说："愿我临终无障碍，弥陀圣众远相迎，迅离五浊生净土，回入娑婆度有情。"

3. 善终的种类

人世间，人们对死的评价为"死者重于泰山，亦有轻于鸿毛""苟且偷生，不如舍生取义"。凡是为了利益众生，再大的困难，都是值得去做的。如果是能济世救人，就该赴汤蹈火亦在所不惜。我们要观察一个人的心志是否高尚，而不能看他死的形态来判断一个人的好与坏。例如经书上记载：一位妇女为了救自己的孩子，溺水而死，死后上升天堂。为了救儿子牺牲就可以上天堂，若是为利益众生而牺牲生命的，更可以去天堂或极乐世界了。

一般善终，可以分为三类。

① 小善终：没有遭受意外横祸，无病而终的，属小善终；

② 中善终：不但没有病苦，而且心中没有怨气，亦没有内疚之

事，仰不愧于天，俯不愧于地，安心离世；

③ 大善终：自己预先知道临终的时日，而且身心了无挂碍，走得洒脱，这是最成功的善终。

4. 如何得到善终呢?

善终绝对不是靠侥幸就可以得到的，一定要广修善德，才能达到，主要在于我们今生修好德，修好宁静的心灵。在广积阴德和止息妄念上多下功夫，否则在临终时很难得到自在。

得到善终的方法有很多，大致归纳为以下三条。

第一条：诸恶莫作

不杀害野生动物、不偷盗、不邪淫、不妄语、不饮酒、不做亏心事、不占别人的便宜、不跟人结冤仇……临终时，心灵才会轻松含笑地离开人世间。

第二条：众善奉行

常发利益众生的愿望，再从语言和行动上去实行，例如许多人已经在做的放生、救济、助老、助残、助学、环保、植树等。这些好心人，平时广结善缘，身心快乐，临终时，一定可以心情平和，安然往生到好的去处。

第三条：自净其意，自得其乐

虽然我们平时的事情很忙，要炼（练）好“事忙心不忙”，保持清静心，炼（练）好“清净心”，临终时，身心就不会有贪恋和牵挂，才可以得到善终。

5. 能否善终，看人世百态，讲几个故事

第一个故事

智然老师说：在《阅微草堂》里记载这样一件事情。纪晓岚的妈妈，带着几个丫鬟一起生活。老太太有一只很心爱的狗，那只狗后来被几个丫鬟打死了。老太太很生气，质问她们为什么要打死狗？丫鬟报告说，狗吃了家里的肉。老太太没话可说。过了几天，其中一个丫鬟晚上做梦，大喊大叫，老太太问她，你叫什么？丫鬟说，梦到一只狗冲她跑来，要掏她的心，掏她的肺。老太太知道这事有蹊跷，就问她到底是怎么回事，让其老实交代。丫鬟全招了，肉是她吃的，不是狗吃的，狗是被嫁祸的。

智然老师说：狗活着的时候没有办法，死了找你报仇。不能骗的，都知道。

第二个故事

智然老师说：有一个贪官，贪了很多钱，不敢存银行，怕被发现，亦不敢放家里，怕被老婆、孩子发现。怎么办？他想了一个万全之策，买一套房子用来放钱，把房子当保险柜。

他贪污来的钱舍不得花，想钱了，就到那房间睡一觉，把钱当席梦思睡觉，过过瘾。花钱会被人怀疑，所以不敢花。

有一天出事了，他的钱屋在四楼，五楼厕所漏水，漏到四楼，四楼没人，水又漏到三楼，三楼人找四楼，四楼没有人，三楼人报警。警察把四楼门打开，发现那么多钱！一查，全曝光了。若要人不知，除非己不为，跑不掉的。

第三个故事

智然老师说：杭州市原副市长许迈永，女朋友99人。这99人分四类：第一类是做房地产生意的女企业家，许迈永当时管城建；第二类是电影演员和歌星，需要领导捧场；第三类是漂亮的女大学生，找靠山；第四类是市政府机关里长得漂亮的女干部。

许迈永出事了，纪委找他们谈话，一下子这些女人的家人都知道了，统统离婚。家没有了，孩子瞧不起，公职也没有了。不能骗，时间一到，全知道。

中纪委曾公布：95%的落马高官都倒在“色”字上。

第四个故事

美国有一位妇女，生了一个儿子，不到一岁过世了，第二年又生了，又不到一岁过世了，她也不找原因，第三次生孩子，不久又过世了。医生问她：为什么三次生育都很快死亡？你给孩子吃什么啦？妇女说了许多，确实没有问题，医生突然问道：你爱发脾气吗？妇女和她的家人都说她爱发脾气，很暴躁。

医生把妇女的乳汁进行化验，提示带毒，把带毒的乳汁喂给实验动物，实验动物死亡。

医生告诉这位妇女和她的家人：“人体的气血是一体的，人一生气，就会产生毒素，乳汁是血液化生的，你的血液和乳汁都带毒，孩子长时间吃带毒的乳汁，导致了死亡。”

应当努力改掉发脾气、生气的习惯。

第五个故事

现在到饭店里点菜，店家都会把鱼等活物让你看过，再去杀，你以为是服务好，让你放心，其实他们是有意的，他们在说："是他要吃你，与我无关。"

所有的动物，在被杀时，都会产生怨恨，怨就产生毒素，我们吃的猪、牛、鱼、鸡、鸭、羊，都是带毒的，吃得越多，中毒越多，家养的毒素较平和，野生的毒素强烈，很容易中毒要命，甚至传染多人。好多瘟疫就是与野生动物有关，所以不要吃野生动物。

东方人和西方人气质不同，饮食也应有区分。例如马吃草，脾气好，老虎吃肉，脾气大，但老虎耐力不足，马的耐力好，人称千里马。

中国人气质温雅，适合蔬食，不会影响体力，你看马是蔬（素）食，马的体力和耐力都比老虎强。老虎跑不过马。

我们做事，不能靠爆发力，要靠耐力。

现在有的企业和年轻人结婚一样，靠爆发力，三年不到，公司关门、青年人离婚，这就是没有耐力！

第六个故事

河南有个领导，在开车回家的路上，看到有人在卖乌龟，他想把它买下来，放生，他叫司机去问价钱，司机告诉他一千多元，叫司机一千元买下来。

决定送寺庙去放生，寺庙的师父说不能放，为什么？这乌龟不是一般乌龟，它叫鳄龟，很凶猛，要吃其他动物的。这怎么办？后来有人建议将其放到水库里去。他又让司机开车到水库，放生水库里，乌龟下水后，游远了又游回来，冲他晃晃身体后游去，又回头来，司机感动地用手机拍了下来。动物感激，是给你正能量，你杀它、吃它，它发射出来的怨气、怒气、杀气，都是毒气。

不管我们吃什么，至少心中要有感激之心，可以免遭凶报。

6. 你们听了课，心改变了，变善啦

你们听了课，不光是为了善终，听了课，你们的心灵，你们的精气神，你们的生命，都发生变化啦！你们的气质和思想意念，你们的人品素质都改变啦！有人现在叫你去做一件坏事，你还肯去做吗？

叫你打骂父母，你肯干吗？

叫你找第三者，你会干吗？

叫你偷税漏税，你还干吗？

叫你弄虚造假，你还会干吗？

叫你克扣救济款，克扣工人工资，你肯吗？

叫你偷工减料，从中牟利，你还干吗？

叫你不孝敬公婆，要闹离婚的，还要闹吗？

只要我们的念头一变，这个世界就变化啦，变美好啦。

要做有成就的人，就要改掉不好的，成就好的，从哪里检点自己呢？至少可以从四个方面随时检点自己不犯错误。

第一，贪色。95%的高官落马在“色”字上，沾上“色”字，再大的福气也就享完了，祖宗几代的福德，都被你损坏了，损财、损运、损寿命。

第二，好名。智然老师说："好名，是现在普遍存在的过失，就像虚假，爱戴着假面具。现在的人自尊心比任何时候都强，特别虚伪，明明是为人民币服务，他非说为人民服务，这就是好名。"不为钱去服务，才是为人民服务，讲钱就不是啦。

现在为什么癌症患者多？都是生闷气生出来的。

明明心里不开心，生闷气，不说出来，把痛苦藏在心里，扛在心里，很怨恨、很烦恼，结果生气、烦恼在身体内产生的毒素，伤害了人体细胞，让细胞产生变异，失去正常功能，聚集成肿瘤，成癌，或其他的重病。

你遇到痛苦的事，烦恼的事，分享给别人，你就会轻松多了。

自己也要学会消化这些情绪，想开、不想、不上当、不生气，生气就上当啦，做个乐天派的人。不为生气活着，为开心而活！

有开心的事，也要与人分享，大家开心。

第三，贪心。今天的人，比过去的人贪心多啦！

现在的人，不仅贪财，不仅贪名，还贪"色"，像许迈永，搞了99个女朋友，还有比他更贪的，山东省一个副省长，搞的女人有145个。贪财的，逃往国外被抓回来的。贪这么多钱有什么用呢？好好的人不做，做逃犯！做贪污犯！

第四，好怒。就是好发脾气。今天很难找到一个不发怨气、怒气的人，什么道理？他没有安全感，生怕自己吃亏了，所以为了防卫，他发脾气，是示他的威，不可以侵犯他。

智然老师说：除了这四个过错，还有其他的，不要一个个来改了，"但当一心为善，正念现前，邪念自然污染不上"，就像"太阳当空，妖魔鬼怪潜消”。什么是妖魔鬼怪，就是酒鬼、烟鬼、色鬼。鬼就是过失，只要太阳一照，所有的鬼顿时消失，这是个比喻。“一心为善，正念现前”，邪念自然退却。正念是“我错了”“我帮你”。一切冤仇化解掉了，恶人变朋友了。“我错了”“我帮你”是正能量，是正气、正念。当年曾国藩读书读到“从前种种譬如昨日死，从后种种譬如今日生”，高兴得不得了，重新做人啦！过去的错过去啦，现在开始要做个好人啦！开心死了！你们有没有这种感觉？“当下清净”啦！我们就成功啦。

祝贺你们大家！

连根养根，根深业（叶）茂，了凡成圣，心想事成。

第二章

肿瘤疾病

第一节　说癌症

现如今社会上谈“癌”色变，癌症患者又越来越多，这就需要我们认真地对待了，必须把癌症这个事说清楚，免得一些患者本可以不死，却被“吓”死了！

我对来看癌症的患者都会说“癌症不是病”，先给患者放松一下，癌症不会死人的，那些癌症患者不是死于癌症，而是死于其他的并发症。并发症怎么来的？害怕、担心、愁闷，进一步地憎恨某人、某事，甚至是悔恨交加。医生说他只有三个月可活，有的是最多只有两个月了，甚至有的说很快会走了，患者知道后，“吓”死了！

杭州某厂某位男士，平时虽性情急，身体却是很好，厂里每年组织一次体检，查出他得了肝癌晚期，叫他马上住院，他一听，马上吓倒了，住院挂点滴，没几天，死了。平时看上去很健康的一个人，就这么死了！假如没有告诉他肝癌晚期，不叫他住院、不挂点滴，他照往常一样上班、下班，他一定会开心地活着，即便他有肝癌，也会在不知不觉中慢慢自行修复的，因为人本身就具有自我修复功能。

也有些癌症患者，他知道现在医院除了开刀、放疗、化疗、靶向药，没有治好癌症的特效方法，倒不如随它去，出去旅游、散心，看看祖国的大好河山，要走（死）也要开开心心地走，把钱花在医院里，不如把钱用在开心处，等到旅游一大圈回来，自身觉得轻松快乐，没有病了，到医院复查，说癌症好了，这样的事很多。

中国有句老话：人之将死，其心也善。“心亦善”就是他放弃争斗心，也将病癌忘掉了，随它去！忘掉了，心宽了，癌就消散了、没有了。

这是治好癌症的方法。有人要学吗？当然不是去旅游这一种方法，关键是放松心态，高兴、欢喜地对待人生。人体癌细胞是人体组成部分，人人都有癌细胞，量不同而已，随身体气机变化而变化，无须管它。所以不必去做癌细胞的化验检查，徒增烦恼，没有必要。

有一位骨癌患者，在医院开刀、放疗、化疗，人已奄奄一息，他的儿女们感觉不能再这样治了，赶快换医院治疗，他们给其找了一家骨科医院治疗骨癌，这位赵医生虽然也是西医，但他知道这位患者的骨癌，已不能用通常的西医方法治疗了，因为患者已非常虚弱，身体热能不足，经脉气血运行不畅，必须通过按推疏通经络，让气血畅通，能量不足，需补充身体热能，让患者饮姜茶，身体敷姜粉，适当运动，来恢复患者的体力，加上适当休息和语言开导。经过一段时间的治疗，患者恢复很快，子女们也很高兴，就决定到医院去验血，看癌细胞是不是没有了，化验的结果让他们吓了一跳，癌细胞比原来在西医院高出一倍多，拿来问骨科赵医生，赵医生问患者感觉如何，回复说感觉很好，赵医生说：“那就随他去吧，我们还是这样治疗。”

患者觉得人是越来越好，儿女们说再去化验，结果比上一次化验又上升了一倍，又去问赵医生，赵医生说："只要人好，就随他去吧，继续治疗。"儿女们总是不放心，过了几天再去化验，这次又再次上升一倍，人虽然看上去健康了，但是癌细胞1万多，太可怕了，换医院，不在赵医生这里看了，去一家中医院看，中医院也学西医的方法治疗癌症，看了一段时间，见患者不行了，病情变坏了，这怎么办？不能在这里看了，还是回到第一家开刀的医院去，日夜挂点滴，没几天，患者身体热能耗尽，身体变凉，人走了！

人是靠身体热能活着的，你看人身体是热的，说话出来的气是热的，大小便也是热的，挂的点滴是凉的，要靠身体的热能把凉水暖起来，是消耗患者身体的热能，热能耗尽了，人只能走了！西医没有像赵医生给患者补充热能，喝姜茶，敷姜粉，西医只是消耗患者的热能，挂点滴，加速患者热能消耗，热能耗尽，也就回天无力了！

其中有一位子女买了礼物去骨科医院感谢赵医生说："我母亲要在你这里看下去，可能把病看好，换了医院，都相信这个癌细胞数字，把患者看死了，害死人了！"

我们要研究的是癌是怎么来的，就可以知道怎么治疗了。病是怎么来的，让病怎么回去。

第二节　癌症得病原因

致癌的原因很多，科学家们仍在进一步研究中。初步了解，最主要的原因，是患者自己生气，生闷气、怨恨之气。

致癌十害

科学家说：致癌有十害。

1. 腌菜含有亚硝酸胺等致癌物，过食可以诱发心脏病和癌症。

2. 臭豆腐受微生物的污染，容易感染疾病，过食容易诱发癌症。

3. 蕨菜是一种稀有的野菜，近期被检测出原蕨苷，原蕨苷是致癌物质，公牛吃了它，被检测出胃癌、肠癌、乳腺癌、膀胱癌等，故建议一次不要吃太多蕨菜。

4. 油炸食品有大量的反式脂肪酸，其影响体内代谢，长期食用，容易引发肥胖、疾病，严重者会致癌。

5. 长期吃高脂肪食物的人，容易生成高胆汁酸，诱发乳腺癌、前列腺癌。

6. 进食霉变食物或可诱发肝癌，这已经得到实验证明。

7. 过食高盐食物，容易破坏胃黏膜，生成胃癌。

8. 过食熏烤食物，其产生的化学毒素容易致癌。

9. 过食糖类、添加剂、香料食物的人，也容易生癌。

10. 经常生闷气、便秘，毒素在体内堆积，气滞、痰凝、血瘀日久，必定生成癌症。

所以要避免生气，尽可能让自己开心，就不会生病。善于原谅别人的人，是个有德性的人，德则仁也，仁则寿也！

防癌抗癌也有妙法

1. 吃葡萄干

葡萄干能补血，延缓衰老，长期食用可以抗癌，因为葡萄干中有

“白藜芦醇”，是抗癌物。

2. 吃芦笋

芦笋是绿色蔬菜，它含有丰富的胡萝卜素、维生素等多种营养物质，其中皂苷是抗癌的物质，常吃可以抗癌。它还有纠正人体细胞病变的物质，所以多吃可促进癌症治愈。

3. 吃苦瓜

苦瓜含有类奎宁蛋白，可激活免疫细胞，排除癌细胞；苦瓜中的蛋白酶，能抑制肿瘤和癌细胞侵袭或转移。

4. 吃菠菜

菠菜中的微量元素，能保肝、护肝，有利于肝细胞修复和增强活力，起到防癌、抗癌功效。

5. 吃鱼鳞

鱼鳞含有较多的卵磷脂、多种不饱和脂肪酸、矿物质，可增强人的记忆力，并可以延缓脑细胞衰老，预防高血压、心脏病、癌症。

6.吃猪油

有老师告诉我猪油解毒、解疸疾、解水肿、治心脏病。早年老百姓都知道猪油香、顺滑，猪油炒菜香，猪油加点盐花拌饭吃香，猪油补脑顺心。早年没有这么多的癌症、心脏病，如今人都不吃猪油了，肥肉也不爱吃了，同时癌症多、心脏病多了。建议吃点猪油，看能否减少心脏病和癌症的发病率，当然不可多吃，早年老百姓有句话“一颗油珠补三天”，可见不会多吃。

7. 防癌，应该注意饮食上要清淡，少油、少盐，少吃糖类、香料和添加剂食物，不吃熏烤、霉变食物，不吸烟，少饮酒，多吃素菜、粗粮粗食，水果烧热吃，少吃寒凉食物，防止体内热能减少、寿命缩短。

8. 可以吃生大蒜，每天吃三瓣，必须去皮切片，放盘中，让蒜接触空气15分钟以上，会产生大量蒜素，每天吃它，可以抗癌、防癌、治癌。

9. 适当锻炼身体，双手上举，伸脚自然舞动，拉松全身经络运动，有利气血通畅，可抗癌、防癌，是道家“三宝归一功”的防治癌症功法。

癌症患者一定要多锻炼身体，恢复体力，只要有体力，人就不会死，最简单的锻炼方法就是采宇宙能量，双手上举，采光采气，从身前下到小腹丹田，再从体侧双手上举，采光气后，从身前下至小腹，如此每天练10~30分钟，有利康复。

10. 孔子曰：“仁者寿。”明代医家张景岳说：“欲寿，唯其乐；欲乐，莫过于善。”

要想不得癌症，或者得了癌症想快点好，最好的方法就是忏悔、认错、改过、向善，不再生气了！心平静下来，对自己身体在心中默念五句话：对不起，是我的错（我不该生气的啊），请原谅，谢谢你，我爱你（谁不爱自己的身体啊）。必须真心诚意地念，自己的心会感动的，知道生气会得病，以后不敢生气了，凡事可以原谅别人了，心宽了，寿长了，去帮助别人，积累功德吧。

为什么治好癌症不能再生气？

生气会产生毒素，这在许多国家都已经被研究证实了，我国各地也多有了解。

生气产生的毒素堆积在自己身体的相应部位，伤害身体细胞，以致细胞中毒变异，结成肿瘤、癌症。

人体是由细胞组成的。细胞是有寿命的，它们每天、每时、每刻都在运动，细胞在运动中不断地进行新陈代谢，新的细胞产生，陈旧的细胞代谢死亡，新细胞取代陈旧的细胞。

肿瘤、癌细胞是中了毒的细胞，然而，细胞是有寿命的，国家科学家监测发现：

1. 脾、胃细胞的寿命7天左右；

2. 肝细胞的寿命是180天左右；

3. 红细胞的寿命120天左右；

4. 皮肤细胞的寿命是28天左右；

5. 98%全身细胞可以在365天内更新，脑细胞除外。

这就让人明白，人若继续生气，新生出来的细胞依然是有毒的细胞，所以癌瘤不会消除，吃药也没有效果，患者只能走向死亡。

我们治病，要求患者不再生气，并且相信自己的病会好。开心了，可以笑了，我师父说："人若每天笑七次，连笑三个月，病就好了，包括癌症。"你相信病快好了，"心想事成"，自愈功能启动了，唱歌、跳舞、笑了、开心了，免疫功能提升了，不再生气了，不但不再产生毒素伤害细胞，而且新生出来的细胞是健康的、快乐的，充满活力的细胞去取代陈旧的癌瘤细胞，癌瘤之病就可以这样被患者自己治好了。

所以，医生治不好难治病，只有患者自己可以治好自己的病，方法就是病怎么来的，就让病怎么回去。忏悔、认错、改过，不再生气了，而是要开心，病就在新陈代谢中走了。

我在看病的实际过程中，有人说不生气是不可能的，特别是别人对我不好，我也不能生气吗？

我告诉他："所有对你不好的人或事，都是给你的一次提升心智的机会、提升生命能量层次的机会，你应当感恩他，而不可以生他的气。你看《西游记》唐僧西天取经，经受八十一难才取得真经，也提升了他们的生命层次，他们取得经书和他们的故事，以及人品被传颂，至今不衰败。他们从哪里得来，就是从磨难中得来，八十一难，少一难都取不到真经，所以，磨难我们的人和事，不应该对其生气，而要感恩他，笑对人生吧！"

有一位高级干部的夫人找我来看病，说她得了乳癌，不想开刀，儿女要其找我问诊，说我能治好这个病。

我检查了她的身体后，告诉她："你身体素质很好，没有其他病，就是乳癌一病。你来得及时，可以很快治好的。"她听了很高兴地问："要怎么治疗？"我说："只要你怨恨的心态一改掉，加上帮你按推通经络，排出病气，你病就好了。"她惊喜地说："这么简单？"我说："说是简单，也不简单，关键是你的心态肯不肯改变？病要好，全靠你的心态改变，所以不是我给你治病，是要你自己给自己治好病。"

她又惊奇地问怎么治？

我问其怎么得的乳腺癌？

她说："不知道。"

我说："你是生了你老公的怨恨之气，这股生气的毒素聚集在你的乳房上，结成乳癌了。"

她又惊奇地问："你怎么知道我生老公的气？"

我说："因为乳房、子宫跟你老公的关系最密切，你生老公的怨恨之气，必定在乳房上生肿瘤，这是规律。"

她说："是的，我是恨死他了。"

我说："你为什么生你老公的气？"

她说："他有外遇，他还带她来家里，我还烧饭菜招待他们吃，后来别人告诉我，那是他的外遇，我才跟他打架。他还说你再闹，我断了你的生活费！"因为她是专职太太，没有经济来源，只是靠老公生活的。因为断了生活费，又要看病，她的儿女就把她送到杭州南山讲寺来住，因为那时我在南山讲寺给人按推看病。

我问她："你老公承认是外遇吗？"

她说："他当然不承认。"

我跟她说："你生他的气，就上当了，生气产生的病毒聚集在你乳房上，伤害了你的身体细胞，转换成乳腺癌。

"你要知道，丈夫是天，你是地，妻子是不能跟丈夫打架，不能生丈夫气的，不需要去管丈夫的，人在做，天在看，不需你管。一般规律就是，你管人家一次，对方恨你一次，你管人家两次，人家恨你两次，你管不了，不如不管，只管好自己，尽到自己妻子的本分就好。

"再说你们能成为夫妻，是你们的缘分，那个女的跟你丈夫关系比较好，也是他们之间的缘分，缘分一尽，自然就离开了，用不着你操心。再说那个女人可能是你丈夫的善缘，她会帮助到你丈夫成就事业，你一闹，把这个善缘破坏了，对你丈夫不利。第二个可能他们本来没什么，经你一闹，逼上梁山，梦想成真了，你会后悔的！"

她又问我："女人的本分是什么？"

我说："女人本分是'相夫教子'。'相夫'就是帮助丈夫成就事业，孝敬公婆，和睦叔伯妯娌，让丈夫在外工作，没有后顾之忧。就敬重丈夫来说，丈夫是天，是夫君，属阳，妻为地，属阴，阳气在上，始终为阴疏补阳气，使阴气平和，故阴气健康，当感恩丈夫、敬重丈夫。'教子'，很多伟人、志士都是母亲教育出来的，所以母亲伟大，人们都在歌颂母亲、感恩母亲，母亲责任重大，要当好母亲、妻子这个神圣的角色。女人需要学习，要海纳百川，接受各方面的知识，才能做好'相夫教子、孝敬公婆'的职责。"

这位太太却又向我提问道："为什么媳妇一定要孝敬公婆呢？他们又不是我父母。"

我笑着回答说："你爱你丈夫，才和你丈夫结婚、生儿育女，有了幸福美满的生活，靠什么来的？是靠他父母，他父母生育了你丈夫，没有他父母，就没有你丈夫，没有你丈夫，就没有你现在拥有的儿女、家庭，所以你应该像爱你父母一样去爱你公公婆婆，孝敬公婆是儿媳妇应尽的本分！否则，必将受到宇宙自然规律的报应、惩罚，轻则生病，重则要命，这种实际例子很多很多，这里就不说了。"

她问我："我的病你怎么给我治疗？"我说："你要能做到相信我，听我的话，照我说的去做，你的乳腺癌很快可以治愈，甚至可以不吃药。"

她惊喜地说："我一定相信、听话、照做，你就给我治吧。"

第一，每天喝姜茶，不饮白开水，补充身体热能。

第二，每天给她做全身原始点按推，疏通她全身已经绷紧的经络，让她全身气血畅通，通则不痛。

第三，按推后在上背部温敷干姜粉、保鲜膜固定，散寒气，补充热能，激活乳腺细胞活力，促进细胞更新自愈。

第四，抓排乳房病气入地。

病包括病灶阴和病气阳，阴阳和合为病，独阳不生，孤阴不长。阴阳是互根的，所以消除病气阳，病灶阴也跟着消亡，病获治愈。所以抓排她的乳房病气入地，就能治愈她的乳腺癌症。

让她适当运动，恢复体力，人只要有体力，就不会死亡。

适当休息，养好精神。

改善心态，从痛苦中走出来。告诉她默念5句话："对不起，是我错了，请原谅，谢谢你，我爱你。"有空就默念，念给自己的心来听，心自然平静下来，便再也不敢生气了。生气是会生病的，念这5句话可使体内毒素自然排出体外，人也自觉轻松。经过两个多月的调理，其间未服中药，她去医院复查，显示乳癌已消除。

第三节 抗癌十三法

在民间，老百姓是很有智慧的，总结出十三条抗癌方法。我将它收录在此，以供大家使用（引自有关报道）。

1. 干毛巾擦背，激发自愈功能，活血化瘀消肿瘤。

2. 大蒜拌饭吃，大蒜素有抗氧化作用，可消除亚硝酸盐含量，利于治癌抗癌。注意：将大蒜切片，放盘中，接触空气15分钟以上，此时大蒜会产生大量大蒜素，吃了才有效。不接触空气，大蒜素生成不足，无治疗功效。

3. 吃肉时，喝杯红酒，有利于抗癌防癌，葡萄皮中含有白藜芦醇，防消化道癌。

4. 下午1点，打个盹，可增加免疫细胞，有防癌作用。

5. 女性睡眠少于7小时，易患乳腺癌，所以女性睡眠应不少于7小时。

6. 一口饭嚼30次，口水增多可防癌抗癌。

7. 少吃糖，每天糖摄入量控制在50克以内。少吃含糖食品，因为癌细胞“喜欢”糖。

8. 每天开窗半个小时，因为藏在建筑物中的致癌物甲醛会诱发肺癌。

9. 每天走路1小时，或饭后散步30分钟，或每周散步4小时，可以减少胰腺癌50%发病率、减少大肠癌50%发病率。出汗可以将体内铅、锶等有害物质排于体外，防癌。

10. 适量饮水6杯，减少膀胱癌50%发病率，减少结肠癌45%发病率。

11. 饮豆浆，大豆的异黄酮可预防乳腺癌。

12. 晒太阳15分钟，可以提升人体维生素D含量，预防乳腺癌、结肠癌、前列腺癌、卵巢癌、胃癌。但不能暴晒，以防皮肤癌，晒15分钟即可。

13. 每天饮4杯绿茶。国际专家经17年的研究发现，绿茶、红茶对口腔癌、肺癌、食道癌、肝癌都有预防作用，绿茶的防癌作用要高5倍。注意：茶不要太浓，不要太烫。

第四节　防治癌症“五行蔬菜汤”

我从《佛门医学》中学到防治癌症“五行蔬菜汤”，觉得对人民大众身体健康会有帮助，故而把它引录下来，以弘扬宽恒老师的济世大德。

原料：白萝卜300~400克，萝卜叶、牛蒡各130~200克（干品各30克），胡萝卜130~200克，干香菇3朵（原料误差不能大于2%）。

汤料制作方法：

1500毫升水烧开，放入食材，煮沸后，小火煮15分钟即可。

注意：

1. 五行汤烧开时，不能揭开盖子，否则药味丧失，影响疗效；

2. 每天饮服600毫升蔬菜汤，分1~3次服完，要间隔15分钟后再吃其他食品。如能禁食牛奶、酸奶、肉类更好；

3. 牛蒡自古就有，为治癌珍品。牛蒡是解热解毒药，有利尿排毒的作用。根叶强壮利尿，促进新陈代谢、血液循环，通经、利大便。适用于脑出血、脚气、各种癌症，外用有消炎镇痛的作用。

这是医学博士立石和从1500多种植物中选出红、黄、绿、白、黑五色蔬菜，对应火、土、木、金、水之五行，做成五行蔬菜汤，对应滋润人体心、脾、肝、肺、肾，提供均衡的营养，提高身体免疫力，达到治疗多种癌症和慢性病的功效。

近年来，经众人饮用证实，常饮五行蔬菜汤，能得到以下功效。

1. 治疗和预防各种癌症；

2. 补钙，恢复磨损的关节、骨骼，治疗风湿病、关节炎、骨质增生、腰腿痛；

3. 保护视力，治疗白内障、青光眼、老花眼、干眼症、飞蚊症；

4. 延缓衰老，恢复青春活力，保护上皮组织，治疗各种溃疡、特异性皮肤病；

5. 治疗糖尿病、前列腺炎、肠胃病、便秘、尿频、小儿夜啼、尿床；

6. 治疗白血病、高血压、高血脂、贫血、动脉硬化、脑血栓；

7. 治疗肝脏病、心脏病，亦治疗脑性瘫痪、脑瘤头痛、视力障碍、失语等神经障碍病。

第五节 额窦瘤

处方 石膏苍耳汤

组成：生石膏30克，双花30克，大青叶12克，连翘12克，马勃6克，薄荷6克，谷精草6克，生牡蛎30克，龟甲30克，白芍12克，女贞子12克，苍耳子12克，川贝母6克，桔梗6克，甘草6克。

用法：水煎2次，分2次服，每日1剂。

功效：连服30剂治愈。

第六节 脑瘤

脑瘤，是颅内原发性肿瘤与转移性肿瘤的总称。它会引起颅内压增高，脑组织损伤。患者表现为头痛，呕吐，视神经盘水肿，复视，对周围事物反应淡漠，迟钝，记忆力减退，思维能力下降，严重的有痴呆、嗜睡、意识障碍。有的患者会突然昏倒、四肢抽搐、小便失禁。

某年初夏时节，接到一个患者家属电话问诊，医院检查提示脑瘤，需动手术，患者畏惧手术，问可以吃中药治疗吗？

我回复说这种病，不会无缘无故得的，只要他能相信、听话、照做是可以治好的。不需要动手术，动手术难免会留下后遗症，甚至不一定能治好。

这种病，是患者自己找来的，只有他自己才能治好自己的病。

电话里问我："他怎么会得这个病的？"

我说："他生气了，而且是生长辈的气，什么是长辈呢？国家、社会、单位领导，包括班组长是长辈；爷爷奶奶、父亲母亲、岳父岳母、叔叔叔伯、大伯伯母、兄长姐姐等都是长辈，他生他们的气了吗？"

对方说："是的，他爱生气，生单位领导的气，也生父母的气。"

又问："能治好吗？"

我说："只要他自己想病好，不再生气，自己忏悔、认错，把头上因为生气伤了的神经细胞的毒素排出来，头上的脑瘤就可以消掉了，他自己就可以治好自己的病，病是他自己找来的，自己可以叫病回去，病就好了。"

对方说："我们可以来找你看病吗？"

我说："可以。"

第二天家属陪着患者来了。患者表示他头昏头痛、眼花、全身无力，求救救他。

我说："你要对你的心，对你的身体说'我不应该生气，生气产生的毒素在头上聚集，堵塞了头上气血的运行，生成了瘤，都是我的错，请原谅我，谢谢你，我爱你'。谁不爱自己的身体。你只要每天有空就默念'对不起，是我错，请原谅我，谢谢你，我爱你'，你的病就会好了，必须真心诚意地默念，这是治你的病，病是怎么来的，让病怎么回去！默念5句话是排毒，是治你的病，你肯念吗？这5句话还能止痛。"

患者说："只要能治病、止痛，我一定念。"

我对患者说："一定要真心诚意地默念，你会明白，人是不可以生气的，更不能生长辈的气，人人都有难处，不要一味地要求别人。不能满足你的愿望，你就生气，是不对的。人在做，天在看，生病就是对你的一个小惩罚，不改正就会有大惩罚，大惩罚就是要你的命。吸取教训吧，只要你不再生气，以后你就不会生病了。上天给我们笑的功能，没有给我们可以生气的功能，现在许多人都爱生气，所以患者多啊。你要笑，笑是良药，笑使人身体健康。现在我给你头部和上下背部按推，疏通你的经络，让你气血运行通畅，再给你开两个中药处方，帮你消除脑瘤和提高身体抵抗力。"

处方一　脑瘤消散汤

组成：白花蛇舌草40克，半枝莲20克，黄芪30克，当归15克，海藻12克，昆布12克，忍冬藤12克，桃仁12克，紫草12克，夏枯草12克，墨旱莲12克，川芎12克，藁本10克，制乳香10克，制没药10克，炒鸡内金30克，炒白术20克，炒酸枣仁30克，远志10克，合欢皮20克。

用法：水煎2次，分2次服，每日1剂。

功效：服药7剂见效，继服1个月，瘤消，再服巩固不发。

处方二　虚损扶正散

组成：党参30克，鹿茸粉片3克，肉桂3克，巴戟天10克，制首乌12克，黄芪30克，锁阳10克，枸杞子15克，菟丝子12克，熟地黄15克，黄芩10克，黄精15克，茯苓15克，淫羊藿15克，怀山药30克，炒鸡内金30克，炒白术12克，陈皮10克，当归12克，丹参15克，红花10克，川芎10克，莲子心6克，紫河车粉6克。

用法：上药研细粉，每次服10克，日服3次，开水冲服。

注意：(1)感冒发热、经期禁服。(2)买药3剂，1人服，可以服1个多月，可以长期服用，身体康健后可以减量服用。

这位患者服药1个多月病愈，叫他继续服药以巩固疗效，3个月后，来电诉已痊愈，我告之可以停药。

第七节 甲状腺肿瘤及甲状腺癌

一、甲状腺瘤

处方 六芝汤

组成：青灵芝12克，赤灵芝12克，黄灵芝12克，白灵芝12克，黑灵芝12克，紫灵芝12克。

用法：水煎2次，分2次服，每日1剂。

善后：研细粉，每次吞服10克，每日吞服3次。

功效：连服1~3个月为见效，直至治愈。

注意：对重症肿瘤必须六芝合用，才有较好功效。

二、甲状腺癌

现在得甲状腺肿瘤、甲状腺癌的患者众多，女性占多数，为什么呢？女性地位提高了，职业任务也重了，遇到不顺心的事就多了，生气更加难免。

所以我总劝人不要生气，宽容大度，原谅别人，告诫自己不可生气，让自己活得健康，要做到笑，发挥笑的本能，就可以健康长寿，不生病。只要每天笑七次，连笑三个月，所有的难治病，包括癌症都会好。

上海来的一位女性，医院的检查报告是甲状腺癌，她不敢住院治疗，经朋友介绍、陪同来杭州要求中医治疗。

我自然要劝说一番，叫她找到得病原因，让病怎么来的，就让病怎么回去，心结打开，不快乐的心纠正过来，升起病好的希望，开心了，可以唱歌跳舞，让身体不再生气，不产生新的毒素，自己的新陈代谢、新生细胞是健康的，取代病毒细胞，病在新陈代谢中痊愈。另外再开一个中药处方，加速病愈。

甲状腺癌，是缺乏碘，加之情志忧郁所致，属于中医学“瘿病”范畴。

处方

组成：蜈蚣3条，全蝎6克，白花蛇舌草30克，夏枯草30克，白茅根30克，紫草根30克，半枝莲60克，山药15克，鸡内金10克，沙参10克，旋覆花10克，制半夏10克，大枣15克，蜂蜜120毫升。

用法：上药水煎2次，2次药液合在一起，加蜂蜜120毫升，再熬成膏状，每次饮服30毫克，每日3次，以上1剂药，3日左右服完。

功效：连服10剂可以治愈。

第八节　鼻咽癌、咽喉癌、鼻喉癌

某年来一位山西患者问诊，有子女陪同，子女表示患者不知道病情，拜托我也不要透露，只求给他治疗。

我首先是言语开导，劝他不要生别人的气，也不要说别人的错，就管好自己，开开心心地让自己过好每一天。这个世界就像是一个大舞台，每一个人都是演员，都在表演自己，你是一个观众，在看别人演戏，演戏就是假的，一演而过，无须当真，笑看就好，见到好的，开心地笑，见到不好的，甚至对你不好的，也付诸一笑，一笑过去了！

对你的病，只要你想活，要认错、改错，发大愿——我病好了，再也不说别人了，不生别人的气，要多做善事，做一个好人，你的病很快就会好。

引用《佛门医学》宽恒大师治鼻喉癌的处方治疗这位患者。

处方一

组成：龙葵30克，山豆根20克，山慈菇20克，白花蛇舌草20克，土贝母20克，半枝莲20克，七叶一枝花10克，木芙蓉10克，王不留行10克。

用法：水煎2次，分3次服，每日1剂。

功效：主治鼻喉癌。连服1个多月。

配服处方

组成：芦笋（鲜的、罐头装的功效一样）。

用法：将芦笋煮熟，用果汁机搅汁，装瓶放冰箱保鲜，早、中、晚各4勺，加点热开水温服。

功效：连吃3~4个月治愈，也有人连吃一年治愈。追访鼻咽癌患者，第3个月已痊愈。

治疗鼻咽癌处方有很多，下面处方亦有效。

处方二　仙白汤

组成：冬虫夏草9克（研粉，1日分3次吞服），淫羊藿15克，仙茅9克，白花蛇舌草60克，半枝莲30克，生薏苡仁30克，竹茹15克，水牛角60克。

用法：水煎2次，分2次服，每日1剂。

功效：主治鼻咽癌，连服至痊愈。

处方三　石上柏奇方

组成：石上柏60克，瘦猪肉60克。

用法：清水8碗煎至1.5碗，分2次服完，每日1剂。

功效：主治鼻咽癌。10日见效，20日治愈，消除肿物。

鼻咽癌早期症状不明显，少数有鼻血和耳鸣，晚期鼻咽癌表现为大出血、鼻塞，日渐加重。

处方四

组成：龙葵30克，山豆根20克，白花蛇舌草40克，山慈菇20克，土贝母20克，半枝莲30克，七叶一枝花10克，木芙蓉10克，王不留行10克，太子参15克，远志10克，酸枣仁15克。

用法：水煎2次，分3次服，每日1剂。

功效：主治鼻咽癌，连服1个月见好转。

处方五　咽喉瘤消汤

组成：桔梗10克，川芎10克，当归尾12克，升麻9克，葛根10克，玄参15克，麦冬12克，生地黄12克，白芍12克，黄芩10克，前胡10克，知母12克，防风9克（无寒湿不用）。

用法：水煎2次，分 2次服，每日1剂。

功效：主治咽喉癌，连服3~6个月愈。

处方六　清瘤汤

组成：生地黄30克，全蝎3克（研粉，分2次吞服），蜈蚣1条（研粉，分2次吞服），蕲蛇3克（研粉，分2次吞服），水蛭6克，僵蚕10克，土鳖虫10克，壁虎6克，蜣螂1克，龙葵30克，半枝莲30克，猪苓30克，白花蛇舌草40克，女贞子30克，鹿角霜10克，胆南星6克，蔓荆子30克，胡桃仁30克，甘草15克，五灵脂10克，细辛3克，桂枝5克，当归9克，熟地黄12克，黄花30克，黄芩15克。

用法：水煎3次，分3次或分多次服，每日1剂。

功效：主治鼻喉癌。连服6个月治愈。

第九节　食道癌

食道肿块逐渐增大，食管腔狭小时吞咽困难。

处方一

组成：壁虎5条，白酒500毫升。

用法：壁虎浸泡白酒中，2日后饮服，每次饮服10毫克，每日饮服3次，饭前饮服，慢慢含服咽下。

功效：可以开通食管，慢慢治愈食道癌。

处方二

组成：生地黄15克，熟地黄15克，当归12克，桃仁9克，红花6克，三七6克，壁虎5克，没药9克，丹参10克，赤芍10克，五灵脂10克，蜣螂虫10克，瓜蒌皮10克，昆布10克。

用法：水煎2次，分2次服，每日1剂。

功效：连服治愈。

若患者有饮水不入、粒米不进、咽喉疼痛等症状。

处方三

组成：老萝卜头50克，茴香根50克，牛黄解毒片10克。

用法：水煎萝卜头和茴香根，取药液送服牛黄解毒片。

功效：连服止痛，可以进食、进水，坚持服用可以治愈。

第十节　胃癌

胃癌早期症状不明显，所以，一旦出现症状就是晚期，表现为腹胀不适、疼痛、食欲不佳、吞咽困难、恶心呕吐、黑便等，有20~30年进程，开始为胃炎发展到萎缩性胃炎，少数发展为胃癌。

处方一

组成：向日葵秆芯干品10克（湿鲜品15~20克）。

用法：水煎取液当茶饮，每日1剂，连服百日，胃癌痊愈。

功效：此方已经有多人服，百日治愈。

处方二

组成：人参9克，黄药子9克，全蝎24克，蜈蚣5条，牡丹皮24克，桔梗15克，制没药6克，制乳香6克，制硫黄6克，穿山甲24克。

用法：共研细粉，每次吞服6克，每日吞服2次，白开水送服。

功效：有人用此方治愈胃癌，称它“确有神效”。

第十一节　消化道肿瘤、肢体浮肿、小便不利

处方

组成：猪尾巴2条，芡实30克，莲子30克，红枣5枚，食盐少许。

用法：将猪尾巴上肥肉切掉，洗净，切段。用水3大碗煮芡实、莲子、红枣，水沸后，下猪尾巴，文火炖2个小时，至极烂，临服时，加入盐少许。

功效：健脾补肾。适用于脾虚腹胀、便溏、小便不利、肢体浮肿、消化道肿瘤。

第十二节 肠癌、结肠癌、直肠癌

结肠癌的高发人群年龄在30~50岁，男性比女性多。近年来我国发病率增多，死亡率也较高，其症状是腹部不适，隐痛，便秘，粪便带脓血、黏液，结肠部出现肿块，原因不明的贫血和体重减轻。

处方一

组成：党参15克，黄芪20克，半枝莲30克，白花蛇舌草40克，藤梨根30克，肿节风20克，旋覆花20克，炒鸡内金20克。

用法：水煎2次，分3次服，每日1剂。

功效：主治结肠癌。连服治愈。

处方二

组成：白花蛇舌草100~150克，半枝莲50~80克，甘草50~100克。

用法：水煎，分早晚服，每日1剂。

功效：主治直肠癌。4剂痛减，再服6剂痛全消，又服5剂治愈。胃癌、子宫癌需服药3~4个月治愈。

说明：2019年年初，家人护送一女士来看病，表示医院住院治疗已半年，家底所剩无几，只好来找我治疗。我说："她爱生老公的气，脾气大。"

回答说："是的。"

我说："这病是生气得的，想病好，再不要生气，而且要开心、唱歌，相信病会好了，这叫'心想事成'。对方不好，原谅对方，把对方当小孩看，自己是大人，原谅人，可以笑，病就会好，否则老生气，老产生毒素，病只会严重难好。所以，命运掌握在自己手上，要活就要笑，不要活可以生气。”

处方三

组成：白花蛇舌草30克，白英30克，龙葵30克，蒲公英30克，槐角30克，败酱草30克，半枝莲30克，忍冬藤30克，地榆15克。

加减：若便血，加槐花炭20克、侧柏炭20克；若里急后重下腹痛，加木香15克、黄连15克、赤芍15克；若大便不通，加大黄10克（后下）、桔梗6克；若腹痛，加乌药10克、厚朴10克。

用法：水煎2次，分2次服，每日1剂。

功效：一位直肠癌患者服用本方1个月治愈。

处方四　千金内消汤

组成：当归身15克，白芍12克，黄芪30克，甘草节10克，射干6克，连翘10克，香白芷10克，川贝母1克（吞服），陈皮10克，皂角刺30克，乳香10克，没药10克，穿山甲6克，天花粉10克，金银花6克，木香10克，青皮30克，生薏苡仁15克，牡丹皮10克，瓜蒌仁10克，大黄3~6克（便稀不用）。

加减：若痛重，加薏苡仁30克、牡丹皮30克、瓜蒌30克；若失眠，加炒酸枣仁30克；若脾胃虚，加炒鸡内金30克、炒白术15克。

功效：主治肠癌。

引自：《寿世保元》。

第十三节 胰腺癌

胰腺癌初期有大便改变、上腹不适、皮肤瘙痒等症状，1/3的患者新发糖尿病，对胰岛素的需求量突然增高，就可以怀疑并发胰腺癌了，最后会出现游走性血栓性静脉炎。

尿疗

一位患者在医院体检，被告知患上了胰腺癌，他决定不在医院治疗，回家后开始饮服自己的尿来治疗，每次饮自己的中段尿液约250毫升，每日饮3~4次，从6月至11月，饮服将近半年，自感身体好转，到医院复查，被告知病灶大幅度缩小。又饮尿1个月后复查，医生告知其已康复。

处方一

组成：大癞蛤蟆1只（小2只），笨鸡蛋2个。

用法：切下癞蛤蟆头（身子不要），下豆油锅炸酥（一炸就碎），捞出头，弃掉，再下2个鸡蛋，炸透，1次吃下，每日吃1次炸鸡蛋。

功效：连吃1个月，治愈胰腺癌，对肝癌、胃癌、膀胱癌都有治疗功效。

善后：预防复发，每年春秋季各吃1次预防。

处方二 清热解毒、消肿散结汤

组成：白花蛇舌草30克，肿节风15克，炙山甲片15克，凤尾草

15克，五灵脂12克，郁金10克，玉枢丹2克（吞服）。

加减：若痛，加徐长卿12克、炒延胡索12克；若黄疸，加茵陈30克、山栀子15克；若脾虚，加炒白术12克、茯苓12克，若气虚，加黄芪30克、党参30克；若血瘀，加丹参10克、桃仁10克、红花10克；若便血加生地榆10克，墨旱莲10克，三七10克；若浮肿，加半枝莲20克、车前草20克、泽泻10克、猪苓10克；若便秘，加大黄10克（后下）、桔梗6克。

用法：水煎2次，分2次服，每日1剂。

功效：3~8个月治愈。

第十四节　肺癌及肺癌转移

一、肺癌

处方一　滋阴润肺消瘤汤

组成：白花蛇舌草40克，鱼腥草30克，白毛藤30克，太子参15克，北沙参15克，海藻12克，麦冬12克，桔梗10克，杏仁12克，瓜蒌皮12克，炙款冬花10克，银杏肉10克，郁金10克，南沙参12克，黄芪20克，党参20克，炒白术12克，肉桂6克，补骨脂10克，五味子10克，葶苈子12克，三七2克（分2次吞服），蛤蚧1对（去头足，研粉，分2次吞服），紫河车粉6克（分2次吞服）。

用法：水煎2次，分2次服，每日1剂。

功效：一位患者连服4个月病情平稳，见愈，安度晚年。

处方二　铁树汤

组成：黄芪30克，降香15克，炒鸡内金15克，炒白术10克，南沙参15克，麦冬15克，百部12克，八月扎12克，半枝莲30克，守宫10克（约3条），干蟾皮10克，白花蛇舌草40克，鱼腥草30克，七叶一枝花15克，生牡蛎30克，橘核10克，白毛藤30克，海藻30克，鳖甲15克，望江南30克，山海螺30克，白茅根30克，冬虫夏草3克（研粉吞服），五灵脂20克，铁树叶40克。

用法：水煎2次，分2次服，每日1剂，连服6个月治愈。

肺癌，与长期吸烟有关，与遗传因素有关，肺癌的症状是咳嗽、血痰、胸痛、发热、气急等。

处方三

组成：南北沙参各12克，天冬9克，麦冬9克，干蟾皮9克，壁虎9克，百部12克，八月扎12克，夏枯草12克，葶苈子12克，鱼腥草30克，山海螺30克，金银花30克，白英30克，白花蛇舌草40克，生牡蛎30克，苦参30克，半枝莲30克，白糖适量。

用法：水煎2次，分3次服，早、中、晚各服1次，每日1剂。

功效：连服治愈。

处方四

组成：葵树子60克，半枝莲60克。

用法：水煎2次，分2次服，每日1剂。

功效：连服治愈。

二、绒毛膜上皮癌、恶性葡萄胎——肺癌转移

处方

组成：蒲葵子60克，八月扎60克，半枝莲60克，穿破石60克。

用法：水6碗，煎至1碗，煎2次，服2次，每日1剂。

功效：连服10日为1个疗程，连服治愈。

三、肺癌转移脑癌（附哮喘治疗）

一位从南京来的女士，要求治疗肺癌转移脑癌，表示医院只能开刀，患者不敢开刀，故前来求治。

我说："病是怎么来的，让病怎么回去就是了！"

她问："怎么回去？"

我说："忏悔、认错、改过。对你的身体默念五句话：'对不起，是我错，请原谅我，谢谢你，我爱你'，这样可以排除体毒。另外你现在身体寒凉，热能下降了，就是抵抗力下降了，需要补充身体热能，我给你开中药处方治疗，你自己也要适当锻炼身体，恢复体力，也要适当注意休息，不可太累了。

"更主要的是从现在起，不可以再生气，因为生气会产生毒素，身体中毒不断，病就难好，不但不生气，还要快乐地笑，笑是良药，每

天笑七次，三个月病就好了。

“听不听话，照不照做，全在于你自己，所以生病、痊愈全在于你自己掌握，我只是把方法告诉你了。”

下面是给患者开的两个中药处方。

处方一 安肺抗癌汤

组成：生黄芪20克，党参20克，生地黄10克，石斛10克，地骨皮30克，川贝母10克，麦冬10克，白花蛇舌草40克，鱼腥草10克，半枝莲20克，白英10克，全蝎2克，蜈蚣1条，莪术10克，夏枯草10克，杏仁10克，橘皮10克。

用法：水煎3次，分3次服，每日1剂。

功效：连服3个月病就好了。

处方二 芦笋糊

组成：芦笋（鲜品与罐头的功效一样，鲜品可在菜市场购买，罐头可以网购）。

用法：将芦笋煮熟，用果汁机搅成泥状，装瓶，放入冰箱冷藏。每次取四汤勺（多食无害），加点热水温服，每日2次（不间断食用直至痊愈）。

功效：连服3~12个月治愈，已治愈许多癌症，包括晚期癌症。

按语：为什么芦笋能治愈癌症？因为芦笋富含叶酸、核酸、组织蛋白，它们能抑制癌细胞的生长，纠正变异细胞生长，故而能治愈癌症。

注意：保持乐观，才不会使癌症复发；若是接受芥子气化疗的癌症，芦笋糊疗法无效。已扩散的肺癌，服芦笋糊5个月治愈；严重皮肤癌，服芦笋糊3个月治愈；肾结石，服芦笋糊3个月治愈；淋巴癌，服芦笋糊1年治愈；膀胱癌，服芦笋糊3个月治愈。

这位女士听话照做了，病好了大半，人也感到轻松，她又找到我，对我说她弟妹和她弟妹十岁的儿子，都患有哮喘，请我开个处方给他们治疗。她今天是特地赶来为他们要药方的，她买了药再给他们送去。

我笑着说："你的爱心、德性大大地提升了，你能这样做，会有很大福报的，因为有你的帮助，你的弟妹和你侄子的哮喘会很快痊愈，你小弟一家都会感谢你的。当然你不要抱有让人感谢你的想法，你只管做好自己就好了，人在做，天在看。"

她听了我的话，很开心。

我说："给你开两个处方，可以治好哮喘。"

哮喘处方一　急救止哮散

组成：紫河车粉12克，高丽红参10克，大蛤蚧2对（去头足），款冬花30克，麻黄5克。

用法：开药10剂，研粉末装瓶，每次吞服6~10克，每日吞服3次，缓解后，每日吞服1~2次，每次冰糖水送服。

哮喘处方二　哮喘停膏

组成：制天南星15克，法半夏15克，桔梗15克，川贝母15克，细辛15克，杏仁15克，生甘草15克，五味子15克，生麻黄9克，白苏子9克，款冬花9克，生紫菀9克，麻油200毫升，白蜂蜜120毫升，生姜汁120毫升。

用法：前12味中药，浸泡麻油中24小时，然后开始煎，把中药煎透，停火，滤取药渣。滤净药渣后，再加入白蜂蜜和姜汁，再用文火熬至膏状，就是筷子提起来，像滴水成珠即可，以上一剂大约是440克的药量。每天清晨起床，马上用温开水冲服一小勺药膏，晚上临睡时，再冲服一小勺药膏，儿童减量早晚服。

功效：连服3日哮喘停止，连服30日治疗，痊愈。

3个月以后，那位患者来电诉她的癌症痊愈了，她小弟妹和侄子的哮喘也全好了。

这是他们启动了爱心，快乐了，并自动调和痊愈了，是他们自己治好了自己的病，这个爱心又能保持下去，他们以后也不会得病，因为开心是良药，善心积累功德，厚德可以载物。

第十五节　肝肿瘤及肝癌

一、肝肿瘤

处方一

组成：河滩水边长的水葱。

用法：将水葱晒干，用干品100克，水煎当茶喝，每日不间断。

功效：主治肝肿瘤，连服1个月，肝肿瘤消失，不痛。

处方二

组成:柴胡6克,白芍9克,珍珠母12克,首乌藤20克,生麦芽12克,苏梗9克。

用法:水煎2次,分2次服,每日1剂。

功效:主治肝血管瘤。柴胡、白芍使干细胞和肝血管收缩;珍珠母、首乌藤增加右心房、右心室的收缩,增加静脉回流压力;苏梗使肺部细胞开合;生麦芽解决脾胃细胞开合。这样,四周增大了压力,使心脏和肝脏的压力增高,血流回收加快,就可以化散肝血管瘤。

二、肝癌

肝癌好发人群年龄在30~50岁,早期无明显症状,一旦发现,已属中晚期。所以患者要保持乐观和安静,体内会产生自愈功能,千万不要生气和争斗。如何防止生气和争斗呢?在我们内心升起正能量,感恩国家,感恩社会,感恩共产党,感恩习近平总书记的英明领导,感恩父母、爱人的父母,感恩爱人孩子、兄弟姐妹,感恩老师和所有的人,感恩对我不好的人,他们是帮我提升自己修炼的机会,所以原谅别人,感恩别人,同样重要。不生气,身体不会产生新的毒素,新生出来的细胞就是健康的,人在新陈代谢中就可以恢复健康,无须担心生病。

处方一

组成:壁虎5~10条,白酒(最好60度)500毫升,浸泡于非透明瓶中2~7日后,每次饮服10毫升,每日饮服2~3次。

功效：散结止痛，治肝癌。

处方二

组成：生鳖甲30克，丹参30克，干蟾皮30克，生山楂30克，半枝莲30克，炙全蝎5克，三棱15克，莪术15克，水蛭10克，狼毒6克。

用法：水煎3次，分3次服，每日1剂。

功效：可以连服至愈。

处方三

组成：大蒜1头，白糖200克，米醋500毫升。

用法：大蒜洗净，晒干，去皮，放玻璃瓶中，加入米醋、冰糖，封口，加盖。浸泡1个月以上，每日早晚空腹各喝一小杯醋汁。

功效：一位肝癌患者，病灶7厘米大小，饮蒜醋汁2个月，痊愈。所以要有信心，可以治好肝癌。

医案：2018年7月份，来了几个农民工，陪着一位肝癌患者，要求治疗，说在医院已花完了所有的钱，要求少花钱、不花钱的方法治疗，我就用上面蒜醋液的方法治好了他的肝癌。

注意：1.浸泡时不能有水，否则会坏；2.浸泡初期，蒜变绿色为正常，慢慢会变回来；3.菜场的剥好的大蒜不要买，一定要买回自己剥，保证安全。

处方四　复脉汤

组成：生地黄15克，赤芍15克，白芍15克，牡蛎20克，炙龟甲12克，炙鳖甲18克，珍珠母30克，太子参20克，麦冬15克，甘草6克，地骨皮20克，郁金15克，延胡索15克，白花蛇舌草40克，肿节风15克，半枝莲30克。

用法：水煎2次，分2次服，每日1剂。

外敷处方　抗癌散

组成：当归15克，红花15克，三棱15克，莪术15克，龙葵20克，蚤休30克，三七12克，露蜂房20克，炮山甲10克，大黄20克，牛黄10克，冰片10克，乳香12克，没药12克，老陈醋适量。

用法：上药研细粉，装瓶。取药适量，加醋调和，敷贴疼痛处，药厚0.5厘米，每2日换药1次。

功效：治疗30日，疼痛已消，精神好转，面色也好转。

善后处方

组成：生地黄15克，石斛15克，玄参12克，北沙参20克，麦冬15克，甘草6克，牡蛎20克，生鳖甲15克，炙龟甲12克，珍珠母30克，当归10克，黄芪30克，白花蛇舌草40克，肿节风15克，丹参15克，半枝莲20克。

用法：水煎2次，分2次服，每日1剂。

医案：山东一位患者，要求治疗肝癌，已在医院治疗很久，现已晚期，肝区疼痛加重，医院已无法控制，特来求治。我们告诉患者要看破、放下，不要太认真。放松后疼痛会减轻，这病跟爱生气有关，并且还久治不愈，越治越严重，因为你仍在生气，所以病好不了（要想病好，必须不再生气，而要开心每一天，并要回忆自己为什么会生这个病）。要忏悔、认错、改过、不生气了，并要笑，病才会好。怎么忏悔？默念5句话：对不起，是我错，请原谅我，谢谢你，我爱你。真心诚意地念给自己的心来听，不念出声即可，这样你心就静下来了，病才会好。后来电话追访，病已稳定，没有复发。

2019年8月的一天，来了几个农民工模样的中年男性。他们陪同一位老人前来就诊。老人70岁，肝癌晚期，在医院已治疗数个月，钱已花完，还欠了亲友家许多钱，也无力再在医院治疗了，问我可有花钱少的治疗方法，又问是否还有治疗的必要，是否还有治疗的希望？

老人看上去很可怜，我尽量安慰他，告诉他，只要自己想病好，病就会好，不用担心。花钱少的办法是有的，甚至可以不花钱，病会好，只要你听我的话，照我的话去做，病就会好，办法如下。

第一，对自己说：我的病会好的，心想事成，调动起你的自愈功能。

第二，要开心，多活动，恢复你的体力，只要有体力，人是不会死的。

第三，适当休息，不可太累。

第四，每天喝姜茶，吃姜丸，网购干姜粉、姜丸，花钱不多的，姜可以补充身体的热能，增强抵抗力。

第五，全身原始点按推，每天在背部按推，疏通经络，让气血运行通畅了，病毒可以排出去，宇宙能量可以吸收进体内。

按推完后，最好用姜粉温敷背部，每天敷一次，如果皮肤太痒了，用超市买来的九度米醋涂一下，可以止痒。

第六，每天饮自己的尿液，杯子接中段的尿，趁热喝掉，每次尿，每次喝，每次饮尿150~200毫升（大半杯）。

第七，用自己的手，近手10厘米，照下丹田，远手30~40厘米照肝区，把丹田能量调到肝区来，使肝变柔和，让肝区不痛。

这样就不需要吃药了。

若能听话照做，肝癌1~3个月可以痊愈，一般是1~2个月可愈。

过了两个多月，他们来电话说："病好了，可以下地干活了。"

第十六节　胆癌

处方一　圣效方

组成：半枝莲30克，白花蛇舌草60克。

用法：大量水煎3个小时，代茶饮服（不喝白开水）。

功效：连饮服3~4个月治愈。

注意：服药期间大便如猪血色，是排毒，连服至愈。

处方二　芦笋糊

用法：芦笋（鲜品和罐头的功效一样），煮熟，用果汁机搅成泥状，冷藏。早晚各吃4勺，加热吃，不间断。

功效：纠正人体病变细胞，治疗各种癌症，1~3个月见效，4~5个月治愈。

第十七节　乳腺肿瘤、癌、癌转移及疼痛

一、乳腺肿瘤、癌

一位患者来诉她刚检查出乳癌初期，要求帮她治疗。

我叫她认清自己得乳癌的原因，是生丈夫的气得的。要想病好，不要再生气。反过来，每天要笑、开心，对丈夫要充满爱，因为爱才结婚的，所以不要要求过高，多付出爱心，不生气，乳癌才会好。

以下是给患者的处方，同时能保持愉快的心情，定能很快治愈。

处方一　白芍汤（乳癌初期）

组成：白芍10克，黄芪15克，香附6克，没药6克，乳香6克，牡丹皮6克，槟榔6克，肉桂2克，枳壳6克，黄芩3克，红参9克，当归9克，川芎6克，生地黄9克。

用法：水煎2次，分2次服，每日1剂。

功效：连服15~30剂痊愈。

这位患者20日后来诉乳腺癌已消除。

2017年上半年，我应湖北黄石市梅董事长的邀请，去黄石讲病治病，时间是10天。讲课地址在梅总办公室的雨花斋免费吃饭的二楼大会议室。

讲课第一天，突然几个大男人抬着一个女人上楼来，把女人平放在地板上。梅总过来对我说："这个女人快要死了，家中已经为她办念佛往生事宜了，听说你来了，家属把她抬来，想请你救活她，你

看看还行不行？”

我走过去，看到这个毫无表情的闭眼女人，脸无血色，像死人一样，静静躺在楼板地上，我问旁边的人，她得了什么病？

有人回答是乳腺癌。

我问谁是她丈夫？

一个男人应声。

我请他先出去等着。

然后我开始对这位女士说：“你不用怕，静静地听我说话。”

这时梅总抢先对女士说：“他是从杭州来的王老师、王大医，他可以治好你的病，你有希望了，你有救了。”

女士好像微微睁眼看了我一下，又闭上眼睛，这是没有力气睁眼。

我就开始对她说：“你就静静地听我说话，对你的身体是会有帮助的。你知道你为什么会得乳腺癌吗？我告诉你，是你生气，生你老公的怨恨之气，才得了乳腺癌。因为生气会产生毒素，这个毒素就停留在你乳房部位，阻塞了你身体气血的运行，生成癌瘤。我们说癌瘤不是病，不会死人的，为什么死人？是被吓死的，被医院吓死的。癌瘤只是癌细胞的败坏现象，是受生气毒素的伤害，聚集在相应的部位，就是乳房部位，形成了癌瘤，这个癌瘤是你自己生气生来的，所以说生气要付出惨重代价的！你想想，犯得着吗？犯不着啊，以后再也不要生气了！反过来，可以高高兴兴地生活，开心地唱歌、跳舞，你的身体就可以很快恢复健康。

因为我们人是由细胞组成的，细胞是有寿命的，它们每天都在新陈代谢，假如你仍在生气、烦恼、忧愁、苦恼、怨恨，你仍在产生毒素，新生出来的细胞仍然是有毒素的，所以癌瘤不会好，甚至转移、多发。如果你不再生气烦恼了，而是开心，相信自己的病会好，每天高兴地唱歌、笑了，只要人能每天笑七次，什么病都三个月痊愈，因为你开心了，新生长出来的细胞是无毒素的，是活跃的、健康的，它去取代陈旧的细胞，叫新陈代谢，健康细胞取代陈旧的病毒细胞，病就走向康复了。所以说，病是自己生气得来的，自己相信病会好了，心想事成，病就好了，不生气了，开心了，病就可以治愈了，因为每个人都有自愈功能的。

你可能会说是他不好，我不能不生气啊?！你没有错，但是你想想，生气会产生毒素，会让人生病，要人的命，真犯不着啊，我们来这个世界做一次人，不容易啊，我们要珍惜自己的生命呀，我们不能轻易被气死呀，犯不着呀，好日子还长着呢！我们不能这样不明不白地死去，我们要永远勇敢地活着！

做到不生气，还要明白一个道理，男人是天，女人是地，丈夫的事不由我们女人管，由上天管；人在做，天在看，我只管好自己，自己怎么做？女人的责任是‘相夫教子’，‘相夫’就是帮助丈夫管好家，孝敬公婆，处好兄弟姐妹的关系，让丈夫在外工作没有后顾之忧，回到家，有贤德的妻子笑脸相迎，丈夫一天的劳累，在妻子的温柔接待中，得到快乐的休息。假如妻子不温柔、不体贴，恶言相加，丈夫就不想回家了，这是妻子的过错。丈夫不需要管的，只需要给他爱，这个家就会幸福的。

怎么把日子过幸福了？女人是起主要作用的，只给予爱，不管束人，不批评人，可以赞美人，鼓励人，帮助人，甘愿吃亏，就是修炼自己的功德心。

要善于接受磨难，当作给自己修炼的机遇，像唐僧取经，要经受八十一难，最终才取得了真经，他们才修成了佛。所以所有的磨难都是给自己的修炼机会，接受磨难，克服磨难，度过磨难是开心的事，当感恩的事看待，就可以不生气。你是个聪明的人，你是最棒的，我相信你能渡过难关。”

第二天他们又来，这女士不是被抬上来的，是左右架扶着上来的。第三天只有一个人扶上楼来，第三天听完课，她向我磕了三个头，又向梅总磕了三个头，我们把她拉起来后，她可以自己走下楼，不用人扶了。

我开了两个中药处方，叫梅总转交给她家人，要她坚持服药，有望痊愈。

梅总他们说：“王老师，您又救活了一个人。”

我说：“不是我，是她自己想活了，病就会好了，精神的力量是无限强大的。”

处方二　攻坚汤

组成：柴胡15克，郁金15克，青皮10克，瓜蒌20克，白芥子30克，黄芪30克，女贞子20克，墨旱莲20克，浙贝母15克，皂刺15克，王不留行60克，白花蛇舌草40克，半枝莲40克，全蝎8克，露蜂房15克，甘草6克。

用法：水煎2次，分2次服，每日1剂。

功效：连服180剂，可以治疗痊愈。

注意：开心是良药，相信自己的病会好，“心想事成”。

处方三　虚损扶正散

组成：党参15克，鹿茸片3克，巴戟天10克，制首乌12克，五味子10克，补骨脂10克，黄芪30克，锁阳10克，制附子10克，降香15克，菟丝子10克，熟地黄15克，黄芩10克，黄精10克，茯苓15克，陈皮10克，炒白术10克，莲子心6克，炒鸡内金30克，干姜10克，当归10克，紫河车粉6克，干龙眼肉10克。

用法：上药研细粉装瓶，每次服10克，日服3次。

注意：感冒、经期禁服。

一个想不开的人，可以不死的人死了

上面的故事，让我想起另一个正好相反的故事，其结果也是相反，我想：看了这两个故事，我们都可以想一想，我们应该做哪一种人？

杭州有位女士来对我说，她妹妹在美国，得了乳腺癌，已开刀，六个月后转移复发，在美国医院已经无力回天，所以请王老师能救救她。

我给她张钊汉老师的碟片和书，叫她们用原始点方法给她妹妹温敷、饮姜茶、吃姜丸补充身体热能，加背部原始点按推以疏通经络，要她开心，同时心想：我的病会好了，这是“心想事成”调动身体“自愈功能”，多做善事、好事，积累生命功德，就可以长寿。

过了几天这位女士又来找我，说：“我妹妹决定回国来找你治病，

可以吗？”

我说：“可以。”

又过了数天，她来电话说：“我妹妹已经回到杭州，你在吗？她在某某宾馆，马上派汽车来接你。”我说：“好，我在家等着。”半个小时后，汽车来了把我接到宾馆，我看房间很大，浴室很大，我真没有见过，房间里人很多，说都是亲戚。患者老公是外国人，说话要患者翻译的，我就给患者做了原始点按推，发了一点功给她补充能量。

他们都很高兴，说已经在我家旁边楼层租下一套房子，接受我治疗。我说：“那太好了，我每天过去两次给你按推，你的病三个月可以治好。”他们说明天仍派汽车来接我到宾馆。说完，我准备回家，刚走出门外，到电梯口时，她给我送来一个大红包。我说：“我看病从来都是不收钱的，你一定要给，明天我就不来了。”她只好把红包收回去了。

第二天上午没有等到来接我的汽车，我打电话问患者的姐姐（我只有她姐姐的电话），问什么时候来接我？她姐在电话里说：“我气死了！她不急着治病了，她要卖房子，叫她同学把房卡要去了，我们不管她了，你也不要管她了！”说完，就把电话挂断了。

隔了一个月，我在楼下见到开汽车接送我的那位女士，我问她：“你怎么在这儿？”她说：“我就在你旁边这个楼，原来说要租的房子就是我家的房子。”我问：“那患者怎么样了？”她说：“死了！”我惊奇地问：“怎么会死的？”她说：“那天你把她治疗以后，她说人好了，她决定卖掉在杭州的房子，叫她同学到她姐家，要来房卡和产权证书，决定卖房子。这房子是她和前夫的共同财产，卖房必须要前夫同意，所以她乘飞机到香港。说她病了，要卖房治病，给前夫50万，卖掉的钱归她治病用，前夫同意签字了，她飞回杭州卖了房子。”

我问：“她前夫做什么的？为什么要离婚？她姐为什么要生气？她姐不管她了，叫我也不要管她了。”她说：“她前夫是开珠宝行的，杭州是分公司，香港是总部，她向她前夫说她要学习经济管理，她前夫同意了，她说要去日本学经济管理，前夫也同意了。她学习回来后，要求接管她前夫的公司财务主管，前夫不同意，她就提出离婚，她得到了一笔财产就去美国发展，在美国就跟现在的丈夫结婚了。”

我问：“现在的丈夫做什么工作的？是美国人吗？”她说现在的丈夫是美国某城市赌场的总裁，不是美国人，是韩国人。我就问：“那她怎么死的？”她说她卖掉房子后，对她老公说觉得很累，她老公说：“你姐不管你了，王老师的电话你也没有，我们只能回美国了。”她回到美国住院，没几天就死了。

一个超越自我的人

一个超越自我的人，为什么还会得乳腺癌呢？听我讲讲她的故事。

这位女士姓郑，是个非常优秀的干部，工作兢兢业业，待人和气，处处谦让，穿戴得体，身材优美，尊老爱幼，是受人敬爱的好人。她是个贤妻良母，孝敬公婆，敬重丈夫，关爱子女，是个无可挑剔的女人。

这一天，她从外面开完会回家（比平时早了一些时间），见到床上有她丈夫和另一个女人，她就无声地退出房间，到外面街上走了一大圈，再次回家，到厨房洗菜做晚饭，和丈夫孩子一起吃晚饭，看电视，洗漱睡觉，一切和平时一样，她见到的事，一字不提，丈夫忍耐不住了，主动问她："你今天见到这事怎么不说我呀？"

她说："我相信你有自知之明，相信你会改正的。因为我爱你，我爱这个家，不希望这一切被破坏了；我也相信你是爱我的，你也不希望这个家被破坏了，让父母伤心，对吧？也会让孩子脸上无光，人家会指点这孩子的父亲，怎么那么的……所以，父母的行为是会影响到孩子和整个家庭的。好了，不说了，睡觉吧！"

丈夫听了妻子的一席话，感动得热泪直流，搂着妻子说："对不起，我错了，我会改过的，请你相信我。"

我怎么会知道这个故事呢？这是郑女士在医院检查，说患上乳癌，要给她开刀，切去乳房，她的小姐妹叫她不要开刀，来找我治疗时告诉我的。

我治疗的方法是：病是怎么来的，让病怎么回去，所以叫她回忆得病原因。

她说："不知道原因。"

我告诉她："是生丈夫的气得的，因为乳房和子宫跟丈夫的关系最密切，生气的毒素就在这两处起反应，要想病好，开刀放化疗都没有用，只有自己忏悔、认错、改过，不再生气，肿瘤自己会消去。"所以她忏悔地讲述了她的故事，她哭着说："我不是圣人，我内心还是生气的，表面看不出来，气在心里，暗地流泪，没想到会得这个病来惩罚我，其实我老公是不错的，自那以后，他改正了，我是不应该生他的气的，都是我的错，我今天回去要向他认错，我不该生他的气，都是我的心量太小了，才得了这个病，都是我的错。"

我对她说："你是圣人，你能这么想、这么做，你的癌瘤很快会消掉。可以对你的身体默念五句话，'对不起，是我错，请原谅我，谢谢你，我爱你'，癌的毒素会很快排出去。"

我再给你开个消癌中药处方。

处方四（外敷）

组成：仙人掌60克（去外刺），血见愁60克，大蒜20克（去外皮），山慈菇30克，芒硝10克。

用法：捣烂，贴敷患处，固定。每日换药1次，药粉干了，可以加点白酒拌湿。

功效：泻热、软坚、消积、解毒、消肿、抗菌、化痰、散结、消炎、驱虫。贴敷7~30日治愈癌瘤。

处方五（内服）

组成：生五灵脂10克，生黑牵牛子20克，生香附10克，生广木香10克。

用法：研细粉，加白醋调糊，制成丸药，装瓶。每次服10克，用生姜水（姜汤）送服，每日服4次（小儿减量1/2）。

功效：服药30分钟后见效，治癌100%有效，已治愈千余人，被称为神方。

按语：此方是李清岩居士治疗各种癌症的祖传秘方。

处方六(乳腺癌晚期)

组成:青核桃枝10克,参三七10克,甘遂10克,生甘草10克。

用法:水煎成膏状,外贴患处。

功效:软坚化瘀,去腐生肌。

处方七

组成:海马1只,蜈蚣3条,穿山甲1000克。

用法:焙干,研细粉,黄酒冲服,每日服1克,每日服3次。

功效:一位乳癌患者上两方连用,内服外敷,连治3~5个月病愈。

有天来了一位乳癌患者,说她不想吃饭,怎么办?

我告诉她:“是你担心了、害怕了,原来是生气,生气的毒素聚在你乳房,生成乳癌,今大义为这乳癌担心、怕死,所以饭也吃不了了。

“乳癌不是病,不会死人的,乳癌是你生气找来的,只要你不再生气,反过来要笑,要开心,因为你明白了得病原因是生气造成的,现在不生气了,要开心地笑,笑就能排毒,乳癌就会好了。”

我给患者开了个中药处方,吃3日就好了。

处方八　舒胃汤

组成:党参12克,炒白术10克,炒鸡内金10克,青皮6克,升麻6克,茯苓15克,炙黄芪12克,当归身10克,陈皮6克,柴胡6克,神曲10克,苍术10克,大麦芽10克,山楂片10克,槟榔10克,炙甘草6克。

用法：水煎2次，分2次服，每日1剂。

功效：连服3~6日痊愈。

处方九　济世灵方加味

组成：半枝莲15克，白花蛇舌草30克，铁树叶1片，红枣18颗（大小各9颗），土贝母15克，连翘10克，天花粉10克，桂枝6克，茯苓12克，白术10克，木香6克，生石膏30克，炙甘草6克。

用法：水煎2次，分2次服，每日1剂。

功效：治疗乳癌并口干，连服120剂治愈。

处方十　调神攻坚汤（乳腺癌转移伴口干）

组成：柴胡15克，黄芩15克，苏子30克，党参30克，夏枯草30克，丁香10克，土贝母15克，王不留行90克，牡蛎30克，瓜蒌30克，生石膏30克，陈皮30克，生白芍30克，川椒6克，甘草6克，大枣10枚，桂枝6克，天花粉12克。

用法：水煎2次，分2次服，每日1剂。

功效：疏肝理气，攻坚破瘀。服30剂变小，服120剂全消，服180剂痊愈。

注意：保持乐观，千万不可生气，忏悔自己生气的错，原谅别人，看破放下，快乐每一天。

二、乳腺癌溃不收口

处方一 桃花散加味

组成:生石膏10~30克,生大黄10~30克,土贝母10~15克,王不留行10克,丁香6克,仙鹤草30克,土三七10克,桉叶10克。

用法:生大黄打成小块;其余7味药研细粉;8味药上锅炒透,变灰色,筛去大黄,装瓶加盖。取药粉适量,散敷在乳癌疮口上,纱布固定。

功效:第二天就收口结痂,严重的再敷几天。

注意:药配不齐,少2味也有效。

处方二

组成:密陀僧50~100克。

用法:研粉末,撒敷患处。

功效:同上。也适用于湿疮、疥癣、疮疡溃破不收口。

三、乳腺瘤、癌疼痛

处方一

组成:丁香20克,蝎子10克。

用法:研细粉,用姜汁、麻油拌匀,擦一擦再敷在疼痛处。

功效:主治乳腺肿瘤疼痛。止痛4~6小时,可谓立竿见影。

几位乳腺癌患者的疼痛，均用下面处方治愈。

处方二

组成：炒白芷30克，制乳香30克，制没药30克，浙贝母30克，当归身30克。

用法：研粉，每次服15克，酒送服。

功效：1剂治愈。

处方三

组成：生蒲公英30克。

用法：酒冲服，渣敷乳上，略睡片刻，每日1次。

功效：6~15次治愈。

处方四

组成：柳树根适量。

用法：刮去皮，捣烂蒸热，布包，熨敷乳上，冷了再换热的。

功效：一日一夜治愈乳痈，已治愈百余人。

处方五

组成：豆腐店桌上淋下来的汁水。

用法：收集一桶，锅中熬成膏，冷透火气，厚敷乳上，干了再换。

功效：乳块自消，五六次治愈乳腺癌或瘤及疼痛。

第十八节　子宫肌瘤

子宫肌瘤是妇女生殖系统的常见良性肿瘤，多发生在30~50岁的妇女，原因不明，绝经后肿瘤会停止生长，肿瘤数量多少不定，有单个的，有多个的，有的数千克，有的如黄豆大小，症状是痛经、不规则子宫出血或月经过多，常因此而贫血，白带增多，肌肉压迫膀胱或直肠，导致下腹坠胀、腰酸、尿频或便秘。

处方

组成：当归12克，炮山甲12克，桃仁12克，莪术12克，香附12克，续断12克，夏枯草12克，怀牛膝12克，王不留行9克，三棱9克，昆布15克，薏苡仁30克，党参15克，鸡血藤15克，白芍12克，白术15克，枸杞子15克，墨旱莲12克。

用法：水煎2次，分早、中、晚3次温服，每日1剂。

功效：行气破血，软坚消积，连服2周治愈。

另配：皮硝50克。

用法：研粉末，敷于腹部，固定，每日换药1次。

功效：1周瘤清，病愈。

第十九节　子宫、卵巢肿瘤及卵巢癌

处方一

组成：铁树叶1片，红枣10~20颗。

用法：水煎汤，煎浓一些，多次服用，每日1剂。

功效：主治卵巢肿瘤、腹水，连服1个月治愈。

处方二

组成：红花10克，黑豆30克。

用法：水煎一碗，去红花，吃黑豆饮汤，1日须吃2次，即每日2剂。

功效：主治子宫、卵巢肿瘤，有人连服1个月治愈。

沈阳的患者患了卵巢癌，来找我要求治疗。

处方三　桃桂汤加味

组成：桃仁13克，桂枝10克，大黄6克，玄明粉10克，水蛭10克，甘草6克，焦六曲35克，黄芪30克，白术15克，茯苓20个，党参20克，山甲珠15克，当归15克，香附（冲）15克，海藻10克，枳壳8克，厚朴10克，昆布12克，莪术12克，生艾叶18克，白芥子12克。

用法：水煎2次，分2次服，每日1剂。

功效：主治卵巢癌。沈阳患者服上方2个月，病治愈了。

第二十节　宫颈癌

宫颈癌常发生在中老年妇女中，早期无症状，少数在性交后有点出血，检查有轻微柱状上皮异位，后期发展，可见阴道出血，白带增多，疼痛，下肢浮肿，便血，排便困难等。

青年女性患宫颈癌是少数，早婚、早孕、早感染病毒的人才会在早期患上宫颈癌。

处方一

组成：三棱20克，茜草20克，白术20克，白头翁20克，山慈菇20克，半枝莲20克，白花蛇舌草30克，桂枝20克，茯苓20克，牡丹皮15克，黄柏15克，赤芍15克，黄芩15克，红花15克，桃仁15克，山药24克，萆薢24克，黄芪15克，升麻10克。

用法：水煎2次，分2次服，每日1剂。

功效：坚持服用，即可见效。

外敷处方

组成：鲜半夏20克，鲜胆南星20克。

用法：捣烂，对病灶做局部外敷，每日换药。

功效：3~7日内出现白膜，继续敷，白膜脱落，之后白膜反复出现脱落，病灶逐步缩小，直至消失，显示宫颈恢复原型，最后完全修复，宫颈光滑如初。

处方二

组成：枇杷叶适量。

用法：将枇杷叶切细，用白纸包，放灰火中煨熟，装入白布袋（纱布也行），趁热温熨患处，变凉后更换热的再温敷，也可以外加热水袋加温敷,一日温敷2~3次,每次温敷半小时。

功效:一位山区妇女得了宫颈癌,不想在城里治疗,她回家后,有人告诉她一个老中医的方法,可以治疗水肿恶疮。她就采来自己家园子里的老枇杷树叶,照上法,每日温敷3次,日渐好转,3个月以后,她又去城里大医院复查,说宫颈癌痊愈了。

我们去回访她,旁边的人问他:"你想知道老中医是谁吗?"她说:"真想知道,我要谢谢他!"

旁边的人就告诉她:"就是这位王大医,王老师。"她激动地过来握我的手,连声道谢。我们赶快离开,走出很远,见她还站在那里笑。

处方三

组成:三棱20克,茜草20克,白术20克,白头翁20克,山慈菇20克,半枝莲20克,桂枝20克,茯苓20克,牡丹皮15克,黄柏15克,赤芍15克,黄芩15克,红花15克,桃仁15克。

用法:水煎2次,分2次服,每日1剂。

功效:坚持服用即可见效。这是一位上海患者,医院确诊是宫颈癌,治疗未果,过来求治。首先劝其莫生丈夫的气,一切看开、原谅,多想、多看原本好的一面,最重要的是要爱自己,保护好自己,命要紧,开心是良药,开心了,你的病就好了,你听话、照做,服药2个月可以痊愈。

一位老师介绍她治疗宫颈癌及阴道癌的成功处方，我把它记录下来，以供患者使用，若能成功治愈，也是老师的功德，造福于民了。

处方四

组成：黑木耳10克，当归6克，白芍6克，黄芪6克，甘草6克，陈皮6克，龙眼肉6克。

用法：水煎2次，分2次服，每日1剂。

功效：连服1~3个月治愈。

第二十一节 子宫内膜癌

处方一

组成：白毛藤12克，土茯苓30克，苦参12克，半枝莲30克，白英30克，败酱草12克，薏苡仁30克，蒲公英15克，当归9克，白术12克，阿胶19克（烊化冲服），甘草9克。

用法：水煎2次，分3次服，每日1剂。

功效：连服1个月见效。

处方二

组成：海龙1克，白花蛇2条，水蛭6克，虻虫6克，人指甲6克，黄柏6克，没药6克，全蝎9克，蜂房9克，黄连9克，龙胆草15克。

用法：上药研粉装瓶，每次吞服3克，每日吞服2次。

功效：连服5剂为1个疗程。

功效：以上两方连服，一个半月治愈。

第二十二节　前列腺癌

一日，杭州市东新园一男士由女儿送来，要求治疗前列腺癌。

处方　消癌汤

组成：白花蛇舌草50克，土茯苓30克，半枝莲30克，知母12克，黄柏12克，大小蓟各9克，蒲黄炭9克，山萸肉9克，琥珀粉2克（分3次吞服），降香15克，炒鸡内金15克，炒白术10克，炒酸枣仁30克。

用法：水煎2次，分3次服，每日1剂。

功效：若能够开心，不生气，每日笑7次，连服中药3个月，病可痊愈。

第二十三节　膀胱癌

处方

组成：白花蛇舌草30克，土茯苓30克，半枝莲15克，知母12克，黄柏12克，大小蓟各9克，蒲黄炭9克，山萸肉9克，琥珀粉2克（分3次吞服）。

用法：水煎2次，分3次服，每日1剂。

功效：一位黄山患者，得了膀胱癌，来要求治疗，用此方3个多月，听人说已治愈。

第二十四节 皮肤癌

由于空气中的臭氧层被破坏，对人的保护作用下降，紫外线照射引起皮肤癌。

处方

组成：黄芪15克，败酱草15克，白及15克，薏苡仁30克，赤小豆30克，冬瓜仁30克，鱼腥草30克，茜草9克，阿胶珠9克，当归9克，党参10克，甘草6克，半枝莲15克，白花蛇舌草30克。

用法：水煎2次，分2次服，每日1剂。

功效：一位本地患者，医院确诊其皮肤癌，他怕医院西医治疗，经人介绍来要求中药治疗，投上方治疗半个月，说好多了，又继服1个月，诉已痊愈。

第二十五节 脂肪癌

处方 消瘤汤

组成：海藻（热水洗净）12克，昆布12克，通草6克，龙胆草6

克，炒酸枣仁30克，海蛤粉30克（包），枯白矾30克，合欢皮20克，金钱草10克，法半夏15克，麦芽30克，白芷15克，炒鸡内金15克，炒白术10克，浙贝母12克，青皮10克，土茯苓30克，瓦楞子15克。

用法：水煎2次，分2次服，每日1剂。

功效：连服7~30剂治愈。

第二十六节　血管瘤

处方一　理气消瘤汤

组成：阿魏1.5克，柴胡1.5克，甘草1.5克，当归尾4.5克，赤芍4.5克，桔梗3克。

用法：水煎2次，分2次服，每日1剂。

功效：服药8剂，瘤体缩小；服药29剂，血管瘤消失。追访不复发。

注意：适用于头顶血管瘤、乳房血管瘤、目眶血管瘤。服药后，会有腹泻、疲乏，为正常反应，不要加白术止泻，会使癌瘤停止缩小。随着年龄增加，药量增加；忌油腻、生冷食物。本方药量为4个月小儿用量。

处方二　阿魏汤

组成：阿魏2克，柴胡10克，甘草9克，当归尾12克，赤芍12克，桔梗9克，鳖甲24克，川芎9克，当归12克，大黄6克，白芍12

克，枳壳10克，升麻9克，黄芪30克，熟地黄15克，桃仁9克，红花9克，肉桂3克。

用法：水煎2次，分2次服，每日1剂。

功效：连服7~30剂痊愈。

注意：适用于成人头顶血管瘤、乳房血管瘤、目眶血管瘤等。忌油腻、生冷食物；服药后，若有腹泻、疲乏，为正常反应，不可以加白术等止泻药，否则瘤体停止缩小。

第二十七节　白血病

河南中医学院已故名老中医吴运苍教授所传治疗白血病的有效良方，已有多人引用，多有良好效果，并在《农村百事通》第4期上得以报道，在河南舞阳县吴城中医诊所，中医师吴振兴和吴彩霞老师都在运用此方治疗白血病，多取得很好的效果，已在《治病秘方》中得到报道，故而，吾将此方引录在此，以供大家参考应用。

处方一

组成：犀牛角粉10克，羚羊角粉10克，通血香10克（通光散15克，《中药大词典》第2774页），龙涎香10克，牛膝10克，地骨皮30克，牡丹皮30克，活血龙30克，西洋参30克，茯苓15克，金钗石斛15克。

用法：上药研粉，用黄酒制丸药，或直接散服，黄酒送服，每次服10克，每日服3次。

功效：连服3个月有望治愈，重要的是患者自己要开心，相信病会好的，心情要轻松快乐，病就会自己调节好了。

处方二

组成：葵树籽30克，红枣6枚。

用法：水煎2次，分2次服，每日1剂。

功效：主治恶性葡萄胎、白血病。连服20剂为1个疗程，可以连服治愈。

一天，一对夫妻带着孩子来看病，说医院检查已确诊为白血病，孩子发热40^{0}C。

首先用手法和中药结合治疗。

头部和颈部、大椎、上背部，用原始点推揉，点鼻翼旁迎香穴，通气，揉太阳穴、印堂穴，热退。

功效：10分钟按推，热度退下。

处方三

组成：葵树子30克，红枣6枚。

用法：水煎2次，分2次服，每日1剂。

功效：连服20剂，为1个疗程。

问孩子得病原因？

父母每天骂孩子、训孩子，孩子心理压力太大，心里痛苦而患上了白血病。建议父母向孩子忏悔、认错，以后改变态度。

功效：20天后父母来诉孩子白血病已愈，去医院检查确定病愈。

我告诉家长："做父母的一定要多行孝，多做善事，可保一家平安。"

一位12岁学生患了白血病，他怕吃药，我要求他每天笑七次，三个月可以治愈。下面的药粉能吃多少算多少，结果三个月以后他反馈病好了。

我问他怎么做到一天笑七次的，坚持笑三个月？

他说他常回忆好笑的事来笑，而后他看着我写的书《中医特效处方集》上我的照片在笑，他也笑，坚持笑了三个月，医院复查白血病没有了。

我劝孩子父母要孝敬长辈，关爱孩子，多做善事，孩子会健康，家庭会和乐，事业会兴旺，生活才会幸福。

处方四

组成：鸡血藤10克，白芍10克，郁金10克，桃仁10克，党参10克，紫河车10克。

用法：研细粉，每次吞服10克，每天服3次。

功效：养血凉血，化瘀散结。

王某，男，5岁，白血病。

患儿家长说：孩子发热10天不退，去医院抗炎退烧处理3天无效，转当地儿童医院，确诊为急性白血病。

患儿两颧潮红，轻微咳嗽，舌红少苔，脉浮细数，诊为湿热病，属阴虚外感，治宜养阴清热、发汗解表。

处方五　玉竹白薇汤

组成：玉竹10克，白薇3克，淡豆豉10克，桔梗6克，薄荷6克，南沙参6克，铁皮石斛6克，甘草6克，葱白2根，大枣2个。

用法：水煎2次，分2次服，每日1剂。

功效：服药3剂，烧退咳止，经检查，白血病已痊愈。

说明：白血病可以分为体虚外感发热的白血病，亦叫急性白血病。另一类非外感，即内伤性白血病，可分为阳证白血病和阴证白血病两种，与精髓亏虚白血病。阳证白血病表现为面色晦暗或红赤，急躁易怒，肋下胀痛，脘腹胀满，食后加重，食欲不振，潮热盗汗，口干欲饮，舌暗红、苔薄黄，脉弦数或弦涩，治宜清热解毒泄水、凉血软坚散结。

引自：案例和处方来自张胜兵老师。

处方六　消瘰败毒汤

组成：水牛角30克，生石膏30克，黄连10克，黄芩10克，黄柏10克，栀子10克，牡丹皮10克，赤芍10克，生地黄10克，知母10克，玄参10克，连翘10克，竹叶10克，生牡蛎30克，浙贝母30克，鳖甲30 克，红花10 克，丹参30克，桃仁10克，青黛（包煎）10克，雄黄1克（冲服）。

用法：水煎2次，分2次服，每日1剂。

功效：连服至愈。

女性月经多而延长，皮肤有瘀斑点，舌淡苔少，脉细微。

处方七　五参汤

组成：人参10克，西洋参10克，南沙参10克，玄参15克，丹参30克，石斛10克，麦冬10克，玉竹10克，鳖甲30克，生牡蛎30克，浙贝母30克，制半夏15克，制天南星10克。

用法：水煎2次，分2次服，每日1剂。

功效：阴证白血病，连服至愈。

处方八　填髓消瘰汤

组成：熟地黄30克，黄柏15克，知母10克，三七10克，鳖甲30克，龟甲胶15克，阿胶15克，鹿角胶15克，砂仁6克，猪脊髓适量，甘草10克，生牡蛎30克，浙贝母30克，玄参15克，制半夏15克，制南星10克，当归10克，丹参30克，红花10克。

用法：水煎2次，分2次服，每日1剂。

功效：精髓亏虚性白血病，连服至愈。

引自：张胜兵老师的经验处方。

第二十八节　骨肿癌

处方

组成：盐水拌炒黄芪10克，当归10克，生地黄10克，土鳖虫10克，血竭10克，连翘6克，木瓜6克，牵牛子6克，柴胡3克，羌活3克，肉桂3克，升麻3克，甘草3克。

用法：白酒作引，水煎2次，分3次服，每日1剂。

外敷处方

组成：荞麦面10克，葱白10克。

用法：捣烂外敷患处，每日换药1次。

功效：一位东北的患者得了骨癌，来要求治疗，我运用《佛门医学》宽恒法师写的处方给他治疗。三个月后追访，患者的骨癌治愈，为了防止复发转移，配善后治疗。

善后处方

组成：酒炒熟地黄120克，山茱萸60克，山药60克，牡丹皮60克，茯苓60克，泽泻30克，麦冬30克，党参60克，当归30克，龙骨30克，地骨皮30克，知母30克，海藻30克，土鳖虫30克，血竭30克，砂仁10克，木香10克，猪苓40克，黄柏15克（盐水炒）。

用法：共研细粉，制成蜜丸，每次服12克，每日服2次，连服1~3个月。

功效：防止复发。

第二十九节　癌疮烂不收口及肿痛

处方一　桃花散

组成：生石膏粉30克，生大黄30克。

用法：上两味药放锅内炒透，变色，筛去大黄，装瓶，慢慢变成桃红色，故而叫“桃花散”，将药粉敷在烂疮上。

功效:第2日水收干结痂。

内服处方　抗癌(瘤)汤

组成:浙贝母15克,土贝母9克,丁香6克,全蝎3克。

用法:水煎服,每日1剂。

功效:内服加外敷,3日结痂收口。

处方二　公丁散(外敷)

组成:公丁香30克,全蝎15克。

用法:上药研粉,加米醋30毫升,蜂蜜15毫升,拌成膏状。

功效:主治癌疮(不烂)肿痛。药膏放纱布上,敷在患处,4~6小时止痛。

第三十节　各种癌症(一方统治)

处方一

组成:马蹄根50克,半枝莲50克,白花蛇舌草100克。

用法:水煎2个小时,代茶饮服,每日1剂。

功效:连饮3~4个月(大小便有血色为正常),肠癌特效,乳癌较差,治疗肝癌、子宫癌、胃癌,都有较好疗效。

注意:这是社会上流传的治癌有效方法。

处方二

组成：马蹄根50克（若买不到，可以不要），半枝莲50克，白花蛇舌草100克，铁树叶50克，红枣18颗（小红枣9颗，大红枣9颗）。

用法：水煎2个小时，取液当茶饮，1日饮不完，可以饮2日。

注意：饮药后，会排脓血便，此为正常排毒。草药可以减量为马蹄根30克，半枝莲30克，白花蛇舌草60克，铁树叶30克，红枣18颗（小9颗，大9颗）。

用法：同上。

功效：连饮3~4个月，各类癌症减轻或治愈。

处方三

组成：芦笋（鲜品或罐头装的功效一样好）。

用法：将芦笋煮熟，用果汁机搅成泥状，冰箱冷藏，早晚各食4勺（须热开水冲服）。

功效：1个月见效，3~4个月痊愈，也有人连吃1年才治愈，平时常吃可以预防。

说明：这是美国生物学家罗兹博士研究五十年的成果。

注意：(1)已接受芥子气化疗的癌症，吃芦笋就无效了。(2)为什么吃芦笋能抗癌？因为芦笋富含胡萝卜素、维生素多种营养物质，其中甾体皂苷是抗癌物质，所以连吃可以抗癌。它还含有纠正人体细胞病变、变形的物质，因此可纠正细胞癌变，它富含叶酸和核酸及组织蛋白，能有效控制细胞癌变。

处方四

组成：小麦苗（西方人喻为圣餐物）。

用法：采新鲜麦苗一把（约15克）。去根洗净，绞汁机搅碎取汁，1次饮服100毫升，每日饮服3次，连服1个月见效。

功效：止血、止痛、消炎、解毒、美肤，治疗胃病、痔、心脏病、高血压、甲状腺瘤等，这在西方国家很流行。

一方统治各种癌症的方法很多，我常选用的是处方一、处方三和处方五。因为处方一、处方三和处方五确已治愈许多癌症患者，而且许多人用后喜得贵子。

处方五　生命水

用法：患者每次小便时，去前段尿，用杯子接住中间段的尿液，当场饮服，即趁热饮服，一般取半杯尿液，100~200毫升即可，1日饮2~3次。

功效：人尿液，称为“生命水”，又叫“回龙汤”“还原汤”，已在国内外广泛运用临床，治疗各种难治病的治疗，如各种癌症的治疗。有许多治愈的报道，如喉癌患者医院治疗无效，他听从建议，每日2~3次饮服自己的尿液，延长了寿命，他连饮6年7个月的尿液，喉癌消失，精神良好，面色红润，健康生活着。

引自《广西科技报》生命水治疗100例的报道。

还有一位食道癌患者，属于无法手术的，他饮自己的尿液，每次饮服110毫升，每日2次，连饮5个月，身体已恢复健康，医院检查显示癌症完全消失。

有一位患者直肠癌手术后，医生说他只剩下6个月的生命了，有人建议他饮自己的尿治疗，他每次饮1杯尿，1日喝4~6次，喝到第15日，腹部膨胀已消失，顽固的便秘也消失了，去医院复查，说癌细胞已完全消除。

还有一位直肠癌患者，听人建议，饮服自己早晨的尿液300毫克，连饮2个多月，脸色好转，元气大增，去医院检查，显示癌细胞已消失。

有一位前列腺癌患者，听人建议他饮尿液治疗，他问多少时间能治好，所以我写了这些例子，他们饮服的时间各不相同，要根据自身的状况、每一个人的心态来决定。病由心生，病的境况，境由心转，所以我建议患者要念5句话："对不起，是我错，请原谅，谢谢你，我爱你"，忏悔自己。难治病，都是有原因的，不会无缘无故得难治之症的，所以只有忏悔、认错、改过，病才会好起来。

有一位糖尿病患者，因为昏倒住院，胃镜检查发现患了胰腺癌，患者从10月中旬开始决心饮尿治疗，每次饮200毫升，每日饮服3~4次，连饮5个月时，原本掉落的头发长出来了，到了第7个月医院复查，医生说病灶已缩小许多。

处方六

组成：小苏打粉适量。

用法：直接适量口服，每日服2次。

功效：减少癌细胞，使癌瘤消失而治愈。

说明：我很小的时候，我母亲胃痛，她就买小苏打粉，每次1小勺，吃下去就好了，她活90多岁，无大病而终。小苏打可治疗癌症是经浙江医科大学两位教授研究证实的。小苏打可以阻断癌细胞对氧的需求，从而消灭癌细胞、消除癌症。

处方七

组成：红枣（大枣8粒或小枣10粒），白花蛇舌草100克，铁树叶1片，半枝莲50克。

用法：四味药为1剂，水煎两次；第一次煎，15碗水煎2个小时，取出药液。第二次煎，10碗水煎2个小时，取出药液。两次药液倒在一起，日夜代茶饮服。

功效：①已治愈肠癌、肝癌、子宫癌、乳癌、胃癌，其中乳癌效果较差，肠癌服药4~6小时见效最好；一般癌症3~4个月痊愈。②平时每月煎服1剂，对脏腑热毒及痔疮、热咳等都能治愈。

注意：①服药后不要饮用开水，防止冲淡药效。②患癌部位烂了，可用药汤洗，捣烂药渣敷，有半枝莲鲜草捣敷更好。

按语：这是一位犯人在执行死刑前三日供出的祖传治癌奇方，以求减刑，亦为祖传方不失传。

处方八

组成：热柠檬3片。

用法：柠檬3片，冲入沸水。

功效：热柠檬能释放出一种苦涩抗癌物质，它只会破坏恶性肿瘤细胞，不影响健康细胞。另外，还能调整高血压，预防深静脉栓塞，调整血液回流，减少血液凝块，每日饮服热柠檬水就能治癌防癌。

引自：刘平义医师的建议。

处方九

组成：葵树子30克（干品蒲葵子），瘦猪肉30克。

用法：煎汤服，或与瘦猪肉同炖服。

功效：活血化瘀，软坚散结。治疗慢性肝炎、白血病、食管癌、鼻咽癌、胃癌、乳腺癌、子宫癌、子宫肌瘤、宫颈癌、绒毛膜上皮癌、恶性葡萄胎等。

引自：《中药大词典》第3430页。

处方十

组成：牛蒡50克，香菇50克，白萝卜50克，白萝卜缨子50克。

用法：水煎代茶饮服，每日1剂。

功效：补元气，治疗和预防各种癌症。结合适当运动，恢复体力，更要想开，放下不愉快的事，开开心心地过好每一日，身体就能恢复健康。

说明：在民间流传着一个治癌偏方，我没有用过，记录下来，以供边远地区少药材，却有这些蔬菜的人试用，这些是食物，无毒副作用，花钱也不多，如试用有效，方便时告诉我，无效也告诉我，谢谢。

第三十一节　各种癌症肿瘤的手照法治疗

癌症和肿瘤其实是身体的败坏细胞能量团，它无传染性，但它阻碍人体气血、能量的疏通运行。它们在消耗着人体的能量的同时，又使五脏六腑得不到气血营养物质的补充。患者抵抗力丧失、免疫功能低下，则病势越来越严重，能量低至极点，则生命丧失。

唯有找到得病原因，让病怎么来的，就怎么回去，病才会好。药物只是一个帮助，真正起作用的是自己的心。

得病原因可能与空气、环境、饮食等有关，我们无力解决，平日注意就是了。我们自己可以做主的就是我们自己的行为、自己的思想意识，有没有做伤天害理的事?不孝敬长辈的事?有没有气恼怨恨、发火、生气，为钱财或争权夺利生气?

生气产生毒素，伤害健康细胞，使细胞发生变异，形成肿瘤，癌症其实就是气团、能量团。如果一直生气，就会连续产生新的毒素、肿瘤，癌瘤转移增大，开刀、放化疗、吃药均无效。所以，得病、痊愈、转移、复发，全在自身。

痊愈的方法是自己发一个大愿："我再也不生气了。别人对我不好，原谅别人，是我不好，别人才对我不好，我不生气、不上当，我就不得病，每天笑七次，连笑三个月病就好啦！"

怎样把体内的毒排出来呢？只要每天默念五句话："对不起，我错了，请原谅，谢谢你，我爱你。"

谁不爱自己的身体啊？这五句话默念给自己的病来听，要真心诚意地默念，疼痛也会消失，病就会好。

若能真心诚意地默念五句话，每天能笑、能唱歌，就可以不吃药。可以配合手照消癌瘤的方法：

近手（10厘米）照癌瘤，远手（30~40厘米）照中丹田（两乳中间区域）或下丹田（脐下3寸处），把癌瘤的能量调动出来，送入能量仓库，即丹田。

照的时候：

1. 心中要默念3396815，也就是调动五脏六腑的能量，来消散癌瘤；

2. 照的近手的中指弯向癌瘤，大拇指指尖要贴近食指横纹，不让拇指能量外流；

3. 近手的中指要有插入拉出的动作和意念，来消散癌瘤；

4. 手照时间，每次5~20分钟，自己掌握，不累为度。

功效：癌症1~3个月治愈，最快的1周治愈。

欲了解3396815的作用，请看《中医特效处方集2》第48页。

第三十二节　疾病及各类癌瘤的气功治疗

往年我曾用气功治愈了肺癌将要死的患者、治愈了乳腺癌患者、治愈了肝癌患者和其他许多难治病患者。近年来我不再用气功手法治病，是因为我上年纪了，气功治病太消耗我的元气，我也就不提气功了。

再说，我有很多方法可以治病，如手照法、意念疗法、咒语疗法、推拿按摩疗法、食物疗法、中医中药疗法、正骨理筋疗法、说病导引疗法等。

气功是可以治疗大部分疾病的，因为现在癌症患者众多，医院治疗费用大，国家医疗费用负担重，我出于关爱人民大众病痛之苦，希望减轻国家医药费的负担，故而把气功治疗癌症的方法告诉大家。人人都可以学会，患者可以给自己治疗，只要有信心，坚持练功治疗，都可以治愈癌瘤。

1. 练功方法

教两个最简单有效的方法。

① 采宇宙能量

站、坐均可。

早晨面向东方；

中午面向南方；

下午面向西方；

晚上面向北方。

练功进入高层次，无须找方向，任何方位都是在宇宙之中，中就是最好的方位。

全身放松，舌抵上腭，会在口中产生许多口水（津液），慢慢咽下津液，补充血源，帮助消化食物，提升免疫功能，故而，舌抵上腭是长寿之功法。

拇指尖与食指尖相对，但不要掐住，留一点空，即可产生一个小气场，这个叫周天诀，可以促使全身气血上下周天运行。

掐诀后，两手从体侧起来，举过头顶，掌心向天。

意想：采宇宙能量。

心中默念：我在光中，光在我中，我与光同体，光里的大药，光里的营养物质，光里的精气神，帮助我祛病、健身、长功，谢谢。

这时候，你可以体会到手心有很强的气场能量。

双手从身前下来，掌心向着身体，从前胸下到小腹下丹田处（脐下三寸）。

心中默念：气沉下丹田，停片刻。

再重复做：两手从体侧起来，举过头顶，掌心向天，拇指尖和食指尖始终保持掐周天诀。

意想：采宇宙能量。

心中默念：我在光中，光在我中，我与光同体，光里的大药，光里的营养物质，光里的精气神，帮助我祛病、健身、长功。

体会：手心中有明显的气场能量，双手从身前下来，掌心向身体前胸，下到小腹下丹田处。

心中默念：气沉下丹田，停三秒。

再重复做五至三十分钟。

收功。

意念：我要收功啦（有句名言，练功不收功，到老一场空）。

两手从体侧抬起来，采宇宙能量，从身前下到下丹田。双手拇指按压无名指根，握拳片刻。

意念：气沉下丹田。

搓双手，干洗脸，干梳头，搓耳朵，拍打两手臂，拍胸，拍腿。

双手护肾，心中默念“吹”字，补肾气。意想：强肾固肾。

收功完毕。

每天坚持练功,身体一天比一天好。

② 练静功

全身放松,舌抵上腭,入静打坐练功。

双手掐周天诀,双手拇指尖对食指尖,不要掐住,中间留一点空,是个小气场,这个诀促使全身气血周天上下运转,所以叫周天诀。

两手掐诀,在胸前,两乳的前方或两肩的前方,掌心相对。

心中默念:3396815,调动起全身五脏六腑的能量周身运转。

体会:身体哪里在动,动处是气血不通,打通后,无动。

功效:打通全身经络,聚集宇宙能量于体内。

练功时间可长可短,自己掌控,这个功练好了,不但自己身体健康了,还可以把患者用意念调至两手中间,帮他治病,排病气,然后用意念把他送回。

2. 治疗癌瘤

例如某年对一位乳腺癌患者的治疗,她是浙江省领导干部的夫人。

我首先问她:"你为什么会生乳腺癌?"

她说:"不知道。"

我说:"要明白病是怎么来的,让病怎么回去,就可以治好啦,你是生丈夫的气才得的病。

"因为癌症,特别是乳腺癌,是生了你丈夫的气。生气产生的毒素聚集在你的乳房,伤害了乳腺细胞,变异的细胞聚在一起生成癌瘤,你身体抵抗力下降的时候,你就病倒啦。

“但是你不用怕，癌症不算病，是你生气招来的，只要你做到不再生气，就不会产生新的毒素，已经生成的癌瘤的毒素，我帮你抓掉，毒气抓掉，肿瘤就会消失，病就治好啦。你若还要生气、怨恨，仍然会产生新的毒素，不断伤害细胞，新的肿瘤又产生转移，复发新的癌瘤，所以，治好癌瘤，在于你不要再生气。

“已经生成的癌瘤，要想早日治好，除了我帮你抓排病气来缩小肿瘤，你自己也排病气，怎么排？你可以笑，每天笑七次，三个月肿瘤消失，你还可以唱歌，开心地唱歌，因为你的病会痊愈，你应该开心地笑，开心地唱歌，这样很快把病毒排出去了，病就快好了。”

为什么笑？唱歌和抓排病气可以治好癌瘤，可以开心地笑啊！

任何事物都是由阴阳两个元素组成，癌瘤也不例外，气功界有句名言：“孤阳不生，独阴不长。”阴阳二物必定是同时生长、同时消亡，这是事物的不变规律。

我们只要消灭阳，阴也就自动消亡。

我们只要消除阴，阳也就自动消失。

癌瘤如何分阴阳呢？

癌瘤在身体内，看不见，属于阴性物质；癌瘤透出来的病气，看得见，属于阳性物质，病轻，病气呈灰色，病越重，病气越黑重，快死的人，冒出来的是黑气。

有病灶，就有病气，病气消失，病灶也就消失，病灶、病气是同时生出、同时消亡的。

所以气功抓排病气，就可以缩小肿癌，病气抓排完了，里面的癌瘤也就没有了。

所以，治好癌症可以不用吃药。

那位女士的乳腺癌的治疗方法：

① 劝说她不再生气，看破，放下，原谅别人，病就会好；

② 给她背部按推排毒，通经络；

③ 抓出她乳房的病气，每天1次，连治3个月痊愈，没有复发。

怎么抓出病气？

叫患者全身放松，医者单手对准患处，离患者身体10~30厘米，加意念：手指插入病灶，抓几下病气，感觉手已抓满病气，将手中的病气甩入地下，意念："病气入地。"

患者也有感觉，病气被抓出去了。

医者感觉到病气已抓完，才可以停手，然后采宇宙能量送给患处。

聪明的你已经想到，医院给癌开刀，是消除癌的阴。阴癌物质被开刀拿掉了，病气也同时消除，那为什么又会复发、转移？

第一，开刀，癌瘤是拿掉了，癌的病气信息也随之消失了，应该说癌症治愈了。

但是，刀口造成了创伤，这个创伤破坏了身体的完整性，又产生了新的创伤性的病痛之气，人体在刀口部位会长久漏气，形成新的创伤。

比如树木，凡是有洞或少树皮的部位都在漏气，树是如此，人也一样。

第二，医院医生没有告诉患者不可以再生气、郁闷、伤心、害怕、发愁……所以患者生气又产生新的毒素，又在制造新的癌瘤，癌细胞是全身的，很容易形成新的癌瘤。

西医的方法是通过放疗、化疗杀死癌细胞，防止癌瘤再次形成。

但是癌细胞可以遍布全身，杀癌细胞的同时将好细胞也杀死，所以对人体伤害很大，癌细胞在全身是杀不完的，放、化疗阻止不了癌的转移、复发。患者抵抗力下降，人体缺少正能量，即身体热能下降过多，这时再给患者输液，会加速患者身体热能消耗，热能耗尽，人体凉了，也就回天乏术了。

前面介绍了两个简单气功功法，是帮助人们练功强身的，不是说非要练功，才可以用气功方法治疗癌症。不练功，也可以用抓病气的方法治疗癌症，同样有效。

只是练功的人，手上功力会大一些，抓病气更有信心，功效更明显。

不练功的人，身上也是有能量的，每个人都有气、都有能量，每个人都具有与宇宙能量场接轨的功能。所以动物、植物、人类都时刻感受到宇宙能量的滋养，才得以有生长发育的能力。宇宙能量的特性是大爱，有爱的人能接收到更多的宇宙能量。

所以有人不容易生病，能长寿；有人容易生病，容易病死，这与爱能量和德性有关。练功的真正目的，是认识宇宙、亲近宇宙，唤醒人的天性良知，认错，改过，树立起爱心、善心、慈悲之心，与宇宙接轨，得到宇宙的更大能量，让我们能健康长寿。

宇宙能量是怎么输入人体的呢？

做一个实验：

一块磁铁（代表宇宙能量场）；

一枚铁钉(铁钉代表人类)。

铁钉放到磁铁附近处，距离磁铁5~10厘米，很快磁铁的磁性能量射向没有磁力的铁钉，让铁钉也有了磁力。

拿这枚有了磁力的铁钉，去接触其他铁钉，其他铁就被这个铁钉吸住了，这个铁钉的磁力哪里来的呢？是磁铁辐射给铁钉的。高能量场始终向低能量场辐射能量。

这是什么原理？

是强磁场向无磁或弱磁场辐射磁力，是宇宙规律。宇宙是一个强磁场，人体是个弱磁场，患者磁力更弱，所以只要去接收，宇宙的磁力就会向你发射，给你能量。

还有一个关键问题。

磁铁和铁钉它们同性，所以能量可以互通互补。

人和宇宙也是同性，可以互通互补。宇宙是大宇宙，人体是小宇宙，因为天是父、地是母，阴阳和合生成人之灵气，它具有同性之爱的能量。

假如一个缺德少爱的人，他要接收宇宙能量就比较困难了。所以要求人要修德、修善、修爱性，与宇宙同性接轨，就可以消灾免难，健康长寿。

全身疾病的人怎么排病气呢？

上面讲癌瘤的病灶是一处，可以用手抓病气入地。全身性疾病，手就没有办法抓了，怎么办？

请患者仰卧在床上，最好是按摩床，医者站在床边，双手伸直，离患者身体高度15至30厘米。手掌心对患者，从患者头部开始，双手将患者全身病气从头到脚排出体外，甩入地下，入地。

双手再从患者体侧，也就是医者身前收回来，到患者头部，又从患者头部开始，双手将患者身体病气，从头到双脚，把病气排入地下，加意念“病气入地！”，甩入地下。

这样来回地排出患者病气入地，加意念“病气入地！”很重要。

医者手上会有感觉，病气是否排完了，感到手上已经没有病气了，就要改变手法，采宇宙能量，医者两手上举向天，意念：“采宇宙能量”。将光能声电磁，日月精华，宇宙的精气神给患者补充能量，双手下来，对准患者前胸，即中丹田和下丹田，送入能量，即可收功。

注意：

① 若环境气场恶劣，医者自身加一个意念：他病不入我身。

② 治疗传染性疾病时，医者加一个保护性的意念：通保化采，即可。

要知道，意念有很强的力量，而且意念还具有反射力，好的意念对别人，别人会受益，同时自身也会得到同类利益。

假如你对别人友善，你会发现你周围的环境和人都对你很友善。

愿意帮助别人，你会发现，总有人愿意帮助你。

你肯借钱给别人，借出去的钱，不要想着还钱，更别想利息，你在三个月、三年后会无形中没有钱财上的困难。你慷慨，你遇到的人对你也慷慨。

你在电梯里等后面的人，三个月后，你发现有人在电梯等你，予人方便，亦予己方便。

你很尊重别人，尤其尊重社会地位低的人，三个月后，你会发现，很多人尊重你。你对父母长辈有孝心，三个月后你会发现孩子们对你也很有孝心。

一切都印证了一个正（真）理——种瓜得瓜，种豆得豆，种下一粒麦子，可以收获一串麦穗，得到的会比你付出的更多。

种什么会得到更多的什么。

孝敬父母，尊敬老师，同情苦难，无私地感恩，无求地回报付出，纯善的心，种下给他人快乐的种子，自己亦将收获更多的快乐。

心正，人正。人正，世界正。

那就让我们“存好心，说好话，行好事，做好人”。

对个人来说，要保持正能量，以下为一个保持人在练功状态中的方法：

① 经常保持舌抵上腭，能长寿健身；

② 经常将拇指放在食指和中指的中间横纹处，人就在练功状态中了。

第三十三节 五行六字诀治疗各种癌症

奚晓华老师已经多次提醒我：“你有许多不吃药可以治好病的方法，对癌症也是一样，可以不开中药，教人功法、手法、意念法、呼吸法、六字诀等方法治疗癌症。”

其实，真能下决心用功法治疗癌症，它的见效会比吃中药更快。因为病由“心”生，治病也要从“心”治疗，所有功法都是心法，都是调动起心因的力量来排出病气，吸收宇宙的精气神能量，战胜疾病，比药物的力量更强，所以治好癌症更快捷有效。

用功法治病，省钱、有效、安全，国家也可以减少医保开支，可谓利国利民。

今天就介绍五行六字诀治病法，它在我写的《中医特效处方集2》中已有介绍，但是没有说癌症怎么治，今天就介绍六字诀怎么治癌症。

首先要知道癌症怎么来的，它主要来源于人与人的关系，人没有不良的人际关系，便不会生癌。

人与人的关系是怎么来的?

自盘古开天地，创造了人类，人同出于盘古大帝，故你中有我，我中有你，本是兄弟姐妹，本应相亲相爱，传承宇宙、盘古大爱的天性，共同建设地球，管理地球，互敬互爱，相互帮助，快乐友好地生活，每个人都是健康的、快乐的、无忧无愁的，不知道什么叫癌症、什么叫生病。

人类社会的发展，产生了贫富差异，产生了对比，就产生了矛盾、争斗、怨恨、生气。这个怨恨、生气就违背了宇宙大爱的特性，人就要受到宇宙规律的惩罚，小的惩罚让人生病，看你能否忏悔改过，不忏悔、不改过，就要人的命。

社会风气变坏了，人心变坏了，对国家不忠，对父母长辈不孝敬，自私自利，唯利是图，无恶不作，形成空气的恶毒，形成人间共业，招来自然灾害。

当然，得病、得癌症，除了生气中毒，还有其他原因，例如吃了发霉变质的食物也会生癌症，这里只讲生气产生毒素导致的癌症的治疗方法。

心病就用心药医。

第一，发一个大愿：我再也不生气了（就不会产生新的毒素来伤害人体细胞了），别人对我不好，我可以原谅他，不生他的气，笑脸相对，学习弥勒佛的样子，整天要笑，提升身体免疫功能；

第二，每天用六字诀来治病，排出体内毒素，消除癌肿瘤，治愈癌症。

治疗方法：

1. 将六个字统念一次，每个字默念九声。

①"嘘"字默念九声，调治肝病；

②"呵"字默念九声，调治心病；

③"呼"字默念九声，调治脾病；

④"呬"字默念九声，调治肺病；

⑤"吹"字默念九声，调治肾病；

⑥"嘻"字默念九声，调治三焦六腑病。

2. 然后针对相应的病，专门默念一个字治疗：

① 肝癌

专门默念——"嘘"，不计时间，默默念去，念累了，就休息。

每日早、中、晚三次治疗。

功效：排肝癌毒。

半个月至1个月，可以排尽毒素，癌瘤也随之消亡，病可以治愈。

② 心脏病

六字统念九声后，专门念一个针对的字——“呵”，默默念去，不计时间，念累了，就休息。每天早、中、晚三次治疗。

功效：半个月至1个月，心脏病排毒治愈。

③ 脾胃癌症

六字统念，每字念九声，然后专门念一个针对性的字——“呼”，默默念去，不计时间，念累了，就休息。每天早、中、晚三次治疗。

功效：半个月至1个月治愈脾胃癌症。

④ 肺癌

六字诀统念一次，每字念九声，然后专念一个针对性的字——“呬”，不计时间，不累为度。每天早、中、晚三次治疗。

功效：半个月至1个月治愈肺癌。

⑤ 肾癌

六字诀统念一次，每字九声，然后专念一个针对性的字——“吹”，不计时间，累了休息，每天早、中、晚三次治疗。

功效：半个月至1个月治愈肾癌。

⑥ 三焦间的癌，包括六腑：胆、胃、大肠、小肠、膀胱、三焦

六字诀统念一次，每字九声，然后针对性念一个字——“嘻”，每天早、中、晚三次治疗，不累为度，累了休息。

功效：半个月至1个月治愈癌症。

为了让心静下来，建议患者写字、写日记、写六字诀。静能生慧，静能排毒，静能接收到宇宙的能量，帮助人祛病健身。

为什么排毒可以消癌瘤？

因为一个癌症必然由病灶和病气两个物质组成，病灶在体内看不见，为阴性物；透出来的病气，可以看见，灰黑色的，为阳性物。一阴一阳为一病，“孤阴不生，独阳不长”。阴阳同时存在为病，排病气，病气的阳消除，病灶的阴性物质亦随之消亡。

所以排病气，就是消癌瘤，阳消阴亡，癌消。

第三章

神经系统疾病

第一节　各类失眠症

某年十月初，一位53岁的男性患者前来就诊，自诉失眠严重、多梦、头晕，休息不好，白天工作没有精神，医院给他的安眠药，药量越吃越多，但白天还是昏昏沉沉的，没有精神，头脑也觉得不灵活了，听人介绍，特地赶来治疗。

我说："我是中医，只能给你吃中药，你能吃吗？"

他说："为了病好，我会吃中药。"经过对他身体检查及手感反应，辨其肾精不足、气血两亏、脑失濡养，导致头晕乏力、健忘失眠，治宜生精补髓、益气养血、健脑安神。

处方一　安神补脑汤

组成：鹿茸片3克，党参10克，黄芪10克，制首乌15克，珍珠粉0.6克（吞服），淫羊藿10克，干姜10克，甘草9克，炒酸枣仁10克，合欢皮15克，远志15克，天麻10克，磁石10克，大枣15克，炒鸡内金15克，炒白术10克，茯苓15克，龙眼肉15克，肉桂3克，菟丝子15克，鬼针草15克，豨莶草15克。

用法：水煎2次，分2次服，每日1剂。

功效：连服7~30剂痊愈。

半个月以后，患者来电诉病已痊愈，表示感谢。

我劝他要开心、要笑，重在看好自己、原谅别人，就可以提升自己的精气神，防止生病，若不生病就可以长寿，在习近平总书记领导的小康社会生活里，幸福地多活几十年吧。

他高兴地答应道："你也要多活几十年，我们大家都有福了。"

我说："谢谢你！"

处方二　宁神汤

组成：炒酸枣仁30克，丹参20克，党参20克，首乌藤30克，墨旱莲20克，麦冬10克，五味子15克，炙甘草10克，合欢皮20克，女贞子20克，降香15克，熟附子10克，绞股蓝20克，炒鸡内金30克，莲子心6克，生龙骨30克（先煎），生牡蛎30克（先煎），麻黄根30克（治虚汗）。

用法：水煎2次，每次煎沸30分钟，2次药汁合并，白天服1/3，临睡前服2/3，连服1个月（特别严重的，下午喝1/3，临睡前服2/3）。

功效：主治严重失眠。

处方三　莲子茯苓汤

组成：莲子18克，茯苓18克，首乌藤30克，远志10克，刺五加30克，荷花6克，大枣15克，百合12克，浮小麦30克，龙眼肉15克，炒酸枣仁30克，党参30克，枸杞子30克，阿胶12克（烊化冲服）。

用法：水煎2次，分2次服，每日1剂。

功效：连服1个月，可以治愈失眠，并有延年益寿之功效。

善后：防止复发，可以将上药研细粉，每次吞服10克，每日吞服3次，连服1个月。

处方四

组成：灵芝10克，炒酸枣仁15克，莲子心3克，龙眼肉5克，浮小麦60克，甘草10克，大枣10克。

用法：水煎2次，分2次服，每日1剂。

功效：1~7日治愈失眠。

处方五

组成：半盆热水，50毫升米醋，生葱白1~2根。

用法：每天睡觉之前，打半盆热水，加入米醋，用来泡脚20分钟，再生吃葱白1~2根。

功效：主治失眠多梦，可以安然入睡，无梦。

处方六

组成：核桃仁50克，黑芝麻50克，桑叶50克。

用法：捣烂如泥，每次吃10克，每日吃2次。

功效：吃完1剂，治愈长期失眠症。

处方七

组成：花生叶30克，每日1剂。

用法：水煎代茶饮。

功效：连喝3日消除失眠。

处方八

组成：百合30克，苏叶10克。

用法：水1000毫升，煎至500毫升，白天服1/3，睡前服2/3。

功效：连服7日，治愈失眠症。

时常有患者表示晚上睡觉多梦，所谓日有所思，夜有所梦，其实有时根本没有想的事，夜间却不断梦见。

有一位老师介绍我一个处方，效果很好，如下。

处方九

组成：当归10克，红花10克，牛膝10克，枳壳6克，赤芍6克，甘草6克，桔梗5克，川芎5克，桃仁13克。

用法：水煎2次，分2次服，每日1剂。

功效：主治睡眠多梦，连服3剂，可以安睡无梦。

上海有一位沈先生，55岁，是一位企业家，事业非常成功。由于整天忙于工作，近一年来时常感觉头昏头晕，失眠多梦，腰膝酸软，后期逐渐步态不稳，去医院检查，诊为右额小片局限性萎缩，服药治疗效果不显，经人介绍前来找我治疗。患者表情淡漠，精神不振，耳鸣，易忘事，无法坚持工作，夜不能眠，白天没有精神，十分痛苦。

处方十　补脑安神散

组成：鹿茸粉9克（煎汤时，本药分3次吞服），紫河车粉10克（煎汤时，本药分3次吞服），制首乌15克，核桃仁15克（煎汤时可单吃），淫羊藿12克，女贞子12克，黄芪12克，五味子12克，麦冬10克，党参12克，丹参10克，瓦楞子15克，土茯苓15克，炒牛蒡子10克，白蒺藜10克，炒酸枣仁15克，首乌藤15克，合欢皮15克，降香10克，炒鸡内金15克，炒白术10克，大枣10克，炙甘草10克。

用法：病重时，水煎2次，分2次服，每日1剂。病轻时，上药研细粉，每次吞服10克，每日吞服3次。

功效：治脑萎失眠。患者从上海来电并致谢，表示服用上方1周，已见好转，服药1个月后，可恢复工作，然后打粉服用了3个月，再去医院复查，已经完全恢复健康！

处方十一

组成：当归10克，生地黄10克，红花10克，牛膝10克，枳壳6克，赤芍6克，甘草6克，桔梗5克，川芎5克，桃仁12克。

用法：水煎2次，分2次服，每日1剂。

功效：连服3剂，可以安然入睡，少梦。

上海一位患者前来就诊，自述精神不振，没有力气，入睡困难，休息不好，吃饭不香，工作也没劲头，医院久治无效，要求帮他解决睡眠问题。断其心神不宁，肝肾不足，治宜滋补肝肾、健脾养胃、养血生精、调和五脏、宁神安眠。

处方十二　莲子茯苓汤

组成：莲子18克，茯苓18克，首乌藤30克，远志15克，刺五加27克，大枣15克，百合22克，浮小麦30克，龙眼肉15克，炒酸枣仁30克，党参30克，枸杞子30克，阿胶12克（烊化冲服），紫河车粉6克（分3次吞服）。

用法：水煎3次，分3次服，每日1剂。

功效：连服7~31剂治愈诸症。久服慢病消失，白发变黑，延年益寿。

还有一位女性患者，自述心烦，睡眠质量差，常常会失眠，伴口干、眼干、鼻干，容易发脾气，要求治疗。

我问："去医院检查了吗？"

她说："医院查不出病。"

我又问："你心中有不开心的事吗？"

她说："没有。"

我检查了她的身体后说："你是肾阴虚，血亏胃弱，经络不通所致之症。"

治疗方法：

1. 原始点按推，以疏通经络、通畅气血。

2. 补充身体热能，暂时禁吃寒凉食品，可吃姜茶、姜丸来补充身体热能，从小量开始慢慢加量。

处方十三

组成：江南新大米100克。

用法：熬粥吃，早、中、晚3次吃粥。尤其要吃粥之“米油”，其味甘，性平，归脾、胃、肺经。

功效：补气健脾，除烦渴，止泻痢。主治脾肺气虚，食少纳呆，倦怠乏力，心烦口渴，泻下痢疾。《滇南本草》言其“治一切诸虚百损，强筋壮骨，生津、明目、长智”。大米粥的滋阴之功，胜过熟地黄和人参。

这位女士吃粥半个月，身体完全恢复健康，来电表示感谢。

按摩失眠穴和风池穴治失眠

做法：取足底后跟中点“失眠穴”和颈项后两侧凹陷处“风池穴”，按推各5分钟。平日可以用足跟走路来刺激“失眠穴”，或坐卧时勾脚拉筋来刺激。

功效：治疗神经衰弱、失眠。

入睡快，治失眠的2个小方法

治疗失眠，都是用药物安神治疗，以下介绍2个治疗功法，可以让自己安然入睡。

第1个功法：勾脚

做法：平卧床上，双脚用力向上（身体方向）弯曲，再伸直，再勾弯，再伸直，连续做9~12次即可。

功效：这个功法调动肾经刺激神经，又刺激脚底“失眠穴”，使人快速入眠、安睡；同时还刺激了血管，促进血液回流，治疗静脉曲张。

第2个功法：勾弯小拇指

做法：当你来到床上，坐卧均可，双手微微握拳，大拇指在外，小拇指做伸直弯曲动作，勾弯小指100下。

功效：小拇指有两条正经，一条心经、一条小肠经，心经和小肠经可调节心之功能，使心肾相交。心肾得到统调，激发出睡眠因子，使人很快入眠。

第二节　脑血管疾病（中风）及其预防

大脑是神经系统的司令部。

大脑的正常功能，必须依靠良好的血液供应来维持。

心脏的每一次跳动，都使与它紧密相连的主动脉将血液输送至血管分布极为丰富的脑部血管。

脑组织需要足够的能源补充，它的能源来源就是血液中的葡萄糖和氧。

脑没有葡萄糖和氧的储备，只能依靠血液输送来获得，脑部血糖低于40克时，脑的意识活动就发生障碍。

血液供应对脑组织的影响表

停止供血时间	对脑组织的损害程度
6～8秒	大脑皮层组织内即无任何氧分子
10～30秒	神经细胞代谢受到影响，可出现脑电图异常或意识障碍，但尚可恢复
3～5分钟	脑组织内游离葡萄糖消耗殆尽，脑组织开始依靠蛋白质分解来维持能量代谢，这时的脑细胞正遭到严重损害，很难恢复
30分钟	脑细胞因受到严重破坏而丧失功能 人类大脑对血液供应的需求是非常重要的，也是非常敏感的，而且脑血管疾病，不论是出血性还是缺血性，其结果都会直接影响脑血液循环使脑细胞产生不可逆的损害

大脑的功能：记忆功能、反射功能、情感功能、运动和协调功能、思考功能。

我国脑血管疾病的特点：四高、三低、两多、一大。

四高：发病率高、死亡率高、致残率高、隐蔽性强；

三低：低知晓率、低控制率、低自愈率；

两多：并发症多、治疗费用多；

一大：用药量大，对身体的其他器官损害较大。

全身没有一种疾病会像中风这样，让人瞬间丧失尊严，口眼歪斜、言语不清、肢体废用、意识模糊，甚至生命垂危。

脑中风的六级台阶使人通向悲剧：①遗传因素；②不良生活习惯；③慢性病；④小中风；⑤脑中风（会致残）；⑥中风复发（会死亡）。

一、脑血管疾病的分类

1. 慢性脑血管疾病

病状隐袭，逐渐进展，病程长，容易被人忽视。主要包括：脑动脉硬化症（腔隙性脑梗死）、脑血管性痴呆（老年痴呆）。

2. 急性脑血管疾病

由于发病急，来势汹，变化快，又有“卒中”“中风”或“脑血管意外”之称，又被称为“半身不遂”。

急性脑血管疾病（脑中风）可分为“出血性脑中风”和“缺血性脑中风”两类。我国“出血性中风”约占中风总数的20%~30%，“缺血性中风”约占中风总数的70%~80%。

“缺血性脑中风”，因脑动脉血管本身病变，致使局部脑动脉管腔变窄，部分或完全阻塞，或者狭窄处形成血栓，造成血液供应中断，或在身体其他部位形成血栓，如深静脉血栓和心因性血栓，也可随血液循环流经脑部，造成局部脑组织因缺血、缺氧坏死。

什么是腔隙性脑梗死？本病不是脑中的大、中血管病变，而是大脑半球或脑干深部的微小动脉发生了闭塞，引起了脑组织缺血性软化病变。它是在高血压、血脂异常、动脉硬化之基础上形成腔隙性脑梗死。

中老年人血液黏稠度增高，血小板聚集增强，红细胞变形能力降低，血脂增高，使血液处于高凝状态，血流速度缓慢，脑血流量减少，导致小动脉闭塞，生成腔隙性脑梗死。进一步发展，可引起智能衰退，造成继发性痴呆。

二、哪些人容易得脑中风？

50岁以上的高血压患者、糖尿病患者、血脂异常的患者、冠心病患者、动脉硬化的患者、心律不齐（房颤）患者、慢性脑缺血患者、静动脉狭窄患者、有脑中风家族史、肥胖等患者易发脑中风。吸烟、三高饮食（高盐、高糖、高脂，易造成动脉硬化）、缺乏运动、熬夜、酗酒等，都容易引起脑中风。

另外心烦、易怒、口干、咽燥、耳鸣、便秘及阳虚体质的人，易发生脑中风。

三、小中风自查方法

第一步：对着镜子咧嘴大笑，做伸舌头的动作，如出现脸歪、嘴斜、舌头偏向一边、嘴角流口水等症状，便是异常；

第二步：双手平伸直，然后闭眼数20秒，再睁开眼看，如有一侧手臂下垂，可能是无力；

第三步：用牙签轻刺身体，比较两侧身体感觉，如果有一侧感觉迟钝，便是异常。

这三项检查，有一项异常，出现中风的可能性有72%，若三项都出现异常，发生中风的可能性已大于85%。

四、小中风的家庭自救

重先兆、早治疗。

短暂性脑缺血发作的小中风是脑血栓和脑出血的先兆，所以医学界将小中风称为脑中风的“红色警报”。

小中风有三大特征：刻板性、短暂性、反复性。

1. 刻板性

即是固定模式，表现如下。

剧烈头痛、头晕，甚至眩晕；

耳鸣：一侧或双侧耳鸣，或伴有眩晕；

麻木：半侧面部麻木，口唇或舌发麻。左右手大拇指和食指，只要有一侧发现麻木，一般一年左右会发生中风。小手指麻，加面部神经抽动，语言有时不清楚，一般三年内会发生脑中风。在正常情况下，突然一侧肢体不灵活，吃饭偶有呛咳，语言偶有不利，脑后一侧经常出现微痛，肢体一侧出现无力，都是脑中风先兆。

运动障碍：一侧肢体乏力、不灵活，如手里拿的东西突然掉落。

视力障碍：一眼或双眼突然出现一过性视力模糊。

语言障碍：突然出现吐字不清，嘴和舌头不灵活，讲话含糊不清。

意识障碍：突然出现昏睡、嗜睡，被唤醒后又很快入睡。

精神障碍：突然出现记忆力减退、少言语、表情淡漠或烦躁不安。

2. 短暂性

小中风每次发作时间短暂，几十秒到几十分钟后缓解，多数患者在1小时内恢复，少数患者在24小时内停止发作，症状消失，不会有后遗症。颈内动脉小中风平均发作时间是14分钟，椎—基底动脉小中风平均发作时间为8分钟。

3. 反复性

初次发作后，患者常会反复发作，有的患者一天发作数次，有的数月发作一次，总之症状会反复。

约有40%的小中风患者，会在3~6个月内出现严重的中风，所以要抓紧治疗，以防发生严重中风。

五、防止血液垃圾

1. 青椒：可防止血液凝固；
2. 酵母：可加强胰岛素清除，清除多余脂肪和胆固醇；
3. 绿茶：可调节血压、血糖；
4. 黑豆：加快血液循环；
5. 猕猴桃：柔韧血管；
6. 海带：促进血液排出有害物质；
7. 荞麦面：强韧血管；
8. 卷心菜：让血管有弹性；
9. 裙带菜：血液排毒帮手；
10. 芹菜：维持血液稳定；

11. 黑木耳：防止贫血；

12. 绿豆：排除重金属；

13. 冬瓜：净化血液；

14. 葡萄：抑制血小板聚集；

15. 荷叶：防血管疾病。

斑块血栓是血液里的定时炸弹，威胁着人们的健康，所以化栓防止心梗中风至关重要。

六、发生中风的预先信号

1. 头痛剧烈，恶心呕吐；

2. 眩晕，突然天旋地转；

3. 一过性单眼失明，突然视物不清，眼前黑点，短暂 过又恢复正常；

4. 白天嗜睡、疲倦；

5. 频频哈欠发作；

6. 舌根发硬，舌头胀大，吞咽困难，说话不清楚，但舌头无红肿；

7. 握力下降，例如刮胡须时，头转向一侧，手臂突然失去握力，使刮胡工具掉落，过1~2分钟又恢复正常；

8. 鼻子出血，当血压升高时，已硬化变脆的鼻血管可发生破裂出血；

9. 经常呛咳，喝水或进食过程中出现呛咳也是卒中的迹象；

10. 身体一侧麻木，突然感到一侧面部、手臂、指头麻木，耳鸣，不理解他人讲话内容，嘴歪斜、不合拢、流口水。

七、中风发作时间表和急救

中风发作时间

中风前一个月：头晕、视物模糊，看东西重影；

中风前一周至一个月：头昏沉、食后困顿、口臭；

中风前三天至二周：懒言、神疲乏力、哈欠频频、食咽困难；

中风前一天至三天：口苦、眼干、手脚绷紧、行动不灵活；

中风前一天：舌头突出僵硬、一侧身体麻木。

注意中风的急救

“黄金时间3小时”，最晚不能低于4.5小时；

不能对患者乱搬动；

不能给患者乱服药；

发现异常马上拨打120电话急救。

八、在120救护车没来之前的家庭救护

使患者仰卧，头肩部稍垫高，头偏向一侧，防止痰液或呕吐物回流入气管造成窒息。如果呕吐物阻塞，要设法抠出，保持呼吸道畅通。

解开患者的领口、纽扣、领带、裤带、胸罩，如有假牙也应取出。

将枕头枕在肩膀后面，使下颌略微仰起，以利通气。

确实需要搬运患者时，最好是三个人，一个人托住患者的头部和肩部，使头不受震动，一个人托住患者背部和腰部，一个人托起患者臀部和腿部，三人合力，平抬患者到硬板床上或担架上。

若有原始点按推的老师，在120救护车没来前，给患者做原始点急救：先按揉患者头部，即两耳朵下垂的后面坑内和头盖骨下沿，待患者醒来，再按心脏后背部以及头部，心脏和头部来回3遍，一般可以把人救回来。等120救护车来了，再去医院治疗。

若需要我的中药处方治疗，请看《中医特效处方集》第100页，选方来用。

九、防止中风急救的误区

不要悲哭呼叫，造成紧张情绪。应安慰患者保持镇静，切勿慌乱。

千万不要摇动患者，尤其是不要摇动患者头部。

不要抱、拖、背、扛患者。

不要给患者乱用药，但可以舌下含服一片硝苯地平（即心痛定10毫克1片）。

发现患者异常，应马上拨打120急救电话，不要拖延时间。

十、脑血管疾病的中医治疗

中医对本病认识向有真中、类中、中血脉经络脏腑之辨。真中为外风，类中为内风，血脉、经络、脏腑之中是病位深浅之分。

痰瘀入脉，阻塞脑络所致半身不遂、口舌歪斜、偏盲、失语等脑病，名为“缺血性中风”。

总的病机，乃平素肾虚水泛为痰，气虚火动而痰升，痰聚气滞而瘀凝，火动痰升化风，故治本当治肾，治标必治痰瘀动风。故在《中医特效处方集》第119页，处方四十七“益肾通络汤”就是标本兼治，补肾祛痰，化瘀息风，治疗脑梗死。方中生、熟地黄大补肾阴，巴戟天鼓舞肾阳，土鳖虫、水蛭、地龙、丹参、赤芍化瘀疏络，赤芍与甘草可松弛血管，胆南星、石菖蒲化痰通窍，配黄芪益气以助推动之力，全蝎、蜈蚣、僵蚕祛风息风又解毒，牛膝补肾活血走下焦，茯苓渗湿下行，甘草和诸药并解毒。全方通中有补、补中有行，邪去正复，愈后无反复。

某年三月下旬，来了一位60多岁的男性患者，是一位退休员工，已在医院诊断为偏瘫脑梗死，治疗一个多月并无起色，要求中医治疗。

家属述患者头昏、舌麻、不能言语、左侧肢体无力且瘫痪。

患者脉弦，苔黄腻而燥、舌质黯红，口干，意识不清，左手不能握，左腿不能动，卧不能侧身，语言涩而不清，两瞳孔无变化，血压150/90 mmHg，诊断为脑梗死，为阴虚阳亢、痰瘀阻窍，治宜益肾通络、化痰息风。

处方一　益肾通络汤

组成：生地黄30克，熟地黄30克，炙黄芪30克，土鳖虫6克，水蛭6克，全蝎2克（研粉冲服），蜈蚣2条（研粉冲服），广地龙10克，僵蚕10克，制胆南星10克，石菖蒲10克，茯苓10克，怀牛膝15克，巴戟天10克，丹参15克，赤芍30克，甘草15克。

用法：水煎2次，6小时服1次，每日1~2剂，连服1个月为1个疗程。

功效：服3剂，左肢能动，语言已清晰。又服5剂，能下床，搀扶活动。连服2个月痊愈，追访未复发。

处方二

组成：生芹菜汁50毫升。

用法：生芹菜汁50毫升1次喝下，每日1次。

功效：轻症，连喝半个月；重症连喝1个月，治愈。

注意：忌食羊肉、鸭血。

处方三

组成：核桃10克，山楂10克，三七10克，地骨皮10克，丹参10克，人工牛黄1克。

加减：有热，加竹沥3克。

用法：水煎中药，冲服牛黄、竹沥。

功效：连服1周见效，防止发生中风。

某年，从绍兴市送来一位患者，家属诉医院诊断其为严重脑中风，经治无效，仍口眼歪斜，语言不清，不能行动，经朋友介绍，特前来我处治疗。

患者舌紫黯，脉弦滑。辨为气虚血滞，痰湿阻络塞窍，治宜补气活血、豁痰开窍。

处方四　消风汤

组成：黄芪30克，红景天10克，竹节参10克，当归尾12克，刺五加20克，葛根30克，丹参15克，蕲蛇10克，僵蚕9克，全蝎6克，地龙9克，水牛角30克（先煎30分钟），川芎5克，防风10克，甘草9克，桂枝10克。

用法：水煎2次，分3次温服，每日1剂。

功效：服药1日后，即可改善，连服1周，下肢能正常活动，口眼歪斜好转，连服半个月，已完全恢复健康。

患者和家属来杭表示感谢。

处方五

组成：槐枝300克，桃枝300克，柳枝300克，椿枝300克，荔枝300克。

用法：上面5味共同切碎，加水3桶煎汤，大盆浸洗全身。洗后卧床盖被发汗、避风，每日洗1次。

功效：连洗数次，可以治愈中风瘫痪。

处方六　补阳还五汤加味

组成：黄芪60克，当归尾9克，杏仁9克，赤芍9克，川芎9克，桃仁9克，红花9克，地龙9克，麻黄9克，防己9克，党参30克，黄芩9克，防风3克，桂心3克，制附子3克，生姜6克，甘草6克。

用法：水煎2次，分2次服，每日1剂。

功效：扶正祛风。治口眼歪斜，半身不遂，连服1~3个月诸症改善。

处方七

组成：水蛭9克，虻虫3克，莪术9克，桃仁9克，红花6克，三棱9克，熟地黄12克，制乳香9克，制没药9克。

加减：若便秘，加大黄10克、桔梗6克；若气虚，加党参15克，黄芪20克；若胃口不佳，加炒鸡内金15克，焦山楂15克。

用法：共研细粉，装瓶，每次吞服10克，每日吞服2~3次，温水或蜂蜜水送服。

功效：稀释血液，疏通血管，溶解血栓。治疗脑血管疾病，消除脑梗死，治愈脑中风。连服1个月治疗痊愈。

注意：为预防复发，可以根据身体需要加药。

处方八　针刺耳垂法

做法：取缝衣针在口中或白酒中消毒后，刺破患者双耳垂下方，各挤出一滴血。

功效：见血治愈，无后遗症。

处方九　原始点按推

具体方法：在头部，先是双耳垂后下方，贴耳部有一个坑，这是头部的总开关，食指按下去会痛，按推两耳后坑各20下，再按头盖骨下沿，有8个点，每点按3秒钟，来回按3次。

功效：这样按推，有病会痛，患者会马上醒来，下意识推开按揉的手，这时可以去按揉他的背部心脏处，即脊椎骨的两侧筋上做按推，也会有痛，患者又会躲避，这时再去按推他的耳后和头盖骨下沿，三个来回就痊愈了，无后遗症。

某年夏天有一家人陪同一位老人来看病，患者素有高血压，突然昏倒，急送医院检查，诊断为脑血栓形成，要求中医治疗。

患者体温正常，脉沉滞，系气虚血滞，痰湿蒙窍，治宜益气化瘀、通络开窍。

处方十　消栓散

组成：水蛭100克，蜈蚣100克，干地龙100克，川芎6克，血竭6克，丹参15克，赤芍9克，桃仁9克，红花9克，制乳香9克，制没药9克，三棱9克，莪术9克，香附9克，土鳖虫9克。

用法：上药研细粉，每次吞服3克，每日3次。

功效：连服上药7~30日治愈。

同时要求患者要保持心情愉悦，相信病会好的，心想事成。

处方十一

组成：山楂、核桃肉各30克，蜂蜜30毫升。

用法：山楂加水煮熟，去核，加入核桃打浆，再加入蜂蜜煮开即可，每日1剂。

功效：连服补脑健脑，降血脂助消化，软化脑动脉。

处方十二　脑出血急救法

急救：发病4小时以内，查脚底，有一团黑线，用针刺破放血。

功效：患者得救，不死不残。

处方十三　开窍抢救方

组成：细辛5克，安宫牛黄丸5克（患者面红用）；细辛5克，苏合香丸5克（患者面白用）。

用法：水煎取液，灌服，3小时内服2次，患者醒来服下方。

处方　扶阳汤

组成：豨莶草50克，黄芪15克，制胆南星10克，制白附子10克，制附子15克，川芎5克，红花10克，细辛5克，防风10克，牛膝10克，僵蚕5克，苏木10克。

用法：水煎2次，分2次服，每日1剂。

功效：处方十三连服2次醒来，再服处方扶阳汤，共21剂，恢复健康。

第三节　预防老年痴呆

1. 勤于用脑、勤思；

2. 适当运动、梳头、按摩、推拿等；

3. 保证睡眠；

4. 揉脚，可预防老年痴呆，大脚趾根部为小脑脑干反射区，从脚趾缝外顺着推，每天100下即可。

5. 踮脚，防中风、防痴呆、降血糖。踮脚让下肢血管流通，刺激大脑反向调节功能，促进血液循环。踮脚时一定要手扶椅背，前脚掌着地，脚跟不断上下，每天坚持，每次10~30分钟即可。

6. 多吃莲子，防痴呆，提高大脑活性，增强记忆力，提高工作效率，预防老年痴呆，安神助眠。

处方

组成：熟地黄15克，怀山药30克，山茱萸18克，紫河车粉6克(分3次吞服)，龟甲胶15克(烊化冲服)，生地黄15克，党参12克，茯苓12克，酸枣仁15克，泽泻12克，龙骨18克(先煎)，五味子10克，石菖蒲9克，远志10克，川芎10克，怀牛膝15克，枸杞子15克，菟丝子15克，炒鸡内金30克，炒白术15克，干姜10克。

用法：水煎3次，分3次服，每日1剂。

功效：连服1~3个月，诸症减轻，患者痊愈。

第四节 癫痫

新中国成立前，我和师父长生和尚在一起，一天师父带我去杭州萧山，出诊归来，走到钱江大桥路边时，看到一个十多岁的男孩正发癫痫，口吐白沫，身体抽搐，十分痛苦，旁边虽然围着人，但都帮不上忙。

师父对我说了一声："去帮帮他吧。"我在患者耳朵下方和头盖骨下沿按揉，又在心脏对应的后背部位按推，大约10多分钟，患者停止了抽搐，恢复过来。

师父对他说："我告诉你一个很简单的方法，可以治好你这个病，花钱不多的。"

师父从包里拿出一张纸写了一个处方。

处方一

组成：橄榄20粒，明矾1克。

用法：加水3碗，煎成1碗，去渣去核，再煎成膏状，呈淡黄色，分3次早、中、晚服用，1天吃完。

功效：连吃7天，有望治愈，最多吃14天痊愈。

早年有一位神经病患者，家长要求我师父长生和尚治疗，师父见他们家境贫寒，就给他们开了一个简单的、省钱的处方。

处方二

组成：干桃花150克，明矾少许。

用法：干桃花研成细末，分成10份，每次吞服1份，淡明矾1克化水冲服，每日吞服2次，5日服1剂。

功效：连服15日，神经病、癫痫症状消失。

处方三　按摩大椎穴和腰奇穴

做法：治疗取大椎穴和腰奇穴。腰奇穴在督脉正中，尾骨端直上2寸处，俯卧取穴。按推两穴有奇效。若加按耳后凹中和头盖骨下沿，功效更好。

功效：按推3~5分钟即可清醒。

第五节　癔症

癔症是一种神经官能症，是由精神因素导致脏腑阴阳气机逆乱，产生缄默不语、肢体强直或挛缩、双目及牙关紧闭等症状，但无脏腑实质性改变。

治疗：取涌泉穴，以调节阴阳、开窍醒脑、疏通气机，再配合语言诱导，癔症自除。

若有高血压，可加取百会穴同治。百会穴是脑神经疾病的重要穴，可以治疗各种精神疾病。

歌诀：

癔症精神受刺激，神志呆缓默不语，
肾经井穴涌泉穴，开窍醒脑疏气机，
按推慢揉每一次，恢复正常病可愈，
百会专治精神病，轻补重泻药治疗。

第六节　头痛

人要身体健康，首先要心态健康。所谓病由心生，心态不健康，会导致身体气血瘀滞，阴阳失去平衡，病态生成。

心态不健康的表现有很多，比如有人对自己的收入不满意，产生怨恨心理，导致身体产生毒素，伤害自身细胞，毒素多了，细胞变异，在相应的部位形成肿瘤或其他的病变。

这种心态怎么化解呢？

要明白，天地宇宙之间有因果规律。这是永恒不变的规律，比如说天气热，水蒸气上升就多，雨水下来的会多，这是规律。

我们做出贡献应得报酬三千元，我们都拿到五千元，有人高兴，有人却不安。不安的人知道这是德不配位，在德行上欠了二千元的债，必须努力工作，补上亏欠不足，否则，会明里来、暗中走，怎么走？消德消寿消福气。

人做出的贡献应得到七千元，他却拿到了五千元，少拿二千元，有人心生不快而怨恨不满，有人却心安快乐。心安快乐的人明白，明里失去二千元，暗中会得到更多，因为快乐，身体就健康，工作努力，领导喜欢，自然有幸福感、安全感，领导要重用的人，也一定是他。因为快乐，身体就健康，寿命就长，这是暗中给他的补偿。

所以明白这个规律的人，不争名、不争利，甘愿吃亏，多做贡献。“人在做，天在看”，什么是“天”，宇宙的规律是天、领导是天、人民大众是天，父母亲是天，只要天满意就好。

人要身心健康，长命百岁，必须要在思想意识上提升自己，超越自我。

唐僧去西天取经，路上经受八十一难，多是要他命的死难，少一难，只有八十难，取到的还不是真经，受满了八十一难，才取得真经，不仅取得真经，也提升了唐僧的生命层次。电视剧中唐僧取经回来不是走路，而是驾着彩云而归，表明其由一介凡夫，提升到了佛的层次。从唐朝到现代，唐僧玄奘法师依然活在人们的记忆中。

所以，每一个磨难对人们来说，都是一次锻炼的机会、提升自己的机会、为自己和家人修福的机会。

东北某村有一位妇女前来就诊，自述右侧后脑痛，治疗花费甚多，均不见效，经朋友介绍特来我处。

我问她得病原因，她说不知道。

我说："你生长辈气了，而且是当面不说，背后生气。"

她说："你说对了，你怎么知道的？我是生婆婆的气。恨死她了，又不敢当面顶婆婆，所以落下了右边后脑痛。"

我说："得病是有规律的，婆婆是长辈，你若当面生气吵架，就前额头痛了。"

她说："真可怕，你有办法帮我治疗吗？"

我说："治疗很容易，你从现在起，不再生气，并要从心里真心忏悔、认错，保证不生气了，你原谅她所有的不好，这样，新的病毒不会产生，旧有的毒素就从头上排出去了。"

一忏悔认错，怨恨就消散了，人就轻松了，气就顺畅了，病痛就消失了，人的意念功能是很强大的。

为了安慰她，给她一个止头痛处方，保她治愈头痛万无一失。

处方一

组成:藁本10克,白芷10克,制川乌3克,制草乌6克,川芎6克,牛膝10克,防风10克,独活10克,羌活10克,细辛3克,桂枝6克,降香15克,制乳香6克,制没药6克,僵蚕10克,白芍10克,黄芪15克,石菖蒲6克,炙甘草10克。

用法:水煎2次,分2次服,每日1剂。

功效:连服7剂治愈头疼。

7日后,她同丈夫前来表示感谢,表示头痛已经完全消除,一身轻松。

她丈夫对我讲述了他们家的故事:“我妈是个爱骂媳妇的人,我媳妇不敢顶嘴,干生气,落了个后脑痛的病,现在治好了。弟弟的老婆刚进门时也被我妈骂,我弟媳妇更凶,拉住我妈头发就打,打得我妈求饶,再也不敢骂弟媳妇了,但是对我媳妇依然照骂,我也不敢说啥,现在听了你的话,我们明白了。我妈现在嘴烂了,还得了糖尿病。弟媳妇也中风了,只有我们两口子身体健康、生活幸福、工作顺利,今天特地来感谢你,我们以后照你说的做,不生气,原谅人,吃亏不要紧,开开心心地过日子。”

处方二

组成:川芎15克,天麻10克,细辛10克,白芷10克,田七10克,葛根15克,白芍20克,桂枝10克,白术10克,麻黄6克。

用法:研细粉,装瓶加盖。每次吞服3克,每日3次,温开水送服。

功效：治疗各种慢性头痛、偏头痛、血管性头痛、神经性头痛等。

有一位患者表示他的头痛是怪病，偏正风火寒都有，四处求医，均不见效，生不如死。经朋友介绍，特来我处就诊。

我对他说："就看你我是否有缘分，看你是否相信我，听我的话，照我说的去做？只要你相信、听话、照做，你的头痛一定能治好，而且很快见效。"

他表示一定相信、听话、照做。

我说：

"第一，相信你的病很快会好了，因为王老师给我开药了，这叫'心想事成'。

"第二，要开心地笑，可以唱歌、跳舞，快乐地笑，不开心的事全忘掉。

"第三，你自己每天用十指梳头，空心掌拍头，由前向后拍头，梳头可以疏通经络，活血化瘀。

"若有人帮你头部做原始点按推就更好了。

"第四，给你开一个中药处方。"

处方三

组成：炒白芷30克，炒川芎30克，炙甘草30克，制川乌15克，制草乌55克，青黛15克，薄荷15克。

用法：前五味共研细粉，装瓶，每次吞服3克，每日3次，饭后吞服，由青黛薄荷汤送服。青黛和薄荷两味水煎取汤，分3次送服五味药粉。买药时，前五味中药买1剂，算好每天共服10克，需要12天吃完，这样青黛和薄荷，要买12剂，以此类推。

功效：1剂粉药和12剂汤药服完，百药无效的头痛已消。

注意：川乌、草乌因性热毒大，所以必须制用，不可生用，阴虚火旺者及孕妇忌用。

说明：白芷散风除湿、通窍止痛，川芎行气活血、祛风止痛，炙甘草益气补中、祛痰止咳、清热解毒、缓急止痛，薄荷疏散风热、清利头目，青黛清热解毒、凉血止血、清肝泻火，川乌祛风散寒、祛湿通络、温经止痛，草乌祛风散寒、温经止痛。川乌、草乌具有强心、抗炎、镇痛、镇静的作用。以上诸药奥妙无穷，奇妙就在一炒一炙之中，此方被人称作“止痛第一方”，治疗头痛必效也。

处方四

组成：白芷9克，羌活9克，川芎15克，茶叶6克。

用法：水煎，温服，每日1剂。

功效：治疗头痛。

处方五

组成：干菊花1000克，川芎400克，牡丹皮200克，白芷200克。

用法：装枕头套，枕头半年。

功效：行气活血、祛风止痛，治疗头痛。

某年六七月，天气炎热。来了一位中年男子，进来就说：“王老师，我头痛。”

我见他脸红红的，属风热性头痛。马上给他开出药方，叫人到中药店买药。

处方六

组成：苦丁茶10克。

用法：一碗半水煎成多半碗，温时服下。

功效：散风清热。适用于头疼、齿痛、耳鸣、眼目肿痛，连吃3日，头痛消。

处方七

组成：生白萝卜汁。

用法：用萝卜汁滴双鼻孔，每日滴2次。

功效：连滴4~5日，头痛消。

注意：忌服花椒、胡椒。

处方八　头痛祛伤汤

组成：全瓜蒌30克，川芎30克，细辛3克，制附子9克，麻黄1克，干姜6克，磁石30克（先煎），当归10克，柴胡6克，桃仁10克，红花6克，炮山甲6克，白芷10克，僵蚕10克，蝉衣6克，地龙10克，大黄6克，全蝎3克，水蛭6克，蜈蚣2条，土鳖虫6克，三七粉3克（分2次吞服），甘草6克。

用法：水煎2次，分2次服用，每日1剂。

功效：化瘀通络，祛伤除痛，连服14~30剂，痊愈。这位患者服药14剂，治愈多年头痛。经回访没有复发。

处方九　按摩加手照法

余杭来了一位患者，自述神经性头痛，在医院治疗很长时间，花了很多钱，都没有效果，问我有办法治疗吗？

我向他介绍了一下方法：

按揉自己手上的虎口穴，可以止头痛。

左面头痛，左手按揉右手的虎口穴。

右面头痛，右手按揉左手的虎口穴。

功效：可以减轻头痛。

手照法：近手（10厘米）照头痛处，远手（30~40厘米）照小腹部（即下丹田处），口中默念3396815，调动脏腑能量。

功效：每次照3~5分钟，每日3次，对头痛、头胀、高血压都有效。

处方十

组成：白芷4克，冰片2克，细辛2克。

用法：三药研细粉，卷入纸筒，像香一样点燃，用鼻子吸烟气，每日1次。

功效：1次止头痛，连用3~5次，治愈神经性头痛。

处方十一

组成：苍耳子15克，红糖30克。

用法：水煎服，每日1剂。

功效：连服7剂，治愈头晕头痛，再连服3剂巩固疗效。

一位农民工患者，偏头痛，久治不愈。经朋友介绍，特来我处就诊，同时担心治疗费用。

我说：先用简单的、省钱的方法治疗，若不见效，再开大药方治疗。

处方十二

组成：生萝卜汁适量，冰片少许（0.3克）。

用法：冰片生萝卜汁滴鼻孔内。左边头痛，滴右鼻孔；右边头痛，滴左鼻孔；全头痛，两鼻孔滴冰片萝卜汁。

功效：开窍，醒神，散热，明目，止痛。

处方十三

组成：川芎30克，白芍15克，郁金3克，柴胡3克，香附6克，芥子6克，白芷2克，甘草3克，天麻3克，防风3克。

用法：水煎2次，分2次服，每日1剂。

功效：治疗头痛。一般1剂止疼，3剂痊愈。

处方十四

组成：川芎15克，天麻10克，细辛10克，白芷10克，田七10克，葛根15克，白芍20克，秦皮10克，络石藤10克。

用法：烘干，研细粉末，每次吞服6克，每日吞服3次，开水送服。

功效：适用于各种头痛，如偏头痛、血管性头痛、神经性头痛。

还有一位患者，自述头痛、颈痛、腰痛、耳鸣，久治不愈，苦不堪言，要求帮帮他。

我当场给他做头部、耳后和头盖骨下沿、颈部和下背部原始点按推，以及干姜粉温敷下背部和颈部，头上用牛角片梳刮整个头部。

患者当下立觉轻松，也不痛了，交代他回家做好以下治疗。

1. 每天用十手指或牛角片梳头，以疏通头部经络和气血。

2. 自己用手指按揉颈椎骨旁的两条大筋，洗脸时用热毛巾温敷颈椎。

3. 常按揉腰部，按完用干姜粉调成糊状温敷下背部和腰部，每天敷12小时以上，一般是下午敷，第二天早晨拿掉。

4. 用大豆适量，装2个小枕头。

用法：先将大豆炒热，装进2个枕头，热敷痛处，晚上枕头颈，枕头冷了，再换一个热的。

功效：可以活血、化瘀、消痛，治疗耳鸣、头痛、颈椎病和腰痛。

患者自述这是多年的老毛病，要求给他开一个中药处方，解决整日疼痛之苦。

处方十五　回生罗汉汤（散）

组成：生黄芪30克，制乳香12克，制没药12克，制川乌9克，制草乌9克，琥珀7克，红花12克，甘草10克，牡丹皮12克，杜仲10克，牛膝10克，当归10克，骨碎补9克，血竭3克，肉桂5克，土鳖虫10克，三七4克，广木香12克，川羌活10克。

用法：重症，水煎2次，分3次温服，每日1剂。轻症，上药研细粉，每次吞服9克，每日吞服3次，可以用米酒送服。

功效：连服1个月，诸症消除，恢复健康。

第七节　三叉神经痛

处方一

组成：老母鸡1只，红参20克，天麻20克，红蚂蚁20克，金钱白花蛇2条，海龙1条，桃叶7片，柳叶20片。

用法：将鸡洗去内脏；将药用纱布包好，塞入鸡肚子里；煮熟，吃肉喝汤，分2~3次吃完；要去正规中药店买药。

功效：连吃1~3次见效。

处方二　取颧髎穴

古今医家，用此穴治疗口眼歪斜、眼睑抽动、面肿齿痛等痛症。

近代多用于治疗三叉神经痛和面神经麻痹。针刺或按揉本穴，疏导面部经气，以清热散风、通经活络。

功效：有效率93%。

歌诀：

三叉神经痛，痛如刀割实难忍，
外眼角下取颧髎（颧骨下缘凹陷中），
直刺或直按十分钟，
实践证明方法灵。

第八节 头晕眼花(含眩晕)

处方一

组成:鸭蛋1个,赤小豆20粒。

用法:搅匀、蒸熟,早晨空腹吃,每日吃1次。

功效:连吃7日,有特效。

注意:忌酒、辣。

处方二

组成:泽泻60克,白术60克。

加减:脑动脉硬化者,加丹参15克、川芎15克、三七5克;高血压者,加桑寄生30克、石决明30克、菊花10克、鬼针草30克;高血脂者,加山楂15克、半夏15克、茯苓15克。

用法:水煎2次,分2次服,每日1剂。连服15剂为1个疗程。

功效:主治眩晕。

第九节 晕车、晕船、头晕目眩

某年,有一位患者来询治疗晕车的方法。

我说:"治眩晕的处方很多,治晕车的方法也很多,对每一个人有适效的、有不适效的。我告诉你几个方法,你自己去试,哪个方法适合你,你就用哪个。"

处方一

组成：肉桂3克。

用法：将肉桂研成细粉，敷在肚脐中，胶布固定，也可以将肉桂含在口中。

功效：肉桂补火助阳，引火归元，散寒止痛，温经通脉，通肾、脾、心、肝之经络，所以有预防晕车之功效。

处方二　按压内关穴

拇指按压内关穴（腕横纹上2寸，掌肌腱与桡侧腕屈肌腱之间，即两肌腱中间，为治腰痛、呕吐、心悸、精神失常之病的要穴），可以防止晕车。

处方三

组成：生姜4片（约12克），水果糖1块。

用法：将生姜洗净，乘车前，口嚼烂吃下，然后口内含水果糖1块。

功效：健胃止呕，预防晕车、晕船。

处方四

组成：食醋50毫升，开水100毫升。

用法：拌匀，乘车前喝下。

功效：预防晕车。

处方五

组成：生姜1片，伤湿止痛膏1张。

用法：生姜1片，贴肚脐上，外加贴伤湿止痛膏，固定。

功效：预防晕车。

第十节　神经衰弱（含神经官能症）

一位男士被医院确诊为神经衰弱，久治无效，心生痛苦，特来我处求诊。

处方一

组成：猪脑1副，蜂蜜1勺。

用法：下锅蒸熟吃，每日1次。

功效：连吃5~10日，补脑、醒脑，轻症5日治愈。

神经衰弱的病因不外乎是工作紧张或受到惊吓，造成夜不能寐，容易惊醒，渐至精神恍惚，坐卧不安，烦躁、自汗、善忘、不欲见人。患者舌黯、无苔，脉弱，辨为痰热，治宜化痰解郁、安神、定志顺气。

处方二　定神汤

组成：陈皮15克，青皮6克，法半夏15克，炒酸枣仁30克，太子参10克，百合24克，茯苓12克，浮小麦30克，生龙骨、生牡蛎各18克，龙眼肉9克，石菖蒲9克，莲子心6克，炙甘草6克，朱砂1克。

用法：水煎2次，分2次服，每日1剂。

功效：连服30剂，治愈不复发。

有位男性患者，50岁，自述通夜不眠，自汗多，纳呆，周身乏困，耳鸣，头晕，医院诊断为神经衰弱，久治不效，经人介绍特来求治，诊其为劳倦内伤、心肾不交，治宜滋阴清热、交通心肾。

处方三

组成：浮小麦50克，甘草24克，大枣20克，酸枣仁30克，莲子心6克。

用法：水煎2次，分2次服，每日1剂。

功效：连服半个月治愈。

处方四　百合安神汤

组成：百合24克，炒酸枣仁15克，生龙骨15克（先煎），柏子仁10克，五味子6克，制首乌24克，熟地黄15克，当归10克，生黄芪15克，远志10克，龟甲24克（先煎），陈皮6克，冬葵子10克。

用法：水煎2次，分2次服，每日1剂。

功效：服药7剂，诸症尽除，追访不复发。

第十一节　用脑过度，精神疲劳

某年春天，来了几位特来看望我的客人，我向他们深表感谢，他们提议到外面去吃饭、饮茶，我谢绝了，解释道："随时有患者来，没有空闲时间，我正忙着写第3本书，所以不能出去吃饭，谢谢了。”

其中一位中年客人表示他近来感到很疲劳，没有精神，睡眠也不好，像得了大病似的，又不想去医院，问我有什么办法治疗。

我检查了他的身体，只是精气不足，脑神虚亏，气虚乏力，补虚即愈。所以安慰道："没有什么大病，你只是太累了。"

我问他："你做什么工作的？"

他回答说："整天帮领导写材料……"又加了一句："很累的。"

我说："给你开一个中药处方，煎汤喝、打粉吃，都可以，要不要？"

他高兴地说："要！今天来就是想请你给我看病的。"

处方　养心安神补脑汤

组成：柏子仁20克，远志20克，炒酸枣仁20克，紫石英15克，鹿茸粉6克（分2次吞服），黑种草子6克，制首乌12克，当归25克，茯苓25克，丹参20克，牡丹皮10克，白芍20克，枳壳20克，生地黄12克，炒白术15克，炒鸡内金20克，合欢皮10克，天麻10克，磁石10克，干姜10克，甘草10克，大枣15克，紫河车粉6克（分2次吞服）。

用法：水煎2次，分2次服，每日1剂；上药研细粉，每次吞服10克，每日吞服3次以善后。

功效：连服7日，诸症消失，再服聪慧醒脑、强健有力，不再多梦健忘。

注意：上药煎汤时，鹿茸和紫河车粉不能水煎，必须1日分2次吞服。

第十二节　成年人增强记忆力

处方一　党参远志汤

组成：党参30克，远志20克，九节菖蒲12克，茯苓15克，龙骨15克，酸枣仁15克，熟地黄15克，天冬12克，菟丝子12克，女贞子12克，墨旱莲10克。

用法：水煎2次，分2次服，每日1剂。

功效：连服7剂，益智明目，增强记忆力，以后每周服药1剂，可以巩固记忆力。

说明：儿童要增强记忆力，请看本书儿科目录。

李光明老师也有一个增强记忆力的处方，收录在此，以供运用。

处方二

组成：远志15克，益智仁15克，龙眼肉30克。

用法：上药配6剂，研粉，以蜂蜜制丸药，每次服3克，每日服2次。

功效：记忆力一天比一天好。

处方三

组成：鸡蛋清1个，蜂蜜50毫升。

用法：开水调匀冲服，每日晨服1次。

功效：连服7日，增强记忆力。

有一天，来了一位中年干部，说他近几个月记忆力减退，常会忘记事情，要求给予治疗。

处方四

组成：鹅蛋1只，白糖约5克。

用法：蛋打入碗内，加入白糖，搅匀，蒸熟，早、晚空腹吃，连吃5日。

功效：清脑、益智，增强记忆力，有特效。

注意：忌食海带、花椒、动物血、酒、绿豆。

第十三节　外伤性颅内血肿

某年春季，几位农民工护送一位在工地工作时头部受伤的患者，表示医院诊断其为颅内血肿，要开刀清血块，患者一是怕花费大，二是怕颅内开刀会留下后遗症，永难治好，所以经人介绍，过来求治。

我说："医院有良好设备，治疗会更好，治不好，再来找我们治疗。"

他们说："之前也有一个同样头颅受伤的患者，医院也说开刀取血块，结果这个人到现在还不好，只能在家里养着，整天头痛头晕，不能工作，所以不能叫他们开刀了，还是请你给治疗吧，治不好，不怪你，你放心吧。"

我说："你们这样相信我，我就给你治，希望能治好。"

第一步：头部原始点按推（活血化瘀、通络止痛），敷干姜粉，保鲜膜固定。

第二步：开出一个中药处方治疗。

处方　颅内消瘀汤

组成：麝香0.06克（吞服），川芎6克，血竭6克（分2次吞服），丹参15克，赤芍9克，桃仁9克，红花9克，制乳香9克，制没药9克，三棱9克，莪术9克，香附9克，土鳖虫9克。

用法：麝香、血竭两味中药分2次吞服，其余11味中药水煎2次，分3~4次服或喂服。

功效：急性者3~5周治愈；慢性者2~3个月血块消散，无不良反应。

注意：此方对骨裂、骨折不适用；孕妇禁用；治脑栓塞，需另开处方。

第十四节　脑手术后遗症

某年送来一位脑手术后遗症的患者，因汽车碰撞，头部受伤瘀血，经脑部手术，住院治疗数月，至今仍语言不清，反应迟钝，步态不稳，手足发凉，肢体强直，大便稀溏，要求治疗。

我给患者做头部原始点按推和颈部、背部按推和温敷，嘱家属每天给患者按推和温敷。

中药治疗以凉肝清心、祛风化痰、通络利窍为法。

处方　通化汤

组成：黄芪40克，石菖蒲10克，连翘10克，竹茹10克，薄荷

10克，橘红10克，黄连6克，桔梗10克，僵蚕10克，地龙6克，蜈蚣2克，水蛭6克，全蝎6克，川芎10克，制乳香6克，制没药6克，杜仲10克，怀牛膝10克，炒鸡内金15克，白术10克，陈皮6克，甘草10克，炒酸枣仁20克，炒青礞石6克。

用法：水煎2次，分2次服，每日1剂。

功效：经过3个月的治疗，诸症消失，已恢复正常生活。

第十五节　山风毒疹

有一位家属陪同前来就诊的患者，患者自述从山上回来后，突发风疹，泛满全身，瘙痒剧烈，部分糜烂渗液，夜间瘙痒难眠，口干口苦，小便赤黄，苔腻舌红。每日只能喝点水，在床上日夜大哭不停，舌尖出血不止，身体牙齿发黑。我判断如若不治，会中毒亡命。以下为治疗方法。

第一步

做法：煮熟的鸡蛋清2个，小银器一件，外包一层白布，用它擦揉患者脊柱及两侧的膀胱经和身体关节处。

功效：擦完打开白布。见里面蛋清和银器件变黑色，病已好转。

注意：蛋白要埋掉，谁吃谁中毒。

第二步：用中药方治疗

处方　盐醋汤

组成：食盐一勺炒焦，食醋（5~6度）2碗煎至1碗，加入炒盐、红糖各60克，生姜细末30克，再同煎一沸，盐、糖烊化，去姜渣后1次饮服，每日饮2~3次。

功效：轻症1日治愈，重症3~10日治愈，这位患者服药3日病获痊愈。

第十六节　面神经麻痹，口眼歪斜

处方

组成：黄鳝血。

用法：黄鳝血涂面部，向左歪的，血涂左边，用手掌从左向右反复推抹，每次抹2分钟，每日1~2次。

功效：连治3~4日，即可治愈。

第十七节　神经多极痛（全身窜走疼痛）

处方　活络定痛汤

组成：当归30克，熟地黄30克，鹿角胶10克（烊冲），威灵仙30克，炒苍术12克，制胆南星10克，制川乌6克，丹参15克，五灵脂10克，制乳香6克，制没药9克，金毛狗脊30克，生龙骨、牡蛎各30克（先煎），土鳖虫6克，水蛭6克，全蝎3克（研冲），连翘衣30克，木防己10克。

用法：水煎3次，分3次服，每日1剂。

功效：连服30剂愈。

善后：防复发，上药研细粉末，每次吞服10克，每日吞服2~3次，连服1个月。

第四章

循环系统疾病

第一节　血管防堵方法

血管堵塞的表现：

1. 腿脚怕冷；

2. 走路时腿容易疲劳酸痛。

中国高血压患者1.6亿，血脂异常患者1.6亿，高血压直接损害血管，血管内的胆固醇可以引发血管堵塞，高血压和高血脂会使血管越来越脆弱。

怎么治疗?

1. 6分钟血管操。

① 仰卧：双脚伸直，抬高45度，坚持2分钟；

② 坐起：小腿垂直于床下2分钟；

③ 再平卧：脚尖一绷一放松2分钟（先勾脚，再放直）。

功效：重复3遍，每日1次，可以锻炼下肢血管，亦治疗静脉曲张。

2. 注意饮食细节，可以清洁血液，增强血管弹性。

① 三餐饮食清淡。有益血管弹性，减轻心脏负担。

② 多吃血管“清道夫”食品，如山楂、燕麦、黑木耳、金橘、茄子、红薯、大蒜、洋葱，上述八大食品可以疏通血管，清理血液中的垃圾。

另外：食醋也能软化血管，降低血脂，让血管保持弹性。

3. 坚持运动，促进血液循环，走路也是运动。

4. 戒烟限酒，降低血液黏稠度。

5. 作息有规律，不要熬夜，保持乐观，心态平静。

第二节　心血管堵塞的急救

某年10月，我应邀在上海讲课、出诊，突然送来一位患者，表示突感心脏剧烈疼痛，医院检查发现心脏四条血管堵塞，必须做心脏支架。听说我来上海讲课，家属和朋友就急忙送过来了。

我检查了患者身体，对他们说：“不需要搭支架，心脏病是可以治疗的。”

第1步：心脏在前面，治疗在后背，叫前病后治，用我的手肘按推他背部心脏对过来的膀胱经，由轻至重按推，经络通、气血通，疼痛消除。又给他头部耳背后和头盖骨下沿按推，清醒头脑，醒过来后再按推上背部，已不痛了，“通则不痛，痛则不通”，不痛了，说明心脏堵塞的血管已经打通了，不需要做支架了。

第2步：用干姜粉加一点热水拌成糊状，温敷在上背部，外用保鲜膜固定。今日敷，明日早上洗掉，到下午，再按推，再用姜粉温敷，连做数天即可痊愈。

我叫他家人学会如何按推和温敷姜粉的方法，回家照做就可以了。

第3步：给他开一个苗族医生治疗心脏病的处方，这是很有效的疏通血管，治疗心脏血管堵塞的民方。

处方

组成：柠檬1个（切开），生姜2块（小姜），大蒜3个，陈醋500毫升。

用法：姜去皮，切成小片，蒜去皮。生姜、大蒜放入锅中，加入柠檬和陈醋。大火烧开，小火慢煮，不加盖，让水汽蒸发，大约半小时，剩下一半多一点的液体。待温度下降后，将成品装入有盖的玻璃瓶，放入冰箱保鲜。每日饭前，取2汤勺膏液（30~40毫升），加开水500毫升稀释后空腹服用，分早、中、晚1日3次喝完。

功效：连服1个月以后，去医院复查，血管已经干净通畅，全无堵塞。这位上海患者和家属高兴地来电话表示感谢！

说明：这个处方为打通血栓的特效处方，适用于男女老少头部和心脏的损伤。有了这个处方，就无须做支架，甚至无须开刀。

第三节　心脑血管病保健

某年开春，来了一位老人，对我说："你有保健的方法吗？"

我说："你需要保健什么？"

他说："我的心脑血管需要保健，你有办法吗？"

我说："有办法，只要你想要，我可以给你。"

他说："那就请你给我开一个处方吧。"

处方　醋豆方

组成：黑豆500克，9度米醋1瓶（500毫升）。

用法：黑豆洗净、晾干，泡在九度米醋中，泡1周后，可以食用。

功效：早、晚空腹各嚼吃15粒醋豆，长期坚持吃，可以畅通血流、软化血管，防治心脑血管病的发生，有延年益寿之功效。

说明：如果血管已经堵塞，另有处方治疗。

第四节　清理血管，防止心绞痛

处方

组成：丹参20克，天麻20克，田七20克，西洋参20克，何首乌20克，山楂20克，瓜蒌壳20克。

用法：研细粉，装密封罐，每日早、晚各10克，开水拌和吞服。

功效：将血管清理干净，使血流通畅，防止心绞痛的发生。

第五节　修复血管内皮，防止心梗

处方

组成：黄芪10克（补气升阳，保护修复血管），红景天10克（益气、活血、护血管内皮），川芎10克（行气、活血、护血管内皮）。

用法：水煎20~30分钟，早晚各饮服1次，每日1剂。

功效：连服3~6个月，防止血管损伤和心肌梗死的发生。

引自：北京刘昌伟老师验方。

第六节　防止心脏病

处方

组成：米醋适量，姜片适量。

用法：每日早餐吃3片米醋泡姜片，长期坚持吃。

功效：提升阳气，主要使心脏年轻化，还可养胃助消化，减肥，防脱发，治疗慢性病和关节炎。

第七节　保护心脏

处方

组成：三七粉10克，西洋参10克，丹参10克。

用法：3味全研细粉，装瓶，每次吞服2克，每日1~2次。

功效：保护心脏不发生疾病。

第八节　心肌梗死

2018年11月6日，红十字会给我和我爱人刘瑞英同时颁发了“红十字救护员证”，说明我们对“心绞痛、心肌梗死”患者有急救责任和义务，我的救护员证编号为3410181935130011673。

如何预防“心肌梗死”的发生呢？

医学界统计说：若能及时救治，成功率可以达到95%。

什么叫及时？心脏血管阻塞30分钟后，心肌出现损伤；6小时后，心肌细胞坏死达到50%；12小时后，心肌细胞坏死达到75%；24小时后，心肌细胞全部坏死。

所以“心肌梗死”的治疗黄金时刻是发病6小时以内！

研究显示：心脏骤停3秒钟，人就会因缺氧而感到头晕；心脏停搏10~20秒钟，人的意识就会丧失；心脏停搏30~45秒钟，瞳孔就会散大；心脏停搏1分钟，呼吸就停止，大小便就失禁；心脏停搏4分钟，脑细胞就会出现不可逆转的损害。

猝死发生的时间常在夜间11—12时（真正的病根在肝胆）、清晨4—6时（真正的病根在肺）、上午6—9时（真正的病根在脾胃），这三个时间段是心脏病猝死发作高峰，上午发作是晚上发作的3倍。

在一年当中，猝死较多发生在隆冬季节和炎夏季节。

社会上什么人容易发生心脏病猝死？

工作压力、生活压力较大的人；

持续劳累、情绪难自控的人，多容易心脏病猝死。

如何急救？

1. 当患者出现胸前剧烈疼痛、面色苍白、出冷汗，有濒临死亡感时，应让身边人冷静，患者取平卧或半卧位，保持环境安静，防止患者过度紧张，更不要搬动患者，以避免诱发并发症。

2. 立即拨打120急救电话，说明病情和地址，争取在2~6小时之内得到治疗。

3. 立即给患者舌下含服一片硝酸甘油，3分钟没有缓解，再在舌下含服一片硝酸甘油或救心丸、麝香保心丸，均有急救功效。

4. 救护车没有来到之前，先给予急救，西医的急救方法是在心脏的胸前区拳击患者胸骨部位3~5下，然后胸部按压，同时口对口呼吸灌气，这种方法容易使患者胸骨和肺部受伤。

5. 原始点的抢救方法：在患者心脏后背部、胸椎两边的筋上按推，可以使心脏复苏，同时也按揉患者的两耳垂后方凹陷处的翳风穴和头盖骨下沿，使头脑清醒，此法不会造成受伤的副作用。

急救步骤

第1步：现场判断

① 意识是否丧失

轻拍患者肩膀，在耳边大声呼唤（叫他的名字），如果患者毫无反应，表示患者已经丧失意识；

② 呼吸是否已经停止

将脸部贴近患者的鼻孔，若无气流呼出，再看他的胸部有无起伏，若无起伏，表明患者呼吸已停止；

③ 颈动脉搏动是否消失

用食指和中指触摸患者颈部两侧的颈动脉，感受是否有搏动。注意：第一，不可以同时触摸两侧颈动脉，以防止阻断脑供血；第二，触摸的时间不要超过10秒钟。

第2步：心肺复苏

① 开放气道

让患者平卧，上抬颈部，头颈后仰，不得高于胸部，使患者咽喉、气道在一条水平线上，使气道通畅。

② 清理患者口腔

将患者头部转向一侧，将口中异物、痰液等清理干净，以防堵塞呼吸道，还要注意患者是否有假牙，有假牙要取出。

③ 叩击复苏

抢救者握拳，在患者胸骨做2~3次短促有力叩击。若无反应，可以重复1~2次，经过叩击，常可恢复正常心律。

④ 胸外心脏按压

救助者身体前倾，双臂伸直，两手手掌平放重叠，十指相扣，按压胸部，手指展开，手心翘起，手指不接触胸背，把力量集中在手掌根部，适度用力按压，对成人每次按压，要使胸骨下降4~5厘米，然后放松，但手掌根部不要离开患者胸部。如此平稳、均匀、有规律地反复进行按压，成人1分钟按压100次，患者被按压的地方是双乳头连线的中点。

⑤ 人工呼吸

救助者跪于患者一侧，一只手掌边缘按住患者前额，向下按，使患者头部后仰，打开气道，同时用拇指和食指捏住患者双鼻孔，使口张开。另一只手的食指和拇指将下颌向上提。救助者深吸一口气，用口唇严密地包住患者的口唇，平稳地将气吹入患者肺部，每次吹气一秒钟以上，吹气有效者，可见患者胸部会膨起，随着气体排出，胸部下降。吹气后，口唇离开，并松开捏鼻子的手指。

⑥ 按压和人工呼吸

胸外按压和人工呼吸，必须交替进行。心脏按压30次，连续人工呼吸2次，为1个循环，反复进行。

⑦ 心肺复苏急救口诀

心肺要复苏，侧头清异物，找准按压区，叠掌压胸壁，

按压要规律，捏鼻深吹气，30对2比例，每5遍查病体。

⑧ 救治有效指标

在颈动脉部位能摸到搏动，患者出现自主呼吸，散大的瞳孔缩小，眼球能活动，四肢有反应。

⑨ 急救的三大穴位

神门穴：缓解心悸、失眠、健忘，有助降压。神门穴位于腕横纹尺侧肌腱的凹陷中。可以掐、拿、按、揉，有轻微酸胀感为宜。

通里穴：心绞痛发作，或心脏不舒服时，立即按压通里穴，可以缓解症状。通里穴的位置在神门穴上1寸。找到通里穴，稍用力按压通里穴，推揉3~5分钟，有酸、沉、痛的感觉，效果为最好。待症状缓解后，再到医院做心电图检查，以防心梗。平时按揉，可做心脏保

健，应当先按左手，再按右手，交替按摩。

内关穴：有胸闷、心神不宁、心绞痛发作时，即可按揉内关穴。内关穴是心包经穴位，能够宁心安神、宽胸理气，调补阴阳气血，疏通经脉，是守护心脏的重要关口。按揉方法：先找到内关位置，它在手腕横纹上2寸，在掌长肌腱与桡侧腕屈肌腱之间。每天用左手的拇指尖按压右手的内关穴，每分钟点按60~80次，早晚各1次，每次1分钟左右，也可以两手交换着点按，平时点按防病保健。

中医认为心肌梗死病因复杂，一般有三种原因：一是心肌过劳损，如高血压、心脏瓣膜病、先天性心脏病、肺气肿、肺源性心脏病之类；二是心肌损害，如感染引起的风湿病、心肌炎、甲状腺疾病等；三是心肌供血障碍，如冠状动脉硬化、严重贫血等。早期心衰多从左心衰竭起，若不及时控制，便可引起右心衰弱，最后导致全心（左右心）衰竭，也有少数是肺心病导致右心衰竭开始。左心衰竭，主要是呼吸困难，伴咳嗽、咯血、吐粉红泡沫痰。左心室增大，心率增快，肺动脉瓣亢进，双肺有湿啰音等；右心衰竭的主要症状有水肿、胸腔积液、腹水，卧位时腰骶水肿，严重时全身水肿及胸腔积液、腹水、咳嗽、心悸、呼吸困难，久则引起心源性肝硬化、胃癌消化不良、上腹隐痛、肾瘀尿少、蛋白尿或红细胞尿，检查显示右心增大，心率快，手指、口唇，甚至全身发黑。

下面说治疗。

有一天，来了几位客人，苦苦要求我去市医院救治他心力衰竭的父亲，表示是朋友介绍的，只要请到王老师，老爸就有救了。

患者60多岁，咳嗽气喘多年，近年加重，咳嗽不能安卧，下肢浮肿，医院诊断为心力衰竭，证属脾肾气虚、心阳不足、水瘀互结。面、手、腿脚全浮肿，全身痒，四肢疼痛，无胃口，声音低微，双目无神，耳、唇、手全黑斑色，系气血瘀滞，心失濡养，元气大伤，心肾衰竭，有亡阳竭阴之危象，所以医院已劝其出院回家休养。

处方一　扶阳益阴汤

组成：红参6克，熟附片6克，丹参30克，白芍20克，炙甘草30克，石菖蒲10克，枣仁15克，当归12克，五味子10克，炒白术15克，茯苓60克，苦参20克，黄花60克，焦山楂10克，炒鸡内金10克。

用法：水煎2次，分2次服，每日1剂。

功效：连服8剂，诸症全消。

善后处方

组成：朝鲜别直参1支（15克左右），蛤蚧1对，紫河车30克，郁李仁50克，麦冬30克，茯苓30克，五味子20克，炒鸡内金20克。

用法：上药研细粉，每次吞服6~10克，每日服2次，白开水送服。

功效：治疗1个月痊愈，追访无复发。

有一次接待一位慢性左心衰竭的患者，伴肺水肿，家属要求给予治疗。

处方二　五子强心汤加味

组成：炒莱菔子15克，苏子9克，白芥子9克，炙五味子12克，车前子18克，茯苓9克，猪苓9克，茜草12克，泽兰12克，益母草

15克，海螵蛸15克，柴胡9克，枳实9克，白芍12克，香附9克，甘草6克，党参30克，黄芪10克。

用法：水煎2次，分2次服，每日1剂。

功效：连服3个月，诸症消除，病获痊愈。

一位家属送来患者杨某，咳嗽多年，逐日加重，夜不能卧，下肢浮肿，医院诊断为右心衰竭伴支气管炎肺气肿，经治不效，近日感受外邪，症状较重，故来要求治疗。

处方三　益气强心汤加味

组成：炙黄芪15克，熟地黄15克，怀山药15克，茯苓15克，泽泻15克，党参10克，当归10克，川牛膝10克，五味子10克，远志10克，车前子20克（包），赤芍20克，炒白术30克，石莲肉30克，炙甘草30克，川芎6克，肉桂6克，制附片6克，淡吴茱萸6克，炒枳实6克，荆芥6克，大黄6克，水蛭粉2克（2次吞服），红枣5枚，生姜5片。

用法：水煎2次，分2次服，每日1剂。

功效：连服中药3个月，病获痊愈。

说明：服药15剂后，大便正常。上方去大黄和荆芥，继续服药至痊愈。

第九节 冠心病

前年来了一位老太太，儿女们陪同前来，表示老人家素有心痛、胃痛，就是不肯看病，老人总是家里、地里干活不停，认为自己身体是健康的。

我说："她总是家里、地里干活，吸收了宇宙的新鲜空气能量，身体上的小毛病可以自调自愈，本可以健康长寿。这次你们把她接到城里来，给她检查了身体，才知道她有冠心病、胃痛，其实不要紧的，她有自我调控能力的，她还是要活动，开心就可以长寿，不让她活动，不用很久，她就会成患者了。"

子女说："她不肯吃药怎么办？"

我说："那就不吃药，我开一个处方，她会吃的。"

处方一

组成：金橘饼3个，炒黑芝麻30克。

用法：每天睡前嚼服，每日1剂。

功效：黑芝麻含维生素E，可以软化血管、补肝肾、养精血、消肠燥，通肝、肾、大肠经。金橘有宽胸理气顺气之功效。上两味合用可以治疗心胃疼痛等病，久服有望消除病症。

处方二 按内关穴、至阳穴

做法：取内关穴，位在手腕横纹上2寸，掌长肌腱与桡侧腕屈肌腱之间取穴，针刺或按揉3~5分钟，加按推背部（心脏对应的背部）至阳穴，叫前病后治，5分钟按推。

歌诀：

冠心病见心绞痛，供血不足是急诊，
腕上二寸内关穴，改善循环按可宁，
再加按推至阳穴，前病后治准有效。

有一次去乌镇玩，住在一户农家，主人说他儿子突然发生心绞痛，吃了西药止痛，不久又犯，不知如何是好，带我们玩的人听说了，问我能救治吗？

我立即在患者背部心脏区，给予原始点按推，并温敷姜粉，患者疼痛立马全消；让饮服温姜茶，精神也恢复正常；又给他开出一个小处方，立即买药煎服。

处方三

组成：桃仁10克，杏仁10克，酸枣仁10克，大米100克。

用法：加水1000毫升，组成三仁粥，分次吃，每日1剂。

功效：连吃3日治愈，为防止复发可以再吃3日，完全治愈。

一位冠心病多年的患者，由他儿子带来就诊，投下方50多剂，治愈不复发。

处方四

组成：丹参20克，当归9克，茯苓9克，枸杞子10克，何首乌20克，天麻10克，炒酸枣仁12克，琥珀2克(冲服)，桑寄生20克，郁金9克，茺蔚子10克，南沙参15克，远志9克，草决明12克，甘草3克，麦冬9克。

用法：水煎2次，分2次服，每日1剂。

功效：连服50多剂，治愈冠心病，追访无复发。

引自：李秀林老师验方。

处方五

组成：花生壳50克，绿豆15克。

用法：加水煎2次，2次药液合在一起，分上、下午2次服，每日1剂。

功效：连服15日见效，多服可以稳定不发病。

处方六

组成：党参20克，黄芪30克，川芎15克，枸杞子15克，制何首乌15克，牡丹皮15克，炒白术10克，茯苓10克，淫羊藿10克，桂皮10克，全当归20克，炙甘草8克，鬼针草20克。

用法：水煎2次，分早、中、晚3次服，饭后温服，连服30剂，停药3日，再服30剂。

功效：治疗冠心病、高血压、血管粥样硬化。30剂为1个疗程，连服2~3个疗程，诸症消失。

处方七

组成：葱头（洋葱头）适量。

用法：按常规蒸炒素菜食用。

功效：治疗血管粥样硬化。经常食用洋葱头，可软化血管，使人延年益寿。

处方八

做法：双手快速高举。

功效：对心肌梗死、心绞痛可即时缓解。

处方九

组成：丹参40克，天麻30克，何首乌30克，田七30克，西洋参30克，山楂30克，瓜蒌壳30克。

用法：上药研细粉，每次吞服10克，早、晚各吞服1次。

功效：治疗血管堵塞性心绞痛。疏通血管，让血管干干净净，不发生心绞痛。

引自：刘昌伟的祖传秘方。

第十节　心脏猝死（面无表情）

急救：脱去患者袜子，用缝衣针刺破十脚趾头，各挤出一二滴血。

功效：患者马上清醒，无后遗症。

也可以用原始点方法按推后背部（心脏对应背部），每点3秒钟，来回3次或6次，患者会醒来，来推开你的手，你可以去按推他的耳垂后凹陷处和头盖骨下沿，这时他又来推你的手，你再去按推背部，来回3次就痊愈了，无后遗症。

第十一节 胸闷气胀

一位患者说他胸闷、气胀，不知怎么办才好，要求治疗。

处方

组成：白萝卜籽15克。

用法：水煎2次，取汤分3次服，每日1剂。

功效：连服3日，消积顺气，不再胸闷、气胀，病已痊愈。

第十二节 低血压

一天，有位女士由其女儿陪同前来就诊，医院诊为低血压，久治无效，人总是眩晕，伴头昏、乏力、心慌、耳鸣、腰膝酸软，脉细弱，舌暗红，血压74/45mmHg，心率60次/分，诊为体质性低血压，属于肾亏、肝心血虚。

处方 调压汤

组成：鬼针草40克，桂枝40克，肉桂40克，甘草20克。

用法：沸水冲泡当茶饮1日，每日1剂。

功效：当日见效，1周血压维持正常，连服治愈低血压。

第十三节　高血压

高血压，是因长期忧思恼怒，或肝气内郁化火，使肝阳偏亢；或年高肾亏，痰水内炽，而成本病。治宜清热利湿、解郁化痰。

处方一

组成：芹菜籽50克，蒜头2个。

用法：芹菜籽纱布包煎，10碗水煎成3小碗，分早、中、晚3次，各饮1碗。蒜去皮，切片，放盘中接触空气15分钟以上，会产生大量蒜素，分早、中、晚3次吃。拌饭吃即可。

功效：降血脂、降血压，长期服用可以控制高血压和高脂血病。

处方二　手照疗法

做法：近手10厘米，一手照头顶，另一手30~40厘米远手照下丹田（肚脐下方）。

功效：这样照5分钟，血压恢复正常。心中默念3396815，调动五脏六腑能量来治疗，数字功效见《中医特效处方集2》第48页。

由于高血压患者众多，治疗的方法也就多种多样，民间简易的治疗方法也很多，下面就介绍几个，供大家选用。

处方三

组成：香蕉皮30~60克（晒干用也可以）。

用法：水煎汤2次，分早、中、晚3次服用。

功效：连服30日，可以降血压，又防止脑出血、脑中风。

生食香蕉，可止咳润肺、解酒、润肠、降血压。

处方四

组成：罗布麻叶15克，钩藤6克，红枣4个。

用法：水煎2次，分2次服，每日1剂。

功效：15日见良好效果。

说明：罗布麻叶可降血压，罗布麻根有强心作用。

处方五

组成：鬼针草30克，豨莶草15克。

用法：水煎2次，分2次服，每日1剂。

功效：鬼针草可双向调整血压，所以高血压、低血压都可以用它来调整。它还是强壮身体的药，旧社会时，老百姓干不动活了，在山脚边采一把鬼针草，加七粒红枣，煎汤喝，第二天就可以干活了。荒年时，老百姓采鬼针草当饭吃，所以鬼针草又叫救荒草。

处方六

组成：玉米须50克，香蕉皮30克。

用法：水煎2次，分2次服或多次代茶饮，每日1剂。

功效：治疗高血压，也治鼻衄。玉米须有利尿、利胆、止血、降血压的功效，性平味甘，无毒。

处方七

组成：吴茱萸10克，川芎10克。

用法：上药研细粉，用酒精或白酒消毒肚脐后，将粉5~10克放入肚脐里，外用麝香壮骨膏固定，3日换药1次。连用1个月为1个疗程。

功效：治疗高血压。

处方八

组成：青葙子30克，龙胆草10克，石决明15克，杜仲20克，牛膝20克，夏枯草12克。

用法：水煎2次，分2次服，每日1剂。

功效：治疗高血压、头痛、眩晕。连服1~3日见效，连服巩固疗效。

处方九

组成：一盆开水，1勺小苏打。

用法：泡洗双脚20分钟，每晚1次。

功效：连泡10次，血压恢复正常，可停降压西药。

处方十　高血压新疗法

中国、美国、日本三国专家研究发现，高血压的克星是鸡肉。因为鸡肉含有丰富的精氨酸，它能扩张血管，促进血液循环。

动、植物蛋白中均含有精氨酸，精氨酸能消除血管斑块，调节血压，维持血压稳定。所以有人说鸡汤可以降血压，就是因为鸡有胶原蛋白中的精氨酸。

金针菇，可以防治动脉硬化，含有丰富的蛋白质和多糖，可以降低血液中的胆固醇，具有降低血压作用，所以有人建议食用鸡丝炒金针菇治疗高血压。

普洱茶，可取代阿司匹林的作用。普洱茶，又叫“益寿茶”，它能减肥、降血脂、降血糖、抗氧化、降血压、强血管、调节免疫功能等。生普洱茶减肥、降脂、防癌、解毒、利尿、祛火。熟普洱茶养胃防寒、护肤暖身。普洱茶加枸杞子、大枣、生姜、菊花、冰糖，温饮，可养阴补阳、安脾胃、明目护眼。一般是上午饮生普洱茶，睡前饮熟普洱茶，用量1日12~20克。

第十四节　心律不齐

早些年，有一位贩卖鸡蛋的商人，常年患有心律不齐的毛病，久治不愈，十分痛苦，这天来求我师父看病，我师父告诉他下面这个处方。

处方

组成：鸡蛋100个。

用法：将鸡蛋壳剥去，只取蛋黄，放入铁锅内，用文火煎，将蛋黄熬出油来，约有500毫升蛋黄油。每次饮服蛋黄油1勺，每日服2次。

功效：适用于心律不齐。

第十五节　心动过速

心动过速、心悸、脉搏跳动120次每分钟以上，可伴有恶心、手脚发凉。

做法：攒竹穴，在眉头凹陷处，善治眼病。鱼腰穴，在眉毛中心直对瞳孔处，治心动过速、心悸、胸闷、头晕。两个穴位针刺或按揉治疗20分钟，心跳过速得以治疗。

歌诀：

心跳过快心动速，伴见恶心冷汗出，
急在眉头按攒竹，心跳正常能恢复，
眉中可取鱼腰穴，按揉也可平心速。

第十六节　心动过缓

2020年5月初，一位女性患者突发心慌不舒，气急，手脚无力不能行走，血压140/46mmHg，心率39次/分钟。5月9日血压143/48mmHg，心率40次/分钟，给她做了原始点心区按推和温敷姜神（没有姜神，可以用干姜粉温敷）。5月10日血压157/57mmHg，心率44次/分钟。5月11日原始点按推后，血压169/64mmHg，心率42/分钟。

彩超提示：双侧颈动脉内中膜不均、增厚，伴多发斑块，主动脉硬化；二尖瓣中度反流，三尖瓣轻度反流，心律不齐。

心电图提示：Ⅲ度房室传导阻滞，室性逸搏心律。

另有许多检查。已开入院证，为十五病区，心血管内科病房，预交费5000元。

医生表示患者血管阻塞，需要装启搏器以提高心率等。

患者要求不住院。

医生要患者家属签字，危险责任自负，医生写道：三度房室传导阻滞，随时有生命危险、心脏骤停的可能。2020年5月11日，患者家属签字不住院，责任自负。

我的治疗方法：

1. 患者心脏背部心区：

① 做原始点按推；

② 抓出病气，补充宇宙能量；

③ 温敷姜神（若没有姜神，可用干姜粉拌湿外敷，保鲜膜固定）。

2. 心血管堵塞处方

处方一

组成：柠檬1个，生姜2块，大蒜3个，陈醋1瓶（500毫升）。

用法：姜去皮、切片，大蒜去皮、切片，柠檬切片，一起放入砂锅内，倒入1瓶陈醋。大火烧开，小火慢煮，拿掉锅盖，让水汽蒸发，大约半个小时，锅内液体余下一半，即可停火。将药液倒在碗中，过滤一下药渣。待药液温度下降后，将药液倒入玻璃瓶中，放冰箱保鲜。每天饭前或饭后2小时，取药液2匙约40毫升，加入开水500毫升稀释，代茶饮。

功效：连服1个月，清理血液，打通血管。

处方二　心率增速汤加减

组成：生黄芪30克，党参30克，鹿角粉5克（分2次吞服），三七6克，丹参10克，水蛭6克，炒莪术9克，制附子10克，细辛3克，桂枝10克，降香15克，玄参10克，枳壳10克，麦冬10克，生姜10克，熟地黄15克，当归10克，山萸肉15克，五味子10克，桔梗10克，炒鸡内金30克，炒白术20克，款冬花10克，白前10克。

用法：水煎2次，分2次服，每日1剂。

功效：患者几天来，大吐2次，心率已经由40次/分钟上升到43次/分钟。

5月15日上午，血压174/79mmHg，心率94次/分钟。中午时段心率80次/分钟。

已经恢复到她原来的状况，身体也有力气了，完全恢复正常。

5月16日上午，血压179/92mmHg，心率88次/分钟。

患者须住院的危险已经过去了。现在患者身体和精神都已经恢复正常，饮食和体力也恢复正常。

但是，治疗高血压的西药继续服用，中药和柠檬汤食疗亦继续服用1周。

第十七节　心肌缺血

处方

组成：五味子30克，龙眼肉30克，丹参30克，红参须10克，红花10克，红枣35克。

用法：水煎2次，分多次饮服，每日1剂。

功效：连服1个月治愈。

第十八节　强心生慧

处方

组成：制首乌30克，荷花梗30克。

用法：水煎2次，分2次温服，每日1剂。

功效：代茶饮，连服强心聪明，生智慧。

第五章

消化系统疾病

第一节　打嗝

某年，萧山区一家人来陪男主人治疗打嗝，说萧山医院也无能为力。男主人约五十多岁，见他连声打嗝，看上去十分难受。我问是否去杭州医院看过？他家人表示去过，但没有疗效，所以有人介绍我们来找你看。

我的治疗方法很简单：

第一，让患者自己捏住自己的中指指甲。

功效：即可止住打嗝。

第二，饮服一汤勺食醋。

功效：喝下即可止打嗝。

第三，由于他从萧山赶来，已经打嗝一整天了，所以我在他头部双耳下根部的坑中，用食指按揉数下，他有痛感；又在他上脊柱两侧膀胱经上推按数下。

第四，叫他双手上举，头向两侧慢慢转动几下。

功效：患者停止打嗝了，自感舒服轻松许多。一家三口都很高兴，问我要付多少钱？我说："我是义工，不要钱的。"他们说："我们在医院看病，挂号费、手续费交了，病治不好。你把病治好了，却不要钱，这怎么行？你靠什么？"我说："我靠人民政府和纳税人养活我，我有退休金，所以我为大家义务服务是应该的。"

处方一

组成：白糖1汤勺。

用法：打嗝时，立即吃1汤勺白糖，连续打嗝时，可以重复吃白糖数次。

功效：立即止嗝。

处方二

组成：荔枝7个。

用法：将荔枝7个连皮核烧存性（即把药物烧至外部焦黑，里面焦黄为度，使药物表面部分炭化，里层部分还能尝出原有的气味，为存性），碾为细末，用白开水送服。

功效：通神益气，散滞气，治疗呃逆不止及咽喉肿痛。

处方三

组成：花椒3克。

用法：沸水泡花椒，待温时饮服。

功效：打嗝立止。

花椒归脾、胃、肺、肾经，温中止痛，杀虫止痒，顺气止嗝。

处方四

组成：手指甲1条。

用法：点燃闻气味。

功效：立止打嗝，也治鼻衄，指甲味甘、咸，性平，无毒。

第二节 胃炎

1. 正坐仰靠，两眉中点，对准印堂穴按揉几下；

2. 膝盖下外侧足三里穴按揉几下。

做法：按推加姜粉温敷足三里。

功效：强脾胃，补虚泻实，治胃炎，病能愈。

有时会回想起我小时候和师父在外行医的趣事。一天，师父带我到一个农民家看病。这位患者是个40多岁的男士，他经常胃痛，吃下去香的东西会舒服些。师父检查后诊断为慢性胃炎，师父没有叫我准备开药方，而是走到外面园子里转了一圈，回来说道："你家园子里的药，就能治好你的胃病。"

处方一

组成：黄瓜藤1把（150~200克）。

用法：加水煎汤，代茶饮。

功效：连服1周，胃痛消失，获痊愈。

处方二

组成：蚕蛹粉适量。

用法：将蚕蛹焙干，研粉。每次吞服6克，每日吞服2次。

功效：蚕蛹是高蛋白营养品，主要有不饱和脂肪酸、甘油酯、维生素等。治疗慢性胃炎、胃下垂，有较好的疗效。

第三节　胃肠炎

处方一

组成：龙眼核（桂圆核）适量。

用法：将龙眼核焙干，研成细粉。每次吞服15克，每日吞服2次，白开水送服。

功效：补脾和胃，治愈急性胃肠炎。

处方二

组成：番薯藤100克，食盐适量，将番薯藤加盐炒焦，冲水煎汤服，每日1剂。

功效：解毒、消炎，治疗急性胃肠炎之上吐下泻。

处方三

组成：枣树皮12克，红糖9克。

用法：水煎取汤液，加入红糖，调匀服，每日1剂。

功效：消炎，止泻，固肠。治疗胃肠炎，消除下痢腹痛和胃痛。

有一位患者说："我从来不生病的，但最近肠胃不好，到医院检查，说我是肠胃病，我不想吃西药，您给治疗一下吧。"

处方四

组成：木瓜100克，扁豆100克（这是1剂的量）。

用法：加水煮熟，吃豆喝汤，上、下午各吃1剂。

功效：连吃半个月，治愈胃肠炎，不复发。

第四节　腹泻

有一天跑来一个青年人，说他腹泻严重，医院配的药也没有止住腹泻。

我问他怎么造成的？他说是江里洗澡后开始的。

我说："你是受凉又累了。"

处方一

组成：白胡椒6克。

用法：研粉，分3次温水送服。

功效：1日止腹泻，获愈。若还有不适，再吃1次必愈。

这天来了一位患儿，是一个10岁孩子，由大人带着来的，说是突然腹泻，要求治疗。

我告诉他赶紧回家，用下面方法治疗。

处方二

组成：绿茶10克，生姜12片。

用法：沸水冲泡，加盖3分钟，温时饮服。

功效：立止腹泻。

处方三

组成：小麦面粉150克（3日的量）。

用法：炒焦面粉，加白糖适量，上药分3日6次吃完，每次饭前开水调服，即每次吃25克，每日吃2次，3日吃完150克。

功效：治疗肠胃腹泻。一般2~3日治愈。

注意：忌食柿子、香蕉及油腻食物。

处方四

组成：大蒜2头。

用法：烧大蒜存性，加水煎汤服。

功效：解毒、消炎。治疗腹泻不止。1~2次服下，腹泻停止。

处方五

组成：榛子仁60克，红枣6枚。

用法：将榛子仁炒焦，研细末，每次吞服一汤勺，早、晚各服1次，空腹服，用红枣煎的汤水送服。

功效：补脾胃，益气力，治疗脾虚泄泻，身倦无力，连服治愈。

处方六

组成：猪肾（猪腰子）2个，骨碎补12克。

用法：将猪腰子破开，剔去白筋膜，切片洗净，加水1升，与骨碎补共煮至熟透，捞去骨碎补中药材，下调味品后，饮汤吃猪腰子，隔日吃1次，约吃10次见效。

功效：疗虚补肾，强身止泻，适用于老年人肾虚不固，腰酸背疼，腹泻不止。

处方七

组成：炙黄芪25克，丹参15克，当归15克，香附12克，补骨脂15克，肉豆蔻8克，官桂8克，制附子6克，高良姜8克，桃仁8克，红花8克，川芎5克，茴香3克，炙甘草5克，大枣3枚，石榴皮10克。

用法：水煎2次，分2次服，每日1剂。

功效：治疗年久腹泻，3~6剂治愈。

注意：肺病患者忌用。

一天中午，一位男士急急赶来，要求治他腹泻不止。

患者自述初起腹胀，后来突然腹泻，日夜泻不停，去医院治疗无效，所以经朋友介绍来求治。

辨为脾虚气脱，肾寒不固，虚泻而下，治宜温脾暖肾、固精止泻。

处方八　益智汤

组成：益智仁60克，党参30克，黄芪30克，黄精15克，补骨脂10克。

用法：水煎2次，分2次服，每日1剂。

功效：服药后15分钟，泻下停止。连服3日，患者体力恢复正常，获愈。

第五节　痢疾

处方一

组成：大蒜3~5瓣，红糖适量。

用法：将大蒜切碎末，用沸水加红糖，送服生大蒜末。

功效：1天吃2~3次，治愈菌痢，不复发。

处方二

组成：老枣树皮适量。

用法：将枣树皮洗净、晒干，研细末，每次吞服6克，每日3次，儿童减量吞服，连续吞服3~6日。

功效：收敛止泻，消炎抗菌，治疗急性痢疾、肠炎。

处方三

组成：西红柿茎、枝、叶共500克。

用法：西红柿茎枝叶500克，加水5000毫升，煎3~4小时，纱布包压出汁液来，每次服60毫升，成人每日服10次，日夜连服。

功效：消炎杀菌。治疗细菌性痢疾。

处方四　穴位艾灸

做法：仰卧，在肚脐窝正中，取神阙穴。取干净细盐，放入脐内，与脐平，上面放艾炷，每次灸5~7炷，每日施灸1次。

功效：3~7日治愈。

说明：急性菌痢症状表现为腹痛、每日泻痢数次、脓血便、里急后重、发热等。

歌诀：

痢疾腹痛便脓血，里急后重症非轻，
神阙脐中属任脉，隔盐灸之建奇功。

处方五

组成：白木耳30克，粳米30克，豆豉、葱、花椒、食盐各适量。

用法：白木耳洗净，切细，前三味（木耳、粳米、豆豉）煮粥，后加入蒜、椒、食盐空腹食用。

功效：滋阴润燥，治疗久痢伤阴，口干舌燥。

处方六

组成：白芍9克，当归9克，莱菔子30克，枳壳8克，槟榔12克，车前子12克。

用法：水煎2次，分2次服，每日1剂。

功效：治疗红白痢疾、腹痛，服药立止。

处方七

组成：棕树毛约6克。

用法：化灰，开水冲服。

功效：泻痢立止。

处方八

组成：黄芪30克，滑石30克，白糖30克。

用法：水煎2次，分2次服，每日1剂。

功效：连服1~3剂，大人、小儿初痢、久痢，皆可治愈。

恶痢，赤白脓血，五色如鱼脑，痢后脐腹绞痛，日夜无度，治疗已百药无效者，下方可治愈。

处方九　当石汤

组成：当归120克，炙甘草60克，赤芍30克，石榴皮30克，玉米壳（择净炒黄）120克。

用法：上药水煎后，空腹食前温服，每日服3次。

功效：此方1剂，服完痊愈。

说明：本方大人、小孩、虚人、老人、产妇皆可服用。

处方十

组成:马齿苋500克,粳米60克。

用法:将马齿苋洗净,捣烂后,纱布包,挤压取汁,下粳米煮粥,空腹食用。

功效:清热利湿。治疗赤白痢疾。据《粥谱》介绍,此方有明目去翳之功效,在社会上有人用马齿苋治愈鼻癌。

处方十一

组成:高粱根1个,红糖60克。

用法:将高粱根洗净,与红糖共煎汤,温时饮服。

功效:温中,利水,止血。治疗赤白痢疾。

第六节　霍乱吐泻

处方

组成:石菖蒲9克,老生姜50克。

用法:上药洗净,共捣汁,加适量开水冲服,每日上、下午各服1次。

功效:和胃止呕,治愈霍乱之上吐下泻。

第七节　巴豆中毒、泻痢不止

处方

组成：黄连15克，干姜15克，干姜粉5克（外用）。

用法：共研细末，分2次吞服，温开水送下。让患者在肚脐和命门穴敷干姜粉，干姜粉加点热水调糊状，敷于肚脐、命门穴，隔日早晨洗去。

功效：解毒、暖胃、止泻、消痛，1剂治愈。

第八节　吐泻急救

处方　回阳汤

组成：炙黄芪60克，人参15克，制附子15克，干姜20克，桃仁15克，红花15克，炒白术30克，炙甘草5克，肉桂9克。

用法：水煎2次，分2次服，每日1剂。

功效：服药后吐泻停止，神志转清，连服3日，病已康复。

注意：症状轻者，可以减量服用。

第九节　胃痛

一位患者从外地赶来，要求治疗他的胃痛，自述受困多年，总未好转，希望能给予治疗。

处方一　祛寒散结化痰消痛汤

组成：黄芪15克，党参15克，炒鸡内金20克，炒白术15克，柴胡6克，木香6克，香附6克，姜半夏6克，茯苓9克，陈皮9克，炙甘草6克，五灵脂10克，赤芍9克，焦山楂10克，肉豆蔻6克，荆芥3克，肉桂2克。

用法：水煎2次，分2次服，每日1剂。

功效：治疗胃寒胀痛，连服3~6剂见效，再服治愈。

处方二

组成：玄参9克，茯苓9克，苍术9克，甘草6克，川芎6克，白芍9克，半夏3克。

用法：水煎2次，分2次服，每日1剂。

功效：治疗胃痛，连服3剂治疗痊愈。

说明：百药不效，寒也痛，热也痛，服此方有效。

某日来了一位农民工，表示经常胃痛，服用西药未见效果，问我有没有简单有效的治疗方法。我说："方法是有的，需要多吃几天，可以治愈胃痛。"

处方三

组成：干艾叶15克（鲜品30克），鸡蛋3只。

用法：艾叶洗净切碎，打入鸡蛋内，拌匀，入锅内，油炒半熟，加入净水200毫升，煮沸5分钟，待温时吃掉。

功效：散寒湿，止胃痛。若能连续吃几天，可以治愈胃痛。

处方四

组成：陈香橼末50克，川椒12克，小茴香12克。

用法：陈香橼焙干，研细末，川椒、小茴香共研细末，三味中药拌匀，每次3克，温开水送服，每日2次。

功效：行气止痛，治疗胸闷胃痛。连服药尽，病痛治愈。

处方五

组成：白萝卜籽15克。

用法：水煎3次，分3次服，每日1剂。

功效：治疗胸闷气胀（吃过多红薯或长期吃红薯引起）。连吃3日，消积、顺气、痊愈。

说明：得病原因，长期吃红薯会造成胃窦炎，引起食管反流，胸部隐痛。只要停止吃红薯，上述胸痛即可消失，无须做医学检查治疗。

处方六

组成：鸡内金若干。

用法：将鸡内金晒干、研末，饭前1小时吞服2克，每日吞服2次。

功效：健脾消积，化滞，治疗消化不良、积聚痞胀。

处方七

组成：白胡椒9克，猪肚1个。

用法：将猪肚洗净，切块，放入炖锅内，加白胡椒、黄酒（200毫升），加盖，小火隔水炖4个小时，调味，隔日吃1次。

功效：温中下气，补脾健胃。连吃4~5次，治愈胃寒引起的反胃吐酸和腹痛。

处方八

组成：田螺壳若干量，红糖适量。

用法：将田螺壳在新瓦上焙干，研为细末，每次吞服9克，红糖水送服，每日2次。

功效：连服1~3日，治愈胃痛、反胃吐酸。

处方九

组成：荔枝核60克，陈皮6克。

用法：烘干，研细末，每次饭前温开水送服6克，每日3次。

功效：散寒湿，解郁结，和肝胃，止疼痛。1~3日治愈胃脘胀痛吐酸。

处方十

组成：生胡椒10粒，甘杏仁5个，大枣3枚。

用法：大枣去核，同胡椒、杏仁共捣细末，加少量开水调成糊状，1次服下，每日1剂。

功效：健脾和胃。连服1~3日治愈脾胃虚寒引起的胃痛。

处方十一

组成：白糖150克。

用法：加水煎煮至汤浓为度，1日分数次饮服。

功效：降温，解毒。治愈胸空胃痛，也治疗过食鱼蟹引起的胃脘不适及吃蒜引起的口臭。

处方十二

组成：高粱根3个。

用法：将高粱根洗净，加水煎汤，分2次饮服，每日1剂。

功效：温中利水，治疗脾胃虚寒、消化不良引起的胃脘刺痛，连服1~3日痊愈，另一处方见《中医特效处方集》第276页处方十八“胃寒散”。

处方十三

组成：核桃绿皮100克，高度白酒250毫升。

用法：将核桃绿皮（即未成熟的核桃皮）洗净，浸入酒中，密封10日即成，每次饮服3毫升，或痛时饮服。

功效：镇静止痛，消除胃痛，效果明显。

处方十四

组成：猪肚1个，胡椒10粒，生姜5片。

用法：将猪肚用醋水反复洗净，放入胡椒和生姜片，隔水煮炖烂，每日早晚同饭服。

功效：温中下气，补脾和胃。连吃5~7日治愈胃痛之病已久、身体虚弱、人渐消瘦。

处方十五　劳宫、中脘穴位疗法

取穴：掌心横纹中，握拳时，中指尖点到处即为劳宫穴；脐上4寸即为中脘穴。

做法：银针加拔罐治疗（没有银针用按推），按推加温敷姜粉12小时以上。

功效：胃痉挛（胃脘突然剧烈疼痛）当天治愈。

歌诀：

胃部痉挛常发生，暴饮暴食贪生冷，
突然疼痛不可忍，或伴呕吐心不宁，
劳宫穴在手掌中，针下痛止效验灵，
中脘专治胃肠病，针扎法妙师传明，
再施拔罐痛立消，百发百中有奇功。

处方十六

组成：鸡蛋12个，冰糖1个，黄酒500毫升。

用法：将鸡蛋打碎搅匀，加入冰糖、黄酒，在锅中熬成焦黄色。每次饭前服1大勺，每日服3次。

功效：补中暖胃，治疗胃痉挛。

处方十七

组成：生豆油150毫升。

用法：将生豆油倒入茶杯内，加入开水冲服。

功效：服下生豆油5分钟后，腹痛即止，对大便不通也有疗效。

处方十八

组成：红高粱100克，黑豆50克，大枣18克，神曲10克。

用法：将红高粱、黑豆、神曲全研成细末；大枣加水煮熟，留汤备用；用枣汤将上面三味调和捏成饼，蒸熟，放凉，焙干，压成细末，砂锅内炒至黄黑色，加蜂蜜制成药丸，每日晚饭后服药丸24克，白开水送服。

功效：温调和胃。治疗腹泻、腹痛、胃脘、刺痛，药尽病愈。

在我小时候，有一天来了一位患者，找我师父长生和尚看病。师父不在，我问他要看什么病？他说他胃痛反酸，医院诊断为胃下垂、胃窦炎，医院治疗后未见好转，所以来找长生和尚治病。

我对他说："你下午来吧，师父下午能回来。"

师父回来，我问师父："这个病要怎么治？"师父正跟我说治病方法，这位患者来了。师父查看了他身体后，命我写处方。

处方十九

组成：大蒜头连皮1头。

用法：1次50克，烧焦，用水1碗，冲开，加白糖适量，空腹食用，每日吃2次。

功效：连服7日，可以根治胃痛、胃窦炎。

过了一段时日，这位患者来说大蒜治好了他的胃痛。

几年前，有一位胃窦炎患者，久治不愈，夜里痛醒，床上打滚，我嘱他用大蒜片治疗。

处方二十

组成：大蒜1头。

用法：将大蒜切薄片，每次三瓣的量放盘中，大蒜接触空气15分钟以上，会产生大量蒜素。吃晚饭时，拌饭吃掉，每日三餐各吃1次更好。吃过蒜后，出门怕口臭，口内含茶叶，可以除臭。

功效：连吃7日，胃窦不痛了，若能每周吃2次，可以防止复发。

第十节　胃及十二指肠溃疡

某年夏日，来了一位中年男子，自诉胃痛多年，服药众多，未见疗效，信心大减，经人介绍来找我治疗，寻求少用药即见效的方法。

我说："你去看我的《中医特效处方集2》，那里有不吃药就能治好病的方法。现在给你开一个小处方，也很管用，可以一试。"

处方一

组成：鸡蛋壳30个，面粉250克。

用法：上两味，分别炒焦黄，再一起拌匀，装瓶。每次饭前服，早晚各服10克，温开水送服。

功效：连服1~2剂可以痊愈。

处方二

组成：砂仁末6克，猪肚1只，胡椒粉、花椒、生姜、葱白、猪油、盐、料酒各适量。

用法：将猪肚洗净，切片放入锅内煮沸，捞去浮沫，下入砂仁末、胡椒粉及葱、姜等调料，煨至肉烂汤浓即可。

功效：健胃理气，治疗食欲不振、慢性胃炎、胃及十二指肠溃疡。

处方三

组成：糯米100克，红枣6克。

用法：按常法煮粥至烂，日常食用。

功效：养胃健脾，辅助治疗胃及十二指肠溃疡、慢性胃炎。

处方四

组成：白菜汁（甘蓝、圆白菜、包心菜均可）。

用法：将白菜洗净，捣烂，压取菜汁。每次饮服半茶杯，1日2次。

功效：清热散结，治疗胃及十二指肠溃疡疼痛，并预防胃癌发生。

处方五

组成：土豆汁100毫升，白及50克，诃子肉100克，枳实50克，蜂蜜500毫升。

用法：将三味中药白及、诃子肉、枳实共研细末，再加入土豆汁、蜂蜜搅匀，装瓶。每次饮服1汤勺，每日3次，2周为1个疗程，病情较重者，可以连服1个月。

注意：服药时期，忌辛辣和黏硬不易消化等食物。

功效：和中养胃，治疗胃及十二指肠溃疡。

处方六

组成：三七粉2克，藕1个，鸡蛋1个，白糖少许。

用法：将鸡蛋打入碗内，拌匀；将藕去皮洗净，榨取藕汁，下三七粉，加白糖，再与鸡蛋拌匀，隔水炖熟，温时服食，每日1剂。

功效：连服治疗胃溃疡及十二指肠溃疡出血、肺结核出血。

处方七

组成：猪蹄2~4只，白胡椒面适量。

用法：将猪蹄煮烂，蘸白胡椒面吃，几岁吃几粒，研面，每天早晨空腹吃，每日1次。

功效：治疗胃溃疡、胃黏膜脱落，连服7日，治愈不发。

处方八

组成：海螵蛸4克，四季青叶（一口血、一点血）4克，田七4克，带须葱白1个。

用法：捣烂，加黄酒调匀，温热后，贴敷于肚脐上，胶布固定，贴3~4小时去掉，每日2次。

功效：治疗胃溃疡，是连贴1周愈。

处方九

组成：丹参15克，檀香9克，炙甘草6克，蜂蜜30毫升。

用法：前3味中药水煎取汁液，温时调入蜂蜜。每日服1剂，连服1周。

功效：活血、理气、止痛，可治疗胃溃疡、慢性胃炎，止胃痛。

第十一节 胃反酸

有一年夏天，来了一位在杭州打工的东北老汉，自述经常反酸，又不想花费太多去医院看病，听说王老师看病不要钱，所以就过来了，问我能帮他治疗吗？我说："你放心，我看病不要钱的，再说你是东北人，东北很多人都知道反酸的治疗方法，你怎么不知道呢？"

他说："我没有听说过，反酸怎么治疗啊？！"

我说："我告诉你吧。"

处方一

组成：生花生米9~12粒。

用法：一粒一粒地嚼烂吃下。

功效：食完反酸立除。

处方二

组成：核桃仁、干姜各适量。

用法：干姜洗净，切片，加水煎汤，核桃仁嚼烂吃，用姜汤送服。每次吃3个核桃仁，每日2次，每日6个核桃仁为限。

功效：治疗胃灼热、反酸。

说明：核桃仁补脑，补肾，消化结石，消解胃酸，但核桃仁能动血，故不宜多吃。

处方三

组成：羊肉500克，大蒜适量（约100克）。

用法：羊肉去脂膜，煮熟，佐餐大蒜食用。

功效：健脾、开胃，治愈反胃。

处方四

组成：韭菜根100~200克。

用法：洗净捣烂，绞汁一小酒杯，加少许开水冲服，每日1~2次。

功效：健胃，止恶心呕吐。

第十二节 食物中毒

处方一

组成：绿豆80~100克，生甘草10克。

用法：水煎2次，分2次服，每日1剂。

功效：连服1~2日，中毒消除，病愈。

处方二

组成：绿豆100克，芦根100克，生姜6克，紫苏叶9克。

用法：水煎芦根、生姜、紫苏叶，去渣留汁。放入绿豆，煮成粥，任意食用。

功效：治疗湿热呕吐、小便赤涩，解鱼蟹中毒。

第十三节 恶心呕吐

处方一

组成：萝卜1个，蜂蜜50毫升。

用法：将萝卜洗净、切丝，捣烂成泥，拌上蜂蜜，分2次吃完。

功效：健脾，和中，养胃，止呕。

处方二

组成：甘蔗汁半杯，鲜姜汁1汤勺。

用法：上两汁合一起，稍加热后温服，每日2次。

功效：可治疗胃癌初起呕吐、妊娠反应呕吐、慢性胃病呕吐，连服1~3日治愈。

第十四节　胃下垂

处方一

组成：鲫鱼500克（1条），黄芪30克，炒枳壳9克。

用法：将鲫鱼洗净，与两味中药加水同煎至鱼熟烂，吃鱼饮汤，每日1剂，分2次吃完，连吃数日。

功效：补中益气，治疗胃下垂和脱肛。

处方二

组成：童子鸡（母鸡）1只，干姜2克，公丁香2克，砂仁2克。

用法：将童子鸡杀后去毛洗净，保留心、肝、肺，鸡切小块，加入研成细粉的干姜、公丁香、砂仁后，炖煮熟烂，分2次吃完，每3日吃1只鸡（即1剂药方），连吃1~5只鸡。

功效：补中，治胃下垂。连服5剂，即可生效。

处方三　针建里穴

做法：取建里穴，脐上3寸。

治疗方法：银针扎入2~3寸，10日为1个疗程。若没有银针，用按推加姜粉温敷，每日1次。

功效：连治10~30日，痊愈。

处方四

组成：蓖麻子仁2克（选洁白饱满的），五倍子1克。

用法：上二味为一次用量。将两味共研细末，拌匀后加水制成一药团，上尖下圆，放入肚脐内，胶带固定，外放热水袋温敷，以温热不烫为度，热水袋每次放10分钟即可，药丸放4天后去掉，为1个疗程。隔天再换新药贴敷，连贴3个疗程。

功效：除湿通结，敛肺涩肠。连治半个月，治愈胃下垂。

处方五

组成：蓖麻子仁2克，五倍子0.5克。

用法：研细末，敷于头顶百会穴。

功效：治疗胃下垂、子宫下垂及脱肛。

注意：生食蓖麻子仁，会引起中毒。

第十五节　直肠脱垂

处方一

组成：甲鱼血。

用法：将甲鱼血放碗中，取一石片，洗净，在火上烤热（手背试一下可以承受的热度)，蘸甲鱼血，抹肛门患处，肛门受热血刺激后马上收缩，顺势把直肠推入肛门内。

功效：治疗直肠脱垂，愈后不复发。

处方二

组成：韭菜250克。

用法：250克韭菜加水1000毫升煎开，洗肛门，1日洗2次。

功效：连洗3日，治愈直肠脱垂。

处方三

组成：黄芪60克，防风3克，升麻3克。

用法：水煎2次，分2次服，每日1剂。

功效：连服10剂治愈。

第十六节 肛门内寸白虫

处方一

组成：楠木香16克，槟榔16克。

用法：32克药物研细末，研末会有损耗，所以要分3次用，每次取10克药，用热的浓米汤调和，必须早晨空腹时嚼服，只吞咽药汁，吐去药渣。

功效：治疗肛门蛲虫病。服药后，白虫自下，连服3日，病痊愈不发。

处方二

组成：烟袋油。

用法：取烟袋油，抹肛门。

功效：虫自死，不复发。

处方三

组成：花椒150克。

用法：加水4000毫升，煮沸数次，熏洗坐盆，蛲虫落水死去。

功效：每晚熏洗1次，连洗3~5次治愈。

第十七节　胃热、口臭、呃逆呕吐

处方

组成：鲜芦根100克，冰糖50克。

用法：水煎代茶饮。

功效：清热、去烦、止呕，治疗胃热引起的口臭烦渴、呃逆呕吐。

第十八节 脾虚湿重骨节痛

处方

组成：草果60克，薏苡仁30克，猪排骨1500克，冰糖12克，生姜、葱、花椒少许。

用法：先将草果和薏苡仁炒香，捣碎，加水煎，煮多时后，滤去药渣，留取药汤500毫升左右。将猪排骨切块，放入药汤中，再把生姜、葱、花椒放入锅中，煮至猪排八分熟时，捞去浮沫。将猪排煮至熟烂，加入冰糖、食盐，在文火上收成浓汁，加入料酒、香油，即成色美味香的药膳猪排。

功效：治疗脾虚湿重，骨节疼痛。

第十九节 脾湿、咳喘、肠风血痢、痛经、口臭

处方

组成：干桂花6克（鲜品12克），粳米30克，红糖少许。

用法：将桂花与大米同煮为粥，调入红糖后吃。

功效：用于脾湿、咳喘、肠风下血、痛经、牙痛、口臭等治疗。

说明：桂花辛、温，归肺、脾、肾经。有温肺化饮、散寒止痛之功，主治痰饮咳喘、脘腹冷痛、肠风血痢、痛经闭经、牙痛口臭等症。

第二十节　未化脓的盲肠炎、阑尾炎、痈肿痛

一位患者因用斧头剁柴，柴飞起来，打在他的右睾丸上，当时痛昏在地，10分钟后醒来，右睾丸肿大如鹅蛋，灼热如火，痛彻心扉，半小时后，肿大如拳头，体温升高，5小时后体温升至39.5度。

家人恐慌了，主张送医院治疗，患者说送医院一定是用抗生素、激素，甚至要住院治疗，还是找王老师看吧，他一定会有办法。

我问清情况后，开了如下处方。

处方　大黄牡丹汤

组成：大黄56克，牡丹皮14克，桃仁50克，冬瓜子30克（碾碎），芒硝10克（冲服）。

用法：加水6碗煎取200毫升，加入芒硝再煎一次，两次药汤合一起，分2次温服，每日1剂。

功效：破血祛瘀，消血肿，连服5剂治愈。1剂后体温降至38度，肿块稍软，2剂后体温正常，肿块缩小，连服5剂，病告痊愈。

肿块哪里去了？服药后，每日大便4~5次，为稀薄大便，肿物见小，疼痛缓解，5日恢复正常。

这个处方对盲肠炎、阑尾炎、未化脓的肿痛症状都可以有效治疗。

第二十一节　腹胀、喉干、口渴

处方

组成：橘皮50克，白糖适量。

用法：将橘皮洗净，撕碎，加白糖少许，用沸水冲，当茶饮服。

功效：理气、消胀。

第二十二节　健脾养胃

有一天，来了一位老先生，说他经常胃不舒服，要求保健治疗，能给开个保健茶最好。

我说可以。

处方一　益胃保健茶

组成：党参3克，白术6克，桂枝3克，陈皮3克，豆蔻3克。

用法：代茶饮，每日1剂。

功效：补中益气，健脾化湿，温经通络，舒胸消食。常饮药茶，逍遥自在。

处方二　养胃宝

组成：花椒1克，龙眼肉1个，艾叶1克。

用法：3味捣烂，敷于肚脐，薄膜（保鲜膜）固定，每日1次。

功效：补脾养胃，温补气血，温中散寒，燥湿驱虫（杀虫）。常敷胃宝，轻松逍遥。

第二十三节　便秘

便秘，多因腑气不通，热结肠燥所致。三焦经脉受邪，腑气不通而成便秘。

支沟穴，具有宣通三焦气机、通调水道、清肠通腑的作用，针刺或按推，可使三焦气机得通，津液自下，胃气和而肠腑自调，便秘能解。古代文献《玉龙歌》《医宗金鉴》等均有支沟穴能通大便的记载。

便秘虽属大肠传导功能失常所致，但与肾关系密切。

治疗便秘取承山穴，承山穴为膀胱经主要穴位之一，膀胱经经别别入肛门，肛门为大肠末端，故承山穴有理气散滞之功，故可以治疗大便秘结。

歌诀说：

便秘常为习惯性，支沟理气通大便，承山按推也通便。

处方一

组成：菠菜120克，猪血90毫升，食盐少许。

用法：将菠菜、猪血同煮，然后加入食盐少许，饮汤吃菜。

功效：润肠通便。治大便不通畅，也可以解酒毒。

处方二

组成:香蕉500克,黑芝麻15克。

用法:将黑芝麻炒至半生熟,用香蕉蘸黑芝麻嚼食,每天分3次吃完。

功效:润肠通便。高血压患者可以经常吃。

处方三

组成:黑芝麻、核桃仁、松子仁各15克,蜂蜜适量。

用法:三仁全捣烂,加蜂蜜调服,早晨空腹服完,每日1次。

功效:滋阴润燥。治疗阴虚所致的肠燥便秘、习惯性便秘。

处方四

组成:桃子仁9克,粳米18克。

用法:按常法煮粥后,将桃子仁和水碾成糊状,加入粥内,再煮两三沸,空腹食用。

功效:补中益气,治疗老年人气血不足或热证伤津引起的便秘。

处方五

组成:菠菜500克,猪油50毫升。

用法:放锅内炒熟,每日1次。

功效:连吃3日,便秘治愈。

处方六

组成：女贞子30克，当归15克，生白术15克。

用法：水煎2次，分2次服，每日1剂，连服3~7剂，治愈。

功效：治疗老年人体虚便秘。

处方七

组成：蜂蜜250毫升，麻油100毫升。

用法：拌匀，加温，再拌匀，每次服50毫升，每日服2次。

功效：治疗便秘，连服3日见效。

处方八

组成：生姜一小片切末，白酒3滴，白醋3滴，创可贴1张。

用法：生姜末放入肚脐内，加入3滴白酒、3滴白醋，外贴创可贴1张，固定。

功效：敷12~24小时，即可通便，连敷数天可治愈便秘。

引自：杨振良教授的生姜通便法。

处方九

组成：大黄10克（后下），桔梗6克。

用法：水煎2次，头煎、二煎混合，分2次服，每日1剂。

功效：1剂见效，3剂治愈。

说明：部分患者单用大黄不泻，加上桔梗才泻，是因为人的肺气不足，加上桔梗提升肺气，加大肺活量，大黄下引，大便即通。

处方十

组成：熟地黄60克，当归30克，肉苁蓉30克。

用法：水煎2次，头煎、二煎混合，分2次服，每日1剂。

功效：治疗便秘。1剂见效，3剂治愈。

处方十一

组成：炙黄芪90克，当归90克，肉苁蓉90克，党参15克，炙甘草4克，红花9克，大枣7个，赤芍9克，防风6克，白术15克。

用法：水煎2次，头煎、二煎混合，分2次服，每日1剂。

功效：连服2剂，治愈便秘。

处方十二

组成：生姜丝6克，红糖3克。

用法：温开水冲泡，饮服，每日上、下午各饮1杯。

功效：通气排便。

某日来了一位农民，自诉经常便秘，要求治疗。

我问他："你们家种南瓜、红薯吗？"他说："南瓜、红薯都种。"

我问："你吃不吃？"

他说："我不爱吃。"

我说："你不吃南瓜、红薯，对吧？"

他说："是的。"

我说："所以你才便秘了，要治好你的便秘，可以不吃药，吃南瓜、红薯就好啦。”

处方十三

组成：南瓜或红薯适量。

用法：当饭吃。也可以用南瓜加猪油、盐少许，煮熟吃。

功效：隔天即通便。

处方十四

组成：银耳10克，松子仁10克，肉苁蓉10克。

用法：水煎2次，头煎、二煎混合，分2次服，每日1剂。

功效：连服7日，治愈便秘。

第二十四节　慢性肠炎

吕女士，50岁，患肠鸣、腹痛、腹泻，1日泻5~6次，时轻时重已1年，四肢酸软无力，腰酸无力，医院诊断为慢性肠炎，久治不愈。经人介绍前来求治。患者面黑，脉弱细，属脾肾阳虚，命门火衰，治宜温补命门、温脾涩肠。

处方一　补骨脂石榴皮汤

组成：补骨脂12克，石榴皮6克，制附子6克，吴茱萸6克，桂枝6克，肉豆蔻6克，炒白术10克，茯苓10克，黄芪12克，党参12克，陈皮16克，乌梅3粒，五味子6克。

用法：水煎2次，头煎、二煎混合，分2次服，每日1剂。

功效：补命门，壮肾阳，温脾助消化，升清降浊止泻。上方连服7剂得愈。

处方二

组成：鸡蛋清1个，白酒25毫升。

用法：鸡蛋清冲白酒，每晚睡前服。

功效：若是慢性肠炎初起，可用此方治疗，1~3剂治愈。

某患者，40岁，患结肠炎多年，久治不愈，此次突然发作，经人介绍，前来求治。

处方三

组成：鱼腥草12克（鲜品24克）。

用法：捣烂，分2次空腹生吃。

功效：清热解毒，排脓消痈。若坚持服用鱼腥草，能治愈结肠炎，“单方一味，气死名医”。

注意：忌食猪油、肥肉。

处方四

组成：山药20克，诃子肉10克，石榴皮10克。

用法：水煎2次，头煎、二煎混合，分3次服，每日1剂。

功效：连服20~30剂，治愈溃疡性结肠炎。

第二十五节　消化不良

处方一

组成：山楂250克，怀山药250克，白糖100克。

用法：将山药、山楂晒干、研末，与白糖拌匀，每次温开水送服10克，每日3次。

功效：补中，化积，治疗脾胃虚弱之消化不良。

处方二

组成：鲜荷叶1张，大米250克。

用法：将米淘洗干净，置锅内，加水适量，与平时烧饭一样，将荷叶绿面朝下，盖在水面上，饭煮熟时，取去荷叶，即可食用。

功效：健脾、除湿、升举胃气，治疗各种原因引起的消化不良。

说明：荷叶味苦、涩，性平，归心、肝、脾经。清热解暑，升发清阳，散瘀止血，可治疗头昏脑涨、外感风热、脾虚泄泻、饮食不化。荷叶炭可止血，6~10克即可。临床报道，荷叶有明显降血脂的作用。

处方三

组成：芡实60克，莲子30克，红枣7个，猪尾巴1个（小的2个）。

用法：把猪尾巴上的肥肉切去，洗净，切小段；红枣去核；将芡实、莲子、红枣放进砂锅内，加水三大碗，大火煎煮，水沸后，下猪尾巴，煮2个小时以上，猪尾巴煮烂后，放酱油、食盐少许，即可饮汤吃肉。

功效：健脾，补肾，止泻，祛湿。治疗脾虚引起的消化不良、腹胀、便溏、小便不利、肢体浮肿、困倦气短、懒言等。

处方四

组成：橘皮6克（干品2克），大枣10枚。

用法：将红枣在锅内炒焦，同橘皮放于杯中，以沸水冲泡约10分钟，即可饮用。

功效：调中，醒胃。饭前饮服可治疗食欲不振，饭后饮服可治疗消化不良。

处方五

组成：大麦芽、六神曲各12克。

用法：水煎2次，头煎、二煎混合，分2次空腹服，每日1剂。

功效：益气调中，化食下气。连服1~3日，治疗肠虚所致之消化不良、饱闷腹胀。

处方六

组成：白术30克，茯苓30克，玄参15克，天冬15克，枳实6克，肉桂6克，山楂3克。

用法：水煎2次，头煎、二煎混合，分2次服，每日1剂。

外敷处方

组成：栀子15克，芒硝30克。

用法：上药共研细末，敷在肚子肿块上，外加热水袋加温。

功效：治疗小腹部痞块，服“处方六”10剂，外敷5日，肿块自消，病痊愈。

一位患者带着他儿子来看病，说父子俩均患有消化不良，要求治疗。

处方七

组成：炒黄的鸡内金250克。

用法：将炒黄的鸡内金研成细末，装瓶。大人每次吞服6克，白糖水送服；小儿每次吞服3克，白糖水送服，每日2次。

功效：治疗消化不良（含儿童），连服1~6日痊愈。

注意：忌食田螺。

第二十六节 水土不服

有许多人来问我：水土不服怎么治？对于水土不服，医院查不出病，人却处处不舒服，所以来问我怎么办。我说我们老祖宗是最有智慧的，而且治法很简单，介绍两个方法。

处方一

组成：生姜（老姜）10克或干姜6~10克，红糖适量。

用法：水煎汤1碗，喝下。

功效：治疗水土不服。

说明：干姜辛辣，归脾、胃、肾、心、肺经，可温中散寒、回阳通脉、温肺化饮。生姜辛、微温，归肺、脾、胃经，可发表散寒、温中止呕、化痰止咳、解毒。

处方二

组成：生豆腐1块。

用法：直接服用。

功效：治疗水土不服。

说明：豆腐宽中益气，清热散血，消胀利水。

第二十七节 痔疮

处方一

组成：芒硝10克，槐树米（槐子）25克。

用法：水煎取液，坐洗患处，每日2次。

功效：治疗痔疮，连洗3日治愈。

处方二

组成：黑木耳200克。

用法：水煮透，分2次服用，每日1剂。

功效：治疗痔疮。连吃3日，治愈不发。

处方三

组成:藿香正气水1支。

用法:加250毫升凉开水,用药棉花蘸液洗外痔,每日1剂,洗2次。

功效:1~3日治愈外痔。

处方四

组成:怀山药30克,茯苓30克,薏苡仁30克,白芍30克,地榆10克,穿山甲片3克。

用法:水煎2次,头煎、二煎混合,分2次服,每日1剂。

功效:治疗痔疮,连服7剂治愈。

处方五

组成:蛇床子10克,防风6克,生甘草3克,皂角刺2克,川楝子皮10克。

用法:共研细末,加入蜂蜜和水,制成的药丸如红枣大小,取1粒纳入肛门内,药自化,每日3次。

功效:治疗痔疮、虫食肛门导致的痛痒难耐,3日病愈。

处方六

组成:田螺1个,冰片(研末)5克。

用法:挑开田螺甲盖,放入冰片,将田螺放瓷盘内,田螺会流出浆水,药棉蘸浆水点涂患处。

功效：痔疮痛痒自消，病愈。

一日，来了一位在杭州找工作的青年，自诉痔疮多年，近期发作难受。因为还没找到工作，所以经济紧张，要求省钱的治疗方法。

我推荐如下治疗方法，他很高兴。

处方七

组成：清凉油1盒。

用法：取少许清凉油直接涂在痔疮上，每日2次。

功效：2日治愈，痔已收入，此法已治愈多人。

处方八　提肛法

痔疮可分为内痔、外痔、混合痔三种。我治疗痔疮不开处方，教患者用练功方法治好以上三种痔疮，均见效。

做法：吸一口气，把肛门提上来。吸气提肛，停1秒钟，再轻轻放下肛门，再吸气提肛，再轻轻放下，如此练功，以不累为度，不超过20下，1日做3次即可。

可以配合涂抹康纳乐霜，1日2~3次。

功效：提肛缩肾，1周治愈，不复发。

处方九

组成：全蝎6克，僵蚕6克，生鸡蛋15个。

用法：将全蝎、僵蚕放瓦上焙黄。研成细粉末，取1个鸡蛋，破一个小孔，装入药粉的1/15，搅匀，封口，隔水蒸熟，每晚睡前空腹吃1个药蛋，15日为1个疗程。

功效：1个疗程可治愈痔疮，再吃1个疗程可巩固疗效，不复发。

说明：此法是一位老师教的，已治愈数百人，无一复发，也无副作用。

处方十

组成：螺蛳3~5个，白矾或食盐适量，剪破螺蛳盖子，撒上白矾粉或食盐。

用法：片刻后，螺蛳肉即化为一壳清水，用此水抹患处，凉爽舒适。

功效：连抹2~3日，痔疮痊愈，不复发。

处方十一

组成：当归10克，黄芪9克，连翘10克，地榆10克（出血用地榆炭10克），赤芍10克，白芷10克，蝉蜕（去头足）6克，槐角（蜜炙）10克，阿胶9克（烊冲），生地黄6克，黄柏5克，炙甘草5克。

用法：水煎2次，头煎、二煎混合，分2次服，每日1剂。

功效：治疗出血型内外痔，连服5剂，治愈不发。

处方十二

组成：生鸡蛋7枚，蓖麻子（去壳）49粒。

用法：取1枚鸡蛋，打一个小孔，放入蓖麻子7粒，用纸封口，放锅内隔水蒸熟，每日晨起空腹食用一个蓖麻子蛋。

功效：连吃7日，治愈不发。30多年的痔疮被治愈。

可以配合涂抹复方康纳乐霜，每日2~3次，可以收敛痔头，数次治愈。

处方十三

组成：猪胆1个，黑豆25克。

用法：猪胆，洗净，刺破1个孔，装入黑豆25克，用纸封口，放碗中，隔水蒸熟。每日早晚各吃15粒黑豆，白开水送服。

功效：一位内外混合痔20年的患者，服用上方，2剂痊愈，免去开刀之苦。

处方十四

组成：干蒜瓣200克，水边的柳树须根150克。

用法：水煎1小时，倒入盆中，熏洗患处至水凉起身。

功效：每晚1次坐浴，3~5日治愈，不复发。

处方十五

组成：瓦松50克（轻者10克），朴硝石30克，黄药子30克。

用法：水煎半小时，药液倒入盆中，熏洗肛门至水凉起身，每日1~2次，1剂药可以煎用3日。

功效：患有脓性分泌物肛瘘者，连用6剂，可以治愈。

处方十六

组成：地榆15克，黄芩15克，黄连10克，山栀子40克，槐花10克，茯苓10克，赤小豆15克，当归10克，甘草10克。

用法：水煎2次，头煎、二煎混合，分2次服，每日1剂。

功效：清肠凉血，治疗便血型混合痔，6剂治愈。

为了保险起见，另配复方康纳乐霜，外涂患处，收敛治愈。

第二十八节　疝气

处方一

组成：全蝎20个，蜈蚣2条。

用法：同炒后，加水煎1小碗，加红糖适量冲服，每日1剂。

功效：连服3日痊愈。

处方二

组成：用荞面敷在患处，上面放艾绒灸。

功效：可治疗老、幼疝气，连灸2次即可自愈。

引自：谢理恩道长传授。

处方三

组成：人中白6克，红糖30克。

用法：共研细末，早、晚各1次，黄酒送服。

功效：上方为1日的量，连服半个月，治愈疝气。

第二十九节　喝酒不醉和解酒秘方

现在的商人为了谈好生意、签下合同，不得不陪人应酬喝酒，把身体喝坏了，现在把解酒毒的方法介绍如下。

处方一

组成：葛花9~15克。

用法：水煎饮服1碗，葛花口嚼咽下。

功效：可解酒毒，醒酒，治愈恶心呕吐。葛花甘平无毒，可以直接嚼咽。

处方二

组成：葛根6克。

用法：水煎取汤1碗，饮酒前半小时喝下。

功效：葛根汤解酒，可以喝酒不醉。

我应约参加朋友家的新婚酒会，酒会上热闹非凡。新郎一桌一桌地敬酒，结果不胜酒力，外加劳累，有些支撑不住醉倒了。新郎的父母跑来向我询问可有办法让新郎醒酒？

我安慰新郎父亲说：“不用慌，很快可以缓解。”

处方三

组成：橘子皮9克，食盐少许。

用法：橘皮放茶杯中，加少许食盐，沸水冲泡，加盖闷5分钟，待温时饮服。

功效：立解醉酒，新郎恢复常态。

第三十节 肝性两胁疼痛

处方一

组成：白芍6克，荆芥9克，生地黄9克，柴胡3克，甘草3克，制乳香3克，广陈皮3克，枳壳3克，桃仁30克。

用法：水煎2次，头煎、二煎混合，分2次服，每日1剂。

功效：连服3~7剂治愈肝性胁痛。

处方二

组成：干玫瑰花片6克（鲜品12克）。

用法：代茶饮。

功效：理气，解郁，疏肝健脾，治疗肝气郁结、胁痛、胃及十二指肠球部溃疡疼痛等。

第三十一节　脂肪肝、肥胖症

一天，来了一位有些肥胖的中年企业家，自诉患脂肪肝，就诊于多家医院，效果不佳，因不想再吃药，问有什么办法可以治疗。

我说："你想减肥，可以用素菜减肥法，可以用荷叶茶或桑叶茶减肥法。但是要治好脂肪肝，必须服中药，2个月为1个疗程，要彻底治好，最好服3个疗程，也就是服中药6个月，不但能治好你的脂肪肝，也能消除肥胖，还能增加你的寿命，你想要吗？"

他高兴地答应了。

处方　消脂减肥汤

组成：苍术20克，干荷叶15克，柴胡15克，郁金15克，赤芍25克，山楂20克，草决明子15克，首乌片20克，泽泻15克，茯苓15克，茵陈30克，半夏10克，川楝子12克，牡蛎20克，丹参15克，延胡索10克。

用法：水煎2次，分3次服，每日1剂。

功效：连服2个月为1个疗程，可见效，要彻底治愈，应连服3个疗程，即6个月，治愈脂肪肝及肥胖症。

第三十二节　肝炎

一年春季，来了一位在上海打工的农民工，患有黄疸型肝炎，病程3个月，在上海医院治疗1月有余，经人介绍，赶来杭州求治。

处方一

组成：活泥鳅1500克。

用法：将泥鳅洗净，烘箱100度烘干泥鳅，研末，装瓶，每次饭后温开水送服15克，小儿减量，每日服3次。

功效：治疗急、慢性肝炎（含甲肝、黄疸、传染性肝病），一般连服1~2个月治愈。

说明：泥鳅味甘，性平，无毒，可补中益气、祛除湿邪，可治疗急性传染性肝炎、黄疸、消渴、阳痿、痔疮、疥癣等。

处方二　逍遥散加味

组成：柴胡9克，当归9克，白芍9克，白术9克，茯苓4克，炙甘草3克，煨姜3克，薄荷3克，紫河车9克，红参须9克，土鳖虫9克，炮甲片9克，参三七9克，广郁金9克，生鸡内金15克。

用法：上药共研细粉，每次饭后温水送服6克，每日3次。

功效：治疗慢性肝炎、肝硬化、慢性胆囊炎。减轻肝细胞变性，促使肝细胞再生，促进肝功能好转，对肝病和神经衰弱均有疗效。

注意：忌酒及酒制品、刺激性油腻食品；不服有损肝脏的药品，如抗生素、镇痛药、镇静剂等；柿子、小豆可使肝脏受寒，不要吃；防腐剂、着色剂食品饮料禁食；酸性水果和水生食物都是寒凉的，应少吃或煮熟吃；禁止夜间进食，以免肝功能紊乱；晚上10：00睡觉，早上7：00前起床对肝功能有益；适当劳动，看书不可太长时间；治病时期禁止性生活；注意冷暖。

处方三

组成：白芍6克，白术6克，茯苓6克，黄芪6克，甘草6克，红枣2枚，生姜5克。

用法：第一煎加水2碗，文火煎成1碗服下，上午服；第二煎加水1碗半，文火煎至1碗服下，下午服。

功效：治疗慢性肝炎。连服至病痊愈后，继服8~10日，以防复发。

说明：此方由患者传来，称它为“无价之宝，肝病救命良方”。

处方四

组成：白茅根100克。

用法：水煎3次，分3次服，每日1剂。

功效：治疗慢性肝炎，连服半个月见效，再服痊愈。

注意：忌食辣物。

柴某，女，30岁，腹胀，面黄肌瘦，足肿，纳呆，寐差，医院确诊为慢性肝炎，数年来经多家医院治疗，均未治愈，很痛苦，经人介绍，今特来求治。

我告诉她：“只要心平气和，不烦恼，相信自己的病会好，可以开心地唱歌，可以笑，3~6个月，你的病就全好了。假如再吃我开的中药，你的病可以提前3个月治好。”

为什么这么说？

第一，我在《中医特效处方集2》已经告诉大家，人有“自愈功能”，有心想事成的功能，只要不生气、不烦恼，心生喜悦，身体自动产生自愈功能，只要每天笑7次，连笑3个月，免疫力得以提升，3个月后病即除。

第二，人体是由细胞组成的，细胞是有寿命的，细胞每天在新陈代谢，肝细胞是180天完成一次更新。人生气会产生毒素，使细胞产生变异，形成肿瘤等难治病。如果一直烦恼生气，新生细胞仍会带毒，所以病不会好，只有不生气，开心了，新生出来的细胞才是健康的，去取代陈旧的有毒的细胞，使病变的肝脏恢复健康。

所以病不是医生治好，是患者自己不生气治好的。

第三，科学家研究发现：人在安静中、心态快乐时，体内会产生一种物质叫“氨酸荷尔蒙”，它会修复人体病变细胞，细胞正常了，病也就消失了。现代科学家的伟大发现对治愈疑难疾病会有很大贡献。

下面介绍的两个中药打粉处方，是患者梁某10多年的慢性肝炎，久治不愈，几次要轻生，一位好心人献出的，梁某连服3个月治愈慢性肝炎。

今天把这两个连用处方写在此，供柴某治疗慢性肝炎使用，看到的人都可以使用，造福大众。

处方五

组成：青黛170克，血竭150克，沉香90克，犀角90克。

用法：研细粉，装瓶，每次温开水送服50克，每日2次，5日服完1剂。

功效：服到抗原转阴，再服下一处方。

处方六

组成:冬虫夏草90克,蜂尸170克,西洋参150,刺五加9克。

用法:研细粉,装瓶,每次温开水送服5克,每日2次,28~30日服完1剂。

功效:两方服用3个月,可去医院复查,慢性肝炎已告愈。

第三十三节 胆囊炎

处方一

组成:红姑娘虫18个。

用法:红姑娘虫扒去外皮,浸泡于蜂蜜中7日,晚饭后吃6粒,连吃3日,最后,把蜂蜜水喝掉。

功效:连服1~3日治愈,也有人1次治愈。

注意:红姑娘虫有毒,不可多吃,不可久吃。假如不刮外皮,只能吃1个,研末,黄酒送服。

近郊农民蒋某,患胆囊炎,不想在医院治疗,经人介绍特来求治。

处方二

组成:冬瓜籽15克,绿豆15克。

用法:水煎3次,分3次服,每日1剂。

功效:连服10日,胆囊炎告愈。

处方三

组成：玉米须30克，蒲公英15克，茵陈15克。

用法：水煎2次，分3次服，每日1剂。

功效：连服1个月，胆囊炎告愈。

处方四

组成：秋天收获的干黄豆皮（干豆荚）。

用法：煮水服用。

功效：治疗胆囊炎。

2019年10月，一位从农村来的患者，患有胆囊炎、胆结石、胆管炎、胆道息肉，久治不愈。现面黄肌瘦，家中经济困难，要求帮助他恢复健康。

给他两个治疗方法：

上午用右手近（10厘米）照胆区，大拇指指尖对胆区，左手远（30~40厘米）照下丹田。

下午右手远（30~40厘米）照胆区，左手近（10~15厘米）照下丹田。

说明：每次照10分钟，一天可以多次；每次照，心中默念3396815；近照、远照交换即可。

处方五

组成：薄荷冰8克。

用法：每日晚饭后1小时，温开水送服1克，服后半小时闭口不语，2小时内不喝水、不吃东西。

功效：治疗结石、息肉。只服8克，可以网购，买100克，自己用8克，其余可以分别送人，可以治疗各种结石。

第六章

内分泌代谢疾病

第一节　糖尿病

糖尿病是百病之母，是阴阳俱虚、缠绵难愈的病，治宜补充胰岛素，恢复胰腺分泌功能，改善微循环，恢复病变血管功能。

如何改善和恢复胰腺分泌功能呢？医院的治疗方法大多是每日补充胰岛素。

我们治疗糖尿病的方法是滋肾润肺，补胰降糖，激活胰岛细胞，增强胰岛分泌功能，调脂降脂，防止血管病变。

我常用“三草汤”治疗糖尿病，每取良效。因为“三草汤”中主要有翻白草，物美价廉，降糖有特效。

翻白草，人称“救荒草”，荒年时节，老百姓采来当饭吃。翻白草对人体血糖有双向调节功能，血糖高时，用翻白草可以让血糖降至正常，血糖低时，用翻白草可以使血糖升至正常，所以我们可以用它来治疗糖尿病。

另一味草药叫鬼针草，有双向调节血压的功效，是治疗高血压和低血压的特效药。鬼针草也是“救荒草”，荒年时节，老百姓采来当饭食用，血压高时它可以将血压降至正常，血压低时它可以将血压升至正常。

这两味中药，是治疗糖尿病的主药，再配上以下中药。

豨莶草：归肝、肾经。祛风湿，通经络，清热解毒。

绞股蓝：归肺、脾、肾经。清热，补虚，解毒，治白细胞减少症、高脂血症、病毒性肝炎和胃肠炎、气管炎。

天花粉：清热生津，润肺化痰，消肿排脓，治消渴多饮（即糖尿病）。

玄参：归肺、胃、肾经。清热凉血，滋阴降火，解毒散结。

麦冬：归肺、胃、心经。养阴生津，润肺清心。

黄芪：归肺、脾经。补益脾肺，固表止汗，利尿消肿，托毒敛疮。

黄精：归脾、肺、肾经。补气养阴，健脾润肺，益肾填精。

炙鸡内金：归脾、胃、膀胱经。健脾消食，化积石，涩精止遗，敛疮生肌。

枸杞子：归肝、肾经。滋肝补肾，益精明目，润肺。

蕤仁：归肝经。疏风散热，养肝明目。

淫羊藿：归肝、肾经。补肾壮阳，强筋骨，祛风除湿。

菟丝子：归肝、肾、脾经。补肾益精，养肝明目，固胎止泄，治消渴（即糖尿病）。

紫河车粉：归肺、肝、肾经。益气养血，补肾益精，补阴阳两虚，返本还元，补血补阴。

以上13味中药，加上前面说的翻白草和鬼针草，一共15味中药，治疗糖尿病，7日见效，1~3个月症状消失，连服6~8个月可以治愈糖尿病，确保人寿延年。

糖尿病的治疗处方，完整的介绍如下。

处方一　三草汤加味

组成：翻白草50克，鬼针草30克（血压较高者用至40克），豨莶草15克，绞股蓝15克（血脂较高者用至20克），天花粉15克，玄参30克，麦冬30克，黄芪15克，黄精15克，炙鸡内金15克，枸杞子15克，蕤仁15克，淫羊藿10克，菟丝子15克，紫河车粉3克（身体较虚者用至6克，分2次吞服）。

用法：水煎2次，分2次服，每日1剂。

功效：治疗老年2型糖尿病患者多例，均在7日见效，1~3个月症状消失，连服6~8个月治愈，对高血压和高血脂均有效。

上方针对糖尿病导致的视力减退，也有一定效果，但对脚部感染、破溃疼痛，须以下方进行泡洗治疗。

处方二

组成：桂枝、生附片各50克，紫丹参、忍冬藤、生黄芪各100克，乳香、没药各24克。

用法：加水5000毫升，煎沸后，文火煎20分钟，药液放木桶内降温，浸泡双脚30分钟，每日1次。1剂药煎泡5日。

功效：温阳益气，活血通络。主治糖尿病并发足部感染破溃，一般15~80日，治愈消痛。

一位七十多岁老人，患糖尿病多年，久治不愈，如今病情加重，已经出现眼和脚的并发症，又没有经济能力以系统治疗，所以十分痛苦。经人介绍，特来求治。

我安慰老人，只要自己想病好，病就会好。

处方三　青柠檬鸡汤

组成：青柠檬4个，家养鸡1只。

用法：将鸡去内脏、头尾，洗净，青柠檬切片，一同放入锅中，加水至没过鸡身。炖约3个小时，鸡熟透时放少许盐，患者可以吃鸡饮汤，可以分多日吃完。

功效：连吃2个月后，去医院检查，已正常，医生说不要再吃降糖药了，否则会使血糖过低。

往后十余年间，那位七十多岁的老人，糖尿病未曾复发，因为他仍偶尔炖吃青柠檬鸡。虽然青柠檬鸡的味道不太好吃，但是为了身体健康，他依然坚持。

注意：一定要选用青柠檬，其个头小，含天然胰岛素丰富；青柠檬鸡汤偏苦酸，但必须将肉与汤全吃掉；怕鸡油，可以除去鸡皮；不吃鸡的人可光用青柠檬4只，切片炖汤喝；有人怕天天吃鸡，蛋白质过多伤肾，可以1周吃1次。

处方四　翻白草汤

组成：翻白草80克，鬼针草30，金银花30克，天冬30克，党参30克，麦冬45克，熟地黄15克，茯苓15克。

用法：水煎2次，分2次服，每日1剂。

功效：连服3剂，诸症减轻，连服6~8个月治愈糖尿病。

注意：糖尿病如出现气喘、浮肿、口舌喉烂，此属危症，治宜清热解毒、凉血止血。

处方五

组成：猪胰1条，冬瓜皮50克。

用法：食材用水煮熟，加少许油盐，即可。

功效：治疗糖尿病。连吃20日，见良效。

处方六

组成：小米、核桃、枸杞子各适量。

用法：煮粥，每日当早餐食用。

功效：补脑，补肾，控制糖尿病发生发展。

因肺失宣降，三焦气闭，水湿停留，命门大衰，肾阳虚则水泛，治宜降肺气、开郁破滞、温阳利水。

处方七　翻白草汤加味

组成：翻白草80克，鬼针草30克，豨莶草15克，生黄芪30克，阿胶10克（烊服），葶苈子30克，茯苓30克，制附子10克，莲子10克，白术10克，陈皮10克，大腹皮15克，槟榔15克，青皮15克，猪苓15克，木通10克，牛膝15克，五加皮15克。

用法：水煎2次，分2次服，每日1剂。

功效：连服1~3个月，诸症好转，水肿消失。

一年初春，从千岛湖某个村庄来了一位男士，50岁左右，自诉有糖尿病、高血压、哮喘。四处寻医多年，均无良效，经人介绍，特地赶来，寻求经济实惠的治疗方法。

我给他开了如下处方。

处方八　平衡汤

组成：翻白草50克，鬼针草40克，豨莶草15克，白果肉10克，地骨皮10克，绞股蓝15克，干姜10克，仙鹤草30克。

用法：水煎2次，分2次服，每日1剂。

功效：连服6剂，诸症消失，继续服用，巩固疗效。

此方花钱不多，功效不凡。

远路而来找我看病的患者，多是重病。糖尿病后期，阴阳俱虚，缠绵难愈，须终身服药。治宜滋肾润肺，补胰降糖，激活胰岛细胞，增强胰腺分泌功能，调节脂质代谢，降低血脂，改善微循环。糖尿病被称为“百病之母”，它损伤肺、脾、肾三脏，表现为多饮、多尿、多食、体重下降，称为“三多一少”，血糖增高，尿糖增高，全身疲乏无力，四肢麻木，疼痛，精神差，视力下降，性功能障碍。

若是仅治标——降糖，不改变代谢，最终会并发酮症酸中毒。患者口渴，厌食，恶心，呕吐，呼吸加快，口有烂苹果气味。初期尿多，晚期尿少，尿闭，心跳加快，血压降低，四肢冷，嗜睡而渐入昏迷。

中医治本，激活胰岛细胞，转移多余血糖、尿糖，加速恢复胰腺功能。

治疗：

第一，劝患者多饮白开水，少量多次饮水，可以解毒和恢复脏腑功能。

第二，投降糖活胰汤治疗。

处方九　降糖活胰汤

组成：翻白草50克，鬼针草30克，豨莶草15克，天花粉15克，麦冬15克，玄参15克，黄芪30克，黄精20克，枸杞子15克，蕤仁15克，肉桂2克，糯米10克，桑白皮10克，山萸肉15克，丹参30克，桑寄生30克，雪莲10克，葫芦巴10克，山药30克，茯苓15克，玉竹10克，松茸20克，魔芋（先煎）15克，杜仲20克，生白术20克。

用法：水煎2次，分2次服，每日1剂。

功效：服药1日，消糖毒，防猝死；连服1个月，激活胰岛细胞，恢复胰岛功能；连服3~8个月，治愈糖尿病。

善后：上药研细粉，每日开水搅拌后吞服10克，1日3次，防止复发，永葆健康。

注意：决定在患者自己，相信，听话，照做，相信病好了，可以开心地每天唱歌，每天笑，病就真的好了。想开，放下，不计较，不生气，原谅别人，多帮助别人，就可以成为健康、快乐的长寿之人！

第二节 高脂血症

处方一

组成：枸杞子10克，何首乌15克，草决明15克，山楂15克，丹参20克。

用法：水煎2次，分2次服，每日1剂。

功效：连服28日，治愈。

处方二

组成：生姜15克，银杏叶15克，绞股蓝15克。

用法：沸水泡代茶饮，每日1剂。

功效：连服2个月治愈。

处方三

组成：山楂20克，红曲10克，决明子15克。

用法：沸水泡代茶饮。

功效：防血脂升高。

一天，来了一位50岁左右的干部，自诉患高脂血症多年，服用较多西药，未见疗效，问我能不能治疗。我说："只要您心情愉悦，适当地锻炼身体，适当休息，身体的自我调节功能就会恢复正常，加上中药帮你调理，就会有很好的功效。"

处方四

组成：枸杞子12克，何首乌18克，草决明18克，山楂18克，丹参20克，银杏叶15克，绞股蓝20克。

用法：水煎2次，分2次服，每日1剂。

功效：连服28~30日见效。

处方五　降脂汤

组成：绞股蓝15克，银杏叶15克，丹参20克，枸杞子10克，何首乌15克，草决明15克，山楂15克，泽泻15克，黄精15克。

用法：水煎2次，分3次服，每日1剂。

功效：连服1个月，血脂降至正常。

说明：这位患者，一直服用西药，总不得愈，因而心烦、胸闷、便秘、腹痛，长期以来，出现脑力、体力衰退，头痛、眩晕、消化不良、脉沉弦等症。经朋友介绍才来求中医治疗。

患者服上方1个月，到医院检查，血脂降至正常，身体诸症亦已消除，这才相信中医。

处方六

组成：葛根3克，地骨皮3克，丹参3克，山楂3克，牛蒡子3克。

用法：沸水冲泡，焖半小时，早饭后饮1杯，午睡后饮1杯，晚睡前饮1杯，每日3杯。

功效：治潮热盗汗、肺热咳嗽，降脂、降压、强心。

第三节　甲状腺功能亢进

处方一

组成：黄药子12克。

用法：3碗水煎成1碗水，每日服1次。连服3个月治愈。

处方二

组成：黄药子50克，白酒500毫升。

用法：黄药子泡酒3日，每日饮服50毫升。

功效：连服2个月，代谢降低，甲状腺功能正常。

现今社会，甲状腺功能亢进患者众多，病因除发育、感染因素之外，主要是精神因素，与不开心、生气、怨气有关，一个开心宽容的人，不易产生甲状腺疾病。

一天来了一位患者，是轻微的甲状腺功能亢进，要求简单治疗。

处方三　二陈汤加味

组成：清半夏15克，茯苓12克，陈皮10克，胆南星12克，昆布15克，海藻15克，白芥子3克，生甘草6克，党参10克，麦冬10克，五味子6克，玄参12克，远志10克，橘红10克，生牡蛎24克，鳖甲12克（先煎），柴胡5克。

用法：水煎2次，分2次服，每日1剂。

功效：1~3个月治疗痊愈。

第四节　甲状腺功能减退

处方

组成：太子参30克，麦冬10克，五味子6克，玄参15克，山慈菇10克，海藻15克，昆布15克，黄药子10克，柴胡10克，夏枯草18克，生牡蛎30克。

用法：大火煎开，文火煎30分钟，水煎2次，分2次服，每日1剂。

功效：连服3~6个月愈。

注意：忌高盐、酱油及寒凉食物。

说明：针灸和按揉也有效。

第五节　甲状腺炎

病系湿、痰、瘀所致，治宜清热解毒、活血化瘀、软坚散结。

处方　三海汤

组成：海藻15克，昆布15克，海浮石12克，金银花15克，连翘12克，蒲公英30克，紫花地丁15克，土贝母15克，金果榄10克，蚤休6克，三棱6克，莪术6克，没药6克，乳香6克，夏枯草10克。

用法：水煎2次，分2次服，每日1剂。

功效：连服6剂治愈。

第六节　减肥

处方

组成：干荷叶100克，干冬瓜皮200克。

用法：两味拌匀备用，每次取药50克，泡沸水500毫升，1日内分次喝完。

功效：连服可以减肥。

第七节　增肥

处方

组成：鸡蛋2只，西红柿汁1调羹，白糖适量。

用法：鸡蛋打入碗中，加入西红柿汁、白糖，用等量开水冲下，为半熟食，早晨空腹食，每日1次。

功效：连吃1个月，瘦人变胖了。

第七章

外科疾病

第一节　淋巴结疾病

头上石疽，就是肿胀而坚硬的毒疮、痈疽。

颈项左右瘰疮，是结核菌侵入淋巴结引起的疾病，在颈项部或腋窝出现硬块，溃烂后很难愈合。

处方一

组成：昆布45克，海藻45克，桔梗15克，连翘12克，广木香5克，白术16克，党参30克，陈皮6克，熟地黄6克，川芎6克，当归6克，川贝母6克，制香附6克，白芍6克，甘草3克，生姜3片，红枣2枚。

用法：水煎2次，分2次服，每日1剂。

功效：此方专治肿脖子及瘀滞气喘、头昏、眼目突出、心跳、全身冷、少食等症。

注意：14岁以下儿童药量减半。

尼姑庵中每年会有几次佛会活动，念佛人很多。有天在庵门口有一位讨饭的人，我见他身体消瘦，面色㿠白（因气血虚而发白），精神委顿，颈部两侧、颌下有杏核大小的淋巴结，估计其他部位也会有。我去找师父，把见到的事告诉了师父，师父到庵门口看了这位讨饭人，回去拿了两包药粉到庵门口交给他，并嘱咐说：“这药粉治疗颈淋巴结核很灵验的，你每次吃10克（约1汤勺），温开水送服，早、晚各服1次，这两包药粉吃完，你的淋巴结核病就治好了，记住，一定要按时吃药。”我师父早就告诉我这药的配方和制作方法，现在介绍给大家。

处方二　川贝牡蛎散

组成：炒川贝母13克，熟玄参13克，煅牡蛎13克。

用法：将上药研细粉，装瓶。每次吞服10克，温开水送服，早晚各服1次。

功效：治疗颈淋巴结核。连服2剂，可以治疗痊愈。

这位讨饭的患者，吃完师父给他的两包药粉，颈淋巴结核全消除了，故而来拜谢师父。

处方三

组成：田螺壳100克。

用法：将田螺壳炒黄，研粉末，用芝麻油调糊状，外敷患处，每日换药1次。

功效：连治7~10日治愈。

第二节 瘩背疮

来了一位农村大爷，背部患鸡蛋大的瘩背疮一个，周身发热、疼痛，医院治疗未愈，过来求治。

处方一

组成：秦艽18克，天花粉15克。

用法：研粉末，拌匀，装瓶，取药粉适量，牛乳调敷患处，每日换药2次，卫生纸盖护。

功效：连治一周痊愈。此方祛风湿、清湿热、止痹痛、消肿排脓，连治获愈。

处方二

组成：鲜马齿苋300克，寒水石（*石膏*）60克。

用法：一起捣烂，敷患处，每日换药1次。

功效：数日治愈。

第三节 反花恶疮，根生脓溃

患者生恶疮，腐肉翻出，深且溃脓，久治不愈，钱也所剩无几。患者说他是江西农村来杭州打工的，不幸得了这个恶疮，医院也治不好，经人介绍来治疗。

处方　柳叶汤

组成:自采柳树叶1500克。

用法:用水5000毫升煎熬柳树叶,至500毫升,每日用浓汤清洗、湿敷3次。

功效:药汤用完,恶疮治愈。

第四节　脚上鸡眼

某日来了一位农民工,要求治疗其脚上的鸡眼。

我说:“现在药店有鸡眼膏,买来贴,就能消掉。”

他说:“您有其他好的办法吗?”

我说:“有个民间治疗方法。”

方法:盐水泡脚20分钟,然后剪去鸡眼老皮;用带浆液的大葱白擦鸡眼及周围;擦完后,将新的葱白贴敷在鸡眼上,胶布固定,第2日重复。

功效:直至鸡眼脱落。

处方

组成:大麻子1粒。

用法:捣烂贴敷在鸡眼上,胶布固定。

功效:一般1次治愈。

第五节　烧烫伤

急救方法

1. 上身烫伤

① 自来水降温；

② 鸡蛋清涂患处，让它形成一层保护层，止痛迅速，加快康复。

2. 烧烫伤（皮肤不破）

用白糖加一点水，温敷创面，迅速止痛修复。

另外严重烧烫伤，可以看《中医特效处方集》第578页至583页，有很多治疗方法可以选用，如：

① 土豆烧20~25分钟，剥下土豆皮来贴敷伤口，每日1次，3~5日痊愈；

② 用自己的尿液浸泡冲洗一周余，治愈烫伤；

③ 猪毛烧灰拌鸡蛋清敷患处，每日1~2次，治Ⅰ~Ⅲ度烧伤特效。

处方一

组成：兔毛适量，冰片少许，菜油适量。

用法：兔毛在瓦片上焙干，研细末，加冰片，用菜油拌合，用鹅毛或鸭毛沾药油抹伤口上。

功效：连抹药数次，伤口痊愈，无伤痕。

处方二

组成：羊屎蛋7个。

用法：放火上烧干，研末，加香油调糊状，涂敷在患处，每日3次。

功效：能止疼痛，愈合伤口，不留伤疤，3日治愈。

处方四

组成：经过霜打的桑叶适量（约200克）。

用法：焙干研末，用菜油调匀，涂敷患处，每日3次。

功效：治疗火烫伤，连敷3日治愈。

处方五

组成：鸡蛋清适量（按伤口大小定量），白糖适量，米醋、蜂蜜各少许。

用法：将上述四味拌匀，敷在烫伤处。

功效：治疗烫伤。不会起泡，很快治愈。

第六节　毒蛇咬伤

我小的时候，师父带我去一个小山村给老农看病，老农的儿子特别慌张地从外面跑进来，说毒蛇咬了他的儿子，请师父赶快救救他儿子。

师父马上问："你家有老烟袋吗？"老农连说："有有有！"并拿来自己在抽的老烟袋。师父取下烟袋油，擦在患者伤口上，又取下一点烟袋油，加温水叫患儿喝下。

师父说："好了，没事了，蛇毒已经解除了。"

第七节　疮久不收口

处方

组成：人手足指甲、头发烧灰，鸡蛋黄熬油。

用法：以上两灰加蛋黄油调匀，抹患处。

功效：当日收口，严重者3日收口。

第八节　竹木刺肉内

处方一

组成：蝼蛄3只，大米饭适量。

用法：蝼蛄拌大米饭，共捣烂，敷患处。

功效：竹木自出。

处方二

组成：柞树尖，大米饭适量。

用法：柞树尖7个，与大米饭共捣烂，敷患处。

功效：竹木自出。

第九节　刀伤出血

处方一

组成：鸡毛适量。

用法：将鸡毛烧成灰，涂在患处，包好，固定。

功效：立即止血，不会感染。

处方二

组成：血竭5克，炒蒲黄20克。

用法：2味中药，研粉，装瓶。

功效：敷患处，即可止血。

处方三　止血3法

1. 头发烧灰，叫“血余炭”，吹入鼻孔止血。若有条件，可男用女发、女用男发。

2. 左鼻孔出血，吹一口气入右耳孔，立即止血；右鼻孔出血，吹一口气入左耳孔，立即止血。

3. 鼻子出血，中指互拉，也止血。

回忆起日本兵占领杭州时期，我师父长生和尚，曾救治一位重伤员，抬他来的人说他是被日本兵打伤又用刀刺伤的，命在旦夕。

师父用“武林外伤秘方”外敷伤口救治。

处方四　武林外伤秘方

组成：螃蟹骨9克，川羌活9克，红花15克，石菖蒲9克，七叶一枝花15克，白芷15克，三七粉30克，金狗脊黄毛24克，当归9克，升麻15克，冰片3克，川芎12克，防风15克，制乳香30克，龙骨9克，微炒马钱子9克，制没药24克，血竭15克，胆南星15克，土鳖虫2克。

用法：20味中药研细粉末，装瓶，加盖，用时，取药加老酒或口水（唾液）调敷。

功效：立即止血，5分钟刀口愈合；无创口者敷药后，消肿止痛。

师父又用“武林内伤秘方”内服治疗。

处方　救死回生罗汉丹

组成：制乳香12克，制没药12克，制川乌9克，制草乌9克，琥珀7克，红花12克，甘草10克，牡丹皮12克，杜仲10克，牛膝10克，当归10克，骨碎补9克，血竭10克，肉桂10克，土鳖虫10克，三七片4克，广木香12克，川羌活10克。

用法：十几味中药，用水和酒各半，浓煎3次，分3次服，每日1剂。

功效：救治7天，伤获痊愈。

伤员曾来拜谢过师父，所以还能回忆起来。

第十节　痈肿疮疡、疥癣久不愈

处方　拔毒散

组成：火麻仁15克，苦杏仁15克，松香30克，没药10克，乳香10克，小茴香10克，焦山楂10克。

用法：上药共研细粉，上敷患处，固定，每日换药1次。

功效：活血生肌，止痛杀虫，消肿拔毒，一般连治7日消肿治愈。

第十一节　血栓性静脉炎

处方一

组成：蝉蜕100克，煅龙骨50克。

用法：研成细末，用凡士林150克，调上药粉为膏状，涂患处，每日1次。

功效：治疗血栓性静脉炎。1~3个月治愈。

注意：用梅花针扣刺患处，用真空罐抽拔出恶血，隔日1次治疗。

处方二

组成：柴胡6克，白芍9克，珍珠母12克，首乌藤20克，苏梗9克，生麦芽12个，羌活12克，制乳香9克，制没药9克。

用法：水煎2次，分2次服，每日1剂。

功效：治疗静脉炎。连服1~3个月治愈。

注意：结合颈椎两侧压痛点按推，功效更好。

第十二节　静脉曲张

处方　温经通络汤

组成：全蝎6克，乌梢蛇16克，制草乌6克，桂枝10克，桃仁10克，红花10克，羌活12克，独活12克，秦艽12克，川芎12克，赤芍12克，当归15克，黄芪20克，制乳香15克，广木香15克，威灵仙15克，甘草6克。

用法：水煎2次，分2次服，每日1剂。

功效：连服1~3个月治愈。

注意：结合颈椎两侧压痛点按推，功效更好。

踮脚治静脉曲张，消除百病

踮脚（抬起脚跟，用脚尖站着）在于刺激肾经系统，诱发全身振荡，柔和地按摩五脏六腑，有效消除百病。

1. 踮脚是不伤膝关节的有氧运动。

① 踮脚时，小腿后部肌肉收缩，挤压出血量，相当于心脏脉搏排出的血量，使人的心率保持在每分钟150次左右，让血液供给心肌足够的氧气，有益心血管健康。

② 踮脚使四肢和头脑松弛，防止突然站立出现眼前发黑、头晕的毛病。

③ 踮脚锻炼了小腿肌肉和脚跟，促使静脉血回流心脏，每天坚持踮脚行走5~10分钟，每日2~3次就可以治疗静脉曲张。

④ 踮脚锻炼了膝盖和膝关节。

2. 每天踮脚的功效

① 抵抗抑郁症

抑郁症是阳气不能上达养脑，导致脑部气血循环不畅，浊阴蒙闭清窍，而出现抑郁。

踮脚可以刺激膀胱经，宣通阳气上升，血随气行，改善脑供血。

② 补充肾气

患者往往是肾气不足，导致畏寒、足跟痛、下肢浮肿。踮脚，就可以补充肾气。

③ 治腰痛

患者往往有风寒湿侵入膀胱经，导致气血运行不畅通，不通则痛，故踮脚（抬起脚跟，用脚尖站着）刺激膀胱经，可以治疗腰痛、颈痛、后头痛等。

④ 防止中风

中风是阳衰阴盛，脑出血之病。踮脚可以刺激脑部气血运行，引浮阳下行，从膀胱经、肾经下行于足底，预防中风的发生。

⑤ 治小便不畅

西医称为前列腺肥大增生或前列腺炎，中医称为膀胱气化不利，踮脚可以治疗前列腺病。

第十三节　流火、丹毒

流火是指患者下肢皮肤红肿、热痛，伴寒战、高热、头痛。

处方

组成：鲜丝瓜叶压汁，拌金黄散成糊状。

用法：将金黄散糊外涂患处，内服三妙丸中成药。

功效：有奇效。

说明：金黄散和三妙丸药店有售。

丹毒是多由湿热毒邪或受感染引起，突然皮肤鲜红成片，色如涂丹，迅速蔓延的急性炎症。

治疗：取四缝穴，在二、三、四、五指掌面，第二指关节横纹中，与脏腑经络、脾胃关系密切，点揉四缝穴可清热解毒、通调血脉，使热毒外泄，故治疗有佳效。

歌诀：

丹毒发病多迅速，皮肤鲜红热痛楚，

四缝点揉泻血毒，去菀陈莝病能除。

第十四节　伤口感染

久治不愈的伤口感染，皮肤溃疡，可用下方治愈。

处方

组成：蜂蜜适量，庆大霉素1~3支，按伤口面积定量。

用法：庆大霉素和蜂蜜合用直接涂敷患处，可以直接消炎。

功效：已有多人获愈。

第十五节　腱鞘炎

处方

组成：七厘散适量。

用法：用米醋调糊状，涂敷痛处，保鲜膜包裹，1日1换，直至不痛，之后再巩固几日。

功效：1周治愈。

第八章

皮肤科疾病

第一节　病理性白发

病理性白发、白眼睫毛、脱发，与特殊氨基酸和黑色素缺乏有关，属肾虚血瘀；与毛发缺少营养和代谢障碍性疾病及精神因素、遗传或内分泌失调有关。

中医认为，白发为精血不足或血瘀凝滞络脉所致，毛发为血之余，血盛则毛发自润，血衰则毛发枯，血热则毛发黄，血败则毛发白，血败就是血瘀，毛发荣枯，与人体精血充旺与否有切实关系，督脉阳气精盛，毛发面体光润而黑。故治宜活血化瘀、补养精血，使毛发由白变黑。

处方一　首乌桑椹汤

组成：当归20克，制首乌30克，桑椹30克，炒鸡内金30克，黄精30克，生黄芪15克，广地龙3克，土鳖虫3克，水蛭3克，僵蚕6克，地骨皮10克，茯苓30克，熟地黄10克，生地黄10克，石菖蒲3克，远志3克，牛膝6克，菟丝子10克，天麻3克，羌活3克，白芍6克，川芎6克，肉苁蓉15克，鹿角霜6克，合欢皮10克。

用法:水煎2次,分2次服,每日1剂。连服3个月为1个疗程。

善后:上药研细粉,每次10克(开水或蜂蜜水拌服),每日3次,连服3个月。

功效:治愈脱发、病理性白发、白眼睫毛。

处方二

组成:何首乌15克,生姜15克,土豆30克,黑豆40克。

用法:水煎取液,洗头发,每日1次。

功效:连洗3~7日,头发变黑,无毒副作用。

处方三

组成:何首乌150克,黑芝麻150克。

用法:一起炒干,研末,每次白糖水调服9克,每日1次。

功效:连服半个月,补肾健发。

注意:忌食蚕豆。

处方四

组成:何首乌100克,鸡蛋2个。

用法:加水至没过鸡蛋,煎煮,加少许白糖即可。

功效:白发变黑。吃蛋饮汤,连服半个月见效。

第二节　头皮屑多

处方

组成：侧柏叶50克。

用法：水煎取液，洗头皮，洗完不用清水冲。

功效：1次见效，多次治愈。

第三节　脱发

富阳来的一位男性患者，自诉头皮痒、头屑多，脱发严重，要求帮他治疗。

处方一

组成：桑白皮12克，百部6克。

用法：加水1000毫升，煎煮，待温时洗头，洗完不用清水冲洗。每日或隔日洗1次，每日1剂。

功效：去屑、止痒、杀虫，促进头皮血液循环，生发固发，不再脱发，连洗3次见效。

若是脱发奇痒严重，可用下方治愈。

处方二　祛瘀生发汤

组成：熟地黄10克，生地黄10克，党参10克，血余炭6克，胡桃仁6克，何首乌30克，巴戟天10克，菟丝子10克，杜仲10克，续断10克，鹿角胶珠10克（烊化冲服），小茴香3克，山药10克，肉苁蓉10克，当归12克，茯苓12克，枸杞子10克，女贞子10克，墨旱莲10克，白芍12克，川芎6克，白术10克，甘草3克，陈皮6克。

用法：水煎3次，分3次服，每日1剂。

功效：连服30剂，祛痒生发，恢复常人发型。

一位女士来看病，自诉自从生孩子至今，每日脱发严重，现头发稀少，影响美观，要求给予治疗。

这位女士产后睡眠不佳，精神紧张，故而引起肾虚、脱发严重，乃肝郁血虚所致，治宜补益肝肾、养发生发。

处方三

组成：枸杞子60克，核桃仁20个，黑豆250克。

用法：煮烂，晒干，装瓶，每次吃10克，每日早晚各1次，连吃7日。

外用处方

组成：核桃仁4个，香榧3个，侧柏叶50克。

用法：晚上用冷水浸泡，次日早上或白日用这个水来梳理头发，不要用清水。

功效：以上两个处方同时用，连用7日，不再脱发。

注意：若想用中药大方治疗，请看《中医特效处方集》第590页处方六“首乌生发汤”，或处方七“血瘀生发汤”。

处方四　通窍活血汤

组成：黄芪15克，石菖蒲9克，桃仁10克，红花10克，川芎6

克，赤芍3克，老葱白10克（切碎），鲜姜10克（切碎），当归10克，麝香0.15克（纱布包），黄酒250毫升。

用法：前9味水煎3次，药液加一起，加入黄酒和麝香，再煎6~7沸，分早、中、晚3次空腹温服，每日1剂。

功效：严重脱发者，3剂治愈。

引自：王清任《医林改错》，本方已经做了加味处理。

处方五

组成：桑叶100克。

用法：水煎取液，洗头皮，每日1次。

功效：连洗3日，治愈脱发。

处方六

组成：小葫芦1个（越小越好）。

用法：摘下带毛的小葫芦1个，每日搽脱发的部位。

功效：每日1个小葫芦搽患处，连搽10~15个（日）小葫芦，脱发处生新发。

处方七

组成：蛋黄1个，蜂蜜2汤匙，麻油1汤匙，适量开水。

用法：将麻油加热，把蛋黄、蜂蜜、麻油、开水拌匀，空腹服下，夜晚服也可以。

功效：每日1剂，连服10~15日生新发。

处方八

组成:桑白皮120克。

用法:水煎至极烂,去渣,汁水涂头上。

功效:脱发再生,又黑又亮,10日见效。

处方九

组成:墨旱莲30克。

用法:捣烂敷头上。

功效:每日1剂,连服10~15日,生新发。

处方十

组成:生麻油100毫升,桑叶50克。

用法:煮煎去渣,汁液涂洗患处头皮。

功效:连用10~15日,生新发。

第四节　头发增亮

处方

组成:啤酒40毫升,食醋20毫升。

用法:混合后涂洗头发,每日1次。

功效:连用15日,头发增亮。

第五节　青春痘

一天，来了三位女性患者，自述面部长了青春痘，要求治疗，我介绍了如下方法，让她们回去自己治疗。

处方一

组成：白萝卜适量。

用法：压汁。用白萝卜汁点涂患处，每日数次。

功效：3~7日消除青春痘。

注意：忌食油炸之品，多喝水。

处方二

组成：蒲公英100克。

用法：水煎服，每日1剂。

功效：连服半个月治愈。

处方三

组成：鲜黄瓜汁10毫升，白醋10毫升。

用法：上两味调匀，先热水洗面，涂上汁10~15分钟后，再温水洗去。

功效：连涂半个月治愈。

第六节 面部黄褐斑、蝴蝶斑、雀斑

这是一种色素障碍性皮肤病，与内分泌紊乱及精神因素有关。

处方一

组成：冬瓜汁10毫升，白醋10毫升。

用法：上两味调匀，涂于面部，每日3次，涂后10分钟洗去。

功效：连涂四五日，可治愈。

处方二

组成：杏仁15克，蛋清适量。

用法：杏仁研末，用鸡蛋清调匀，每晚睡前涂面部，次日早晨温水洗去，每日1次。

功效：连涂10~15日显效，再涂几日，治愈不复发。

处方三

组成：鲜西红柿1个，蜂蜜适量。

用法：西红柿汁与蜂蜜比例为5∶1，拌匀，涂抹面部，10~15分钟后洗去。

功效：连续涂抹10~15日，面部色斑黑色素分解消除，面色淡红光润。

从上海来了一位女性患者，自述面部有黑斑，经多家医院治疗，均未见效，要求帮她治疗，恢复青春。

我对她说："这个病跟你的心情有关系，与你身体的气血也有关系，是血弱不华所致。若是病不严重，单方一味可以治愈，否则要用大处方治疗。但是，关键还是在于你的心情，要开心，要平和，不要烦恼。"

处方四

组成：当归250克。

用法：浓煎1碗，抹涂患处，每日3~5次；二煎1小碗饮服，每日1剂。

功效：连吃半个月治愈。

说明：若病情严重，请用《中医特效处方集》第599页处方三治疗，必获良效。

一天，来了两位女性患者，要求治疗面部皱纹、黑斑。

我告诉她们：女人36~37岁之后，面部水分开始流失，故容易出现皱纹和黑斑。治疗方法如下。

处方五

组成：牛乳粉2勺，柠檬1个（榨汁），蜂蜜适量，鸡蛋白1个。

用法：上面4味，拌成糊状，冰箱储藏，睡前抹搽面部，同时轻轻按摩。

功效：防止老化，祛除皱纹、黑斑，7~10日见效。

第七节　老年斑

处方一

组成：葡萄干、陈醋各适量。

用法：将葡萄干泡在陈醋中，过夜，去陈醋，晒干葡萄干，装瓶，每日分次吃一大勺葡萄干。

功效：连吃1个月可消老年斑。

处方二

组成：芦荟、食盐各少许。

用法：两味拌匀，涂抹老年斑。

功效：几次涂抹，老年斑消失。

第八节　面部皱纹

一天，来了一位中年女性患者，自述面部皱纹多，影响美观，要求帮她清除皱纹。

我对她说："相由心生，你只要开心，不生气、不烦恼，皱纹就会减少。另一个方法是，每天早晚搓热双手掌，按摩你的脸，气功界叫干洗脸，就能够红光满面，精神焕发，皱纹展平，久葆青春。"

处方

组成：黄瓜，蛋清。

用法：将鲜黄瓜压汁，取2勺，加入1只鸡蛋的蛋清，搅匀。每晚睡前洗脸后，将黄瓜蛋清汁涂抹面部，次日早晨温水洗去。

功效：连涂15~30日，收紧皮肤，消除皱纹。

第九节　脸上黑痣

有一位女性患者，面部长了几个特别明显的黑痣，要求帮她消去。

我将学习来的一个方法告诉她。

处方一

组成：生石灰10克，白碱10克。

用法：上药用酒精调成糊状，先用一张厚纸或塑料纸膜，中间留洞套在黑痣处，防止药落在好的皮肉上（取药点涂在黑痣上）。

功效：一般只需半日，黑痣即掉。

处方二

组成：花生仁10克，酒精适量。

用法：将花生仁炒焦、研末，加酒精拌匀，涂在黑痣上，保鲜膜固定。每日晚上睡前涂，次日早晨洗去。

功效：小痣半个月、大痣1个月消除。

第十节　皮肤粗黑

一位女士来说：“我皮肤粗黑，用了许多化妆品，都没有效果，你们中医师有方法治疗吗？”

我对她说：“你心情要愉悦，不要烦恼，面色会改好，相由心生。再给你一个外用处方，一定会有帮助。”

处方

组成：白醋50毫升，甘油10毫升。

用法：白醋与甘油合在一起，拌匀，轻搽皮肤。每日早、中、晚3次。

功效：使皮肤湿润，减少黑色素。连用1个月后，皮肤变细嫩、白净、光滑、有弹性，充满美感。

第十一节　狐臭

处方一

组成：枯矾3克，樟脑1.5克，蛤粉1.5克。

用法：上药研末，外搽患处，早、晚各1次。

功效：连用1个月后，狐臭自消。

处方二

组成：白矾粉、细盐各10克。

用法：上二味混合，洗浴后，取矾盐粉，搽腋下。

功效：每日使用，直至痊愈。

处方三

组成：胡椒50粒，花椒50粒，冰片6克。

用法：胡椒、花椒研末，加入冰片6克，酒精调匀，取少许涂敷患处，胶布固定，每日换药1次。

功效：连用半个月治愈。

第十二节　皮肤瘙痒

处方一

组成：鲜韭菜500克，淘米水5000毫升。

用法：淘米水浸泡韭菜2个小时，再一起烧开，去韭菜，用水洗瘙痒处或洗澡。

功效：洗1次后见效，洗后不要用清水冲，每日1次，连洗3日不会再痒。

某日，来了一位先生，说他身上瘙痒，久治不愈，医生也查不出什么病因，要求治疗。

我告诉他要讲卫生、爱清洁，但也不要每天洗澡。

处方二

组成：荆芥15克，蜀羊泉（白英）10克。

用法：水煎取液，温洗全身。

注意：上两味若买不到，有一味就管用。

功效：每日1次，3日痊愈。

若买药不方便，也可到山上采香樟树叶，亦见效。

处方三

组成：香樟树叶、树枝适量。

用法：煎水洗澡，每日1剂。

功效：3日痊愈，不复发。

一位患者来看病，说是皮肤经常瘙痒，问能治疗吗？

我告诉他：经常皮肤瘙痒是身体疾病的正常反应，想要知道是什么病会引起瘙痒，请看《中医特效处方集》第107—108页各类瘙痒的介绍。下面再介绍一个新的解毒止痒的方法。

处方四

组成：绿豆100克，大枣20枚，猪油1勺，冰糖约6克。

用法：以上加水煮至绿豆开花，即可食用，每日1剂。

功效：养血、安神、和营卫、清热解毒、消瘙痒。

处方五

组成：艾叶25克，红花5克，花椒20粒，食盐2小勺，生姜1块切片，食醋100毫升。

用法：水煎取液泡脚，每次泡半小时。

功效：治疗脚部痛痒。

第十三节　神经性皮炎奇痒（含过敏性、季节性）

一位患者身上奇痒难耐，医院诊断为神经性皮炎，久治不愈，故来求治。

治疗神经性皮炎，方法很多。

处方一

组成：老豆腐200克。

用法：将豆腐炒焦，加芝麻油调匀，涂患处，每日3次。

功效：3~4日见效。

说明：因风湿蕴肤，经气不畅所致皮炎，好发于颈部、四肢、腰骶，为剧烈瘙痒之皮肤病，虽为风湿外侵，本为经气不通。痒是痛微，痛即不通，痒即不通有瘀，病久入络，故治宜活血通络、息风。

处方二

组成：大蒜头1个。

用法：去皮捣烂，取汁，涂抹患处，每日1次。

功效：连涂5日，多年的神经性皮炎治愈。

第十四节 阴部痒、肛门痒

一位女士说她阴部痒、肛门痒，要求治疗，我嘱咐她要注意个人卫生，并告诉她一个治疗方法。

处方一

组成：米醋500毫升，食盐5克。

用法：上两味合一起，加热后，洗患处，每日3次。

功效：1~3日治愈。

这位女士惊喜地说："这么简单啊？！不要用药吗？"

我说："全身瘙痒的病也有大的中药方，在《中医特效处方集》第600页上有，像这样局部的用个小方治疗就可以了。"

处方二

组成：蛇床子250克，白矾50克。

用法：水煎取液，每晚洗患处，每日1剂。

功效：益肾阳、燥湿杀虫，治疗皮肤湿痒、阴痒，洗1次止痒，洗4~6次痊愈。

处方三

组成：葱白连根1两，花椒10粒。

用法：煎汤1碗，洗阴部，每日2次。

功效：治疗妇女外阴痒，连续3日治愈。

第十五节　手湿气病、脚湿气病

处方一

组成：生大蒜头2个，米醋250毫升。

用法：大蒜去皮，泡米醋中3日，取出大蒜头搽患处，每日搽3次。

功效：消炎、杀菌，连搽7~10日，治愈手上、脚上湿气病。

处方二

组成：土豆片、土豆汁。

用法：用土豆片搽、贴，土豆汁涂患处。

功效：坚持3日，多能治愈。

处方三

组成：薏苡仁30克，红小豆30克，龙眼肉15克。

用法：煮粥食用，每日1剂。

功效：1~3剂，除湿又暖心。

说明：若湿气较重，可以加入茯苓30克及紫苏、白茅根各15克。

某患者，男性，农民，40岁左右，皮肤有红点、水泡、发痒，此为湿疹，也像汗疱症，病机为湿气过重。

建议他每晚睡前热水泡脚，发汗排毒。

处方四

组成：绿豆150克。

用法：炒焦，研粉，每次取粉加醋调敷在患处，每日2次，保鲜膜固定。

功效：连敷1周，治愈不发。

注意：忌食花椒、胡椒。

处方五

组成：生地黄15克，土牛膝15克，赤芍9克，牡丹皮9克，紫草9克，皂角刺9克，苍术9克，陈皮9克，钻地风（地枫皮）15克，白鲜皮12克，土茯苓30克。

用法：水煎2次，分2次服，每日1剂。

功效：有风湿瘙痒严重者，服药3~6剂治愈。

处方六

组成：生姜10~30克，酒精或高度白酒10~30毫升。

用法：生姜切成细末，泡白酒中1个小时，让姜汁与酒充分融合，再用棉签蘸药液涂抹患处，每日3~5次，睡前多涂。

功效：治疗手上透明小水泡，连涂3~5日治愈。

注意：不要挑破，挑破后会越长越多，此为湿毒过重，治宜祛湿毒。

说明：患者可以多吃红豆、薏苡仁、冬瓜、山药，以补脾胃、益肺生津、补肾涩精、清湿毒，热水泡脚发汗也可活血祛瘀除湿。

第十六节　扁平疣

一位女性患者来看病，要求治疗她的扁平疣。

处方一

组成：长条紫茄子的蒂把6~8个。

用法：用刀切下蒂把，放火上烤热，趁热挤出蒂把里的水，搽涂扁平疣。

功效：连搽6~8日治愈，不复发。

处方　消疣汤

组成：荆芥10克，生牡蛎30克（先煎），生甘草10克，蝉蜕8克，板蓝根30克，金银花30克，苍耳子15克。

用法：水煎3次，混合后，1/2温服，1/2外搽患处，每日1剂，6剂为1个疗程。

功效：治疗多例全部治愈，不复发。

第十七节　脚汗、脚臭

来了一位男性患者，自述平素很注意卫生，可自己的脚总是有脚汗、脚臭，问可有治疗方法。我告诉他下面这个处方。

处方一

组成：白萝卜（小）1个。

用法：切片，加水煎煮，取萝卜汤，温时洗脚，每次30分钟，每晚1次。

功效：连续半个月，治愈脚汗、脚臭。

处方二

组成：梧桐花（鲜）1把。

用法：水煎取液，洗脚，每日1剂。

功效：连洗3日，治愈脚气、脚汗。

处方三

组成：白矾15克。

用法：用1000毫升水烧热、融化白矾后，泡手脚，1次10分钟，泡后不冲洗，让手脚自然晾干，每日1次。

功效：连泡5日治愈。

第十八节　手脚粗糙开裂

一天，一位大学生带其父母来看病，表示父母在农村，辛苦了一辈子，供其上学念书，她以后一定要报答父母、孝敬父母、爱护父母。

孩子拉起她父母的手给我看，并说："如今我们农村已大变样了，土地承包给企业了，父母拿工资、管仓库，每年还分红，我要让父母像城里人一样，过上轻松快乐的日子，请王老师帮我把父母粗糙的手脚治疗一下，帮他们全身也检查一下。”

我高兴地说：“你是个孝顺的好孩子。”

我帮她父母做了全身检查，并无大碍，只是手脚粗糙，用下方治疗。

处方一

组成：生猪油100毫升，白糖3克。

用法：混合捣匀，洗完脸、脚后，搽手脚，每日3次。

功效：连搽7日治愈，再搽巩固不复发。

一位患者来问我：“脚干裂怎么治疗？”我告诉他：“民间有个治疗方法，可以治疗脚干裂。”

处方二

组成：食盐1000克。

用法：食盐加水3000毫升，烧开，待温时，洗脚。

功效：连续7日，治愈脚干裂。

第十九节　冻疮

冻疮未破，在民间有许多治疗方法。

处方一

组成：尖头辣椒15克，白酒250毫升。

用法：将辣椒泡在白酒中，3日后取酒液，涂抹患处，每日5次。

功效：连续涂抹10~15日，治愈冻疮，不易复发。

处方二

组成：陈旧棉花（越旧越好）适量，麻油适量。

用法：将旧棉花烧成灰，用麻油调成糊状，涂患处，每日3次。

功效：对于已破的冻疮，连涂10日治愈。

第二十节　荨麻疹、痱子

一位母亲带其儿子看病，表示她儿子总起荨麻疹和痱子，欲寻求简单的治疗方法。

我说："去医院看过吗？"

她说："去医院了，医生建议打激素，我们不敢打，经朋友介绍来找您。"

我告诉她下方，可以一试。

处方一

组成：鲜韭菜汁。

用法：用鲜韭菜汁涂抹患处，每日3次，不要用清水洗掉。

功效：连涂2~3日可以治愈。

有一位女士，全身风团，伴瘙痒，反复发作5年，久治不愈，来求治时，投下方20剂，治愈。

处方一案例中的母亲，要求把这个中药处方也开给她，若韭菜汁涂不好，可用中药治疗。

处方二　消风汤

组成：当归须30克，生地黄30克，乌梅10克，路路通10克，赤芍15克，白芍15克，广地龙10克，炙黄芪10克，全蝎2克，蜈蚣1条，僵蚕10克，蝉衣16克，乌梢蛇10克，苦参10克，大黄3克，何首乌10克，银花藤30克。

用法：水煎2次，分3次服，每日1剂。

功效：入血入皮肤，搜风逐风抗过敏，活血凉血，疏通经络，泻火解毒，渗湿止痒，入肝肾、养阴。治疗荨麻疹，止痒消团有特效，21剂为1个疗程。

第二十一节　打针结块

某男性患者，自诉在医院打针后，臀部结了硬块，总是不消除，要求治疗。

这类情况较常见，一时很难消除，可以用下面的方法。

处方

组成：土豆片0.5厘米厚。

用法：轻揉敷患处，外加热毛巾，或热水袋敷。土豆片，揉敷患处,每日2~3次,每次20分钟。

功效:连敷2~3日,肿块消除。

第二十二节　手足脱皮症

某日来了一位男性患者,自诉患有皮肤病,在某医院治疗一个月,开销不菲,但未见疗效,且路途奔波,很是恼怒。

我对他说:"别生气,生气对你身体不利,不要说医院,这病看是简单,治疗是比较难的。

"手足脱皮,叫'剥脱性角质松解症',又叫'汗疱症',是难治之症,不要怪医生。

"你看的是西医,西医是打针吃药,这病不是打针吃药能治疗的,告诉你一个治疗方法。"

处方一

组成:大蒜头1个。

用法:去皮捣烂如泥,涂敷患处,早晚各1次,每次15~20分钟,抹掉即可。

功效:连涂3~7日,完全治愈,不复发。

处方二

组成:维生素C注射液6~10支(看脱皮面大小定量)。

用法:药液涂患处,每日2次,双手搓,然后洗去。

功效：连涂3~6日治愈，100%有效。

第二十三节 牛皮癣、银屑病

对于比较严重的皮肤病，如严重的牛皮癣、银屑病等，可用下方治疗。

处方一 清热祛风解毒汤

组成：白鲜皮9克，苦楝皮9克，蛇床子10克，苦参9克，蜈蚣2条，黄柏12克，龙胆草6克，紫草9克。

用法：水煎2次，药液合一起，一半用来外洗患处，另一半分2次饮服，每日1剂药。

功效：连治3~7日，治愈牛皮癣。

注意：有胃病者，不用此方，或者配伍健脾胃药（炒鸡内金30克，炒白术15克，制乳香9克，制没药9克）。

处方二

组成：肉桂200克。

用法：研末，装瓶密封。取药末，加米醋调糊状，涂敷患处。2小时后，药干了，隔一日再涂敷。

功效：治疗牛皮癣、银屑病，1~3次治愈。

处方三

组成：柳树条。

用法：柳树条切成3寸左右的小段，放砂锅内加水煎汤，水变黑色，取药水（柳条水）来烫洗牛皮癣，每日5~6次。

功效：连洗3~7日痊愈，对其他皮肤病亦有效。

处方四

组成：9度的米醋1瓶。

用法：用棉球蘸醋，搽涂在牛皮癣上，每日3~4次。

功效：连涂5~7日，治愈牛皮癣。

处方五

组成：老蒜1头，白糖少许。

用法：去大蒜皮，捣烂，加少许白糖拌匀，包敷在牛皮癣上，每日1次。

功效：连治3~4日治愈牛皮癣。

边远地区的人或野外的战士等取材不便的人患上牛皮癣，也可以治好。

处方六

组成：自己的尿。

用法：用新鲜的尿液冲洗牛皮癣，每次尿，每次冲洗。

功效：我小时候是讨饭的，身上有疮痒，就用尿液治疗，不花钱，效果快又好。有人用尿冲洗牛皮癣，洗后不用清水冲洗。3~7日治愈了。

处方七

组成：仙人掌适量。

用法：将仙人掌去刺、去皮，贴敷患处，每日1次。

功效：连治半个月，治愈牛皮癣。

处方八

组成：杉树汁或榆树汁。

用法：用刀砍下树枝，切小段为500~1000克。煎汤水，洗牛皮癣，每日3~4次。

功效：连洗7日，治愈牛皮癣。

说明：许多人主张在根上部10厘米处砍一两刀，取树的汁水涂患处。但是有的树流不出水，人就多砍、重砍，把树伤害了。所以还是砍下树枝切段煎汤为宜，对树没有伤害。

第二十四节　荨麻疹

处方一　苏叶汤

组成：苏叶15克，甘草10克，炒白芍12克，牡丹皮10克，生地黄10克，浮萍10克，杏仁10克，大枣4个，生姜6克，荆芥6克，防风6克。

用法：水煎2次，分2次服，每日1剂。

功效：连服治愈。

某天从绍兴市来了一位青年，因去游泳池洗澡，回来时荨麻疹复发，全身奇痒难忍。

处方二　永安汤加味

组成：苍术25克，麻黄10克，白芷10克，蝉蜕10克，薄荷6克，独活15克，赤芍15克，天麻15克，桃仁15克，甘草15克，荆芥穗15克，当归尾12克，僵蚕15克，红花10克，蛇床子20克，白鲜皮30克，地肤子30克。

用法：水煎2次，分2次服，每日1剂。服药后，饮热粥发汗。须避风。

另配：杉树枝1000克。

用法：水煎汤，洗全身，每晚1次，连洗1周。

功效：内服加外洗，1周治愈。

第二十五节　手足头面赤肿、触痛

处方

组成：牛蒡子根15克。

用法：研细末，酒煎成膏状，摊在纸上，贴肿处；取3~6克药末，热酒送服。

功效:肿消痛减,连服3日愈。

第二十六节　灰指甲和脚气

处方一

组成:土槿皮10克,青木香10克,苍耳子10克,米醋500毫升。

用法:前3味药浸泡米醋中1周后,用药液涂抹患处,每日2次。先将灰指甲锉去表层,然后涂药液。半小时左右,如痛感明显,可洗去,每日1次。

功效:连治3个月治愈。

注意:出现过敏、溃疡、不适者,立即洗去。若病严重,可配内服方祛风丸治疗。

内服处方　祛风丸

组成:熟地黄、生地黄各120克,白蒺藜、川牛膝各90克,知母、黄柏、枸杞子各60克,菟丝子、独活各30克,土茯苓、白鲜皮、当归各20克。

用法:研细粉末,以蜂蜜制丸,每次吞服10克,每日3次。

功效:连服3个月,严重灰指甲和脚气均可治愈。

处方二

组成:一缕头发。

用法：头发化灰，敷患脚上，包好，次日洗掉。

功效：连敷2次治愈。

处方三

组成：牛粪。

用法：把脚放进牛粪堆里，覆盖半小时。

功效：脚气1次治好。

第二十七节 鹅掌风

处方一

组成：金银花30克，连翘10克，白芷10克，甘草10克，柴胡6克，白术10克，当归10克，地骨皮10克，川芎6克，防风6克，苦参6克，赤芍6克，炙透骨草2克，地肤子10克，苍术6克，黄柏6克，硼砂6克，白鲜皮6克。

用法：共研细末，香油调搽。

功效：连搽10日治愈。

处方二

组成：米醋500毫升，大蒜1头（去皮）。

用法：将500毫升醋熬至250毫升，将大蒜泡入醋中2日后，将患手泡入药醋中，每次泡10分钟，泡后可以清水冲手，每日2次。

功效：连泡7日治愈。

第二十八节　脂溢性皮炎

处方一

组成：洗发液200毫升，香附20克，侧柏叶20克。

用法：将香附和侧柏叶碾成颗粒，倒入洗发液中，充分摇晃5分钟后，静置24小时，用来洗头。

功效：可以治愈头部脂溢性皮炎。

处方二

组成：鲜生姜片。

用法：反复搽患处，每日2~3次。

功效：1~3日痊愈。

第二十九节　白癜风

处方一

组成：墨旱莲90克，白芷60克，苍术24克，苦参30克，紫丹参30克，七叶一枝花30克，紫草45克，刺蒺藜60克，沙蒺藜60克，何首乌60克。

用法：上药研细末，封藏，每次温开水送服6克，每日3次。

功效：连服2~3个月治愈白癜风。此方已有多人治愈。

处方二

组成：乌梅30~50克，95%酒精100毫升，二甲亚矾5毫升。

用法：将乌梅泡在95%的酒精中，连泡2周后，过滤，再加入二甲亚矾5毫升。用这个药水用力搽患处5分钟，每日3次。

功效：此方连用，直至治愈。

处方三

组成：青核桃皮适量，香油。

用法：将青核桃皮烘干、研末，用香油调和，每日3次，涂抹患处。

功效：连治半个月，治愈除根。

第三十节　手掌偏红

处方

组成：菊花6克，大米30克。

用法：同煮粥做法，每日服用1次，连吃3日。

功效：清热泻火、降压，除手臂偏红。

第三十一节　疮、疔、疖

处方一

组成：土豆适量。

用法：将土豆捣烂，敷患处，涂上土豆糊，可用纱布包扎固定，每日1次。

功效：连敷5日，治愈疮、疔、疖。

处方二

组成：牛皮胶1块。

用法：开水泡软，贴患处。

功效：治疗膝盖内外生疮。可令疮自愈。

第三十二节　鸡眼、瘊子

处方一

组成：清凉油1盒，香烟1支。

用法：先将患处老皮除去，再涂上清凉油，将香烟点着，熏烤至疼痛时，再稍坚持一会，拿掉烟火，每日2次。

功效：连治5日，鸡眼、瘊子脱落不复发。

处方二

组成：蓖麻子1粒。

用法：捣烂，敷在患处，胶布固定。

功效：1次治疗，自行脱落治愈。

第三十三节　蚊虫咬伤（红肿痒）

处方

用法：大蒜、生姜、醋、牙膏、盐水、香烟灰。

用法：以上调匀，涂在患处。

功效：即刻止痒、解毒、消肿。

第三十四节　多毛（含汗毛、胡须多）

处方一

组成：旧电池粉1份，碱粉1份，医用酒精适量。

用法：电池粉加碱粉，用酒精调匀，用这个药涂多毛处，过5分钟洗去，每日治疗1次。

功效：5~7日，多毛自动脱落，以后不会再生。

说明：此方治疗，无过敏刺激，无副作用。

处方二

组成：第二春亮肤霜1支。

用法：涂患处。

功效：迅速脱毛。

第三十五节　带状疱疹、体毒症

处方一

组成：白花蛇舌草30克，七叶一枝花10克，马齿苋10克，半枝莲15克，薏苡仁15克，蒲公英10克，皂角刺10克，红花6克，忍冬藤15克，鸡血藤15克，甘草10克。

用法：水煎2次，分2次服，每日1剂。

功效：连服3日治愈，最多15日治愈。亦治牛皮癣、鱼鳞病、白癜风、神经性皮炎、湿疹、荨麻疹。

注意：脾胃虚寒者，加炒鸡内金30克，炒白术15克，炒麦芽15克、炒谷芽15克。

处方二

组成：九度米醋，薄荷冰。

用法：醋与薄荷冰比例为98:2，拌匀，用棉签蘸药液，直接涂在疱疹上，每日1次。

功效：10日脱落，后期每周再涂1次巩固，愈后不留痕迹。

注意：忌涂在健康皮肤上。

处方三

组成：蒲公英鲜品30克、干品16克。

用法：鲜品捣烂，加一点面粉，拌匀，外敷患处，每日1次；干品沸水泡后，代茶饮，每日1剂。

功效：外敷伴内服3~5日，治愈。

第三十六节　褥疮

处方

组成：京万红软膏1支，速效救心丸10粒。

用法：将救心丸研末，与京万红软膏调匀，涂在消毒纱布上。将创面清洁，再敷上配好的药膏纱布，每日1次。

功效：轻症5~7日痊愈，重症20日左右痊愈。

第三十七节　疥疮、老烂腿

在旧社会，街上常能看到老烂腿脚的人，我师父长生和尚就叫我把治疗方法告诉他们，让他们自己把烂腿脚病治好。

处方

组成：豆腐渣适量，按创面大小定量。

用法：将豆腐渣炒热，外敷于创面，纱布包裹固定，每日1次。

功效：3~7日可以收口，治愈烂腿脚。

第三十八节　皮肤干燥综合征

处方

组成：白及5克，珍珠粉1克，杏仁露240毫升，牛奶100毫升，开塞露1小支。

用法：上味调匀，装瓶。洗面、洗身后，涂擦皮肤即可。

第九章

骨伤科疾病

第一节　骨折（含陈旧性骨折）

一天，送来一位全身多处骨折的患者，当时病势很重，医院已做处理，但未痊愈。患者原有股骨头坏死及陈旧性骨折，这次又在楼道上跌落，造成多处骨折。

患者家属和亲朋把患者送来，要求我治疗。

我说："我的愿望是希望把他治好，到底能否治好，要看他的命运，不要把希望寄托在医生身上，要寄托在患者身上，患者要忏悔、认错、改过、发大愿。病好后，要做个善人，去帮助苦难的众生，要保证孝敬长辈、爱护平辈、教养小辈，保证不再怨恨、生气，保证每天忏悔自己的过错，原谅别人过错，保证每天默念五句话：对不起，我错了，请原谅，谢谢你，我爱你。他的骨折一定会好，相信、听话、照做！能吗？"

患者说："能！"

处方一　接骨神方加味

组成：土鳖虫10克，自然铜10克，煅龙骨15克，制乳香10克，制没药10克，麝香1克，七叶莲15克，大驳骨30克，水蛭9克，五加皮10克，血竭3克，虎杖15克，续断15克，陈皮9克，红花9克，三七10克，杜仲20克，黄芪30克，洋金花0.6克，钻地风9克，党参30克，炒鸡内金15克，炒白术15克，干姜10克。

用法：麝香1克，分2次吞服，连服5日。其余23味中药，水煎3次，分3次温服，每日1剂，连服5日。5日后，上药研末，装瓶。每次吞服10克，每日3次，直至诸症消。

功效：5日后，骨折已完好。善后巩固治疗，研粉吞服1~3个月，治愈股骨头坏死。

我自幼爱爬山，师父带我去了“十里琅珰”，那里一路山景极美，好似仙境一般。

突然，前面路上数人停留，说有人滚下山了，几个年轻人把那个人从山下背了上来，说他贪玩才滚下去的。

我师父上前检查，患者不能站立，应是大腿骨折，师父叫我开接骨神方给患者。

师父找来杉树枝，把骨折处固定，包扎好，拿了我抄的处方，交给患者。

处方二　接骨神方

组成：土鳖虫10克，自然铜10克，煅龙骨15克，制乳香10克，制没药10克，麝香1克，七叶莲15克，大驳骨30克，水蛭9克，五加皮10克，血竭3克，虎杖15克，续断15克。

用法：上药粉，每次服10克，每日3次。严重者，上药去麝香，加水煎汤2次，分2~3次服，每日1剂。

加减：脾胃虚寒者，加炒鸡内金15克、炒白术12克、干姜10克。气虚者，加党参30克、黄芪30克。

功效：7~30日痊愈。

一天，送来一位因高空作业不慎跌落地上，腿部两处骨折的患者，医院已给包扎处理，家属送来要求接骨治疗。

处方三　续骨神丹

组成：当归60克，大黄15克，生地黄30克，败龟甲30克（打粉末），牡丹皮9克，续断9克，牛膝6克，乳香末6克，没药末6克，桃仁30个，羊踯躅3克（闹羊花），红花6克，白芍30克。

用法：水煎2次，分2次服，每日1剂。

功效：服2剂，瘀血散，新血长，骨即长合，去大黄，继服2剂。

善后：可服4剂，痊愈。休养1个月，可恢复日常活动。

膝关节撕脱性骨折，伴积液。

处方四

组成：生白芷250克（研末）。

用法：每次吞服6克，每日2~3次；粉末敷患处，纱布固定，每日换药1~2次，内服、外敷配合。

说明：亦可以用自己的尿液来冲洗膝盖和饮服自己新鲜的中段尿液，每次多半杯，每日3次，半月至1个月治愈。

处方五

组成：土鳖虫10克，自然铜10克，煅龙骨10克，制乳香10克，制没药10克，制川乌6克，制草乌6克，麝香1克，七叶莲15克，大驳骨30克，水蛭3克。

用法：研末，每次温酒送服3~5克，每日3次。

功效：10~15日治愈。

说明：处方四和尿疗选一个方法即可，但处方五必须服用，即可治愈。

第二节　手足腿抽筋、麻木

处方一

组成：制川乌30克，制草乌30克，细辛30克，麻黄30克，天麻45克，广丹25克。

用法：共研细末，每次用好酒和生姜水送服3克，每日3次。

功效：治疗手足抽筋、麻木，连服1~3个月见效。

引自：王世桥老师传方。

处方二

组成：春分当天，取柏树上的花。

用法：共研细末，每次温开水送服6克，每日2次。

功效：治疗手足抽筋、麻木。

说明：此方由李甲窑老师传授。

处方三

组成：当归6克，白术6克，茯苓6克，钩藤6克，生甘草6克，白芍6克，牡丹皮5克，麦冬6克，生地黄5克，川芎5克，五味子3克，木耳2克。

用法：先煮木耳，用木耳水煎药（木耳可以先吃掉），每日1剂。

功效：治疗手足抽筋、麻木，服药后，出汗病立愈。

处方四

组成：白芍30克，熟地黄30克，山药15克，茯苓10克，丹参10克，荆芥10克，当归15克，吴茱萸15克，柴胡3克，泽泻3克。

用法：水煎2次，分2次服，每日1剂。

功效：治疗左手麻木。左手麻木为肾水不足，肝失养，连服10剂可以治愈。

处方五

组成：白术30克，黄芪30克，人参15克，茯苓15克，半夏10克，甘草3克，香附3克，陈皮3克。

用法：水煎2次，分2次服，每日1剂。

功效：治疗右手麻木。右手麻木一般由气虚寒凉引起，连服10剂可以治愈。

处方六

做法：按推上背部膀胱经。

功效：立即消除小腿抽筋。

处方七

组成：桑椹30克。

用法：水煎汤，每日饮服2次，每日1剂。

功效：连服5日治疗腿抽筋。

处方八

做法：左脚麻者，上举右手，坚持10秒钟以上放下，反复3~4次；右脚麻者，上举左手，坚持10秒钟以上放下，反复3~4次。

功效：脚麻消除。

处方九

做法：用木棍或铅笔等木制品，夹手指间、脚趾间。

功效：麻木立即消除。

处方十

组成：老丝瓜筋30克。

用法：水煎2次，分2次服，每日1剂。

功效：治疗手足麻木，连服1周治愈，特效。

某天来了两位患者，一位自诉手部酸麻，另一位自诉脚部酸麻，均要求治疗。

我开出同一个处方给他们，只是服药时间要求不同。

处方十一

组成：高丽参5片（约5克），甘草5片（约5克），龙眼肉20粒。

用法：上药用一碗沸水冲泡，加盖，待温时，出味即饮服。手部酸麻者，规定下午2点钟服用，每日1次；脚部酸麻者，规定下午5点服用，每日1次。

功效：连服5日，酸麻消失。

处方十二

组成：花椒30克，透骨草30克，红花10克，食盐50克，白酒200毫升。

用法：上味加水400毫升，煮沸10分钟，待温时泡洗手、脚，每次20分钟，每日2~3次。每日1剂。泡完手，两手心向前，手指张开左右摇摆100下。

功效：治疗手抖、脚抖。坚持泡洗和运动，1个月治愈。

第三节　手足筋伤，久治不愈

有一位患者，自诉手足筋伤日久，久治不愈。表示是在工地干活时受的伤，平日又不敢休息，所以病情日益加重。

内服处方

组成：生地黄6克，小驳骨30克，红花6克，木香6克，制乳香12克，制没药12克。

用法：米酒3碗煎上药至1碗，温时1次服下，每日1剂。

功效：连服4~6日治愈。

注意：米酒煎汤，已无酒精，所以不会醉人，孕妇和月经期女性禁服。

外敷处方

组成：老姜10克，面粉10克，红糖10克，米酒适量。

用法：上味捣烂，加米酒拌匀成糊状，贴患处，干后换药。

功效：内服加外敷，3日痛消，病告愈。

第四节　腰腿膝疼痛

膝盖痛保健操

双手叉腰：

1. 脚趾抓地50~100下；

2. 踮脚尖50~100下；

3. 上勾脚尖50~100下；

4. 踮脚（抬起脚跟，用脚尖站）50~100下。

功效：降血糖，保心脏，健膝盖。

一天,来了一位老年患者,腰痛多年,经医院治疗,效果不佳,日益加重,现行走困难,要求治疗。

处方一　新罗汉丹汤

组成:黄芪15克,黄精10克,制乳香12克,制没药12克,制川乌6克,制草乌6克,琥珀7克,天花粉10克,红花12克,甘草10克,牡丹皮12克,杜仲10克,牛膝20克,续断20克,当归10克,骨碎补10克,血竭3克,肉桂5克,土鳖虫10克,三七片4克,广木香12克,川羌活10克,炒鸡内金15克,炒白术10克。

用法:重症者,水煎2次,分2次服,每日1剂。

功效:连服3剂,痛减轻,连服1个月,可以走路自如。

善后:上药研末,每次取10克加热水拌糊后吃,每日3次,连服3个月,获愈。

某年夏天来了一位患者,腰膝疼痛,伴阳痿、早泄、体弱,其表示经济不富裕,希望用省钱的方法治疗。

处方二　泥鳅汤

组成:泥鳅500克,豆腐250克。

用法:上味加水1000毫升,煮熟,吃肉饮汤,每日1剂。

功效:连吃10~30日治愈。

患者看了处方,又要求开一个中药处方。

处方三

组成:炒补骨脂15克,菟丝子15克,淫羊藿15克,枸杞子15

克，金樱子15克，制乳香6克，制没药6克，沉香6克，核桃仁6克（可以单吃），阳起石20克，锁阳15克，鹿角霜15克，韭菜籽30克，五灵脂15克，牛膝15克，金毛狗脊15克，鸡血藤30克。

用法：水煎3次，分3次服，每日1剂。

功效：10~30日治愈上述疼痛和阳痿。

处方四

组成：丝瓜籽250克。

用法：炒黄，研末，每次白酒送服3克，每日2次。

功效：治疗肾虚证腰痛，含妇女产后腰痛。

一位患者在工地干活时，出现劳伤腰痛，要求治疗。

我帮他在后背做原始点按推，再将干姜粉加热水调糊状，在下背部和腰部温敷，嘱他次日早晨洗掉。

功效：3日治愈。

处方五

组成：艾叶50克，蟹壳50克（炒黄），白酒500毫升。

用法：艾叶、蟹壳泡白酒，3日后，酒涂患处，每日2~3次。

内服处方

组成：韭菜250克，米醋适量。

用法：水煎韭菜，不加油盐，加醋适量，直接饮服，每日1剂。

功效：3~7日治愈。

处方六

组成：桑寄生15克，独活15克，肉桂15克，杜仲15克，制附子15克，川牛膝15克，炒白术10克，补骨脂15克，炒鸡内金20克，甘草10克。

用法：水煎2次，分2次服，每日1剂。

功效：腰痛轻症连服3剂愈，重症1~3个月愈。

处方七

组成：骨碎补10克，补骨脂10克，藏红花1克，血竭3克，土鳖虫10克，巴戟天10克，威灵仙15克，独活10克。

用法：水煎2次，分2次服，每日1剂。

功效：治疗腰腿疼痛。连服1周治愈。

一位患者自诉腰痛，干不了活，要求帮他消除腰痛。

处方八

组成：金毛狗脊30克，牛膝30克，杜仲30克，高丽参须30克，桑寄生30克，猪尾1条（可以不用）。

用法：水5碗煎成1碗，2煎2服，每日1剂。

功效：治疗腰痛。连服3剂痊愈。

处方九

组成：有刺的蓖麻子30个，杏仁30个，松香60克。

用法：3药共用水调成糊状，敷在患处，外用棉套包住。

功效：治疗腿痛，见出汗，药掉下来，即病愈。

处方十

组成：海风藤100克，追地风100克，高度白酒浸泡。

用法：浸泡7日后饮服，每晚饮服30毫升。

功效：治疗风湿性腿痛，坚持饮服，即可治愈。

处方十一

组成：生山茱萸100克。

用法：水煎2次，早晚各服1次，每日1剂。

功效：治疗腰腿痛，连服20~30日痛消病愈。

处方十二

组成：五加皮30克，海桐皮30克，木瓜30克，透骨草30克，伸筋草30克，桂枝30克，三棱30克。

用法：水煎取液，泡脚，每晚1次。

功效：治疗膝痛。

处方十三

组成：干姜粉适量。

用法：用温热水调干姜粉，薄薄地敷在膝盖疼痛处，塑料膜固定，每次不少于12小时，次日早晨洗脸时洗掉，每日1次。

功效：治疗膝关节冷痛，3~7日治愈。

第五节　腿脚无力

一位患者问我：双脚无力，能否治好。

处方一

组成：鹿脚筋30克（水泡1日），杜仲15克，牛膝30克，巴戟天15克，肉苁蓉15克，田三七9克，猪尾1条（可以不用），党参15克，龙眼肉10克，红枣10枚。

用法：水煎4个小时，分2次服用，每日1剂。

功效：1~3剂痊愈。

有天来了一位劳伤腰痛的农民工，经治疗痊愈。第三天他带来一位工友，表示没有力气干活，要求帮他治疗。

我是从旧社会那个苦难岁月中过来的人，在当时干不动活儿，又看不起病的劳动人民有很多，现在这种情况较少见。

这位农民工是过劳导致的，所以问题不大，吃一点药，第二天就能恢复正常。

处方二

组成：鬼针草150克，大红枣7粒。

用法：水煎2次，分2次服，每日1剂。

功效：服药1剂，次日恢复正常，可以正常工作。

善后：再连服3日，防止复发。

第六节　关节炎

在边远地区，可以用当地的材料治疗。

处方一

组成：野线麻叶150~200克。

用法：捣碎，包住关节，可以多包些，3日换1次药。

功效：治疗3~6次，关节痛消失。

一位老农，70岁，患肩关节炎多年，伴头痛多年，问我能治疗否？

处方二

组成：生姜50克，芋头100克。

用法：上二味去皮捣烂如泥，装布袋，敷患处，上午、下午、晚上都可以贴敷。

功效：治疗肩关节炎，半个月至1个月痊愈。

久治不愈的头痛，用下方治疗。

处方

组成：炒白芷9克，炒川芎9克，炙甘草9克，制川乌9克，制草乌9克，青黛10克，薄荷6克。

用法：上方配6剂药，共研末，装瓶，每次饭后吞服5克，每日2~3次，重症3次，轻症2次。

功效：白芷祛风，止痛；川芎上行头角，助元阳之气，止头痛；甘草健脾解毒；青黛清热解毒，清肝泻火；川乌、草乌祛风散寒，除湿通络，温经止痛，走表走里入肾而引火归元；薄荷疏散风热，清利头目，利咽，疏肝，解郁。上药炒炙而用，奥妙无穷，可谓“消除头痛第一方”。6剂服完，头痛消。

第七节　骨质增生（骨刺）

有位患者，骨质增生，伴骨刺多年，有家族遗传史，曾在医院打针等治疗，病情日渐加重，故来求治。

建议：每日练蹲功，双手扶住固定物，身体慢慢蹲下，再慢慢站起身，再蹲下，如此练习，以不累为度，每日3~4次。

护膝操：

1. 双手抬起，自然落下，轻拍膝盖50~100下；

2. 双掌顺、逆时针方向揉双膝；

3. 双手十指抓膝盖，可以消水肿；

4. 双手抱起一条大腿，让腿凌空自然摆动，让膝盖无压力自由运动；

5. 站起来，双手叉腰，双腿做半蹲，累了站起来休息一会儿，再半蹲。半蹲可让膝盖内产生浆液，活动时就不会再有膝关节磨动的响声。

这个护膝操，随时可做。

处方一　健膝汤

组成：鸡血藤30克，鹿含草20克，伸筋草20克，透骨草20克，威灵仙20克，老鹳草20克，川牛膝20克，木瓜15克，骨碎补12克，路路通10克，制川乌6克，制天南星6克，制草乌6克，制乳香9克，制没药9克，桂枝9克，丹参30克，炮山甲9克，全蝎6克，蜈蚣1条，鬼箭羽15克，五加皮10克，狗脊20克，桑枝20克，炒鸡内金20克，炒白术15克。

用法：水煎2次，分2次服，每日1剂。

功效：连服1~3个月，可以见大效或治愈。

处方二

组成：干艾叶250克，米醋100毫升，白酒100毫升，纱布1块。

用法一：将米醋和白酒拌干艾叶后，用纱布包好，外加热水袋，即可温敷患处，每日早晚2次治疗。

说明：艾叶可以反复使用3~5次，但每次用艾叶，都要重新拌入米醋和白酒。

功效：10年的颈椎病，连敷一个半月，得到治愈，活动自如。

用法二：将艾叶加水煎汤，然后加入米醋和白酒，用毛巾浸入药汤中，绞干，温敷患处，毛巾凉了，再浸入热的药汤中，绞干，再温敷患处，连敷数次，每日早晚2次治疗。

功效：颈椎、腰椎增生疼痛，一个半月治愈。

处方三

组成：生棉花籽10克，小黑豆5克，食醋适量。

用法：前2味边炒边加食醋，炒熟装布袋，晚上贴敷患处，外加暖宝宝加温，第二天早晨拿掉。

功效：治疗各种骨刺，亦适用于风湿和腰椎间盘突出。

处方四

组成：干皂角适量。

用法：捣粉末，加陈醋拌糊状，贴敷患处，固定后，外加热敷。

功效：治疗各种骨刺。连敷治愈。

第八节　足跟痛

患者何某，30岁，足跟疼痛，不能走路，医院说必须开刀，何某怕留下后遗症，所以不敢开刀，经人介绍，来杭州要求治疗，我用如下方法治疗。

在足踝一圈按推，足跟痛当场消失，再敷干姜粉，保鲜膜固定，敷12小时以上，次日早晨洗掉；下午再按推，敷干姜粉，次日早晨洗掉，如此反复。

功效：当天就不痛，3日治愈足跟痛。

处方一

组成：川芎15克。

用法：川芎研细粉末，装袋，敷足跟。

功效：活血，行气，祛风，止痛。

处方二

组成：头发1把。

用法：布包，做鞋垫用。

功效：活血、化瘀、止痛，半个月治愈足跟痛。

第九节　坐骨神经痛，四肢麻木

处方一

组成：鸡粪3000克，鸭粪1000克。

用法：焙干（晒干），加热醋500毫升，拌匀，装布袋，敷患处。

功效：连敷半个月，痛消病愈。

处方二

组成：桑寄生15克，独活15克，肉桂10克，杜仲15克，制附子10克，牛膝15克，炒白术15克，补骨脂15克，炙甘草10克。

用法：水煎2次，分2次服，每日1剂。

功效：连服6剂，痛消病愈。

处方三

组成:细盐500克,艾叶50克。

用法:盐炒热加艾叶,布包,敷患处,每日1次。

功效:连敷10日疼痛消失。

注意:盐可以连用,艾叶每日换新的。

第十节 腰椎间盘突出

某日从黑龙江来了一位患者,腰椎间盘突出,久治不愈,西医要开刀,患者怕有后遗症,不敢开刀,故来求治。

给他腰部做原始点按推,温敷干姜粉,每次敷12小时以上,次日早晨洗掉,嘱患者每日照做。

处方

组成:制乳香10克,制没药10克,煅自然铜5克,丹参30克,鸡血藤30克,生白术50克,萆薢20克,独活15克,透骨草30克,桑寄生30克,土鳖虫10克,制川乌9克,三七4克,巴戟天15克。

用法:水煎2次,分2次服,每日1剂。

功效:连服1个月,痛消痊愈。

第十一节　颈椎病

颈椎一共有七节。

第一颈椎：关联头、耳、鼻、喉、脸。如有障碍，易患头痛、失眠、视力下降、记忆力减退、眩晕、高血压和面瘫等病；

第二颈椎：关联鼻、喉、舌、声带、口等。如有障碍，易患昏眩、偏头痛、耳鸣、胸闷、扁桃体腺炎、腮腺炎、鼻窦炎、过敏、失声等；

第三颈椎：关联咽、颊、喉、横膈等。如有障碍，易患咽喉炎、喉异物感、牙痛、颈肩酸痛、呼吸困难、甲状腺功能亢进等；

第四颈椎：关联颈部肌肉、咽喉、臂等。如有障碍，易患肩酸痛、牙痛、三叉神经痛、甲状腺功能亢进、胸闷、呃逆等；

第五颈椎：关联手肘、食道、气管、横膈膜、心脏。如有障碍，易患气管炎、咽喉炎、哮喘、手臂酸痛、心动过速或心动过缓等症；

第六颈椎：关联甲状腺、食道、气管、心肺、上肢等。如有障碍，易患上臂或手腕痛、甲状腺炎、低血压、心律失常、五十肩、大拇指酸麻痛等症；

第七颈椎：关联甲状腺、食道、气管、心肺、肱肌。如有障碍，易患甲状腺炎、低血压、心律失常，手臂外侧、中指、肱肌、无名指等酸麻痛等症。

所以治病时，要关注颈椎的按推，缓解诸症。

山东来的一位患者申某，50岁，患颈椎病多年，久治不愈，故来求治。

帮他做原始点按推，温敷干姜粉，开中药处方带回家治疗。

处方一

组成：生龙骨、牡蛎各30克，珍珠母30克，制川乌6克，制草乌6克，细辛3克，赤芍30克，白芍15克，生甘草10克，葛根30克，旋覆花33克，川桂枝9克，磁石30克（先煎），牛蒡子9克，僵蚕9克，沙苑子9克，白蒺藜9克，羌活9克，独活9克，狗脊30克，当归9克。

用法：水煎2次，分2次温服，每日1剂，饭后服。

功效：连服6~28剂治愈，被患者称为“最佳良方”。

处方二

组成：羊骨头2两（生熟均可）。

用法：羊骨砸碎，炒黄，浸白酒500毫升，3日后搽颈部，每日3次。

功效：连搽15日，治愈颈椎痛。

处方三

组成：威灵仙10克，葛根30克。

用法：水煎2次，分2次服，每日1剂。

功效：连服17日，治愈手麻颈椎痛。

处方四　透骨消痛汤

组成：鹿角片10克，金毛狗脊10克 ，当归12克，白芍15克，威灵仙12克，透骨草15克，全蝎3克，血竭粉1克（分2次吞服），葛根30克，防风15克，蕲蛇9克，炒鸡内金30克，炒白术15克，焦山楂10克，制没药10克，藁本30克，桑枝30克，鬼箭羽20克，炒酸枣仁30克，制乳香10克。

用法：水煎2次，分2次，每日1剂，连服30剂。

外敷处方

组成：骨碎补100克，细辛30克，制川乌30克，制草乌30克。

用法：烘干，研末，白酒拌湿透，趁热布包外敷痛处30分钟，早晚各1次（30日治愈）。

功效：治疗颈椎增生性疼痛。

第十二节　外伤多极痛

处方　活血舒络汤

组成：生黄芪30克，桃仁10克，红花10克，川芎10克，当归尾10克，威灵仙10克，秦艽10克，丹参10克，制没药10克，五灵脂10克，醋香附10克，川牛膝10克，广地龙10克，全蝎2克（研粉冲服），甘草10克，鸡血藤30克，土鳖虫6克。

用法：水煎3次，分3次服，每日1剂，连服20~30剂。

功效：活血舒络，调气止痛。

善后：上药研粉，每次吞服10克，每日3次，连服1个月。

第十三节　全身疼痛

处方一

组成：雷公藤9克，制川乌5克，细辛5克，制乳香15克，制没药15克，土鳖虫15克，白芷10克，骨碎补10克，威灵仙30克，青风藤10克，海风藤10克，羌活10克，草红花15克，川芎9克，全蝎3克，蜈蚣3条，补骨脂、巴戟天各10克，白酒52~65度1000毫升。

用法：酒泡上药1周后，饮服药酒，每次30~40毫升，每日2次，饭后饮服。

功效：舒筋活络止痛。

处方二

组成：秦艽10克，川芎10克，熟地黄30克，白芍15克，杜仲12克，续断12克，玉竹15克，制附片10克，防风10克，羌活10克，木瓜15克，甘草10克，枸杞子15克，川牛膝15克，酸枣仁15克，红花10克，肉桂10克，大枣8枚，玄参15克，肉苁蓉12克，吴茱萸10克，威灵仙30克，茯苓25克，陈皮20克，雪莲1个，白酒4500毫升。

用法：药泡入酒中，埋入土中21日后取出（病在上，饭后服；病在下，饭前服），每次服30~50毫升药酒，每日3次。

功效：治疗全身骨节窜痛、腰背痛。连服10~30日，痛消，体力恢复。

处方三

组成：炙黄芪30克，柴胡12克，当归30克，香附12克，川牛膝12克，羌活10克，川芎6克，桃仁12克，红花15克，桂枝10克，续断15克，防风12克，熟地黄20克，山药20克，补骨脂15克，石莲子10克，山萸肉15克，白术15克，薏苡仁12克，炙甘草6克，木瓜16克，威灵仙10克，五灵脂10克，秦艽10克，茯苓15克。

用法：水煎2次，分2次服，每日1剂。

功效：治疗全身关节痛，手足不便，口眼歪斜，连服1个月治愈。

处方四

组成：红花10克，栀子10克，莪术10克。

用法：上味研末，温开水调膏状，温敷痛处。

功效：行气活血，疏通经络，立止疼痛。治疗全身疼痛。

处方五

组成：当归10克，桂心10克，延胡索10克，天麻10克，麻黄3克。

用法：水煎2次，分2次服，每日1剂。

功效：治疗全身骨节疼痛，连服9剂治愈。

处方六

组成：独活10克，砂仁10克，川牛膝10克，杜仲10克，当归10，川芎10克，虎骨10克，千年健6克，续断10克，秦艽10克，防己10克，甘草10克，荆芥10克，威灵仙10克，海风藤10克，木瓜10克，白术10克，防风10克，白酒1500毫升。

用法：药泡酒中，隔水蒸沸，浸泡3日后，每日2次，每次饮服1酒盅。

功效：治疗全身风寒，麻木疼痛，药酒饮尽，病痛痊愈。

处方七　祛瘀汤

组成：川牛膝10克，生地黄10克，胆草（红花龙胆）3克，香附3克，秦艽3克，甘草6克，当归10克，川芎6克，黄芪6克，苍术3克，侧柏2克，五灵脂6克，桃仁10克，没药6克，红花10克，羌活3克。

用法：水煎2次，分2次服，每日1剂。

功效：治疗胸脯、脊背、两胁等积块疼痛，连服10~15剂治愈。

第十四节　落枕

急救：抬起脚，把脚的大拇指扳开来，慢慢地做顺、逆时针方向按摩旋转，落枕就治好了。

处方一

组成：葛根30克，菊花15克，牡丹皮15克，生白芍24克，柴胡12克，生甘草9克，红糖30克。

用法：水煎取液加红糖，饮服后，卧床发汗1小时。

功效：1剂药治愈。

处方二

组成：韭菜250克。

用法：加水煎汤，取汤液，趁热搽颈部，每日7~8次。

功效：连搽2~3日治愈落枕颈痛。

某日来了一位18岁女孩，头不能动。

我说："你是晚上睡觉受凉导致的头颈落枕。第一，要颈部按推，第二，用干姜粉温敷颈部。"

女孩说："按推怕痛，不要，温敷干姜粉不好看，不要，还有别的办法吗？"

我说："开1副中药。"

女孩说："药苦，不要吃。"

我说："给你颈部吹电吹风。"

女孩高兴地说："这个好。"

方法：用电吹风机，热风吹颈部和背部，每次吹热风10分钟，每日2~4次，配合轻揉颈部、背部。

功效：当日治愈落枕。

第十五节 胸椎受损易患之疾病

胸椎一共有十二节。

第一胸椎：关联心脏、气管、食道、前臂等。受损易致心慌、心悸、气管炎、气喘、咳嗽、呼吸困难、左上胸痛、手腕痛、手臂后面痛；

第二胸椎：关联心脏、气管、食管、肩臂等。受损易致食道炎、胸痛、气喘、咳嗽、血压异常、心律失常、肩臂酸麻痛、手麻木等；

第三胸椎：关联肺、支气管、食道、心脏、胸腔等。受损易患气喘、咳嗽、支气管炎、肺炎、食道炎、肋膜炎、心脏病、胸闷、胸痛等；

第四胸椎：关联肺、支气管、胆囊等，受损易致肺炎、气喘、黄疸、胸膜炎、乳房痛、胸壁痛等；

第五胸椎：关联肝胆、脾胃、胸壁等，受损易致肝炎、胆囊炎、脾肿大、低血压、胃炎、乳房痛、胸壁痛等；

第六胸椎：关联胰、胃、胆、胸、背等，受损易致肝区痛、胃痛、胆石痛、上腹胀痛、肋间痛、食欲不振、胸背痛等；

第七胸椎：关联肝、胆、胰、十二指肠等，受损易致肝区痛、胆石痛、胃溃疡、2型糖尿病，十二指肠炎、扁桃腺炎等；

第八胸椎：受损易致免疫力功能低下、肝胆病、糖尿病、呕逆、尿频等；

第九胸椎：受损易致肾功能障碍、小便白浊、尿不畅、过敏病、手脚冰凉、癫痫等；

第十胸椎：受损易致肾功能障碍、性功能障碍、尿道病、易疲倦等；

第十一胸椎：受损易致肾功能障碍、尿道病、皮肤病、湿疹等；

第十二胸椎：受损易致下腹痛凉、疲劳综合征、不育症、风湿症、生殖器官表面痛痒。

第十六节　强筋壮骨

处方

组成：枸杞子10克，大枣（炙烤）3枚，菊花5朵。

用法：开水冲泡，代茶饮，每日1剂。

功效：长期饮服，强筋壮骨。

第十七节　软组织挫伤疼痛

处方

组成：丁香10克，茴香15克，红花10克，樟脑15克，白芷10克，吴茱萸6克，莱菔子9克，白芥子6克，制乳香9克，制没药9克。

用法：白酒55~65度500毫升，以浸没药物为准，泡7日后，擦患处。

功效：1~7日止痛、消肿。

第十八节　正骨理筋

1. 什么是正骨理筋？

在祖国中医药宝库中，有一种民间流传很久的手指触诊、手法拨筋，治疗人体各关节软组织损伤的方法，称之为“正骨理筋”。

正骨理筋与中医的脏腑、经络、穴位、针灸，与西医的解剖、神经、肌肉、骨骼等都有密切的联系。

正骨理筋，是推拿、按摩、针灸、理疗、牵引、局封、手术等治疗方法之外的，又一种治疗人体软组织损伤的特殊疗法。

正骨理筋治疗，不打针，不吃药，不用器械，不受场地限制，安全无副作用，疗效快，疗程短，立竿见影，是其他疗法不能达到的，有百利无一害。

当然，方法用错，造成伤害，与正骨理筋无关。

2. 正骨理筋的原理

祖国医学说："屈不能伸，其病在筋。"人体全身布满着筋，每一条筋都有它的位置，叫筋槽。正常情况下，筋在它自己的筋槽中，施展它自己的功能，使人体能协调地完成各种活动姿势。筋若出槽，就是"伤筋"了。

如果人在日常生活、劳动、工作中，受到跌、打、碰、撞、挤、压等外力作用，或受凉、受潮湿，或任何不协调的活动姿势，超出筋络正常生理功能范围，人体的软组织受到损伤，医院X光检查提示没有骨折，便是筋伤出槽。这种情况适合中医推拿、按摩、针灸，若采取正骨理筋治疗，效果会更快捷。

正骨理筋，只用大拇指触诊，摸清患者的损伤部位，针对性地进行手法正骨理筋，纠正错缝的关节，理顺骨膜、肌腱和周围神经，把出了槽的筋，重新纳入它的筋槽内，迅速使损伤部位的血液流畅，就是气血畅通，软组织平复。痛则不通，通则不痛，气血一通，原来的酸痛就消失了，迅速恢复人体的正常生理活动功能。

3. 骨质增生

目前在医疗界，被诊断为骨质增生的患者，往往苦于被增生的骨质压迫神经导致的疼痛，因为久治不愈，增生的骨头不会变小，骨质增生变成了难治之症。

所以许多医院主张开刀，磨去增生的骨头，可是维持不久，又增生压迫神经了。问题就出在他们不知道是筋出槽了，必须要让筋归回筋槽，疼痛就消失了。

正骨理筋理论认为，骨质增生不是造成患者疼痛的主要病因，真正造成疼痛的原因是，人体软组织受损伤，筋出槽，压迫到神经，出现瘀阻疼痛、神经水肿、肌肉僵硬、活动受限等症状。若腰背部疼痛，久治不愈，脊椎本能、代偿性地慢慢地长出一些“垫片”来平衡人体，这些“垫片”在X光检查中被诊断为“骨质增生”。

骨质增生是缓慢生长的，不会一下子压迫神经。

4. 正骨理筋的治疗

正骨理筋对损伤的软组织，用手法纠正偏位的小关节，把脱出槽的筋理顺，既能消除疼痛，恢复活动功能。骨质增生虽然仍旧存在，却已不足为虑，骨质增生只能视为一种退行性变化而已。

5. 正骨理筋的治疗范围

① 落枕，颈椎综合征，颈椎骨质增生；

② 肩周炎，肩背板牢；

③ 网肘炎，手不能端碗，不能拧毛巾。

④ 急性腰扭伤，腰后关节紊乱，脊上韧带撕裂，急性臀上皮神经紊乱，急性腰肌劳损；

⑤ 慢性腰痛，因急性腰痛产生自然变位不完整，造成慢性陈伤，腰椎骨质增生；

⑥ 胸肋骨软组织挫伤；

⑦ 腕关节、踝关节扭伤，膝关节非风湿性关节炎；

⑧ 儿童功能性消化不良，肠胃不适。

6. 我是怎么会去学习正骨理筋的?

这是上天的安排，让我学习了正骨理筋。大约是2015年，顾书贞学友来对我说，杭州有一位正骨理筋的老师叫张多华，她自己患了腰腿疼痛，行动困难，医院治不好了，希望有个好老师，能帮助她，给她治疗腰腿痛。听说我能治，所以她要求顾书贞把我接到她家里去，帮她治疗腰腿痛。

我和顾书贞到她家里，见她弯腰行走，十分痛苦，我帮她在背部、臀部做了按推后，她就能直立行走，不再疼痛了。

临走前她给我红包，我不要，跟她说我是义诊的。

她说："我给人治疗收300元1次，你怎么可以不收钱的？" 顾书贞也对她说："王老师一直都是不收钱的，你就不要为难他了。"

我第二次去帮她治疗，她表示过意不去。我说好办，那你可以教会我正骨理筋的治疗。

她高兴地答应了。

我首先问她："你的正骨理筋方法是祖传的？还是哪里学来的？"

张多华老师说她是跟空军某部军医冯天有学习的，参加了冯天有举办的"正骨理筋学习班"。

我高兴地问她："你学习的笔记本和教学资料教材还有吗？"

她说："都在。"

我说："借给我来看，看完还给你。"

看完后，原物归还，我要求她教我实际操作。有患者来了，她先跟患者说好：是个80多岁老医生要学正骨理筋，学实习操作，你若同意，我就让他进房间来。患者听说是80多岁老中医，就表示没关系。

来的患者许多是中年女性，操作时，患者在房间床上，要脱去衣服，直接在皮肤、骨旁拨筋治疗的。

张多华一边说一边推拨给我看，然后让我推拨操作，我原本会推拿、按摩，所以学习掌握比较快，很快就学会了。

当然，张多华老师有丰富的经验，我一时是学不完的，所以张多华始终是我的老师。

7. 冯天有的师父是"双桥老太太"

中医历来讲传承，我的师父是长生和尚。张多华正骨理筋的老师是冯天有，冯天有的老师是北京市朝阳区双桥公社三间房大队卫生院的正骨老太太——罗大妈，后来人们给她取了一个响亮的名字，叫“罗有名”，很多人又叫她“双桥老太太”。

老太太出生在河南省开封地区，一个世代相传的民间骨科医生家里，爷爷和奶奶都是正骨医生，老太太从小跟爷爷、奶奶学习正骨技巧，是奶奶的得力助手。16岁那年，村里有一位大嫂的耻骨被牛顶碎，她很快把大嫂碎骨捏好，复正不到三个月这位大嫂就参加劳动，第二年还生了一个男孩，从此十里八村哪家有病都来找她治疗。

新中国成立后，她丈夫老红军王志忠，把她接到北京三间房大队落户，老太太没有名字，只知道姓罗，因医术高超，远近闻名，才有“罗有名”之称。

冯天有1966年第四军医大学毕业后，分配到空军航空军工作。

平时常遇飞行员腰痛，解决不了，不能飞行，住院治疗半个月，也没有明显效果，仍然弯腰斜着身子走路，他听说双桥公社有个老太太会正骨，是祖传方法，老太太年逾七十，一字不识，但远近闻名。

冯天有给党委写报告，要求去拜“双桥老太太”为师，学习正骨理筋。部队党委批准了冯天有的报告。1969年，冯天有到朝阳区双桥公社三间房大队卫生院拜“双桥老太太”为师，学习正骨理筋半年时间。

某年7月的北京，阳光灿烂，生机勃勃，卫生部（现卫健委）委托中医研究院举办全国中西医结合治疗骨关节损伤学习班。解放军空军某部军医冯天有，他一面讲解，一面操作，深入浅出的讲课，深深地吸引着全场每一位学员，天津医院骨科副主任尚天裕感动地说：“冯医生讲的做的，我第一次听到、看到，他讲得很新颖，很有说服力！”

这就是我学来的正骨理筋，我实际应用在推拿、按摩、原始点按推等治疗中，都有满意疗效。

有一年我到上海，企业家王国栋和罗雅茹带我参观海滨大道。罗雅茹说，数日前，她在某地有一位大师给他们做正骨理筋，当场大儿子痛得大哭，2个小时，回来到现在还说胸痛。

我叫孩子提起上衣，让我看一下，见胸一边高起一边低落。

我叫罗雅茹打电话问那位大师为什么会这样，而且老是痛，应该怎么办。

那位大师电话里回复孩子体弱，骨头修复要很长时间。

我对罗雅茹说："我处理一下。"我一手按抚前胸，一手按抚后背，轻轻一发功，1分钟，孩子的胸平了，孩子说："不痛了，好了。"

我是将筋复回筋槽了，筋络畅通，气血和顺，不牵拉而平位，疼痛消除。

第十九节　腰椎受损易患之疾病

第一腰椎：受损易致结肠功能失调、便秘、腹泻、腰痛、下腹痛；

第二腰椎：受损易致下腹痛、腰酸痛、性机能减退；

第三腰椎：受损易致膀胱尿少、腰膝内侧痛无力；

第四腰椎：受损易致腰痛、坐骨神经痛、排尿困难、尿频或尿少，腿痛、腿肚外侧痛、痔疮；

第五腰椎：受损易致腿血液循环不良、下肢无力、怕冷、腰腿痛、麻至腿肚后外侧、月经不调；

第六腰椎（骶椎）：受损易致腰骶节病变，足跟痛、麻、凉，膀胱病，前列腺炎；

第七腰椎（尾椎）：受损易致尾骨痛。

治疗以上问题，可以用原始点按推缓解。

第十章

五官科疾病

第一节　眼部疾病

我们已经步入老年，但是仍然自觉年轻，我们能欢聚在一起，谈笑健康，这是我们的缘分和福气。

相聚是缘，年老是福。古人言“仁者寿”，你们都是“仁者”，我们也是“仁者”，仁者爱人，我们都是关爱他人的人，所以跟宇宙的大爱特性，关爱众生的能量场接轨。我们每天都在得到宇宙能量的滋润和补充，就是人体必需的精、气、神、光、能（热能）、声、电、磁、氧气和营养物质，所以我们会健康、长寿。

许多人为名、闻、利而忙碌奔波，现在又为长寿而折腾。

他们从电视、广播、报刊、网络、街谈巷议中道听途说，参拜高人、专家、名医、禅师，从他们那里学来静坐、吃素、喝水、游泳、爬山、拍打、泡脚、打拳、戒酒、戒烟等养生方法，众说纷纭，不知道怎么活了。

试问这些说教的人，他们自己和他的家人都长寿了吗？

长寿的条件：天好、地好、水好、食物好，也要人好，你能做主吗？

长寿的要素：遗传、习惯、性格、心态等，你能优选吗？

物质的享有是次要的，精神的享受是主要的，所以，灵魂的、心灵的安稳是重要的，五花八门的引诱，让心灵缥缈无依，缺少依靠，打胎、杀生，恶业频生，大自然的报复迅速、惊心，安居乐业会突然远去，灾害面前，你还有长寿吗？除非你是个好人，大灾面前，天将佑你不死。

去问问山村的老农，他们不懂养生，不懂健身方法，只爱每天劳动晒太阳，睡觉吃饭，喝点小酒，抽烟，不检查身体，很少洗澡，一生素食、粗食，他们多数人健康长寿。

幸福是自我感觉，没有统一标准。老人身体上的退行性变老属于正常现象，不是病，不需要频繁去医院做各种检查，给自己找精神负担，见到检查化验的指标变化就担心、寝食不安，没有病反而弄出病来。

人自身就有自我调节修复功能，只要心情好，小毛病可以自己修复的，衰老是自然规律，不可抗拒的，那就顺其自然好了，担心没有用的，不如随它去，快乐地过好每一天，随遇而安。

在生命的质量和数量中，质量是第一位的，长寿的前提是生活能自理，不麻烦别人，不麻烦子女，否则，就是庄子说的“长寿多辱”，失去尊严。老人要做到不拖累儿女，不让儿女担心，就是老人尽了最大的责任。老人给儿女的物质越多，孩子的福报会越少，因为人的福报是靠自己修来的，不是靠不劳而获。当然得到父母的物质也要有这个福报来承受。

现在全国平均寿命是73.5岁（现在可能已经超过了73.5岁了），较新中国成立前的30多岁大幅度提高。

余下来的生命时间，该做些什么呢？

趁着身体健康，多做一些有益社会大众的事，助人为乐，帮助别人，就是帮助自己，送人玫瑰，手留余香，你在帮别人的同时，自己心里会很开心，开心了，免疫功能就提升了，变得年轻快乐了。

把心中想要说的说出来、写出来，免得留下遗憾。

想要去的地方去走一走，免得到走不动时，去不了了。

想要做的事，抓紧做，这样来圆满人生、完美人生，不留遗憾事，就可以含笑自慰了。

假如患有严重的疾病，医院久治不愈，如怪病、疑难病、重病，必须要明白，这样的病不会无缘无故的，要想病好，首先要回忆自己为什么会得这个病？病是怎么来的，让病怎么回去，找医生没有用。

怎么办？

圣贤者说："病由心生。"从自己心中找原因，想、说、做了什么不应该的事？对长辈、对平辈、对小辈、对社会、对他人、对单位都检查一下，做了不对的事，或生了气，就是得病的原因，生气会产生毒素，这毒素伤害了身体细胞，细胞变异，聚而成病。仍在怨恨、担心，就会不断产生新的毒素，所以，病只会加重，不会好，吃药、治疗无效。病是自己生气、怨恨招来的。

怎么会病好？

忏悔、认错、改过，必须是真心实意地忏悔、认错、改过，绝不生气、怨恨了，就不产生新的毒素了，病才会好。

身体里的毒，怎么排出去？

真心实意地念五句话：对不起，我错了，请原谅我，谢谢你，我爱你。这五句话的能量很大，只要你是真心实意想病好，你念这五句话时会痛哭、流泪，就是排毒。随着天天默念，会发现身体有力气了，有精神了，病好起来了，你会笑，笑得流泪，不知不觉，心中升起感恩的心愿。不但身体健康了，心境也得到修炼。

你要发愿：要做个好人，把生命用到弘扬中华文化，帮助需要帮助的人。这样将会成为健康的、快乐的、不为自己活着的人。

生病，是宇宙规律给人的惩罚，人一旦觉悟了，改过了，从此升华自己了，不为自己活着，为弘扬中华文化，为帮助需要帮助的人活着，他就不是原来的自己，而是普度众生的观音菩萨的化身，是阿弥陀佛的化身。

一、失明

处方

组成：青皮15克，皮硝15克。

用法：清水2碗煎成1碗，用此药水洗双眼，每日3次，每日1剂。洗眼时间：上午7时至9时洗双眼；中午11时至13时洗双眼；下午17时至19时洗双眼。

功效：连洗3个月，轻者复明；重者、长久失明者，洗1年复明。

这位青年连洗1个月见效，3个月复明如初。

在旧社会，经常可以看到路边有双目失明的人和讨饭的人，我曾经就是一个讨饭的人。

一天师父带我到六和塔去给一位患者看病，到了那里看到一对母女坐在地上讨饭要钱，女儿双目失明，师父问女儿是怎么失明的？妈妈说小时候好好的，后来生了一场病，眼就盲了，已经十多年了。

师父问："没有到医院或请医生看吗？"这位妈妈回答说："哪有钱看病啊！"

师父写了跟上面一样的处方，用法也同上。

此处方适用于男女老幼一切眼痛。

师父把写好的处方交给那位妈妈时说："花钱很少的，坚持一年洗眼，就可以复明。"

我听了很高兴，并对师父说："师父刚才给人看病时，他们给了我的钱，给他们吧？"

师父说："好啊！让他们买药用吧。"

我把钱给了那位妈妈，师父给人看病不要钱的，有时候人家会给我一点钱，师父一般也不让我要，有时退不掉，只好收了，收的钱也是这样送给穷苦的患者买药用了，这叫"人帮人"。

二、近视眼

某日，来了一位近视眼患者，有1000多度，要求帮他治疗。

处方一

组成：龙眼肉15克，龙眼核10克（不打碎），枸杞子16克，白菊花9克，生地黄15克，熟地黄15克，黄芪15克。

用法：水煎2次，分2次服，每日1剂。

功效：连服2~3个月见效，这位患者连服8个月，1000度的近视减到200度。

处方二

组成：生地黄20克，天冬60克，菊花40克。

用法：3药共炒黄，研粉末，每次20克，每日2次。

功效：连服3~6日见效，视力改善。

三、目赤肿痛

处方一

组成：柴胡15克，荆芥10克，升麻10克，防风10克，法半夏6克，麻黄6克，白菊花6克，甘草3克，大枣3枚。

用法：水煎2次，分2次服，每日1剂。

功效：治疗外感风热毒邪、眼痒、流泪、暴盲、目赤肿痛、烂眼角、眼睛少光、沙眼、红眼。连服3~5剂治愈。

处方二　止痛散

组成：没药9克，血竭9克，大黄9克，朴硝9克，石决明9克，黄芪15克，石菖蒲9克，桃仁10克，红花10克，川芎6克，赤芍3克，鲜姜10克，当归10克。

用法：水煎2次，分2次服，每日1剂。

功效：治疗眼痛、白珠红。连服3~5剂，眼病痊愈，被患者称为

“千古一方”。

处方三

组成：黄连3克，鸡蛋清1个。

用法：黄连锉下粉末，浸泡在鸡蛋清中，冰箱保鲜一夜，次日早晨用鸡毛蘸药汁滴眼内，每天滴数次。

功效：治疗暴赤眼痛。1~3日，治愈。

处方四

组成：奶水。

用法：奶水滴眼睛，每日2~3次。

功效：次日痊愈。

四、老年人视力减退、白内障

一位老年患者，视力不好，要求治疗。

第一，教他一套眼睛保健操法。

做法：双手合掌，搓热掌根，按双眼上，从眼窝向两侧按推揉，同时擦眉骨和眼下部，每日早、晚各做10次。重在掌根擦眼，可改善视力。

第二，3分钟明目功。

做法：搓热双手掌，空心掌照双眼（眼睁开），手心凉了，再搓热照，反复3~5次。

功效：使眼睛明亮，防止视力减退。

处方一　两白汤加味

组成：白术10克，白及10克，枸杞子10克，蕤仁10克，茯苓10克，鸡蛋2只。

用法：水煎2次，每次沸液冲鸡蛋（打散1只），温服；下午第二次煎沸液，再冲鸡蛋（打散1只），温服。

功效：1剂见效，1个月治愈白内障。

处方二　三白散

组成：白术50克，白及50克，茯苓50克。

用法：上药研细粉，每晚临睡前用"三白散"10克，加一点水，配1~3个鸡蛋调匀，煎饼吃，但植物油要少许，也可以加入少量面粉和食盐，用文火煎饼，不可大火爆煎。

功效：治疗白内障。1剂后，病情好转，连服数剂，直至痊愈。初患白内障者，1剂就可治愈。一般15日为1个疗程。

注意：服药期间，忌食刺激性食物，如辣椒、大蒜、生冷坚硬食物；正常情况，10克药3个鸡蛋，也可以使用3个蛋清；服药期间，减少房事；连续用药，中途不停药；避免眼睛过度疲劳，也要加强营养，多吃蛋白等含锌食物，如苹果、花生、柿子、牛奶、鱼虾、牡蛎、豆制品等。

处方三　天师膏

组成：火硝30克，广丹（桃丹粉）3克，梅片5分（梅花冰片）。

用法：共研细末，装瓶，点眼睛，每日点2~3次。

功效：可除眼中白云翳，治愈白内障。

引自：张三丰祖师传方。

处方四

组成：白蒺藜250克，羊肝250克，白糖200克。

用法：前2味烘干，放凉，研成细末，与白糖拌匀，每次吞服15克，每日2~3次。

功效：连服2个月见效，再服治愈。

处方五

组成：白菊花6克，枸杞子6克。

用法：沸水冲泡，温时饮服，1剂连泡3次，每日1剂。

功效：治疗视力衰退（包括老花视力衰退）。连饮15~30日，自然明目。

注意：忌辣物和海带。

五、夜盲症

处方一

组成：羊肝300~500克。

用法：白水煮羊肝，不加盐料，煮熟后，饮羊肝汤，分早、中、晚三次吃完。

功效：连吃1~2日，治愈夜盲症。

某日，一位女士领着她念中学的儿子来看病，说每日天一黑，她儿子的眼睛就看不见东西了，医院检查提示眼睛没有问题。

我告诉她："你儿子是夜盲症，没关系，吃几天中药就会好的。"

处方二

组成：菊花10克，枸杞子10克，鲍鱼壳（打碎）200克，羊肝或猪肝150克。

用法：前3味水煎3次，分3次冲服切薄的猪肝片；将猪肝切成薄片，煎好的沸汤冲肝片（已熟），吃肝喝汤，每次吃50克肝片，每日3次。

功效：连吃3日，治愈夜盲症。

六、睑腺炎

处方一

组成：黑色缝衣线。

用法：用黑色缝衣线，在另一侧的中指根部，缠绕五六圈。

功效：第二天麦粒肿就消失了，此病与心包经有关系。

处方二

组成：缝衣针。

用法：用缝衣针的针鼻部，反复摩擦患处，稍加力挤压，每日2~3次。

功效：连做2日治愈。

七、红眼病

处方一

组成：榕树叶子1把（50~100克）。

用法：煎汤洗眼睛，每日1剂。

功效：连洗3日，治愈不发。

某日来了一位农民工，眼睛充血发红、疼痛。他说："帮电焊工干活，两天下来，眼睛痛成这样了。"

我告诉他："不能看他的电焊枪，那个电光把你的眼睛刺伤了，治疗方法最好找到喂奶的女士，要一点人乳。"

处方二

组成：人乳少许。

用法：将两滴人乳滴眼睛内，闭眼10分钟，每日2次。

功效：连滴1~2日痊愈，特效。

注意：忌辣物。

八、青光眼

一位中年患者要求治疗眼病，自诉在医院眼科治疗，诊断为眼压过高，角膜水肿。自觉眼里有雾状，视力下降。

处方一

组成：猪眼1对，绿豆50克。

用法：上两味煮熟，加油盐，适当调味，每日1剂。

功效：连吃半个月，减轻眼内压，使眼睛轻松明亮。

处方二

组成：向日葵盘（去籽）3朵。

用法：切碎，水煎取液，1/2洗眼，1/2口服，每日1剂。

功效：连服半个月，治愈青光眼。

处方三：羚羊菊花汤

组成：羚羊角3克，菊花20克，草决明25克，五味子15克。

用法：水煎代茶饮，每日1剂。

功效：连服10~15剂，治愈青光眼。

九、结膜炎

处方

组成：绿茶5克。

用法：沸水泡绿茶，待温时，茶水洗眼，每日3~5次。

功效：连洗2~3日，消炎抗菌，治愈结膜炎。

十、沙眼流泪

处方

组成：干桑叶30克。

用法：加水1碗煎汤取液，温时洗眼睛，1剂连洗3次，每日1剂。

功效：连洗15~30日，自然明目。

注意：忌辣物和海带。

十一、眼白出血（微血管破裂）

一位家长带18岁儿子来看病，表示眼白经常出血，严重时血流到脸上，某医院诊断为眼微血管破裂，无法治疗，建议去北京、上海的大医院就诊。

经人介绍，求治于我。

处方　白侧汤

组成：白茅根30克，侧柏叶10克，桑白皮10克。

用法：水煎2次，分2次服，每日1剂。

功效：服药1剂止血，服药3剂痊愈，为了巩固疗效，建议继服6剂以保不复发。

十二、飞蚊症

处方

组成：霜桑叶100克，生黑芝麻100克，蜂蜜适量。

用法：上药研末，拌蜂蜜，早晚各服10克，盐汤水送服。

功效：可以缓解眼疲劳、眼干涩、视力降低、飞蚊症、肝火上炎等。

十三、眼睛干

处方一

组成：石斛30克，菊花10克，冬虫夏草1根。

用法：水煎代茶饮，每日1剂。

功效：连服3~7日治愈。

处方二

组成：金银花9克，紫草9克，蒲公英9克，菊花9克，薄荷5克（后下）。

用法：砂锅水泡20分钟，再大火烧开，小火煎15分钟，关火1分钟，再加入薄荷5克。待大热气散去，用一塑料片剪一个孔，放砂锅上，眼睛闭上，靠近砂锅5厘米处，每次熏蒸15分钟，不要太近，防止烫伤。

功效：治愈干眼症。排出眼泪污物，润滑眼球，也可以将药汤倒在保暖杯里，双眼轮流熏蒸。

处方三

组成：枸杞子4克，菊花4克，木贼3克，女贞子5克，墨旱莲5克，生地黄4克。

用法：装布袋，隔水蒸10分钟，等降温后，闭目温敷双目20分钟，每日1次。

功效：1次见效，数次治愈。

注意：眼有破损者不宜用。

第二节 耳部疾病

一、耳内流脓血

处方一 润胆汤

组成：玄参30克，白芍30克，当归30克，天花粉10克，紫苏6克，山栀子10克，石菖蒲3克。

用法：水煎2次，分2次服，每日1剂。

功效：连服10剂治愈。

处方二

组成：黄连1~2克（研细粉末），冰片0.9克（研粉），人乳适量。

用法：上两味粉末，用人乳拌匀，药棉花包药，塞耳内。

功效：24小时治愈耳内流脓血。

二、耳底疮

处方

组成：猪苦胆1个，白矾200克。

用法：白矾装入苦胆内，阴干，共研细末，装瓶。取药粉吹入耳内。每日2次。

功效：连吹数日，即可治愈。

说明：这是一位农民工来看病，自诉耳底生疮，医院看病要花很多钱，想问问有没有省钱的治疗方法？我们介绍了上面这个方法，仅5日彻底治愈。

三、耳聋

处方一

组成：龟尿。

用法：将龟尿滴入耳内，1日滴3次。

功效：连滴1~3日，治愈耳聋。

说明：取龟尿时，用蒜的汁水抹龟鼻子，龟尿自出，用碗接住就可以。没有大蒜，用猪毛或松树叶子刺激龟鼻子，龟尿自出。

处方二：通气活血汤

组成：柴胡10克，制香附子12克，川芎6克，黄芪15克，石菖蒲9克，桃仁10克，红花10克，赤芍10克，鲜姜10克，当归10克，老葱白10克(切碎),麝香1克,黄酒250毫升。

用法:前面11味中药水煎2次,2次药液加一起,加入麝香和黄酒,再煎7沸,分早、中、晚3次空腹温服,每日1剂。

功效:连服10~30日治愈。

注意:月经期、孕妇禁用。

耳鸣耳聋可按下面方法治疗

1. 搓耳前,靠脸近处9下;

2. 搓耳朵3~4下;

3. 食指堵住耳朵孔三秒钟,再猛地松开。

也可以用手掌按推双耳,收小腹吸气,憋住气,两手掌按一下,松一下,连续做20下,换一口气,再按耳,反复做4遍,早、晚各做1次。

功效:一位耳聋耳鸣患者,练此法,半个月见效,1个月痊愈。

处方三

组成:石菖蒲100克(原方是200克,有人服后会呕吐,故减量),大葱250克,豆腐250克,猪肉500克(切丝)。

用法:上4味一同煮熟,吃肉、吃豆腐、喝汤。1次吃不完,可以多次吃完。早、中、晚饭后服。

功效:补虚、通窍,霍然见效,连吃3剂治愈,再服1剂巩固疗效。

说明:过敏体质患者慎用,为防吐泻,已将石菖蒲减量。此方是药,不要加油、盐和其他佐料,1剂药可以分3日吃完。每次服药,必须温服，不能吃凉的。石菖蒲芳香开窍，久服泄人元气。故此方3剂见效，无效不必再服。此方引自河南召县周德昌老师验方，已治愈多位耳聋患者。

处方四

组成：当归45克，黑豆30克，红糖30克。

用法：水煎2次，分3次服，每日1剂。

功效：连服2周见效。

处方五

组成：菊花30克，芦根30克，冬瓜皮30克。

用法：水煎2次，分2次服，每日1剂。

功效：连服2周见效。

四、耳朵里痒

处方

组成：9度米醋适量，或白酒适量。

用法：用棉签蘸上液体，搽耳朵内。

功效：立即止痒。

五、中耳炎

处方一

组成：蛇皮6克，香油适量。

用法：用香油泡蛇皮，泡一天，第二天用这个蛇皮香油滴耳朵，每日2~3次。

功效：连滴2日，治愈中耳炎。

处方二

组成：韭菜根50克，冰片适量。

用法：捣烂，挤出汁水，加入冰片，滴耳朵，每日滴2次。

功效：1~5日痊愈。

说明：没有韭菜根，鲜韭菜压汁亦可。

一位患者突然感觉耳内闷胀、塞听，即为鼓膜凹陷，咽鼓管道气路不畅，耳膜充血之急性中耳炎，治宜清肝胆湿热。

处方三　泻肝汤加减

组成：龙胆草12克，焦栀子9克，黄芩9克，柴胡12克，生地黄12克，车前子6克，泽泻9克，木通9克，当归12克，甘草12克，赤芍12克，连翘9克，金银花15克。

用法：水煎2次，分2次服，每日1剂。饭后服。

功效：患者朱某连服6剂治愈。

六、虫进入耳朵

来一位患者,自诉有虫子进入耳内不出来,很难受,要求治疗。

处方

组成:猫尿。

用法:用大蒜的气味和蒜液去熏抹猫鼻子,猫尿自出,接猫尿,滴入耳朵。

功效:耳朵内的虫自出,1次治愈。

第三节　鼻部疾病

一、过敏性鼻炎

处方一　桔梗元参汤

组成:桔梗9克,玄参9克,杏仁9克,橘皮9克,法半夏9克,茯苓9克,甘草6克,生姜9克。

用法:水煎2次,分2次服,每日1剂。

功效:治疗鼻炎流清涕。可升降气机,祛除寒邪,连服治愈。

注意:若鼻涕黄色,上方不可用,应改服五味石膏汤。

处方二　五味石膏汤

组成:五味子3克,生石膏9克,杏仁9克,法半夏9克,玄参

9克，茯苓9克，桔梗9克，生姜9克。

用法：水煎2次，分2次服，每日1剂。

功效：连服治愈黄涕鼻炎。

二、鼻窦炎

鼻窦炎是元气不足，寒湿凝聚鼻窍所致，艾叶、白酒逐寒复元气，对抗风寒湿有特效。

处方

组成：艾叶绒3克，白酒适量。

用法：白酒拌艾绒，制成圆饼1个，贴敷在肚脐上，胶布固定。

功效：治疗鼻窦炎。贴敷肚脐10分钟后，鼻中即可闻到艾香味，每日1次，连贴数次治愈。

三、鼻炎、鼻息肉

处方

组成：木香5克，辛夷10克，白芷10克，薄荷10克。

用法：水煎，吸气，再呼出。

功效：轻症10日愈，重症15日愈。

四、各类鼻炎
（含过敏性、萎缩性、鼻窦炎、流脓水、流涕多、闻味不灵等鼻炎）

处方一

组成：红砖1块，米醋适量。

用法：把红砖放火上烧烫，关火，取下红砖，倒上1调匙米醋，会立即产生大量热气，患者用鼻子闻这个热气，每日闻2次，连闻7日。

功效：消炎、解毒、通窍，治愈各类鼻炎，有特效。

按语：这是流传民间多年的有效治鼻炎方法，关键就是热醋熏鼻，杀菌、解毒、通窍。现在随着中医科学的发展，已有很好的处方治疗，例如《中医特效处方集》第760页处方二，就有很好的疗效。

处方二

组成：苍耳子30克。

用法：苍耳子轻轻捣烂，放小勺内，加入香油50克，放火上煎沸，去药渣，放至温度适中，用这油滴2~3滴到鼻子里，每日滴3次。

功效：1~3日治愈鼻炎。

处方三　穴位按摩

用法：按印堂穴和风池穴、合谷穴，每日2~3次。

功效：3日见效。

处方四

组成：干香菇1个。

用法：干香菇泡发，切片，放牛奶中，隔水炖沸，1次吃完，每日1次。

功效：连吃数日，治愈鼻炎。

五、鼻子出血

处方一

组成：白茅根灰15克。

用法：水煎（沸水冲也可以）2次服，每日1剂。

功效：1剂治愈。

一位妇女领着她儿子来看病，表示她儿子常会流鼻血，要求治疗。

处方二

组成：藕节15克，芦根15克。

用法：上两味一起切碎，煎汤2次，分2次服，每日1剂。

功效：连服5日，清热止血，不复发。

一位农民工来看病，经常会鼻子流血，吃药未见疗效，经常反复，要求帮他治疗。

处方三　赭白汤

组成：代赭石30克，怀牛膝30克，生龙骨、生牡蛎各30克（先煎)，白茅根30克，侧柏叶15克，桑白皮15克。

用法：水煎2次，分2次服，每日1剂。

功效：服药1剂，鼻血已止住，连服1周，头轻松，身健康，诸症不存。

来一位女士带着她孙子来看病，表示她孙子老流鼻血，到处去治疗，没有治好，所以来问，有治疗的方法吗？

我对她说："治疗流鼻血的方法很多，你认为哪一个方法方便，就可以用哪个方法。"

处方四

组成：瘦猪肉适量，红糖适量。

用法：用红糖水煮熟猪肉。吃肉、饮汤。

功效：当日治愈鼻子流血。

处方五

组成：头发1把（男用女发，女用男发）。

用法：将头发烧成灰，用塑料管将头发灰吹到鼻孔内。

功效：立即止血，不复发。

处方六　艾柏汤

组成：艾叶6克，柏子仁（去油）6克，山萸肉6克，牡丹皮6克，生地黄10克，白莲肉（去心）9克，怀山药10克，泽泻6克，鲜荷叶1张（约200克）。

用法：水煎2次，分2次服，每日1剂。

功效：连服2~3剂治愈。

处方七

组成：大红蒜1头。

用法：捣泥状，敷足心涌泉穴，保鲜膜固定。

功效：鼻出血立止，连治2日，以巩固疗效。

说明：常年流鼻血，必须治愈，有致命危险，谢理恩道长传方。

六、鼻塞

一位患者自诉经常鼻塞不舒服，要求治疗。

告诉他两个方法，自己选用。

处方一

组成：连根须的葱白3根，生姜6片，香菜根30克（干品6克）。

用法：凉水下锅，烧开后，5分钟内关火，待温时饮汤服下。

功效：鼻塞立通。

处方二　穴位按摩

用法：用自己的食指指腹，按压鼻前两侧的迎香穴。

功效：鼻塞立通。

七、红鼻子

来了一位干部，说他没有病，他老婆非要他来看望王老师，说王老师85岁了，还在全国各地讲课看病，要向王老师学习，所以同老婆一起来了。

他老婆却对我说："王老师，你看他的鼻子多难看啊！"

我一看，原来是个红鼻子，作为一名干部，是不够雅观。我说："你想给他治疗一下？"

他老婆说："能治好吗？"

我说："只要他的心能平和下来，不急躁上火，不饮酒，饮食清淡，加上一个中药处方，外洗鼻子，就能治好。"

他老婆高兴地说："那就请王老师给他开一个处方吧。"

处方　荆芥防风汤

组成：荆芥9克，防风9克，地骨皮9克，蛇蜕9克。

用法：四味中药合煎浓汤，勤洗鼻子，1日多次，每次洗完不要用清水冲去药液，让药液自然干，每晚睡前洗，洗后风干。

功效：最多连洗1个月，红色褪尽，恢复正常。

八、酒糟鼻

酒糟鼻比红鼻子严重，亦更难看，更难治疗，根据王清任老师的经验，可以用通窍活血汤来治疗。

处方

组成：麝香1克（绢包），桃仁10克，红花10克，大枣（去核）、鲜姜各10克，苍术6克，赤芍3克，黄酒250毫升。

用法：水煎3次，药液合一起，加入黄酒和包好的麝香，再煎6~7沸，分早、中、晚3次饮服，每日1剂。

功效：此方治酒糟鼻10~30日治愈。

说明：此方也治眼痛、鼻痛、鼻臭、耳聋、牙疳、妇人干血痨、男人痨病、小儿疳症。

第四节　咽喉疾病

一、声音哑

一位患者经常在外讲课，所以声音嘶哑，前来求治，想用简单的方法治疗。

我对他说："先用简单的方法，若不好，再用中药处方治疗，可好？"

他说："好的。"

处方一

组成：鸡蛋1只，打入碗，加蜂蜜10毫升，食醋1勺（10毫升）。

用法：打匀醋蛋，蒸熟，每日吃1次。

功效：连吃2~3日，治愈火毒声哑。

处方二

组成：木蝴蝶20克，金果榄10克，桃仁6克，红花6克，甘草6克，桔梗6克，枳壳6克，柴胡6克，黄柏6克，知母6克，赤芍6克，当归9克，生地黄9克，石斛9克，麦冬18克，辽沙参18克，蝉蜕3克，胖大海4枚。

用法：水煎2次，分2次服，每日1剂。

功效：滋阴降火，活血化瘀，服药1周治愈声音嘶哑。

处方三

组成：九节菖蒲6克，玉竹6克，天冬6克，麦冬6克，玄参6克，南沙参6克，百合6克，白及6克，桔梗6克，桑白皮6克，诃子6克，五味子3克，天花粉3克，远志3克，甘草2克。

用法：水煎2次，分2次服，每日1剂。

功效：连服3~7剂治愈失声。

二、咽喉痛（含咽干、异物感）

一位先生来看病，自诉咽喉痛，余无大碍。

我对他说："你是熬夜工作，辛苦了，需要注意休息，给你一个简单的茶方治疗，很快痊愈。"

处方一

组成：绿茶60克，蜂蜜15毫升。

用法：沸水冲泡绿茶，加入蜂蜜拌匀，分多次漱喉，慢慢咽下，每日1剂。

功效：消炎、镇痛、湿润咽喉，连饮3~5日，治愈咽喉痛。

一年七月，天气炎热，一中年患者来求治咽喉肿痛，自诉在医院治疗无效，过来要求治疗。查体征，证系内热火毒所致咽喉肿痛。

处方二　普济消毒汤

组成：黄芩15克，黄连9克，陈皮6克，甘草6克，玄参9克，柴胡6克，桔梗6克，连翘15克，板蓝根9克，马勃6克，牛蒡子9克，升麻2克。

用法：水泡20分钟，再煎30分钟，水煎2次，分早、中、晚3次服，每日1剂。

功效：连服治愈。

注意：此方清内热毒，阳虚之人慎用；热毒一消，即可停药，不可再服。

三、咽炎

处方一

组成：金银花15克，桔梗20克，甘草10克，陈皮10克，青果15克，太子参10克，木蝴蝶9克。

用法：加水1000毫升，煎开45分钟后，取汤，温时加蜂蜜，分早、中、晚3次饮服，每日1剂。

功效：6日治愈慢性咽炎，特效。

处方二

组成：海带500克，白糖500克。

用法：洗净海带，开水烫一下，取出，切碎，加白糖500克，腌2日后吃，每次吃30克，每日3次。

功效：连吃3剂治愈咽炎。

处方三

组成：熟地黄30克，山萸肉12克，茯苓9克，肉桂3克。

用法：水煎2次，分2次服，每日1剂。

功效：3剂治愈咽炎。

一位中年人，常年咽炎，久治不愈，故来要求治疗。

处方四　金桔汤

组成：金银花15克，桔梗20克，马勃10克，木蝴蝶10克，金果榄10克，甘草10克，陈皮10克，青果15克，桑枝15克，浙贝母15克。

用法：水煎2次，分2次服，每日1剂。

功效：清热，润肺，利咽。连服一个半月，治愈咽炎，追访一个月，没有复发。

处方五

组成：鸡蛋内膜6只。

用法：撕下6只鸡蛋硬壳里面的内膜，焙干，研末，开水送服，每日1次。

功效：连吃2次，治愈咽炎。

处方六

组成：人中白6克，山豆根3克，砂仁4克，石膏2克，玄明粉5克。

用法：上药研细粉，1日分多次吹入咽喉内。

功效：1~3日治愈咽喉诸症。

引自：张至顺道长验方，一方统治。

有患者咽痛来就诊，症状表现为发热，畏寒，体温38度左右，头重，身体疲软，咽痛，红肿，有分泌物。

本病不同于感冒，不可发汗，应清凉透表，凉血治疗。

处方七　银翘透表汤

组成：金银花20克，连翘30克，牛蒡子20克，赤芍20克，牡丹皮10克，升麻10克，甘草10克，紫草6克。

用法：水煎2次，分3次服，每日1剂。

加减：痢下者去紫草，加黄连10克，大便干加紫草为10克。

功效：治疗急性咽炎，连服至愈。

注意：此病不宜发汗，汗出多会伤体液，导致微循环不利，透表排异受到障碍。

四、声带结节性嘶哑（声带闭合不全）

来了一位先生，声音嘶哑，医院检查提示声带结节性嘶哑，即声带闭合不全，可能是说话太多造成的。

处方

组成：核桃7个，鸡蛋2个。

用法：将核桃连壳肉打碎，和鸡蛋一起加水同煮，等到鸡蛋煮熟后，再将鸡蛋壳打碎，小火再煮一会儿。等温时，吃鸡蛋，吃核桃，喝汤。每日吃1剂，连吃2周。

功效：2周治愈不复发，有奇效。

五、鱼刺卡喉

处方一

组成：活鸭口水1调匙。

用法：用生姜一片放入鸭嘴内，再将鸭倒拎（吊），鸭口中即刻流下口水，用碗接住鸭口水。

功效：让患者喝下一匙鸭口水，鱼刺自动化掉。

处方二

用法：双手快速高举。

功效：鱼刺自动吐出（含其他物质卡喉）。

六、扁桃体炎

一位女士带其朋友来看病，表示夜晚受凉后，次日嗓子两侧红肿发热，去医院打针，热度不退，疼痛加重，所以来求治。

处方

组成：炒黑木耳30克，蜂蜜适量。

用法：将黑木耳炒干，研末，每次半勺（约6克），加蜂蜜拌匀吞服，每日2次。

功效：连服2~4日痊愈。

七、打鼾

一位女士带着老公来看病，我检查他身体后说："他身体结实，没什么大病。"他们都笑了，女士说："他有个很大的病，晚上打鼾，吵得我睡不好觉，能帮他治一下吗？"

我说："这不算什么大病，治疗打鼾也很容易的。"

处方一

组成：花椒10粒。

用法：睡前用沸水泡花椒一杯，温时饮服花椒水，不吃花椒，每日1次。

功效：连服5日，就不打鼾了。

处方二

组成：橘子皮。

用法：睡前口含1片橘子皮。

功效：打鼾停止。

八、哮喘或喉炎，患者出不来气，面红颈粗

急救：用缝衣针，刺破患者鼻尖，挤出2滴血。

功效：见血病愈。

处方　吹喉散

组成：生石膏15克，制炉甘石10克，煅人中白10克，硼砂10克，薄荷5克，炒僵蚕5克，石燕5克，石蟹5克，金果榄3克，冰片3克，硫黄3克，珍珠粉3克，琥珀3克，西瓜霜3克，儿茶3克，朱砂3克。

用法：研末，装瓶。用小塑料管子取药，吹入患处，每日2次左右，若是病情较重，还要加内服处方，见《中医特效处方集》第770页处方七喉安汤。

九、喉蛾

治疗方法：用针刺破小舌头，出血立愈。

功效：小舌头就是蛾，喉中发蛾，就是蛾翅，针头刺出血，即可

治愈。

十、梅核气

梅核气是咽部异物感，咳不出，咽不下。

治疗：患者正坐仰头，在胸骨上窝正中取“天突穴”，用毫针针刺（先消毒），直入0.2~0.3寸，然后缓慢向下刺0.5寸，留针20分钟，留针期间，每5分钟，平补平泻手法1次，以针感下行为度。

功效：通利气道，宣降肺气，理气化痰，痰消气顺，病可休止。可1次治愈。

歌诀：

梅核气因痰气阻，咽部如有异物堵，
独取天突有奇效，一针下去病即除。

第五节　口腔疾病

一、牙痛

处方一

组成：生地黄10克，当归10克，牡丹皮6克，黄连5克，升麻5克，生石膏20克。

用法：水煎2次，分2次服，每日1剂。

功效:连服3日见效。

处方二

组成:食盐少许,白酒少许,白开水少许。

用法:混合在一起,待食盐溶化后含口中,牙不痛。

来了一位患者,牙痛,医院检查为牙周炎,要求帮他治疗。

处方三

组成:墨旱莲30克。

用法:放茶杯中,用烧开的沸水冲泡饮服。

功效:1剂药1次治疗,即可痊愈。

处方四

组成:花椒10粒,白酒30毫升。

用法:将花椒泡在白酒中,10分钟后,口含药酒。

功效:每次含药酒10分钟,然后吐掉,每日2次,连治4日,治愈牙痛(含神经性牙痛、过敏性牙痛、蛀牙痛)。

处方五

组成:炒补骨脂15克,制乳香8克。

用法:研细末,搽患处,或制丸药塞患处。

功效:治疗风虫牙痛上连头脑。连用药尽,病愈。

处方六

组成：枯矾末3克。

用法：分2次，温开水漱口。

功效：治疗牙缝痛，可立即止痛。

处方七

组成：白酒50毫升，松香15克。

用法：松香泡白酒中2个小时后，用药棉花蘸药酒，塞牙痛处。

功效：5分钟止痛，可以治疗虫牙、火牙、寒牙痛。

处方八

组成：吴茱萸10克，香附10克。

用法：捣烂，用纸卷成香烟状，当香烟来抽。

功效：立止牙痛。

处方九

组成：露蜂房50克，红糖50克。

用法：水2碗，煎成1碗半，患者服下。

功效：30年牙齿不痛。

有天来了一位患者，一手按着左脸，说火牙痛。

我问："你怎么知道是火牙痛？"

他说："是医院说的，你看口腔还有上火的症状。"

我告诉他两个治疗方法：

第一，这几天不用牙膏刷牙，用干姜粉刷牙。

功效：治疗口腔的虚火，亦治牙痛。

第二，回家后，用鸡蛋1只，白胡椒粉1/4勺，混在鸡蛋液中，打匀，用沸水冲入，制成胡椒鸡蛋汤，1次饮服。

功效：半天时间就可以止痛。

二、流口水

流口水有两种，一种是舌体肿大强硬性流涎，治疗方法如下。

处方一

组成：蒲黄200克（研末），干姜200克（若火重用20克）。

用法：上药拌匀，装瓶，每次服药粉1匙，温水调糊，含口中，自然顺下，每日3~5次。

功效：1~2日治愈。

处方二

组成：泥鳅250克。

用法：泥鳅去内脏，洗净，晒干，研末，装瓶。每次黄酒送服6克，每日1次。

功效：治疗非舌体肿大，流口水，泥鳅粉服完，病愈。

处方三

组成：茴香虫（茴香树叶上面的虫研末）18克。

用法：茴香虫晒干，研末，敷于口唇内。

功效：治疗口漏久不收口或小儿流口水，连敷至愈。

三、口眼歪斜

处方一　和血汤

组成：黄芪15克，当归20克，熟地黄15克，防风15克，升麻6克，秦艽6克，白芷3克，桂枝3克，天花粉10克，甘草4克，麦冬15克，玄参20克。

用法：水煎2次，分2次服，每日1剂。

功效：连服5剂见轻，连服9剂治愈。

处方二

组成：蓖麻子适量（约50克）。

用法：捣烂，外敷颊车穴，左歪敷左面，右歪敷右面，保鲜膜固定，1日1次外敷。

功效：1~3日治愈，恢复正常。

四、舌出不收

病因：受蜈蚣毒，引起舌出不收。

处方

组成:公鸡血。

用法:公鸡血浸舌头。

功效:舌体立即收回。

五、舌溢血

处方一　天冬麦冬汤

组成:天冬15克,麦冬15克,生地黄10克,熟地黄15克,锦茵陈18克,石斛20克,连翘12克,金银花13克,黄连3克,甘草3克,赤芍12克,牡丹皮15克,知母12克,仙鹤草12克,黄柏6克,炒侧柏叶炭10克。

用法:水煎2次,分2次服,每日1剂。

功效:连服2剂,出血减少,连服15剂痊愈。

此病为血不归经,体虚造成,故建议善后需服用虚损扶正散,以提升身体抵抗力。

处方二　虚损扶正散

组成:党参15克,鹿茸粉片3克,肉桂3克,巴戟天10克,制首乌10克,黄芪15克,锁阳10克,枸杞子15克,熟地黄15克,黄精15克,茯苓15克,怀山药15克,炒鸡内金20克,陈皮10克,当归12克,丹参12克,紫河车粉6克。

用法:研末,每次服10克,每日3次。

功效：提升免疫功能，增强体质，预防感冒。

处方三　解毒泻脾汤

组成：牛蒡子10克，栀子10克，石膏10克，防风10克，黄芩10克，木通10克，苍术10克，生甘草10克，灯心草2克。

用法：水煎2次，分2次服，每日1剂。

功效：连服3剂治愈。

配服处方

组成：槐花炭9克（研末）。

用法：搽敷患处，每日2~3次。

功效：立即止血，1~2日痊愈。

六、舌头肿硬

舌头生出一两个像小舌头一样的肿物，皆为火气而生。

处方　川石汤

组成：川黄连6克，石膏12克，黄芩6克，黄柏6克，大黄6~10克（问大便干硬，逐渐加量），桔梗6克，栀子10克，薄荷10克，山豆根12克，僵蚕10克，生地黄10克，连翘10克，麦冬12克，知母6克，生甘草6克，竹叶3克。

用法：水煎2次，分2次服，每日1剂。

功效：连服6~15剂治愈。

七、失语症

如大人中风后，或小儿惊风后不能言语，下方可治。

处方一

组成：龟尿。

用法：用大蒜气味和蒜上汁水熏抹龟鼻子，龟尿自出，用碗接住即可。将龟尿给患者服下。最好将龟尿点于患者舌下，舌体松开即可讲话。

加服：若是舌头僵硬，加服生蒲黄粉30克，干姜粉5克。

功效：两药和匀，可软化舌头能说话，连服治愈。

癔症性失语是突然性失声，只能用手势或书写表达思想，有的患者可发出耳语声。检查声带，无器质性病变。

处方二　穴位按摩

治疗：取人中穴。取正坐或仰卧位，在人中沟上2/3与下1/3交点处取穴。人中穴是督脉的鼻下腧穴，主要有醒脑开窍、舒筋利脊、疏风通络的功效。临床上可治疗猝然昏倒，不省人事，牙关紧闭或神志不清，哭笑无常等病。

涌泉穴在双足底前1/3处取穴。

两个穴按压推揉，各5分钟。

歌诀：

失语多属功能性，精神刺激无语声，

首选人中穴急救，开声发音数它能，

涌泉开窍是妙穴，按揉即可说话语。

处方三

组成：消毒针1支，生蒲黄粉30克。

用法：用消毒针刺破紫筋出血，将生蒲黄粉敷患处，慢顺咽下，1日数次。

功效：治疗舌头缩进不能言语。1~2日治愈，舌头复原即可说话。

八、口腔溃疡（含烂口唇）

处方一

组成：鸡蛋3个，香油150毫升。

用法：每晚50毫升香油，锅内熬开，冲鸡蛋1个，事先将1只鸡蛋打碎在碗中，熬开的香油冲入鸡蛋中，温时吃下。

功效：每晚1次，连吃3个晚上，治愈除根。

处方二

组成：茶叶、食盐各适量。

用法：泡1杯浓茶叶水，加食盐适量，用来含漱口腔，1日漱口3~5次。

功效：连漱口3日，治愈烂嘴。

处方三

组成：食醋10毫升，蒸馏水10毫升（或光用食醋）。

用法：和匀涂患处，每日5次。

功效：治疗口疮。3日治愈。

处方四

组成：生地黄10克，淡竹叶5克，连翘10克，黄连15克，麦冬10克，白茅根15克，生甘草梢5克。

用法：水煎，分2次服，每日1剂。

功效：3~4日治愈。

处方五

组成：大枣10个，绿豆30克，生姜5片，羊肉120克，食盐少许。

用法：煮熟透，吃肉喝汤。

功效：3~4日治愈，严重1周愈。

处方六

组成：细辛10~20克。

用法：研末，加温水，加蜂蜜，拌糊状，放肚脐中，纱布固定。

功效：3日治愈。

处方七

组成：白矾粉末适量。

用法：将白矾粉末敷在创口上。

功效：5分钟就治愈。

处方八

组成：西瓜皮适量，冰片适量，蜂蜜适量。

用法：西瓜皮晒干，炒焦，加冰片少许，研末装瓶。用时取少许，用蜂蜜调和，涂患处。

功效：当即见效。

处方九

组成：浓茶水适量，盐适量。

用法：浓茶水，加盐少许，用来漱口，每日3~5次。

功效：3日治愈。

处方十

组成：干姜粉适量。

用法：用干姜粉刷牙，而后用干姜粉涂患处。

功效：轻者1日愈，重者3日愈。

九、口臭

处方一

组成：桂心15克，细辛15克，陈皮15克。

用法：上药共研末，用酒10克拌和送服，每日1剂。

功效：连服5日，治愈。

处方二

组成：豆蔻3克。

用法：每次口含1粒豆蔻，每日3次。

功效：当天去口臭。

十、拔牙

处方

组成：制草乌5克，厚朴5克，细辛10克，川椒10克。

用法：上药共研末，每次撒少许牙上。

功效：其牙自动脱落。

十一、牙龈发炎

某日，来了一位附近工地的工人，这两天嗓子、牙龈发炎，很痛，要求治疗。

我告诉他下面的治疗方法。

处方一

组成：小西瓜1个，食盐少许。

用法：西瓜切小块，蘸食盐吃，必须在晚上吃。

功效：次日嗓子和牙龈炎症消除。

注意：适量地吃西瓜，不是要吃完1个西瓜，所以买西瓜不用在意大小。西瓜蘸的盐，也是适量，不要过多。

为什么要详细说明，因为曾经有一个患者，找了好几个水果店，买不到小西瓜，跑来问我："买不到小西瓜，大西瓜可以用吗？"

我对他说："对不起，都是我的错，我怕你吃不完，浪费了，所以写小西瓜，其实，是西瓜就可以。"

哈哈哈，都笑了。

处方二

组成：鸡蛋清1只，白酒等量。

用法：1只鸡蛋清，加入等量白酒，搅匀。喝1口酒蛋，含口中5分钟后，吐掉，每日2次。

功效：治疗牙周炎、牙龈炎，2~3日治愈。

十二、口干口苦

处方一

组成：芦根15克，绿豆15克。

用法：加水1碗，煮开，加冰糖适量，去芦根，吃豆喝汤，每日1次。

功效：生津，润肺，降火，解热，3日，治愈口干症。

处方二

组成：龙眼肉7个，花椒7颗，艾绒3克，山药6克，甘草3克，干姜粉3克。

用法：一起打烂，装瓶，每取手指甲大小1块，贴敷肚脐里，固定。

功效：温中强肾，平衡阴阳，行气活血，祛寒湿。治疗口苦口干，脚凉。连敷3日，口不苦，口不干，肠胃病好了，口水多了，脚底不凉了，神足气爽。

处方三

组成：姜粉适量。

用法：早、晚用姜粉刷牙。

功效：消除口干、口苦。

处方四

组成：白术10克，桂皮10克，茯苓10克，甘草6克。

用法：水泡1小时，然后煎1遍，取药液，分早、晚空腹温服，每日1剂。

功效：连服1~2日治愈。

处方五

组成：芦根15克，绿豆15克，乌梅10克，生地黄20克，玄参15克，石斛20克，南沙参15克，玉竹20克，桔梗15克，佛手10克，青皮10克，柴胡10克，枸杞子15克，生甘草10克，麦冬15克。

用法:水煎2次,分2次服,每日1剂,连服至愈。脾胃虚者加炒鸡内金30克,炒白术15克。

功效:治疗肝郁口干。

十三、牙出血(含刷牙出血)

处方一

组成:花椒10粒,米醋150毫升。

用法:醋泡花椒2日后,口含花椒醋3分钟,然后吐掉,每日2次。

功效:连含5日,治愈牙出血,有特效。

处方二

组成:蒺藜10克,三七6克。

用法:共研末,淡盐水调药粉内服。

功效:治疗牙齿出血,牙摇动疼痛,立即止血止痛。

十四、牙色斑

处方

组成:食盐2克,小苏打2克。

用法:调成牙膏状,每日刷牙1次。

功效:连刷牙3~4日,清除牙表面色斑,使牙变洁白。

十五、口鼻生疮，口臭便干

处方

组成：竹茹10克，橘皮10克。

用法：水煎代茶饮。

功效：连服7日治愈。

第十一章

妇科疾病

第一节　乳腺增生

处方一

组成：牛蒡子根15克。

用法：水煎代茶饮，每日1剂。

功效：连服1周治愈，必须与外敷同治。

处方二

组成：牛蒡子根100~300克，白酒适量。

用法：研末，加白酒调糊状，摊在白布上，贴敷乳腺增生部位。24小时换药。

功效：连敷3~7日治愈。

第二节　乳房肿块

处方

组成：仙人掌或仙人球、仙人柱1块。

用法：去皮去刺，然后捣烂，加一点白酒搅匀，敷在红肿乳房上，用保鲜膜固定。每日换药1~2次。

功效：连治3~5日肿块消失，如果没有消，继续贴敷，直至消除为止。

第三节　产后缺乳

处方一

组成：莴苣籽15克。

用法：煎汤1碗，加白糖适量，1次服下，每日2次。

功效：连服5日后，乳汁充足。

处方二

组成：生黑皂角籽7个。

用法：研末，开水送服。

功效：1个小时，奶水自下。

处方三

组成：橘子树叶50克。

用法：水煎取液，温时喝下。

功效：对乳腺管道塞者有特效，奶水很快下来。

处方四

组成：瞿麦6克，当归身15克，川芎9克，广陈皮9克，白芷3克，法山甲5克，党参10克，生黄芪24克，天花粉10克，王不留行10克，白术10克，白通草10克，桔梗3克，川红花3克，炙甘草5克，猪蹄甲1双，黄酒200毫升（做药引）。

用法：水煎2次，分2次服，每日1剂。

功效：轻者1~2剂痊愈，重者6~7剂痊愈。

处方五

组成：黄芪16克，浙贝母6克，茯苓3克，天花粉6克，瓜蒌仁6克，金银花6克，蒲公英6克，甘草6克。

用法：水煎2次，分2次服，每日1剂。

功效：治疗妇女奶硬症，连服3~6剂愈。

某日来了一家三口人，说月子里奶水不下，曾经有乳腺炎，乳腺堵塞已有七天，人已经出现高热，要求治疗。

月子里的女人、哺乳期的女人，最好只用外温药治疗。

处方六

组成：大麦芽150克。

用法：加水烧开，对着乳房，用布围遮，热气冲温乳房，每次10分钟，待汤水温时，用汤水冲洗乳房。

功效：奶水即刻排下，有特效，注意不可以内服。

第四节　更年期综合征

国家名老中医朱南孙推荐用“三豆饮”治疗。

处方一　三豆饮

组成：绿豆20克，赤豆20克，黑豆20克，甘草6克。

用法：煎汤，代茶饮，把煮烂的豆子吃了。

功效：治疗妇女更年期焦虑症。利水消肿，补充营养，改善皮肤，对色斑暗沉很有帮助。

宋女士，40岁，月经周期紊乱，初期40~50天一行，而后2~3个月一行，经量少，伴阵发性面部烘热、潮红，汗出，心慌，头跳痛，一般几秒钟消失，性情急躁，记忆力减退，睡眠不好，脉细弱，妇科检查提示子宫体略小，余无异常。此系阴阳失调，治宜温下清上。

处方二　仙灵脾汤

组成：仙灵脾（淫羊藿）30克，当归10克，紫草15克（后下），栀子10克，珍珠母30克，炒酸枣仁30克，首乌藤20克，磁石30克，石菖蒲6克，浮小麦10克，麻黄根10克。

用法：水煎2次，分2次服，每日1剂。

功效：连服7剂诸症消除，病获痊愈。

第五节　妇女回乳

处方一

组成：陈皮24克，甘草6克。

用法：水煎2次，分3次来服，每日1剂。

功效：连服1~2日回乳。

处方二

组成：青皮15克，甘草6克。

用法：水煎当茶饮服，1日饮多次。

功效：当日回乳成功。

来了一位少妇，说工作需要，不能再喂奶了，可是乳房胀痛，要求帮助回奶。

处方三

组成：花椒6克。

用法：水煎服，每日1剂。

功效：连服3日奶回。

第六节　阴道有异味、起夜次数多

有天来了一位中年妇女，说她得了一个病，是阴道有异味，晚上起夜次数多，造成睡不好觉，白天就没精神，要求治疗。

处方

组成：大蒜1头，冰糖适量。

用法：大蒜去皮，洗净，加冰糖适量，隔水蒸熟，吃晚饭时，1次吃完。每日吃1剂。

功效：连吃3~6日治疗痊愈。

第七节　痛经

处方一

组成：艾叶25克，红花5克，生姜5克，花椒5克，食盐4克，米醋100毫升。

用法：上药布包，水煎取液，泡脚，每次15~30分钟，每晚1次。

功效：活血化瘀，治疗痛经，连泡20~30日，对腰椎间盘突出、膝关节病，多有治疗作用。

处方二

组成：棉花籽10克。

用法：烘干，研末，1次吞服。

功效：立即止痛，连服1周治愈痛经。

处方三　化膜汤

组成：三棱12克，莪术12克，生山楂12克，制乳香3克，制没药3克，青皮6克，血竭粉2克（吞服），生蒲黄24克，炒五灵脂15克。

用法：水煎2次，分2次服，每日1剂。

功效：每次行经前7~10日服药能治痛经，尤其是子宫内膜异位和盆腔炎引起的痛经。

引自：国医大师朱南孙秘方化膜汤。

处方四

组成：丝瓜筋50克。

用法：水煎2次，分2次服，每日1剂。

功效：治疗行经时腹痛。连服7日治愈。

某日来了一位少女，自述每次经期会小腹胀痛，近期加重，下腹胀痛，出冷汗，肢冷，医院治疗无效，故来求治。患者脉涩，舌暗，苔薄白，系气滞血瘀所致，治宜化瘀消痛。

处方五

组成：丹参30克，乌药10克，枳壳10克，香附12克，桃仁10克，红花10克，益母草30克，生姜30克，红糖100克。

用法：水煎2次，分2次服，每日1剂，每次行经前开始服3剂，连服3个月。

功效：服药3剂，痛已停止，每次经前服3剂，连服3个月，可以治愈痛经，不复发。

第八节 子宫内膜复杂性增生

一位从南京来的女性患者，医院检查报告提示子宫内膜复杂性增生，伴局部非典型性增生。久治不愈，崩漏不止，医院建议切除，患者想保守治疗，故来求治。

处方一 黄芪利水消肿汤

组成：生黄芪15克，熟地黄30克，当归15克，败酱草15克，连翘衣15克，炒白术10克，炒白芍10克，红花6克，柴胡6克，炒山药30克，石菖蒲6克，川芎6克，升麻6克，青皮12克，干姜10克，肉桂5克，鹿角屑9克，姜黄10克，党参30克，益母草10克，三七粉3克（冲吞），山楂炭10克，升麻炭10克，煅牡蛎30克，棕榈炭10克，蒲黄炭10克。

用法：水煎2次，分2次服，每日1剂。

功效：连服1~3周可治愈。

来自贵州贵阳市的一位43岁女士患子宫内膜增生性崩漏不止症，到许多大医院找名医治疗，都说无法治疗，只能切除子宫，女士害怕，不想切除子宫，故乘飞机来杭州求治。经手感检查，女士体寒肾亏，冲任虚损，气怒劳伤于肝，故崩漏不止。治当调养冲任，滋补肝肾。

处方二　固冲清宫止血汤

组成：黄芪15克，党参30克，熟地黄15克，山萸肉10克，当归10克，败酱草15克，连翘15克，炒白芍10克，炒山药20克，青皮12克，姜黄10克，鹿角屑10克，鸡血藤15克，益母草10克，三七粉3克（分2次吞服），山楂炭10克，升麻炭6克，龙骨15克，煅牡蛎20克，血余炭10克，蒲黄炭10克（若缺少加干姜炭10克），侧柏炭10克，棕榈炭10克，地榆炭10克。

用法：水煎2次，分2次服，每日1剂。

功效：连服3~4剂血止，连服1周痊愈。

说明：一剂药里至少要有3~4味炭性止血药，这里写上八味是怕外地没有，选用四味即可。

善后处方　固冲清宫汤

组成：炙黄芪30克，熟地黄30克，山萸肉10克，当归15克，败酱草15克，连翘15克，蚤休10克，炒白术15克，大黄6克（后下），炒白芍10克，红花6克，柴胡6克，炒山药30克，石菖蒲6克，川芎6克，升麻6克，茺蔚子10克，红藤20克，砂仁6克（后下），茯苓10克，紫苏梗10克，桑寄生15克，炒杜仲15克，干姜10克，肉桂3克。

用法：水煎2次，分2次服，每日1剂，经净起服7~30剂。

第九节　妇女白带多、有异味

处方一

组成：生鸡蛋1只，白胡椒7粒。

用法：将生鸡蛋一头敲1个小洞，装入7粒白胡椒，用纸封好洞口，蒸熟，去胡椒，吃鸡蛋，每日吃1只胡椒蛋。

功效：吃1周治愈。

注意：忌猪血、绿豆。

处方二

组成：牛角胎（牛角内的嫩骨），红糖适量。

用法：牛角胎烧炭存性，取约30克，研末，用红糖水送服牛角胎末，每次2~3克，每日2次。

功效：清热解毒。治疗崩漏，白带多、有异味，水肿，久泻久痢。

处方三

组成：白果15个，鸡冠花10克，北芡实10克，山药15克，江米适量。

用法：上药共加水炖稀粥吃。

功效：治疗白带多，1~7日痊愈。

说明：按南京名医高西庆老师的方法，仅用15个白果炖红米稀粥吃，7日也能治愈。

第十节　不孕症

97岁妇科国医大师朱南孙，她用祖传150多年的秘方治疗不孕症，被人称为“送子观音”。

朱南孙说：年轻女性不能大意，月经是女性健康的晴雨表，痛经可导致其他疾病发生，严重的会引发不孕症。平时要注意腰部保暖，少穿露脐装，不食生冷之物。

她献出的“送子汤”，帮助了许多人圆梦。现在把她的“送子汤”介绍如下。

处方一　送子汤

组成：潞党参15克，生黄芪12克，全当归12克，大熟地12克，巴戟天12克，肉苁蓉12克，女贞子12克，桑椹12克，淫羊藿12克，石楠叶12克，石菖蒲12克，川芎6克。

用法：每次排卵前5日开始服药，连服12剂。

功效：益气养血，补肾助孕。

有许多人结婚多年没有怀孕，造成家庭不快乐，故来求治，我投“万金难买种子仙方”治疗，多有效怀孕生子。

为了感恩传方人，我将此方来源故事介绍如下。

河南开封府，陈留县董老太爷上任广东琼州府，随任夫人年已40余岁，未生子女，请医服药无效。董老爷常修桥铺路，广行善事，终于在道光二十年三月十三日夜晚，梦见神人授他一个仙方，叫他夫人每逢月经前后煎服。

董夫人服药后，果生一子，聪明非凡。

咸丰年间，丰开县知事，年五旬，娶妻三房均无生子女，后来闻得此方，服药半年各生一子，此方被称奇妙，万金难买 。

此方神人传授，不敢私藏，故广传于世，不得借此方取人钱财，传送者全家有福，将处方抄录如下。

处方二　种子仙方

组成：全当归5克，肥知母6克，炙甘草3克，小红枣3个，抚川芎6克。

用法：水1碗半，煎至6分，温服，每日1剂。

注意：此方不寒不燥，养血调经。专治妇女久不孕，连服此方3~4个月收效。服此方后，便溺如米汤，不可疑畏，感冒风寒者勿服。

一位女子来求生儿子，说她结婚3年多，一直怀不上，公婆不满意，老公也不开心，她心里难受，夫妻俩也去医院检查，都说没有毛病，怎么就怀不上呢？她说："请王老师帮助我，让我能怀上孩子，希望给他生个儿子，女儿也可以。听说有的女人喝了您开的药，就怀上孩子了，所以特别相信您，请您也给我开个药方吧。"

我对她说："不用着急，只要你做到开心，相信你会生一个好孩子的，条件是你要孝敬公婆，敬重丈夫，爱护自己，有规律地作息生活。"

给她也开了种子仙方。

5个月后，这位女士表示已怀孕1个多月了，是否要吃保胎的药？

我对她说："正常情况，不需要服保胎药，只有滑胎反应或习惯性滑胎的人，才需要吃保胎药。”

10个月以后，这位女士来电话说：“已生下一个健康的可爱的男孩，全家人十分喜欢，都说要打电话向您报喜，感谢您的药方，真是‘万金难买种子仙方’，谢谢您！”

女子怀孕，必须无妇科病，男子精子质量、数量正常，否则，要先治好男女双方的病，才可以生育健康的孩子。

女子结婚多年不孕，只要身体好，下方可以帮你怀孕。

处方三

组成：黄芪10克，党参10克，枳壳10克，正沉香6克，没药10克，甘草6克，胡桃仁6克，川芎10克，玉竹3克。

用法：经净后起服，连服13日，每日1剂，水煎服。

功效：连服13日后，即可同房，多服可以生双胞胎。

处方四

组成：海南沉香6克，檀香6克，细辛6克，川芎6克，紫草6克，粉甘草6克。

用法：上药共研末，加蜂蜜，日服1剂。

功效：连服可以怀孕。

处方五

组成：沉香6克，广木香6克，细辛6克，大黄6克，桃仁6克，枳壳6克，紫藤6克，甘草6克。

用法：共研末，蜂蜜炼丸，经后，每日2次，空腹服完。

功效：治疗妇女不孕症，或生过一个不再生者，连服可以怀孕。

处方六

组成：生鸡蛋1只，红花2克。

用法：鸡蛋开1个小孔，放入红花2克，上锅蒸熟，每日吃1只红花蛋。必须经净后开始吃，夫妻分房。

功效：连吃1个月后，夫妻才可同房，就有怀孕可能。

处方七　补阳温经汤

组成：怀山药20克，鹿茸2克（研粉、吞服），鹿角霜15克，淫羊藿15克，菟丝子15克，肉桂15克，合欢皮15克，紫石英10克，熟地黄10克，枸杞子10克，杜仲10克，茯神10克，补骨脂10克，当归头10克，牛膝6克。

用法：水煎2次，分2次服，每日1剂。

功效：治疗宫寒不孕。连服1个月。服药期间，夫妻分房，1个月后同房，有利怀孕。

处方八

组成：当归30克，焦芥穗15克，川杜仲24克，炙香附24克，续断24克，紫油桂6克，鹿茸片15克，广陈皮6克，炒蒲黄6克，熟地黄12克，补骨脂15克，炙延胡索12克，炙甘草5克，五灵脂9克，阿胶15克，巴戟天10克，白术10克。

用法：上药研末，每次用温开水或蜂蜜水送服10克，每日3次，男女同服。

功效：轻者连服1个月，重者连服3个月，即可怀孕生子。

说明：治疗不孕不育，女要调经，男要治肾虚阳痿。

一位女士由家人陪同来看病，说结婚多年就是不能怀孕，医院检查男女双方都健康，所以求我给开个处方。

我说："只要你们修心养德，自然会有孩子的。若是做不到修心养德，我给你再好的处方也是没有用的。"

她问我要怎么做？

我说"'存好心'，不想不好的事，想什么来什么，心想事成；'说好话'，不说别人的不是，多表扬人，赞美人家。行好事，好事多做一点，坏事绝不做，帮助人是美德；'做好人'，做一个让别人赞美你，说你好的人，你就是一个好人了，好人一生平安，你想要什么就会来什么，因为'天道无亲，常与善人'，老天都会帮助你。我给你开一个可以怀孕的处方，生男生女不一定。"

她说："非常感谢。"

处方九

组成：黄芪10克，党参10克，枳壳10克，枳实10克，正沉香6克，没药10克，甘草6克，胡桃仁6克，川芎10克，玉竹3克。

用法：水煎2次，分2次服，每日1剂。

注意：经净后起服，连服13剂为1个疗程。

功效：多服可以生双胞胎，服药结束后，可以行房。过了几个月，有人说她已怀孕了。

处方十

组成：当归18克，白芍21克，川芎9克，红花6克，桃仁12克，泽兰12克，枸杞子30克，穿山甲12克，生地黄24克，香附12克。

用法：水煎2次，分2次服，每日1剂，经净后起服。

功效：有人连服3剂就怀孕了。

处方十一

组成：益母草100克，当归30克，鲜桃根20克，牛膝20克，延胡索12克，柴胡12克，干姜9克，雌乌鸡1只（洗净）。

用法：共煎服，白酒为引，经净后，3日服1剂。

功效：连服3个月，受孕率82%。

说明：治疗子宫发育不良、输卵管阻塞、月经失调所致不孕者。

第十一节　习惯性滑胎

从上海来的一位女性患者，妊娠2次，均到五个月即流产。医院就诊，未查明病因。现在再次妊娠四个月，怕又会滑胎，所以朋友建议她来找我看病，请我帮助她保住这个孩子，不要再滑掉了。

我对她说："你要开心，庆幸你又怀孕，只要你有德性，孝敬公婆，敬重丈夫，爱惜自己，生活有规律，不要太累，相信你这一次一定会生下一个可爱的好宝宝，心想事成。不要老想滑胎的事，那已经过去了，不会再发生了，因为我会给你开一个保胎处方。”

处方　固肾安胎汤

组成：当归12克，茯苓10克，白术12克，甘草6克，杜仲15克，菟丝子12克，黄芪15克，续断10克，砂仁6克（后下），紫苏子10克，党参12克，熟地黄15克，白芍10克，川芎5克，桑寄生15克，紫苏梗10克。

用法：水煎2次，分2次服，每日1剂。

功效：连服3个月，保胎、顺产。

建议：夫妻分床3个月。

过了半年，患者来电说：“吃了您的保胎药，一切都好，生了一个儿子，很健康，谢谢王老师。”

第十二节　闭经

闭经原因，可分为全身和局部两种。

1. 全身原因：慢性疾病，贫血，营养不良，内分泌失调。

2. 局部原因：先天性生殖器官发育不全、子宫发育不良、处女膜无孔、阴道闭锁等，以上是先天性的。生殖器结核、肿瘤，子宫萎缩（由于长期哺乳造成），感受风湿（特别是月经期感受风湿），劳动过度，遭遇重大精神创伤等，以上为后天性的。未婚女性闭经原因，可能与营养太好有关，或者是服用了激素药，或者与吃了用激素饲养的肉类有关。

闭经的症状:腰背胀痛、周身无力、易倦,重者伴有头昏、失眠,甚至脱发、面黄肌瘦。严重者称为干血痨,不能劳动。

处女膜无孔和阴道闭锁两病,在青春期时会有下腹胀痛、腰酸,症状逐月加剧,下腹渐渐产生肿块,检查发现,处女膜无孔者,可见到处女膜向外凸出,显紫蓝色;阴道闭锁者,不见阴道。

做肛检,两者均可摸到子宫增大,甚至双侧输卵管被积血胀大。

首先进行全身妇科检查,确定病因。如有生殖期病变,应对应治疗。

如无孔处女膜,可将处女膜做十字形切开术,让潴留的经血流出。

该手术应由有经验的外科医生来做,尤其先要严密地消毒器具。阴道闭锁手术容易伤及直肠和膀胱,故要小心仔细操作。

处方一

组成:益母草30克,黄酒适量。

用法:水煎取汤1碗,加黄酒后服下,每日1剂。

功效:连服3日,治愈闭经。

处方二

组成:牛蒡根30克。

用法:水煎,代茶饮,每日1剂。

功效:治疗闭经,结成癥块,腹胀欲死。连服1周治愈。

处方三

组成：牛蒡根1000克。

用法：打细末，酒煮成膏，摊布上，贴小肚。

功效：两处方连用，当日见效，1周治愈。

处方四　温经汤

组成：当归10克，麦冬10克，驴皮阿胶10克（烊服），白芍10克，桂枝10克，党参10克，法半夏6克，牡丹皮6克，川芎5克，甘草3克，红枣10枚。

用法：水煎2次，分2次服，每日1剂。

功效：连服7剂治愈。

善后处方

组成：全当归120克，川牛膝45克，炒没药60克，茺蔚子60克。

用法：上药研细末，制蜜丸，亦可以散吞服，加蜂蜜水或开水拌服，每次服药10克，每日3次。

功效：1剂，服完痊愈。

处方五

组成：茄子3000克。

用法：将茄子切片，晒干，炒黄，研粉末，每次吞服15克，每日2次，黄酒送服。

功效：治疗闭经。连服10日，治愈闭经。

处方六

组成:益母草30克,当归10克,白芍10克,丹参10克,黄酒为药引。

用法:水煎2次,分2次服,每日1剂。

功效:连服1周,诸症消失,闭经治愈。

第十三节 月经不调

处方一

组成:月季花10朵,当归10克,益母草15克,制香附10克,丹参10克,红糖、黄酒为药引。

用法:水煎2次,分2次服,每日1剂。

功效:连服半个月治愈。

月经提前或推迟7日以上,下方可治。

处方二

组成:干藕节250克。

用法:将藕节炒黄,研成粉末,每次吞服6克,白酒送服,1日服3次。

功效:将干藕节粉服完,病就痊愈了。

第十四节　子宫出血

处方一

组成：鸡冠花15克，海螵蛸12克，白扁豆花6克。

用法：水煎2次，分2次服，每日1剂。

功效：治疗功能失调性子宫出血、月经过多（含赤白带下过多），连服7剂痊愈。

处方二

组成：莲蓬壳适量。

用法：莲蓬壳烧灰，每次热酒送服6克，每日2次。

功效：连服7日治愈。

引自：山东名医李爱英老师验方。

治宜益气健脾、滋养肝血、补肾固冲。

处方三

组成：炒白术18克，生黄芪18克，生地黄18克，生龙骨18克，生牡蛎18克，海螵蛸12克，川续断12克，茜草9克，生白芍9克，香附10克，炒酸枣仁12克，杜仲15克，益母草18克，血余炭9克。

用法：文火久煎，取液分3次服，每日1剂。重症1日服2剂，改善后1日1剂。

功效：一般2日治愈，巩固疗效，再服2剂，开药7剂就可以。

第十五节　妇女血崩、血昏症

处方一

组成：党参15克，当归15克，莪术15克，茯苓12克，艾叶12克，山萸肉12克，荆芥9克，侧柏叶9克，砂仁9克，黑姜9克，陈皮3克，地榆炭12克，黄芪30克。

用法：水煎2次，分2次服，每日1剂。

功效：连服3剂，血崩止住，连服10剂，病已痊愈。

处方二

组成：黑木耳150克。

用法：将黑木耳炒干，研粉，每次红糖水送服9克，每日2次。

功效：治疗血崩（月经量过多）。150克黑木耳粉服完，患者痊愈。

第十六节　妇女干血痨

本病系妇女严重闭经，为肝肾阴亏、血枯、血热、血瘀内结所致。属虚劳之症，患者有两目啫黑、少腹胀满、骨蒸潮热、湿汗口干等症。

处方

组成：蒸大黄38克，黄芩30克，桃仁30克，杏仁30克，虻虫30克，蛴螬30克，甘草45克，芍药60克，生地黄150克，水蛭50枚，䗪虫15克，党参30克，黄芪30克，当归30克，鸡内金30克，熟地黄30克。

用法：上药研细末，每次10克蜂蜜水或白开水送服，每日3次。

功效：连服1~2剂痊愈。

第十七节　卵巢炎

急性卵巢炎表现为自发痛、发热、下腹压痛，身体动摇时加剧。

处方一

组成：大黄3克，牡丹皮5克，桃花5克，芒硝5克，瓜子仁10克。

用法：水煎2次，分2次服，每日1剂。

功效：治疗急性卵巢炎。连服3~7剂愈。

慢性卵巢炎常继发卵巢下垂，有持续性下腹痛、腰痛，尤其在排便与性交时疼痛加剧。

处方二

组成：牡丹皮6克，川芎6克，桂皮6克，芍药6克，桃仁9克，延胡索6克，牛膝6克，红花3克。

用法：水煎2次，分3次服，每日1剂。

功效：连服7~30剂痊愈。

第十八节　宫颈炎

宫颈炎分急性和慢性两种。

急性宫颈炎

大多因分娩后子宫颈破裂受伤而感染，也有因淋病双球菌引起。

表现为子宫颈红肿，有大量脓性分泌物，可有全身轻度发热。

慢性宫颈炎

为妇女常见病，表现为：

1. 白带多，性交后少量出血，检查可见子宫颈糜烂，子宫颈外口有鲜红小颗粒，易出血，称子宫颈息肉。

2. 子宫颈肥大，表面光滑或有糜烂，常在光滑的表面有子宫颈腺体囊肿。

3. 子宫内膜外翻，子宫颈两侧有裂伤痕，子宫颈内膜呈唇状外翻出。

处方一

组成：狼毒90克。

用法：加水500毫升，煎汤，冲洗患处，或用1比1000高锰酸钾溶液冲洗宫颈，再将药末喷在糜烂的面上。

处方二

组成：冰片3克，煅龙骨17克，桔梗6克，儿茶6克，白芷6克，青皮21克，青黛21克，延胡索21克，海螵蛸62克，血竭62克，黄柏62克。

用法：上药共研细末，装瓶。每次取药末30克，用塑料管喷入，必须喷在糜烂处，每日1次。症状减轻后，每2日喷药1次，直至痊愈。

功效：买药3剂，药用完，病痊愈。轻症患者喷药10~20次，病可痊愈。

第十九节 产后肾亏腰痛

处方

组成：丝瓜籽250克。

用法：炒黄，研粉，每次3克，白酒送服，每日2次，服完痛愈。

第二十节 尿频、尿失禁

处方

组成：白芷30克，炙升麻6克，柴胡6克，桑螵蛸10克，鹿角霜9克，茯苓12克，炒白术12克。

用法：水煎2次，分2次服，每日1剂。

功效：连服10~15日治愈。

第十二章

儿科疾病

第一节　开发儿童智慧，增强儿童记忆力

儿童是祖国的未来，是家庭的希望。所以国家给儿童创造了许多关爱和教育的机会，娱乐的场所，让孩子能够健康成长，将来成为国家有用的人才、家庭的主心骨，担当起国家的重任，为振兴中华民族，建设好国家做出重要贡献。

作为儿童，如果想成为有出息的人，就要从小树立起自己的梦想，为实现这个梦想，锻炼身体、树立品德、学习文化知识，为你的家庭亲人，为祖国做出应有的贡献。

为实现你的梦想，我愿意为你保驾护航，提高你的身体素质，让你头脑聪明，记忆力好，让身体健康不生病。

1. 你要树立起爱心，爱父母的生养教育之恩，爱老师的辛勤教导之恩，爱同学对你的帮助和陪伴，爱兄弟姐妹对你的护佑，爱一切亲友对你和你家庭的照顾，爱一切食物、衣服和生产它们的人，有了他们，才有我吃饱穿暖的感受，应当感恩他们，珍惜万物；应当感恩天地，感恩国家的护佑，是人是物皆须爱！

一个有爱心，知恩、感恩的人才是一个高尚的人、一个有道德的

人、一个受人爱戴敬重的人！

2. 你必须要“好好学习，天天向上”，才能成为一个有知识、懂科学技术的有用人才；

3. 走正道，向好人学习，要看重自己，不贪小利，甘愿吃亏，随时检查自己的言行，是否有差错，有错即改；走正道者，与人为善，助人为乐，注重自己的名声不被玷污，不与小人同流合污；

4. 锻炼身体，让自己的身体保持健康，充满阳刚之气。

能做到这四条的人，谁都喜欢他、敬重他！

下列处方可增强孩童智力，提高记忆能力。

处方　金榜状元汤（16岁以上孩子用）

组成：远志15克，九节菖蒲9克，酸枣仁6克，熟地黄6克，天冬6克。

用法：水煎2次，早晚饭后服，每日1剂。

功效：连服7日，记忆力会有明显改善，以后每个星期天再服1剂，可以开智明心。

说明：这个处方适合16岁以上孩子用药，若是16岁以下，特别是14岁以下孩子，药量应减少，若岁数更小的孩子，更要减量来用，下面的量以供参考使用。

处方　金榜状元汤（16岁以下孩子用）

组成：远志9克，石菖蒲3~6克，酸枣仁3~6克，熟地黄3~6克，天冬3~6克。

用法、功效同上。

说明：这个“金榜状元汤”处方，是由周金元老师研究发明的，远志5钱（15克），是个限量，许多人运用下来都无毒副作用，具有安神、祛痰开窍、解毒消肿止痛的功效。若用量超过15克，则会引起孩子呕吐，所以15克是限量。石菖蒲祛痰开窍、化湿和胃、宁心益志，国家药典内服用量3~9克，所以9克也是限量，岁数过小的孩子要减量使用。

教你一个功法，开发智能智慧。

具体做法：在胸前，两手相对，呈倒八字形，托下颏状，身体放松，站、坐都可以，心中默念3396815，调动全身能量。

这个手势，使两手细胞辐射出去的能量，直接刺激大脑和面部的细胞，使大脑的细胞有张力和活动的感觉，这样就能开发大脑智能。

儿童每次做2~3分钟，最多不超过5分钟，时间太长，容易头胀。

练这个功有时会头胀头痛，头颅骨响，振动，有人就开天门了，就是开启了第三只眼。头颅骨动就出智慧。禁忌：高血压患者不能练此功。

注意：练此功，出功能之前，会有头痛，出功能了，头痛就没有了。所以头痛实在难忍，则可用下法消除头痛。

消头痛方法：一手近照（离头10厘米远）头顶，另一手远照中丹田或下丹田（手离开肚脐下方30~40厘米远），头上能量就下去了，照的时间3至5分钟，头不痛了。

强心肺功能：两手正八字照心肺，强脾胃功能，两手正八字照脾胃，强健肾功能：两手正八字照小腹部。

手照哪里，哪里细胞振动，能量下走，病气下行，心肺脾胃肾就健康了。

所以低血压、低血糖患者不能照。

凡是用手照调理身体和练功的，心中都要默念3396815，这是调动体内能量的口诀。作用解说如下：

默念“1”，震动人体“喉咙”细胞运动。

默念“2”，震动人体“心前区”细胞运动。

默念“3”，震动“气管和双肺”细胞运动。

默念“4”，震动人体“食道”细胞运动。

默念“5”，震动人体“胃部”细胞运动。

默念“6”，震动人体“两肋”细胞运动。

默念“7”，震动人体“肝胆”细胞运动。

默念“8”，震动人体“肚脐”细胞运动。

默念“9”，震动人体“下丹田”细胞运动。

3396815的“33”是调动两肺的能量下达，结合“9”，下丹田的能量，又上升到“6”两肋，即肾部能量，和“8”肚脐的腹部能量，上升到“1”喉部，再回落到“5”调动起脾胃能量，这样不仅是贯通了全身脏腑，又调动了全身能量，来一起听手的指挥，去治疗某一个脏腑的病。手的一远一近照病变脏器，就可以使部位不平衡的气机达到平衡，气血畅通，病气排除，病告痊愈，这就是手照法治病的功效。它是由石家庄郭志辰修养院院长研发的“智能医学”之手照治疗法，他为人类健康做出了重大贡献，感恩他！

讲一个萧震护牛得长寿的故事

浙江省温州府有位丞官名叫萧震，他少年时，看相算命的人说他只能活到18岁。后来他父亲被派到四川去做大元帅，把儿子萧震也带上，一同去四川。

到了四川，当地设宴招待大元帅，酒过三巡，照例要进一道名菜，叫“玉箸羹”。这道菜的做法是，先把铁筷子在烈火中烧红，再刺入母牛的乳房内，流出的乳汁做“玉箸羹”，这是一道名菜。

萧震偶然走进厨房，看见许多乳牛被绑着，觉得很奇怪，问明了真相，大为惊讶，心想“人类只为满足一时口欲，竟让乳牛惨遭这种酷刑”。他急忙去禀告父亲，要求禁食“玉箸羹”，并下令永远禁止食用这一道“玉箸羹”，让乳牛不再遭受如此酷刑。

不久，四川的著名相士为萧震看相，说他“心地仁慈，不会夭折，而且是福寿百年”。

根据《戒杀放生文图说》一书介绍，萧震活到90多岁，无病安详而终。

第二节　小儿过敏性鼻炎

一到某个季节，孩子会鼻塞流涕，连声打喷嚏，甚至鼻内有息肉，到医院检查，医生会告诉你“变态反应性鼻炎”，甚至是更严重的病。这种病的根本原因是肺、肾气弱，阳虚，鼻腔瘀滞犯风，治宜固本通鼻、祛风解疾、活血化瘀，防止“篱笆不固，野犬易入”，重犯过敏性鼻炎。

处方　固本通鼻汤

组成：炙黄芪10~15克，党参15~30克，肉苁蓉6~10克，紫河车粉2~3克（分3次吞服），鹿角霜10~15克，炒白术10~15克，漏芦6~10克，川芎6~10克，天冬5~10克，防风3~6克，白芷5~10克，炒苍耳子4~6克（包），辛夷5~10克（包），路路通5~10克，地龙5~10克，水蛭3~6克，僵蚕5~10克，蝉蜕3~6克，鹅不食草10~30克。

用法：水煎3次，分3次服，每日1剂，42剂为1个疗程。小数为儿童药量。

功效：有位小孩常年犯病，连服7日见效，10日痊愈，不复发。

第三节　小儿百日咳

此病为儿童和婴儿患病较多，成人患病较少。

处方一

组成：百部3克，射干3克，炙甘草3克，蜜制款冬花6克，陈皮2克。

用法：水煎取药汁，拌入儿童或婴儿食物中饮服。

功效：3~6日治愈。

若为小孩饭后，出门受风引起的百日咳，治疗方法如下。

医者用一只手五指照患儿的胃，加一个意念：胃恢复健康，咳嗽消失。百日咳很快就好了。

用药治疗也简单。

处方二

组成：炒萝卜籽10克，蜜炒枇杷叶6克。

用法：水煎温服，每日1剂。

功效：1~3剂痊愈。

咳嗽分多种：一咳嗽就要大便者为大肠咳，一咳嗽就肝区痛为肝咳，一咳嗽就吐食为胃咳，所以《黄帝内经》谓五脏皆令人咳，小儿百日咳非常难治，医院打针吃药，半个月也治不好。

百日咳的特点是：一阵急咳，吐两口就停，在咳嗽过程中，非常难受，全身能量都向外跑，所以很伤人的。

大家学会了我们中医的治疗方法，孩子就减少痛苦了。

处方三

组成：大蒜1头，白糖9克。

用法：大蒜去皮，捣烂，加白糖拌匀，过半小时，用开水50毫升冲服，每日1剂。

功效：连吃2日，治愈百日咳、气喘。

说明：处方二和处方三可以同时用，也可以二选一。

第四节　小儿咳喘不止

有儿童久咳久喘，久治不愈，故来求治。

处方　补元散

组成：紫河车1个（小一点的），高丽红参1支（10~15克），大蛤蚧1对（去头足），蜜冬花30克，胡桃仁20克，干姜6克，冰糖30克。

用法：上药烘干，放凉，研细粉，装瓶，每次吞服2~6克（以儿童年龄大小定量），每日3次，冰糖水送服，亦可以拌粥吃，亦可以把药蒸肉饼来吃（加一点黄酒蒸肉饼）。

功效：一般1剂治愈，严重者3剂治愈。

第五节　小儿哮喘

手照治疗：一手近照肺部，一手远照肺部，每次照3分钟，再远近手交换着照肺部。

功效：让两肺部能量互相冲击，肺细胞运动一增强，两肺就可以恢复健康。

照的时候，心中默念3396815，每日有空就照，长期坚持可以治愈哮喘等肺部疾病，如气管炎、肺气肿、哮喘等病。

对久治不愈的重症，10岁左右小儿的哮喘，可用如下处方治疗。

处方一　宣肺平喘汤

组成：炙麻黄8克，射干12克，炙地龙15克，炙紫菀15克，炙百部15克，炙苏子10克，黄芩8克，桑白皮15克，姜半夏8克，苍耳子9克，辛夷5克，瓜蒌15克，鲜竹沥30克（另服），甘草3克。

用法：水煎3次，分3次服，每日1剂，开药3剂。

功效：这是对重症患者的重剂量治疗，服药3剂后诸症减轻，再服药3剂，哮喘全消除。

再按下方善后巩固治疗。

善后处方　肺肾平喘散

组成：炙黄芪50克，党参60克，白术50克，防风40克，炙甘草40克，炙紫菀60克，射干50克，蛤蚧2对（去头足），炙地龙50克，枸杞子50克，苍耳子20克，胡桃肉50克，熟地黄60克，山药60克，陈皮25克。

用法：研细粉，蜜炼为丸，每服5克，日服3次。

功效：宣肺清热，化痰止咳，平喘，抗过敏。一个10岁男孩经上法治疗，多年久治不愈的哮喘终获痊愈，没有复发。

处方二　哮喘急救方

组成：紫河车粉12克，高丽参10克，大蛤蚧1对（去头足），冰糖50克。

用法：加清水和黄酒1勺，加冰糖隔水蒸熟（沸半小时），早、中、晚分3次服，2至3日吃完1剂。

功效：2日控制哮喘，再服恢复元神元气，提升免疫功能，增强体质，控制哮喘复发，根据病情开药1~3剂即可。

第六节　小儿遗尿

小儿遗尿是常见病，原因是肾气虚，下焦受冷，肾生水，其气下，通于阴，下焦冷，不能温制其水液，故而小便失禁，治疗应温肾健脾、养心固温。

处方一　金樱子散

组成：金樱子30克，菟丝子30克，覆盆子30克，五味子30克，益智仁30克，淫羊藿30克，乌药30克，山萸肉30克，补骨脂30克，桑螵蛸30克，肉桂30克，丁香30克。

用法：共研粉末，装瓶。取药粉，加点白酒，调糊状，敷在肚脐及四周，伤湿膏固定，1~3日换药1次。口服药粉每次3~5克，早晚各服1次，糖水送服。

功效：买1剂药，药尽病愈。

一位母亲带着4岁的儿子来看病，说是孩子每晚遗尿，要求治疗。

遗尿者，肾虚所致，应当补肾健脾。在民间有一个小方，可以治愈。

处方二

组成：生葱白1根，益智仁4克。

用法：2味共捣烂，每晚睡前敷在肚脐上，布包固定，次日早晨拿掉。

功效：连敷3~5日，治愈遗尿，还可以在《中医特效处方集》第857~858页中找其他处方。

处方三

组成：硫黄4克，益智仁4克，带根大葱白1根。

用法：研碎，加黄酒调匀，温敷肚脐，胶带固定贴2~3小时。

功效：每日贴2次，连贴3~5日治愈。

第七节　小儿高烧不退

有一个男孩高烧不退，医院打针吃药也无效，几天来不吃不喝不睡，危在旦夕。

我们告诉家长一个急救方法。

处方一

组成：白酒500毫升，草木灰1包1500克左右。

用法：让孩子躺在空调暖房内（空调不能直吹），光上身，将适量草灰用白酒拌湿，敷在孩子身上、胸口、肚子、额头上，身下铺塑料布，防止弄脏被子，将塑料布盖身上，再盖上被子，不要翻身乱动，大人旁边守护，等到灰干裂，如未退烧，原来的灰再加酒拌湿摊敷身上，直到高烧退尽。

功效：一般2~4小时，高烧退尽，小儿得救。

处方二

组成：鲜生姜片2片，感冒通4~6粒。

用法：将感冒通片压成粉状，撒在鲜姜片上，分别贴在左右手腕处，胶布固定。

功效：一般4个小时左右，有的3个小时后，热度一退，恢复如初。此法成人也有效。

处方三

组成：生姜15克，红糖适量。

用法：水煎半碗，加红糖，1次服下，每日服2剂。

功效：连服2日，治愈感冒。

第八节　小儿厌食

记得很多年之前，这天来了一位女士，带着她孩子来看病，说孩子不肯吃饭，要求治疗。

师父对女士说：这是小儿厌食症，可以治疗。

处方

组成：山楂9克，炒鸡内金3~6克（大一点的孩子用6克）。

用法：加水半碗，煮熟，饭前吃完，每日吃2次。

功效：健脾消滞，化食开胃，连服3日不再厌食。

第九节 小儿夜啼

一天中午，来了一位少妇，抱着她的孩子前来看病，表示小儿每晚啼哭不休，可否让孩子停止啼哭，安静入睡。

先要检查孩子的穿着有无不好、不舒服的地方，才可给孩子用药。

处方一

组成：绿茶1小撮，约10克。

用法：大人将绿茶嚼烂，睡前敷在小儿的肚脐中，软布包，固定，次日早晨拿掉。

功效：连敷3日，治愈夜啼。

处方二

组成：五倍子10克。

用法：炒后研粉，加一点水拌湿，敷小儿肚脐中，固定。

功效：小儿可安睡，连服3日治愈夜啼。

第十节 小儿消化不良

一位女士带她孩子来看病，表示患儿消化不良，胃胀、胃痛，医院治疗无效，要求帮他看看。我检查了孩子的胃，只是消化不良，别无异常。

处方一

组成：炒鸡内金120克。

用法：将炒黄的鸡内金研成细粉，装瓶。每次饭前，用白糖水送服6克，每日2次。

功效：服完120克，治愈。

处方二

组成：芝麻酱加蜂蜜。

用法：适量给孩子吃。

功效：治疗小儿饮食过量的腹泻。当天止泻。

第十一节　小儿肺炎

一天，一位家长带孩子来看病，表示在医院检查确诊为小儿肺炎，家长怕西药的毒副作用，故来要求中药治疗。

处方一

组成：南沙参20克。

用法：用水泡药半小时，再煎汤1小时。将1只鸡蛋打散，放点冰糖，将煎好的中药冲入鸡蛋汤中，温时饮服，每日服1剂。

功效：连服15日，治愈小儿肺炎。

处方二

组成：荆芥5克，桔梗5克，杏仁10克，紫菀10克，百部10克，白前10克，陈皮10克，川贝母10克，甘草15克。

用法：水煎2次，分多次饮服，每日1剂。

功效：3岁小儿服上方3日治愈小儿肺炎，再服2日巩固不复发。

第十二节　小儿腹泻（不论有无绿便）

一天，一位母亲带着她的孩子来看病，表示腹泻一月余，治疗无效，故来我处。经检查腹泻伴有腹痛，投处方如下。

处方一

组成：炒神曲9克，荆芥炭9克，炒麦芽9克，焦谷芽9克，山楂炭9克，白芍9克。

用法：水煎2次，分2次服，每日1剂。

功效：服药1剂，半日治愈。

处方二

组成：大蒜1头，白糖适量。

用法：大蒜连皮烧焦，加半碗水烧开，加白糖适量，1次吃下，每日1次。

功效：消食止泻，连吃2~3日治愈腹泻、腹胀。

第十三节 小儿腹痛

一位母亲带着3岁儿子来看病，表示儿子腹痛，要求给予治疗。

我一面给孩子用热手掌轻揉他的小肚子和肚脐，一面叫人找一片橘皮和食盐，加温后敷肚脐。

处方

组成：橘皮500克，食盐250克。

用法：将食盐炒热（不烫手为宜），将橘皮敷在孩子肚脐上，上面加敷炒热的食盐（热水袋也可以）。

功效：5分钟立止腹痛。

第十四节 小儿盗汗（含成人盗汗）

一位母亲带着她儿子来看病，表示其子盗汗严重，要求给予治疗。

盗汗与体虚有关，多因肺气不足、卫表不固所致，可温肾、补肺、益气。

处方一 玉屏风散加减

组成：炙黄芪10~30克，焦白术10~15克，防风4~10克，淫羊藿10~15克，黄精15~30克，北五味子4~10克，煅龙骨10~18克（先煎），麻黄根10~30克，浮小麦15~30克。

用法：水煎，睡前服，每日1剂。

功效：连服3~6剂治愈。

说明：小剂量是小儿用，大剂量是成人用。

处方二

组成：老豆腐250克，白糖适量。

用法：豆腐切片，贴锅烧成豆腐巴，再加水1碗，煎汤，加入白糖适量。连汤和豆腐巴一起吃掉，每日吃1剂。

功效：连吃3个晚上，治愈盗汗。

说明：以上两个处方，均有效。

第十五节　小儿蛔虫

一位母亲带孩子来看病，说孩子在医院检查有蛔虫，不敢在医院看，怕吃药，问我有不吃药的方法治疗吗？我说："有不吃药的方法，孩子可以吃生的南瓜子吗？"孩子和母亲都表示可以。

处方

组成：生南瓜子20粒（孩子大一点可吃50粒）。

用法：去壳，晚饭前空腹1次吃下。

功效：次日虫子随大便排出，如果担心没有排净，可以连吃2~3日。

第十六节　小儿肛门痒

家长带孩子来看病，患儿肛门痒，要求治疗。

处方

组成：伤湿止痛膏1张。

用法：每晚睡前贴在肛门上，次日早晨起床时揭去。

功效：连贴3个晚上治愈。

第十七节　小儿脱肛（医院治疗无效者）

处方

组成：甲鱼头1只，香油2~3两，蛇蜕（龙衣）半条。

用法：将甲鱼头在瓦片上烤干研细末；香油在锅中煎沸，下蛇蜕煮化，再下甲鱼头粉末，停火拌匀；取药涂抹肛门，每日2~3次。

功效：药到病除，立竿见愈。

第十八节　小儿误食杂物

一位母亲带着4岁小儿急切地赶来说："孩子吃了纽扣了，能帮他取出来吗？"

我安慰说："不要紧，可以取出来的。"

处方

组成：韭菜250克，猪油100毫升。

用法：韭菜从中间切断，多加猪油炒熟，让孩子1次吃光。

功效：当日或次日，杂物随大便排出。

说明：大一点的孩子韭菜不要切断，成条炒吃，若孩子年纪小，中间切断能吃得下。

第十九节　小儿磨牙（含成人）

一位家长说，他的儿子每晚睡觉总要磨牙，听了很不开心，有办法治疗吗？我说与孩子白天玩得太累有关，如果是成人，跟他的痰和胃气有关。

处方一（小儿）

组成：生橘皮1块。

用法：每晚睡前含服1片生橘皮。

功效：理气健脾、燥湿化痰，连吃2~3日治愈。

处方二（成人）半夏汤

组成：法半夏10克，陈皮10克，茯苓10克，焦荷叶10克，炙甘草6克。

用法：水煎2次，分2次服，每日1剂。

功效：连服10剂治愈。

第二十节　小儿招上邪气

处方

组成：鸡蛋1个，小银器1件（如银戒指）。

用法：煮熟鸡蛋，去蛋壳、蛋黄，留用蛋白和银器件，外包一层白布，擦患儿脊椎骨和关节内侧。

功效：病马上好了，打开包能看到银器件已经变黑。

注意：不能吃这蛋白，应埋掉，小动物吃了会生病的。

第二十一节　小儿腮腺炎

此病为病毒性传染病，发病时有发热、恶寒，体温37~38℃，一侧或双侧腮腺肿大，或一侧肿消下去，另一侧肿起来。若延误治疗，可导致化脓。

治疗此病，宜透表排毒。

处方一

组成：醋和墨汁比例为1:1。

用法：用毛笔蘸墨汁醋涂患处，每日涂5~6次。

功效：连涂2~3日消肿治愈。

处方二　透表排毒汤

组成：金银花25克，连翘30克，牛蒡子25克，牡丹皮16克，赤芍25克，怀牛膝20克，栀子15克，升麻10克，紫草10克，甘草13克。

用法：加水1800毫升，浸泡10分钟，煎30分钟，取药汤，再加水300毫升，煎20分钟，取药汤，2次药汤合一起，分3次服，每日1剂。

功效：服1剂，肿见消，继续服药，逐渐消肿，直至平复痊愈。

第二十二节　小儿腮蝉子（又名螳螂子）

本病为婴儿有痰火，吃乳数日，腮间必肿，此病不可轻视，下方可以治疗。

处方

组成：玄明粉0.6克，硼砂0.3克，薄荷0.9克，青黛0.3克，冰片0.3克。

用法：共研细末，用手指蘸药末，塞入婴儿口内腮肿处，每日3~4次。

功效：1~2日痊愈。

第二十三节　小儿痞块（含大人）

处方　八厘散

组成：蜈蚣5条，全蝎5克，苏雄10克，朱砂10克，僵蚕10克，穿山甲10克，轻粉6克，巴豆霜9克。

用法：共研细末，装瓶，大人每次吞服2克，每日2次，小儿每次吞服1克，每日2次。

功效：上药未用完，病已痊愈。

第二十四节　小儿抽风（慢惊风）

症状为手往回抽，鼻不干，为真寒假热。

处方　保立苏汤

组成：补骨脂3克，炒酸枣仁9克，白术9克，当归9克，白芍6克，党参9克，生黄花4.5克，甘草6克，山萸肉3克，枸杞子6克，核桃1个（连皮打碎）。

用法：水煎2次，分2次服，每日1剂。

功效：连服3剂痊愈。

第二十五节　小儿白喉

小儿喉管内生疮，呼吸阻塞，重者有生命危险。

处方

组成：地蚤婆数个，冰片3克。

用法：地蚤婆烘干，研末，拌冰片，吹入患儿喉管内即愈。

说明：特备下面处方，以防买不到地蚤婆小虫。

备用处方

组成：手指甲3~6克，冰片3克。

用法：手指甲研细灰粉，加拌冰片，一天数次吹入患儿喉管内（用吸奶的塑管来吹）。

第二十六节 小儿胎毒

半岁至两岁，身上、手足、肚腹、两臂、面部、头部长成天疮。

处方 消毒汤

组成：金银花60克，生甘草9克，党参10克，天花粉6克，黄药子9克，锦地罗9克。

用法：水煎2次，分2次服，每日1剂。

功效：连服3剂治愈。

第二十七节 小儿全身痒

处方

组成：当归6克，生地黄6克，知母6克，连翘6克，荆芥6克，防风6克，茯苓6克，苍术6克，木通6克，苦参6克，牛蒡子6克，蝉蜕6克，甘草6克，石膏6克。

用法：水煎2次，分2次服，每日1剂。用第3遍煎药的药水外洗全身。

功效：1~3剂痊愈。

第二十八节　小儿缺钙

处方

组成：虾皮15克，海带30克。

用法：一起煮汤，加油盐食用，每日1次。

功效：连吃半个月治愈。

第二十九节　小儿小肠气

处方

组成：生姜汁15克。

用法：先洗澡，待周身出汗，再用姜汁擦患处，每日2次。

功效：连用3~4日，治愈不复发。

第三十节　儿童考场镇静良方

小学生进考场，往往有心慌紧张情绪，用下面方法会有帮助。

处方

组成：酸枣仁50克，绿豆50克。

用法：煮汤一碗吃下，每日2次，进考场前2日开始吃，吃到考试结束。

功效：镇静安神。

第三十一节　小儿流口水（含成年人）

处方

组成：泥鳅250克。

用法：洗去内脏，晒干，炒黄，研粉末，每次吞服6克，黄酒送服，每日1次。

功效：服完250克，病治愈。

第三十二节　小儿麻疹

麻疹是由麻疹病毒引起的传染病，感染者多为少年儿童，初始发热，有短暂恶寒，发热时高时低，常伴有咳嗽、喷嚏、眼泪，或有下痢。

发热三天后，开始发疹，先出在两腮下、前胸，第四五天，红色血疹逐渐增多，到第六天颜面及全身都出现麻疹。最后手心、足心见疹。第四、五、六天体温最高，第七天开始稍有退热，第八天、第九天可完全恢复，全身麻疹随即开始脱落、病愈，这是麻疹的周期规律。

临床可见到没有发疹的孩子，不是没有感染；发了疹的孩子没有治疗，出疹后自愈了，这都是孩子有自主排毒功能，在不知不觉中完成了排异，发疹自愈了。

皮肤潮湿者，容易发疹排毒，皮肤干燥者，疹不容易外发。疹毒是从微循环透出皮肤形成丘疹的。治愈麻疹，要用辛凉发散、透表的药物，可用银翘透表汤治疗。

处方　银翘透表汤

组成：金银花20克，连翘30克，牛蒡子20克，赤芍20克，牡丹皮10克，升麻10克，甘草10克，紫草6克。

用法：以上8味，加水1200毫升，浸泡10分钟，煎取药汤400毫升，分3次服用，每日1剂。

加减：患者下痢者，去紫草，加黄连10克；大便干燥者，加紫草为10克。

功效：金银花、连翘、牛蒡子是解毒透表发疹首选药，赤芍、升麻、紫草为活血通瘀药，可发疹排毒。发疹期间最容易并发肺炎，原因是排异受到阻碍。要防止并发症，唯有力导排异。

注意：服药后，多喝开水；忌食腥荤、油炸、干燥、臭味、不易消化等食品；宜吃流质食物，如米汤、稀粥等。

说明：早在20世纪40年代，患麻疹的孩子，一见发烧，便用青霉素消炎，到第四天，体温突然下降，双目闭合，牙关紧闭，意识昏迷，四肢厥冷，青霉素送走了一个无辜的生命。多少年后，医生才知道麻疹不能用青霉素（盘尼西林）。一切对抗性降低体温的药物和办法，都是压制排异，病毒就不能透表外出，必然内趋入里，使病情逆转，引发肺炎、胃炎、肠炎而死亡，或引发痈肿、败血症或出现昏厥内闭、体温突降、四肢厥冷、死亡。所以麻疹体温升高时，不能用激素、化学药退热，不能用酒精擦身、冰袋降温……都是破坏排异，必定会造成毒气内陷，引发并发症。麻疹治疗只有排异的方法，至今还没有第二个方法。

第三十三节　小儿便秘

处方

组成：牵牛子4克，甘遂4克，大黄4克，带须葱白1根，黄酒适量。

用法：上药研细末，黄酒拌匀，湿敷肚脐，胶带固定。敷3~4小时拿去。每日2次。

功效：气透便通。

第十三章

其他类疾病

第一节　各类慢性病

随着新时代日新月异的发展，产生了一些负面影响，如汽车尾气的严重污染，农药残留，天空雾霾常态化，垃圾食品及食品添加剂横行，激素和抗生素滥用，以及人口老龄化加速，高血压、心脏病、脑血栓、糖尿病、风湿骨痛、类风湿、前列腺等大病、重病严重加速，慢性病空前泛滥，很多人是一体多病。医疗环境呢？医院越造越多，患者也越来越多，问题是治病方法单一，降压药只降压，降糖药只降糖，天天吃药，药一停，又复发。耗尽了患者的财力，又耗尽了患者的生命，人财两空，这是为什么呢？

科学家们研究发现，目前的治疗太单一，头痛治头，脚痛治脚，溶血栓药只溶血栓，停药又发病，让病延发成慢性病，久治不愈。

中医治病，讲整体观察，综合调理，从疾病的“元凶”着手治疗。

什么是疾病的“元凶”？古人说：肾是生命之本，肾精肾气是先天之本，脾胃的水谷精气是后天之本。

肾气虚衰，气血就不畅通；脾胃虚衰，水谷营养就不能敷布全身。

人类环境和饮食的污染，加上长期服药，体内形成毒素，这些毒素会导致血液黏稠，血流及血液循环缓慢，机体代谢迟缓，血液中的毒素垃圾，甘油三酯、胆固醇便会沉淀，会对血管产生高压，形成高血压。中老年的慢性病，常年多药混服，血中毒素能毒死一头牛，这些毒素堵塞血管，大脑神经网得不到营养供应，就会坏死、瘫痪，造成中风偏瘫、脑梗死、胰腺堵塞、不能正常分泌胰岛素，引发高血糖、糖尿病；阻塞肺血管，导致肺张力不足，引发咳喘病；阻塞关节血管，骨失所养，经络受阻，引发风湿骨痛；肾和前列腺血管被堵，男性性功能障碍，夫妻生活不和，尿频，尿急，尿滴沥……血管堵塞，终将导致整体各种慢性病的发生、发展。

中医认为，肾是动力之源，生命之本，唯有打通全身血液循环，将虚损的肾补起来，修复各脏腑器官、经络组织，使人体血液流畅，五脏六腑恢复正常功能，才可以从源头上彻底治愈慢性病。所以补肾精、通血管、排血毒，是治疗各类慢性病的大法，是治愈心脑血管病、糖尿病、胃肠病、风湿骨痛病的良方。

某年12月由家人护送来一位60来岁的患者，可以说是百病缠身，高血压、高血脂、冠心病、糖尿病、风湿骨痛、老慢支、哮喘、便秘、失眠等，全身上下都是病，周转于上海各大医院治疗多年，病情越来越严重，故而送来要求救治。

我们要求他回想自己得病原因，病是怎么来的，让病怎么回去，自己可以治好自己的病，靠医院医生是治不好的。我告诉他："你已在上海治疗多年，越治越严重，应该吸取教训了，要想病好，只有靠自己，回想自己得病的原因，通过忏悔、认错、决心改过，发一个大愿，病好以后，要做一个可以去帮助别人的人。只要你发出这个善念，你身上的病毒就开始往外排。我再给你开个调补身体的药方，就可以恢复健康。假如你的心不改变过来，你依然在生气、怨恨、不开心，愁你的病，你身体仍然会不断地产生毒素，旧有的毒素不去，新的毒素在不断地增加，你的病只会越来越严重，没有病好的希望。”

他经过内心的思想斗争，终于肯说出他的隐私，但是只能说给我一个人听，我说：“可以，我不对别人说。”

他给我说了他曾做过的亏心事，自己也曾后悔过，一年以后，自己的身体就总有不适感，几年来，身体越来越不好，久病难愈。

实际上，人是不可以做亏心事的，做了亏心事，心里负荷就会过重，加上长期工作疲劳，压力增大，营养不均衡，很容易导致体内毒素日益沉积，使人体的自清自愈功能下降，过早过多地损伤自身元气，导致全身经络不通畅，造成身体气虚、血虚、阴虚、阳虚、五脏受损、失衡、血流不畅，引发多种慢性病。

现在西医治疗只追求表面的速效，治标不治本，故而元气不补，导致慢性病久治不愈。

中医治疗，本当从整体出发调节治疗，可是现在的中医在学习西医治疗方法，不开中药，也只开西药，省心省力又有面子，疗效就不管了，只追潮流。西医强大，忘了中医伟大，中医有五千多年的文明史，为人类、为中华民族的生生不息做出了巨大的贡献！中医才是国医，是中华民族的瑰宝。

我告诉他，要真心诚意地默念5句话，来忏悔自己的过错，排除体内心灵上的毒素，有利身体早日恢复健康，“对不起，是我错，请原谅，谢谢你，我爱你！”念给自己的心来听。

开一个中药处方，做全身的调补，以通经活络，清理血毒、身毒，补肾健胃，整体调补治疗。处方如下。

处方一　拔毒回春散

组成：黄精30克，黄芪15克，三七10克，当归10克，牛膝20克，桔梗10克，麦冬15克，枸杞子15克，苍术15克，茯苓15克，石菖蒲9克，熟地黄15克，土茯苓30克，降香15克，瓦楞子30克，甘草10克，金毛狗脊15克，牛蒡子10克，山豆根6克，防风10克，炒鸡内金30克，炒白术15克，鹿茸粉6克，紫河车粉10克。

用法：病重者，上药水煎2次，分3次服，每日1剂。病轻者，上药研细粉装瓶，每次吞服10克，每日3次，白开水或蜂蜜水拌服。

加减：高血压、低血压加鬼针草40克，糖尿病加翻白草50克，心脏病加制附子10克。

功效：补肝肾，补气血，通经络，通血管，排出体毒、血毒、湿毒，治疗各类慢性病。长期服用，可以延年益寿，青春长驻，提升自愈功能。

注意：1剂药打粉，1人可以吃半个月，2剂可吃1个月。全家人都可以吃。感冒、月经期停服。

处方二

组成：当归身15克，黄芪15克，党参15克，白术15克，甘草10克，红小豆30克，红枣30克，红衣花生30克，枸杞子30克，红糖适量。

用法：加水煎沸半小时左右，煎2次，服2次，每日1剂。

功效：补气补血，治疗慢性病、肿瘤，提升患者自愈能力。

许多患者身体都有慢性病，其根源是免疫力低下，肝肾气虚造成，故用补虚来一方统治。

处方三　虚损扶正汤（散）

组成：党参15克，鹿茸片6克，肉桂3克，巴戟天10克，制首乌12克，黄芪30克，黄芩10克，锁阳10克，枸杞子15克，菟丝子15克，熟地黄15克，黄精15克，茯苓15克，淫羊藿10克，怀山药30克，当归12克，三七10克，炒鸡内金20克，炒白术15克，陈皮10克，鬼针草30克，翻白草40克，降香15克，炒酸枣仁15克，紫河车粉6克（只用于吞服）。

用法：轻症者，上药研细粉，每次服10克，日服3次，开水拌服。重症者，水煎2次，分2次服，每日1剂。

注意：感冒、经期禁服。

第二节 三七粉可治许多疾病

1. 治疗高血压、冠心病

处方一

组成：三七粉10克，蜂蜜适量。

用法：三七粉水煎取汤，加蜂蜜适量，分2次服。

功效：软化血管，促进血液循环，散瘀止血，消肿定痛。

2. 治疗高血压、静动脉硬化、中风偏瘫、冠心病、心绞痛、心律不齐。

处方二

组成：三七10克，丹参15克，天麻9克。

用法：上药打粉，每次吞服三七粉3克、丹参粉6克、天麻粉3克。饭后温开水送服，分2次服，每日1剂。

功效：止血、活血、化瘀、养血、安神、平肝息风，可以扩张冠状动脉血流量，降低血压，改善血流变性，降低血黏度。

3. 治疗头晕

处方三

组成：三七粉3克，天麻粉5克。

用法：早、晚饭后吞服。

功效：疏通经络，治愈神经紧张性头痛。

4. 治疗咽喉炎、头晕目眩、耳鸣、高血压

处方四

组成：三七花5朵，每日1剂。

用法：代茶饮；配菜，炒肉吃。

功效：清热，平肝，降压，镇静安神，改善睡眠，保护肝脏；治疗咽喉炎、头晕目眩、耳鸣、高血压。

5. 补血、和血

处方五

组成：当归12克，熟地黄12克，三七6克。

用法：水煎2次，早晚服，每日1剂。

功效：连服30剂愈。

6. 治疗高血脂、脑动脉硬化、冠心病

处方六

组成：三七粉6克。

用法：分2次吞服，每日1剂。

功效：连服2个月为1个疗程。

7. 治疗各类胃出血

处方七

组成：三七粉6克。

用法：每次饭前，温开水送服3克，每日2次，每日1剂。

功效:活血化瘀,消肿定痛。

8. 治疗心绞痛

处方八

组成:三七粉6克。

用法:每次吞服3克,每日2次,温开水送服。

功效:长期服用西药复方硝酸甘油片的患者,可以用三七粉取代,并可以降低血压,连服30日为1个疗程。

9. 治疗顽固性头痛

处方九

组成:三七粉9克。

用法:每次吞服3克,时隔6小时吞服1次,每日3次。

功效:活血化瘀,疏通经络,祛风除湿,止痛。

10.保肝降脂,预防肝纤维化,降低血清谷丙转氨酶

处方十

组成:三七粉6克。

用法:每次吞服3克,每日2次。

功效:减少胆糖原消耗,改善肝脏微循环,从而保护肝脏。

11.抗癌

处方十一

组成：三七粉3~6克。

用法：每次吞服3克，每日1~2次。

功效：增强人体免疫系统防御功能，对肿瘤、癌症有很强的预防和抑制作用。

12. 美容和抗衰老

处方十二

组成：三七粉适量，蜂蜜适量。

用法：2味调糊状，直接敷面，10~20分钟后洗去，每日1次，余下三七粉蜂蜜糊吃掉。

功效：长期敷面时，皮肤光洁细嫩。连吃又敷，人不衰老。

第三节　年老久病、危象补救

某年3月初来了一对老夫妇，由子女送来，自诉眼花目障，疲劳无力，心悸气短，四肢酸痛，精神疲惫，烦躁失眠，食欲不振，体质虚弱，要求治疗。

检查并无大碍，只是年轻时家庭条件艰苦，身体受损，恢复不过来，年老了，抵抗力下降，像一棵树一样要倒下了，老夫妇询问是否能救他们一命？

我对他们说："现在社会好了，人民的生活都改善了，你们的子女也都有出息，你们二老完全不须忧愁，只要每天开心地笑，唱歌跳舞，你们的身体就会恢复健康，我再帮你们开个中药处方，调理一下身体，把你们的肝肾虚损补起来，气血补起来，筋骨风湿清理掉，你们的身体就可以恢复健康了，好不好？"他们高兴地说："好！"

我帮他们开出一个处方如下。

处方

组成：党参15克，黄芪15克，全当归12克，紫河车粉3克（1日分2次吞服），麦冬12克，五味子10克，肉桂3克，灵芝12克，鸡血藤15克，茯苓15克，焦山楂12克，丹参10克，炒酸枣仁15克，炒阿胶10克，淫羊藿10克，锁阳10克，沙苑子15克，夜明砂5克（包），菟丝子15克，蕤仁10克，鬼针草30克，豨莶草15克，降香15克，桑寄生10克，炒白术15克。

用法：水煎2次，分2次服，每日1剂，7剂为1个疗程，连服3个疗程。

功效：滋补肝肾，补气益血，舒筋安神，消除疲劳，恢复体力，耳明目亮。

3个月后，患者家属来电表示，二老身体已恢复健康，精神已焕然一新，表示感谢。

老年人群必定体寒虚损，血液偏酸性，生活中也会体寒、怕冷，理当补充热能，并应多晒太阳；饮食上要多吃热性食物，少吃或不吃寒凉性食物，这样可以补充体内的热能量，减少体内热能的消耗，有利延长人的寿命。

正常人的身体是温热的，吐出来的气是热的，大小便也是热的。人是靠热能活着的，热能下降，人的抵抗力就下降，百病才会上身，热能耗尽了，人就死了。所以人要减少自身热能的消耗，才能活着，要补充热能，才能活得健康、活得长久，所以要减少热能的消耗，要补充热能，才叫人少吃、不吃寒凉的食物，多吃温热的食物。

什么是寒凉的食物呢？水果大多数是寒凉的，水里生长的东西大多数也是寒凉的。应该少吃寒凉食物，防止身体热能的更多消耗。可是有人想吃，那就煮熟了吃，鱼虾类加上生姜、辣椒，烧得很辣来吃，吃出一身汗，这才可以。

保护身体热能，增加身体热能，就是保命、健身。若能加上原始点按推和温敷红豆袋，或温敷姜粉、吃姜茶、吃姜丸，所有的病不吃药也能治好。

原始点的按推治疗，请看《中医特效处方集2》中的原始点介绍。

另开一个中药处方。

处方　拔毒回春散（详见本章第一节）

水果大多数都是凉性的，实在想吃，可以煮熟。水果煮熟后吃，好处很多的，分述如下。

1. 蒸吃香蕉

功效：降血压、清热解毒，治疗失眠多梦、胃溃疡、习惯性便秘（加点蜂蜜，治便秘功效更好）。

2. 盐蒸橙子

功效：治感冒，止咳化痰，促进消化，治腹胀腹痛。

3. 煮苹果

功效：降胆固醇，治腹泻，缓解便秘，减少肠道刺激。

4. 煮柚子皮

功效：治食积不化，关节疼痛，咳嗽咳痰，支气管炎，老人久咳不愈。

5. 蒸红枣

功效：补气，健脾，养血，安神，调和营卫，改善睡眠，预防哮喘，益寿延年。

6. 煮梨儿（子）

功效：清肝润肺，降低尿酸，预防痛风，防止风湿性关节炎。

7. 冰糖煮山楂

功效：降血脂，健脾开胃，治消化不良、伤风感冒、食欲不振。

第四节　全身寒凉湿气重

有一个人精神不振，面色无华，全身寒凉，湿气很重，要求治疗。治疗的关键是祛除他身体的寒湿，省钱又有效，方法如下方。

处方一

组成：小黄姜1500克，纯棉汗衫1件。

用法：生姜榨出汁，泡汗衫，浸透了，晒干，穿身上（可做两件汗衫，轮流穿）。

功效：祛除身体里的寒湿，1~3个月痊愈。

处方二

组成：干姜粉适量。

用法：取干姜粉适量，加点热水拌成糊状，外敷到肚脐眼、命门、涌泉穴（双脚底心），用棉布衫或保鲜膜固定，每次敷12小时以上，再洗掉，每日温服。

功效：连敷3次见效，多敷治愈。

处方三

组成：薏苡仁30克，赤小豆30克，龙眼肉12克，苍术9克，茯苓12克。

用法：水煎2次，分2次服，每日1剂。

功效：连服1周愈。

第五节　感冒发热

我小时候，师父长生和尚有一次带我去乡下农村，给一个正在发热的孩子看病。那时候人穷，农民更穷，没有钱买药吃药，师父看了孩子后，就对他父母说："我给孩子开一个处方，应该有效。"

处方一

组成：黄豆50克，冰糖4克（4小块）。

用法：加水4小碗，煎煮熟烂后，让孩子吃豆饮汤。

功效：服后4个小时就退热了。

说明：师父就是这样，花很少的钱，把病治好了。因为豆子具有调中下气、利水解毒、解表除热、滋养止汗的作用。

处方二

组成：999感冒冲剂，鲜姜末适量。

用法：鲜姜末沸水冲泡，待温时，与999感冒冲剂同时送服。

功效：服药后不久，即可退热，再吃1次，巩固疗效。

处方三

组成：荆芥10克，板蓝根冲剂1包。

用法：荆芥10克，水煎5分钟，取药液，加入板蓝根冲剂，温时喝下。

功效：30分钟后，患者微微出汗、退热。

患者头痛、怕冷、浑身疼痛。

处方四

组成：藿香正气水。

用法：用藿香正气水，蘸满药棉球，放肚脐眼上。

功效：患者发热39℃，半个小时后，体温下降为38.5℃，1个小时后，体温降为38℃，次日晨起，体温37℃为正常。

处方五

组成：生姜7片，大葱白连根（2~3寸）1根，红糖适量。

用法：水煎1碗服下（小儿减量）。

功效：服药后，发汗，病愈，除咳嗽。

处方六

组成：葛根或葛粉30克。

用法：水煎2次服。

功效：服药后，解肌、止泻、发汗，病愈。

第六节　严重咳嗽，夜不能卧

处方　润肺止咳清毒汤

组成：党参10克，川贝母粉3克（分2次吞服），南沙参15克，麦冬15克，瓦楞子15克（打碎），旋覆花15克，白前15克，瓜蒌子15克，瓜蒌皮15克，煅青礞石10克，杏仁10克，仙鹤草30克，炙百部10克，麻黄8克，肉桂5克，干姜9克，马勃6克，甘草10克，土茯苓30克，牛蒡子10克，山豆根6克，五味子15克，山药30克，炒鸡内金30克，炒白术20克。

用法：水煎2次，分2次服用，每日1剂。

善后：上药研细粉，装玻璃瓶，每服10克，每日3次。

功效：1~2剂治愈。

第七节 重症肺炎

处方 润肺汤

组成：黄芪30克，党参30克，川贝母粉3克（分2次吞服），南沙参20克，麦冬15克，天冬15克，枸杞子15克，瓦楞子15克（打碎先煎），旋覆花15克，白前15克，降香15克，细辛3克，柿叶10克，白芥子10克，苦杏仁10克，煅龙骨30克，黑豆衣15克，白花蛇舌草30克，半枝莲15克，补骨脂15克，淫羊藿30克，干姜10克，炒鸡内金30克，炒白术20克，炒酸枣仁30克。

用法：水煎2次，分2次服，每日1剂。

功效：连服1~3个月治愈。

第八节 体虚晕倒，虚脱

一年六月，附近工地一位工人突然晕倒，几个工友跑来要求急救。

第一步：后背心区按推，头部、耳后、头盖按推，见患者已清醒，叫他饮服姜汤一碗。

第二步：开出一个中药处方，先问明之前有什么病痛。

回答说：有胃痛、体虚。

处方一 虚损扶正汤

组成：紫河车粉6克（分2次吞服），龟甲胶6克，炒鸡内金15克，炒白术12克，谷芽12克，麦芽12克，赤小豆15克，黄芪30克，当归6克，黄柏3克，杜仲6克，怀牛膝10克，生地黄6克，熟地黄10克，天冬6克，麦冬6克，党参10克，五味子6克，牡蛎10克，陈皮6克。

用法：水煎2次，分2次服，每日1剂。

功效：补一切虚损，治肾炎、纳呆、浮肿，病危急救，可延命1~2日，患者服药第3日已恢复上班工作。

曾有人治疗感冒发汗，服发汗药太久，造成出汗太多，虚脱病危故来求治。

处方二　黄芪附子汤

组成：黄芪30克，熟附子10克，红参10克，麦冬12克，五味子10克，炙甘草10克，丹参10克，煅龙骨15克。

用法：水煎2次，取汤频服，每日1剂。

功效：服药1小时，面色改善，连服本方9日痊愈。

由于患者本身太虚弱，所以要把虚身扶正。

善后处方　养心滋肾汤

组成：红参9克，芡实9克，酸枣仁9~15克，天冬10~18克，远志10克，当归10克，莲子心18克，柏子仁10克，石菖蒲6克，熟地黄18克，五味子10克，麦冬10~18克，知母10~18克，白芍10~15克，白茯苓10克，莲肉（无心）10克，牡蛎10克，山药10克，生地黄18克，黄柏18克，熟附子6克。

用法：水煎2次，分2次服，每日1剂。

功效：养元气，生心血，健脾胃，滋肾水，止盗汗，除遗精，降阳火，壮元神。

注意：便秘者加大黄10克，桔梗6克。

新来一位患者因肺气不足，卫表不固所致病危象，治宜温肾补肺、益气固表。

处方三

组成：炙黄芪30克，焦白术15克，防风10克，淫羊藿30克，黄精30克，五味子10克，煅龙骨30克，五灵脂15克，炒酸枣仁15克，当归10克，麻黄根15克，紫河车粉6克（分3次吞服）。

用法：水煎3次，分3次温服，每日1剂。

功效：治疗体虚多汗，易感冒发烧。本方可提高人体免疫功能，连服4剂，病情控制，连服10剂已转安，数月不会感冒。久服可治愈各类慢性病。

处方四

组成：龙眼肉7个，花椒7颗，艾绒3克，山药6克，甘草3克，干姜粉3克。

用法：一起研粉，装瓶。每取手指甲大小1块，贴敷在肚脐上，固定。

功效：治疗胃痛、口苦、口干、脚凉。温中强肾，平衡阴阳，行气活血，祛寒除湿，连贴3日，口不苦，口不干，肠胃舒服，口水增多，脚底不凉，神足气爽。

处方五

组成：干姜10克，肉桂10克，花椒10克。

用法：共研末，装袋，敷脚底，或敷肚脐眼，或敷头部，或敷颈部。

功效：给身体补充热能。

第九节　熬夜人怎么补

某日来了一位中年人，他说他的工作常常会熬夜，人自然会感觉很累，有什么办法可以补一补身体？

我告诉他："首先，要开心，不要把工作当负担，愉快地工作；第二，工作间歇，活动活动身体，松松筋骨，有活血解乏的功效；第三，回家了，先饮一杯热甜奶，有利入眠，要抓紧休息；第四，给一个益寿良方。"

处方

组成：枸杞子10克，人参须6克，丹参6克。

用法：水煎代茶饮，每日1剂。

功效：经常熬夜损人寿。此方补气固脱，滋补肝肾，益精明目，活血祛瘀，安眠，解除疲劳，常饮此方有百益而无一害。

第十节 排身体毒素

处方一 陈皮姜茶汤

组成：陈皮20克，生姜片10克，甘草5克，茶叶5克，水1000毫升。

用法：先将水烧开，投入中药泡10分钟左右，去渣饮服。

功效：帮助消化，排除胃之寒气，减少腹部堆积。

处方二

组成：决明子20克。

用法：先用文火炒黄决明子，用沸水冲泡，代茶饮。

功效：祛风散寒，清肝明目，润肠通便，治疗虚火上炎、目赤肿痛、头痛、高血压。

处方三

组成：蒲公英20克。

用法：水煎饮服。

功效：促进肠胃消化，清血，健肝，利尿，化食毒，改善便秘、青春痘、胃寒，清热毒，消恶肿。

处方四

组成：枸杞子20克。

功效：滋肾、养肝、润肺、明目、强壮筋骨、改善疲劳。

处方五

组成：枸杞子20克，甘草10克，陈皮10克，决明子6克，菊花3克，淡竹叶3克，红花3克。

用法：水煎2次，分2次服，每日1剂。

功效：增强五脏，抗毒解毒。

处方六

组成：枸杞子20个，赤小豆30克，黑豆20克，黄豆10克，麦子30克，糙米30克，小米30克，高粱米20克，薏苡仁30克。

用法：煮粥吃。

功效：排毒。

湿气入体，百病滋生，会导致脸色暗黄、皮肤油腻、粉刺痘痘、口臭口干、舌苔黄厚、舌边齿印、身体困倦、虚肿水肿、手脚出汗、大便黏滞、小便灼热、白带发黄、脾胃不舒、关节疼痛等不适，这些症状均因体内湿毒影响，造成机体失去平衡，排泄紊乱，治宜除湿清毒、健脾养胃。

处方七　除湿汤

组成：赤小豆15克，红豆蔻10克，薏苡仁15克，芡实15克，栀子10克，大麦芽15克，陈皮9克，茯苓15克，苦荞麦30克，白术15克，蜀羊泉10克。

用法：水煎2次，分2次服，每日1剂。

功效：健脾、祛斑、消痘，除口臭、口苦，逼出体内湿毒，完善健康体质，3~7日治愈。

第十一节　先天性疾病的治疗

孩子出生以后，可能带着某种不正常的病态，随着时日增长，病态越来越明显，去医院治疗，久治无效。

先天疾病的种类很多，为什么会得先天性疾病？

人来这世上，应该是完好无缺的，为什么会带病来世上？

这个原因，有许多说法。我归为两条：

1.是因果关系，出生时带来的；内涵很多，不说了。

2.其母亲在怀孕时发脾气，种下了毒素造成的。

当然，针对孩子的病，可以开个中药处方，促使孩子早日恢复健康，下方可以适用许多慢性病。

处方　拔毒回春散

组成：党参15克，黄精15克，丹参15克，珍珠粉2克，五味子10克，杜仲15克，全当归12克，菟丝子12克，鹿角胶10克，牛膝20克，枸杞子12克，降香15克，茯苓15克，石菖蒲9克，巴戟天10克，山药30克，熟地黄15克，麦冬12克，肉苁蓉10克，山茱萸15克，木香6克，远志9克，炒鸡内金30克，鬼针草30克，翻白草40克，甘草10克，紫河车粉6克。

用法：上药烘干，研细粉，装玻璃瓶，每次吞服10克，每日吞服3次，温开水或蜂蜜水拌匀吞服，孩子用量减少一半。

功效：通经络血管，清血毒体毒，治高低血压、高低血糖及各类慢性病和心脏病，提升生命自愈功能，长期服用，延年益寿。

注意：感冒、经期停服。每次买2剂药，可以服半个多月。

第十二节　白塞病（狐惑病）

这种病世上为数不多，是邪毒所致，治疗方法如下。

急性发作期，可以服用三黄丸、三妙丸。

眼睛损害者，可服用龙胆泻肝丸、黄连上清丸。

处方一

组成：马齿苋30克，忍冬藤30克，大黄30克，蒲公英30克，苦参30克。

用法：水煎取液，外洗患处或浸泡患处，每日1剂。

处方二

组成：金银花30克，板蓝根30克。

用法：加水1000毫升，煎液漱口用，每日1次连用。

处方三

组成：西瓜霜、绿袍散、冰硼散、喉症散各1份。

用法：喷撒溃疡处，尤其适合喷撒口腔黏膜溃疡处。

处方四

组成：黄连粉10克，青黛粉10克，凡士林10克。

用法：调成膏剂，敷贴患处。

处方五

组成：珍珠粉0.5克，凡士林10克。

用法：外敷溃疡面。

处方六　甘草泻心汤

组成：炙甘草12克，黄芩9克，干姜9克，法半夏9克，大枣12枚，黄连3克。

用法：水煎2次，分2次服，每日1剂，连服至愈。

若是肝火旺，可以服用龙胆泻肝汤。

处方七　龙胆泻肝汤

组成：栀子9克，黄芩15克，泽泻10克，柴胡10克，当归5克，生地黄12克，木通6克，车前子15克，龙胆草10克，滑石15克，甘草3克，桑叶12克。

用法：水煎2次，分2次服，每日1剂，连服至愈。

若是肝肾阴虚，虚火上炎，除局部溃疡外，多伴有咽干、口苦，五心烦热，可用黄连阿胶汤治疗。

处方八　黄连阿胶汤加味

组成：黄连6克，阿胶9克（烊化冲服），生地黄20克，熟地黄20克，麦冬15克，白芍6克，龟甲9克（先煎），黄芩12克，黄柏12克，生甘草9克。

用法：水煎2次，分2次服，每日1剂，连服1个月为1个疗程。

功效说明：此病在世间较少，有次在桐乡市讲课、看病，遇到一位白塞病（狐惑病）患者，她要求我研究一下这个病的治疗方法，因为医院也无治疗方法，只给她激素治疗，没有效果，我给她说用“拔毒回春散”治疗。

希望她吃“拔毒回春散”能反馈信息，让我总结经验，改进治疗方法，借此要谢谢她。

第十三节　气虚水肿，心脾两虚

处方一

组成：龙眼肉500克，好白酒1500毫升。

用法：将龙眼肉浸泡于白酒内，加盖，百天后，每日中午、晚上饭后适量饮服。

功效：壮阳益气，补脾胃，治气虚水肿、脾虚腹泻、妇女产后浮肿、健忘、自汗、惊悸、体倦、厌食等症。

处方二

组成：灵芝15克，黄芪15克。

用法：水煎，代茶饮。

功效：治疗气虚乏力，五心烦热，口干眼干，午后潮热，盗汗，面红，舌红、少苔，脉细。

第十四节 肾虚水肿，脚肿

处方一

组成：赤小豆60克，茯苓30克，肉桂5克。

用法：水煎2次，分多次饮服，每日1剂。

功效：1次见效，多服治愈。

处方二

组成：女贞子10克，益智仁10克。

用法：研细粉，贴敷肚脐，次日早晨拿去。

功效：治疗肾虚手足心热、盗汗。连敷1~3日治愈。

第十五节 性功能障碍

患者勃起时间短，已5年不愈。

处方一

组成：肉苁蓉20克，五味子10克，蛇床子10克，菟丝子10克，枸杞子15克，何首乌15克，枳实15克，牛膝30克，炒补骨脂20克，茯苓20克，当归15克，淫羊藿15克，金樱子15克，制乳香6克，制没药6克，沉香6克，阳起石20克，胡桃仁6克（可单吃），锁阳15克，鹿角霜15克，韭菜籽30克。

用法：水煎2次，分2次服，每日1剂。连服1个月。

社会上肾精不固、阳痿早泄的人越来越多，治疗难愈，亦很普遍。原因很多，有社会的、有饮食的、有家族的，一定程度上增加了离婚率。怎么办？洁身自好很重要，劳逸结合，锻炼身体，保持身心健康更重要。

再列一个处方，加重药力，希望能帮助到你们。

处方二　益精补髓壮阳

组成：鹿茸粉3~6克，山药15克，川楝子5克，韭菜子10克，黄精15克，阳起石10克，锁阳10克，淫羊藿10克，补骨脂6克，公丁香2克，肉桂2克，巴戟天10克，桑螵蛸10克，菟丝子15克，杜仲10克，牡蛎15克，熟地黄10克，山萸肉10克，炒鸡内金20克，炒白术15克，炒酸枣仁15克。

用法：重症患者，上药水煎2次，分2次温服，每日1剂；鹿茸粉6克，分2次吞服；轻症患者，上药全部研细粉，装玻璃瓶，每次吞服10克（温开水或蜂蜜水拌服），每日吞服3次。

功效：服药1~3日见大效，连服1周至1个月，治愈阳痿早泄。

善后：每日吞服药粉1次，即每日5~10克，即可强身健体，精力旺盛。

注意：节制性欲，可保长命百岁。

第十六节　肾结石

除了在《中医特效处方集》上介绍的处方之外，我还接到王正爱老师发给我的治疗肾结石的处方，我把它留在本书中，并经王正爱老师同意做了调整，以弘扬王正爱老师的功德。处方如下。

处方　卷核汤

组成：卷柏20克，核桃仁20克，制首乌20克，冰糖50~100克，鸡内金粉30克（分3次吞服）。

用法：前3味水煎取液，下冰糖烊化，分3次送服鸡内金粉，每次吞服鸡内金粉10克，每日3次把30克鸡内金粉服完。

功效：连服上方治疗，10~30日治愈肾结石。

第十七节　结石（含胆、肾、尿道结石）

要求治疗胆结石、肾结石的人很多，现在将最简单、最省钱、最有效的方法介绍给大家，这里只介绍三个处方。

处方一

组成：薄荷冰8克。

用法：每次晚饭后2个小时，服薄荷冰1克，服后半个小时内要闭口不说话，2小时内不喝水、不吃东西，连服8个晚上，每次1克，共吃8克。

功效：慢慢烊化结石，1年后再到医院复查，结石已无。

说明：薄荷冰的生产单位是安徽亳州精华制药亳州康普有限公司。用手机在网上买，至少买100克，快递才能送，自己用8克，见他人有结石，送他8克。

处方二

组成：金钱草40克，鸡内金粉10克。

用法：水煎金钱草，取药汤，冲服鸡内金粉，每日分3次冲服，每日1剂。

功效：此方专治泥沙型结石，医院开刀也治不好，泥沙型结石必须连服30日，才能治愈。

处方三

组成：鸡内金50克，玉米须50克。

用法：水煎2次，分2次服，每日1剂。

功效：连服10日见效，连服30日治愈各类结石。

注意：忌食动物肝脏、肥肉、蛋黄。

第十八节　尿毒症（一方统治）

郑某，女，60岁，全身水肿，医院诊为慢性肾炎，已发展成尿毒症，卧床不起，医院治疗无果，故多人护送来求治。

处方　解毒通尿汤

组成：白花蛇舌草15克，半枝莲15克，红大戟1克，芫花1克，甘遂1克，连翘15克，蒲公英15克，白茅根15克，芦根30克，瞿麦15克，生蒲黄10克，荆芥炭10克，苏叶10克，干姜10克，远志10克，甘草梢10克，党参15克，黄精15克，黄芪15克，枸杞子15克，红枣10个，炒鸡内金30克，炒白术15克。

用法：水煎2次，分3次服，每日1剂。

功效：服药1剂后，当晚开始排尿，精神好转，连服10日治愈。

第十九节　大小便流血

处方一

组成：生地黄30克，熟地黄30克，当归30克，地榆15克，黑木耳18克。

用法：水煎2次，分2次服，每日1剂。

功效：治疗便前、便后流血。连服3~5剂治愈。

说明：便前、便后流血，此乃肾水不固，火旺便血。

处方二

组成：地榆炭15克，槐花炭15克，通草6克，甘草6克，灯心草6克。

用法：共研细末，每次吞服8克，姜水送服，每日吞服3次。

功效：治疗大小便流血。1剂药服完，病痊愈。

一位患者来看病，说他大便出血，长期不止，也吃了许多药，就是止不住，经常会出血，要求治疗。

处方三

组成：豆腐渣1000克。

用法：将豆腐渣在锅里炒黄，拌白糖或红糖适量，分多次吃完，如果1日吃不完，那么就2日吃完。

功效：吃完2斤糖豆腐渣，大便出血止住，不复发，这是流传在民间的特效处方。

第二十节　体虚怕冷

处方

组成：枸杞子5克，龙眼肉10克，大枣6个，肉桂3克，红糖6克。

用法：熬水喝，每日1剂。

功效：连喝1周治愈。

第二十一节　手脚冰凉、肠胃寒痛

处方

组成：花椒粉1克，胡椒粉4克。

用法：混合拌匀，加温水拌糊，敷在肚脐中，外用风湿膏固定。

功效：治手脚冰凉和肠胃寒痛。

第二十二节　阴虚火旺

表现为五心烦热，自汗，盗汗，口干，眼干。

处方

组成：灵芝15克，女贞子15克。

用法：水煎取液代茶饮服，每日1剂。

功效：连服3~7日治愈。

第二十三节　虚劳气短、胸胁痛

患者虚劳气短，胸胁痛，手足逆冷，烦躁，口干，腹痛，不思饮食，眼目无神。治宜安神保精。

处方　紫灵芝汤

组成：紫灵芝48克，炒山药15克，炒柏子仁15克，巴戟天15克，黄精15克，茯苓15克，枳实15克，黄芪20克，炒生地黄12克，麦冬12克，炒五味子15克，制附子10克，牡丹皮10克，党参30克，远志12克，炒瓜蒌仁10克，泽泻10克。

用法：水煎2次，分2次服，每日1剂。

善后：上药研细末，每次吞服（蜂蜜或开水拌服）10克，每日吞服3次。

功效：连服1~3个月治愈。

第二十四节　贫血

处方一　生血丸

组成：炒皂角子30克，鹿茸30克，紫河车4只，大枣200克（去枣核）。

用法：前3味研细末，大枣蒸熟和药粉拌匀制丸，每服10克，日服3次。

处方二　人参益血汤

组成：党参30克，白术15克，炒鸡内金30克，龟甲胶10克（烊冲），鹿角胶10克（烊冲），阿胶10克（烊冲），肉桂3克，龙眼肉12克，陈皮10克，木香10克，当归10克，白芍10克，甘草10克，大枣10枚。

用法：水煎2次，分2次服，每日1剂，连服3个月，治愈贫血。

第二十五　亚健康病

“亚健康”这个名称来源于20世纪80年代，一个美国医生面对一些患者，检查不出病理指标，不能确诊，就叫它为“亚健康”病。

我们中医要治疗这个毛病，首先要理解这个病，这个病就是人的内分泌系统、代谢系统、免疫系统都不正常，达不到西医的检测数据指标，患者又有不健康感觉存在，所以西医叫它“亚健康”，我们中医叫它什么呢？它是“三焦气机调节失常”（这是引自郭生白老师的话），才发生了“亚健康”，只要不紧张，即可治愈。

“亚健康”是三焦气机失常。什么是“三焦”呢？中医认为“三焦为相火之用，分布命门元气，主升降出入，游行天地之间，即头足之间，总领五脏六腑、营卫、经络、内外、上下、左右之气，号中清之腑，上主纳，中主化，下主出”。

什么叫“相火”，相火是“命门元气”。

什么是“命门”，简单说是生命之门，“命门”在第二腰椎棘突下，两肾俞中间，与肚脐在同一水平线。

为什么叫它“命门”呢？因为自从精子和卵子相遇，“阴阳合德”形成生命，便开始了“阴阳互根”运动，胎儿依赖母血营养成长。

胎胞吸收母血，由一根从儿脐进入与脐相连的管带通向两肾中间的命门，再由命门入肝门脉，进入肝脏加工为胎儿营养物质。胎儿液体的废物由肾分泌出，由一根管带通向命门，还流入胎胞，由母体代谢。

“命门”是部位，“相火”是原动力。

“三焦”只有功能，没有器质，所以称为“中清之腑”。三焦分布命门的原动力，主宰升、降、出、入，游行天地之间，无所不到，无所不有，总领五脏六腑、营卫、经络，以及全身所有器官组织间的一切功能。

人生病，就是代谢、生化程序紊乱了，才出现高血脂、高血压、糖尿病、肿瘤以及亚健康。

亚健康怎么治疗？现在科学家们研究发现，人在开心轻松的状态时，即平衡的心态中，身体会分泌出一种物质，他们取名为“氨酸荷尔蒙”，它可以纠正人体病变细胞，细胞恢复健康了，病也就不存在了。我们中医叫什么？中医自古就讲，人体具有“自愈调节功能”，人只要开心不生气，“自愈功能”就启动，就能修复体伤病变，恢复身心健康。

我在《中医特效处方集》第25~27页关注“亚健康”人群一文中，有较为详细地介绍了走出“亚健康”状态的方法。这里给亚健康人开一个提升免疫功能，走出亚健康的处方。

处方

组成：炙黄芪30克，焦白术15克，防风6克，淫羊藿15克，黄精30克，北五味子6克，桂枝12克，白芍15克，当归15克，生姜10克，麦芽20克，大枣5枚，制首乌15克，鸡血藤30克，仙鹤草30克。

用法：水煎2次，分2次服，每日1剂。

功效：连服本方15剂，诸症全消，并不易感冒困倦，气血得补，体力恢复。

第二十六节 疟疾

这个方法是一位好心人介绍的，说百分之百有效，故记下来。

处方一

组成：白纸1张。

用法：用2寸宽白纸，写乌梅2个，红枣2个，胡豆（按患者岁数写数，如50岁就写胡豆50个）。将纸叠好，在发病前1个小时，男左手、女右手绑在胳膊上，不让人知道。

功效：疟疾不发，百分之百有效。

说明：这是学来的方法，尚未实际用过，有疟疾患者可以试用，若有效，请电话告诉我。若此法无效，请去药店买2粒奎宁药，服下即见效。

处方二

取穴：在第三胸椎棘突下凹陷中取“身柱穴”。

用法：患者正坐，取“身柱穴”，患者在此处会有压痛感，经消毒后，医生左手将穴位皮肤捏起，右手用三棱针点刺一分钟，随即用一只手的小鱼际按于尾骶部，两手同时用力推向针孔，反复推10多次，从针孔挤出3~5滴血液，擦净后用创可贴封口即可。

功效：这个治疗方法，在发病前1~2小时进行，一般1~2次治愈。

处方三

取穴：在手背、中指和无名指之间，第三四指掌骨间，轻握拳取疟门穴。

用法：毫针刺入0.8~1寸深，提插捻转，患者有强烈针感，留20~30分钟。

功效（歌诀）：

疟疾夏秋传染病，往来寒热定时争，
身柱督脉三椎下，点刺出血驱邪能，
疟门治疟经验穴，手背中环指缝中，
刺向掌心的一寸，只针一次有奇功，
治疟时机发作前，一至二时疟相平。

第二十七节　寒热两邪染身

表现为肠胃不舒、呕吐腹泻、全身难受。医院无法治疗者，可用下面民方治疗。

处方一

组成：十滴水适量，鬼箭羽3克。

用法：将鬼箭羽捣细粉末，加十滴水拌成糊状，敷在肚脐里，外用胶布固定，次日早晨拿去。

功效：1次治愈。

处方二

组成:十滴水。

用法:滴肚脐内,外用医用胶布固定。

功效:12个小时以后取下,治好肠胃受寒吐泻,祛寒也祛火,故冬夏均可使用。一次治愈。最多2次治愈,没有鬼箭羽,亦同样功效。

第二十八节　夏日防暑

处方

组成:薄荷5克,皂角刺5克,冰片1克。

用法:上药研粉末,装布袋或瓶中,当鼻烟壶闻用。

功效:清凉开窍,清醒头脑,防暑消暑。

第二十九节　生气腹胀、腹痛

有日来一位女士,自诉生气后腹胀、腹痛,去医院治疗三日无效,经介绍特来求治。

问她为什么会引起生大气的,因为问题不解决,继续生气,病就难治,只有把心理问题解决了,不生气了,治疗才会见效。

她说:“半个月前,原来的女友,她是开娱乐茶室的,打电话叫我去打牌,说是三缺一,非要我去,我说我没钱,她说钱她给,赢了归我,输了归她。

“我去打了，结果输了300块，她催我还钱，我说‘你说输了归你，怎么要我还钱？’吵了一架，我把钱还她了，从此断交。

“结果我气出了病，我发愿再也不打牌了！”

我劝她说：“你遇到了一件好事，你要感谢她，是她通过这件事让你下决心，再也不去赌了，把赌钱戒掉了，这是一件好事，所以要谢谢她，不是生气，而是高兴。”

她笑着说：“我决心不再打牌了，我老公也表扬我了。好，不生气了。”

处方

组成：太子参20克，山药20克，黄精15克，白术20克，乌药9克，沉香6克，木香6克，藿香9克，枳实9克，青皮5克，豆蔻6克，莱菔子9克。

用法：水煎2次，分2次服，每日1剂。

功效：3~6剂痊愈。3日后她来电诉服药1日就舒服了，连服3日痊愈。

第三十节　练功人的补药

处方

组成：茯苓150克，肉桂150克。

用法：共研细粉末，用蜂蜜制成指腹大小的药丸，每日服3次，每次服5丸，大约10克，甜酒水送服。

功效：茯苓甘、淡、平，归心、脾、肾经，利水渗湿，健脾和中、宁心安神；肉桂辛、甘、大热，归肾、脾、心、肝经，补火助阳、引火归元、散寒止痛、温经通脉。

上面处方通经、宁心、健脾、补肾，可使练功人得功长功，大有裨益。

第三十一节　腿抽筋

一位患者说她老是腿抽筋，问我能治疗吗？我告诉她治疗很容易。

第一，上背部督脉骨旁大筋上按推几下，腿部抽筋可除，且不会复发。

第二，腿部抽筋跟心脏有关系，所以下方可治。

处方一

组成：灯心草3克。

用法：烧成灰，冲水喝下。

功效：1次见效，清心除烦，不再抽筋。

右脚抽筋：高举左手，右脚抽筋消除。

左脚抽筋：高举右手，左脚抽筋消除。

第三十二节　脚麻

右脚麻：用力甩左手掌，脚麻消除；

左脚麻：用力甩右手掌，脚麻消除。

第三十三节　成人（小儿）麻痹后遗症

下方可改善肢体萎缩、抽筋、行动无力、体质瘦弱、肝肾不足、头晕眼花、腰膝酸软、睡眠不佳等症状表现，可补肾养肝、强壮筋骨。

处方

组成：黄柏10克，熟地黄15克，白芍30克，鹿筋60克（单煮熟吃），桂枝15克，木瓜15克，龟甲20克（先煎），知母10克，锁阳10克，陈皮6克，甘松6克，生姜6克，制附子10克，肉桂6克，山萸肉15克，炙甘草10克，酸枣仁20克。

用法：水煎2次，分2次服，每日1剂。

功效：连服1~3个月痊愈。

第三十四节　救活死人

在大灾大难中，见已死亡的人，检查他上丹田（两眉中间），如尚有温热，此人可以救活，救治的方法如下。

1. 热的浓姜茶1小碗（200~240毫升），用塑料管灌入口中。

功效：半个小时至3个小时，患者即可醒来；再饮一碗姜茶。

2. 半夏10克，研细粉末，吹入患者鼻孔内，或用葱白1根刺患者鼻子出血，患者能活过来。

3. 掐患者人中，提患者头顶头发，患者会活过来的。

4. 艾灸患者肚脐下丹田，热透神清，患者可以活过来。

5. 适用于冻死的人：将灶膛里的灰炒热，布包，热敷在患者心上，灶灰冷了，换热的，再敷。气回，命得救。

第三十五节　痛风

痛风是指各关节出现红肿、热痛、活动受限，并伴发热等全身症状的一种代谢性疾病，男性多于女性，发病原因是嘌呤代谢紊乱，中医统称为“痛风”，是脾肾不足，外邪痹阴，痰瘀沉积于关节周围所致，治宜清热解毒、利湿为主。

处方一

组成：鲜车前草500克。

用法：煮熟吃草饮汤，每日1剂。

功效：车前草利尿、清热消肿，毒随尿出，故可治痛风。

处方二　痛风克消汤

组成：汉防己10克，蟋蟀6只（或蝼蛄4只），怀牛膝30克，川牛膝30克，忍冬藤30克，制乳香9克，制没药9克，生薏苡仁45克，土茯苓30克，豆蔻6克，杏仁10克，防风10克，荆芥10克，连翘10克，制川乌6克，制草乌6克，紫花地丁20克，蒲公英20克，当归10克，白芍15克，地龙10克，石菖蒲6克，炮山甲片6克。

用法：水煎3次，分3次服，每日1剂。

功效：连服3~4个月治愈，追访无复发。

处方三

组成：苹果300克，胡萝卜300克。

用法：切碎打汁，加蜂蜜饮服。

功效：连服15~30日痊愈。

处方四

组成：秦皮12克，络石藤12克。

用法：水煎2次，分2次服，每日1剂。

功效：抑制尿酸，降低尿酸，治疗单纯性痛风。

第三十六节　风湿、类风湿性关节炎

处方一

组成：细盐500克，葱须9克，生姜9克。

用法：细盐下锅内炒热，加入葱须、生姜，布包，趁热敷患处，每日温敷1~2次。

功效：追风祛湿，连敷7日治愈。

内服处方

组成：制乳香6克，制没药6克，地龙9克，香附9克，桃仁12克，红花9克，甘草9克，牛膝9克，当归15克，羌活9克，五灵脂6克，炙黄芪30克，赤芍6克，防风6克。

用法：水煎2次，分2次服，每日1剂。

功效：消风、祛湿、止痛。

中国妇女是伟大的，她们为国为家担负着重任，但是她们很少为自己的身体健康操心，所以她们在来月经时仍不能休息，仍在下田干活，下冷水洗衣做饭，淋雨干活不为少数，久而久之，寒湿侵入肌体，造成身体防御系统失调而得病。

这种病表现为关节红肿、疼痛，体内分泌功能失调，关节腔中黄色分泌物将不能自行化解，而沉积粘连，使关节僵硬、畸手指变形、伸屈不利、腰酸关节痛，不能根治。

我们的国家富强了，妇女也应关爱自己，禁止下冷水，坐月子、月经期更要禁风、禁用冷水，有病早治疗。

处方二　十味龙蛇散

组成：黄芪20克，三七20克，炒鸡内金20克，炒白术15克，甘草10克，地龙125克，蜂房30克，全蝎10克，金钱白花蛇3条，乌梢蛇30克。

用法：全部烘干，放凉，研细粉末，装瓶，每次吞服5~10克，蜂蜜水拌服，每日吞服3次。

功效：连服6剂，可以治愈。

处方三

组成：制川乌6克，制草乌6克，川牛膝12克，制乳香、制没药各12克，人参12克（党参30克代），肉桂12克，虎骨15克，60度白酒1500毫升。

用法：浸泡10日，每晚饭后喝1小杯。

功效：治疗风湿痛。

处方四

组成：辣椒100克，白酒1000毫升。

用法：辣椒泡白酒中，泡7日后，取液洗患处，每日洗3次。

功效：治疗类风湿。连洗半个月治愈。

处方五　止痛健膝散

组成：黄芪15克，白芷12克，防风12克，制川乌6克，制草乌6克，三七10克，川芎12克，木瓜15克，鸡血藤30克，自然铜10克，金毛狗脊15克，威灵仙15克，老鹳草20克，牛膝20克，骨碎补12克，桂枝10克，丹参30克，全蝎30克，蜈蚣1条，石斛15克，巴戟天10克，锁阳10克，当归12克，大黄10克，炒鸡内金30克，炒白术15克。

用法：研细粉，每次吞服10克，每日3次。

功效：治疗风湿、类风湿膝痛。

外敷处方

组成：艾叶200克(1剂量)，买15剂的药量，共计3000克。

用法：水煎艾叶，取药液，加入白酒100毫升，浸透小毛巾，不滴水为宜，热敷患处，每次热敷20分钟，每日温敷3次。1剂药可煎3次，每次煎药加酒100毫升，每剂药必须加300毫升白酒。

功效：连敷1个月，治愈疼痛。

患者蒋某，60多岁，从黑龙江来，多年膝和关节多处风湿疼痛，久治不愈，特地赶来杭州，要求治疗。

首先教他做“护膝保健操”。

1. 坐着，全身放松，双手抬起，自然落下，轻轻拍打双膝30~50下；

2. 双掌做顺时、逆时针方向揉膝盖各30下；

3. 双手十指抓膝盖30下；

4. 双手抱起大腿，做膝关节屈伸摇摆100次。

5. 半蹲，累了起身，再蹲，如此多次反复，坚持10~15分钟，可增加骨间滑液，可以免打玻璃酸钠。

功效：能缓解疼痛，可以不吃药。

患者蒋某急切地说：“这个方法好，可是我还有风湿痛，请你给我开个处方吧。”

处方六　消肿止疼汤

组成：黄芪30克，红花10克，桂枝10克，桑寄生10克，制川乌

9克，制草乌9克，威灵仙5克，寻骨风10克，油松节15克，蜈蚣2条，蕲蛇10克，三七粉3克（分2次吞服），乌梢蛇10克，土鳖虫10克，延胡索15克，伸筋草20克，透骨草20克，骨碎补12克，鬼箭羽25克，杜仲20克，钻地风15克，鳖甲24克。

用法：重症者，水煎2次，分3次服，饭后温服，每日1剂。轻症者，上药研细粉，每次吞服10克，每日吞服2次。

功效：连治1个月痊愈。

从广州来了一位女士，50多岁，自诉全身酸痛，医院查不出病因，她说有时半夜痛醒，早晨也痛，白天是好的，到处治疗，没有效果，所以特地赶来治疗。

我检查她的身体后说："您是肾亏湿重，风湿捉弄所致。"此病女性多见，治宜扶正祛邪。病轻的，可用简易方治疗，病重的，须大方治疗，两个处方介绍如下。

处方七

组成：伸筋草10克，透骨草10克，红花6克。

用法：水煎2次，分2次服，1/2口服，1/2泡脚（加热水，泡脚20~30分钟）。

功效：连续治疗1周愈。

处方八

组成：桂枝10克，白术10克，制附子10克，川牛膝10克，威灵仙10克，秦艽10克，桑枝30克，茯苓20克，生薏苡仁20克，广木香6克，红花6克，防风10克，防己15克，鸡血藤30克，干姜10克，黄芪30克，当归15克，党参15克，制首乌15克，巴戟天15克。

用法：水煎2次，分2次服，每日1剂。

功效：连服3剂痊愈。

善良：再服3剂，防止复发。

处方九

组成：川牛膝20克，木瓜30克，独活20克，莪术20克，千年健30克，红花10克，延胡索30克，桑寄生30克。

用法：装玻璃瓶，加白酒2000毫升，浸泡2周后，每日饭后半小时服1小杯，每日饮服2次。

功效：久服除湿止痛。

注意：糖尿病、高血压患者不要用。

处方十

组成：麝香1克，草红花10克，血竭3克，制乳香3克，制没药3克，制川乌2克，制草乌2克，丹参10克，苏木10克，七叶草10克，土鳖虫10克，地龙10克，川芎10克，二锅头白酒（55~65度）500毫升1瓶。

用法：上药浸泡酒中，每天摇几下，1~2周后可用来外搽疼痛处。搽前后胸，可止心绞痛，治冠心病。

功效：治疗风湿、类风湿、骨关节炎，通治跌打损伤、痛风、癌痛、冠心病心绞痛。

第三十七节　寒湿骨痛

一位老农来看病，医院中医说他寒湿太重，但治疗又没有好，总是全身不适，手脚凉，许多地方痛、胀、酸，要求帮他治疗。

处方

组成：白扁豆30~60克。

用法：煮烂，分2次饮汤吃豆，每日1次。

功效：连吃1周就减轻或痊愈了。

说明：白扁豆暖脾胃，清湿气，提高免疫力，抑制肿瘤生长，刺激骨髓造血，对白细胞减少者有效果。

第三十八节　腰痛、咽痛、耳鸣、耳聋

从绍兴来了一位老农大爷，说他有多年陈疾，耳聋、耳鸣、腰痛、咽痛，久治无效，问我有没有治疗方法？

我告诉他：多年来为家操劳，没有注意保养自己，所以病痛上身。

怎么治疗呢？

首先要开心，不要想着有病，要说我的病好了，只要适当锻炼身体，病会好。活动、锻炼身体，但不能累着自己。自己每天拍打、按揉环跳穴、后溪穴各3~5分钟。

处方　疏筋活血汤

组成：党参30克，生黄芪30克，桃仁10克，红花10克，川芎

10克，当归尾10克，威灵仙10克，秦艽10克，丹参10克，没药9克，乳香9克，五灵脂10克，醋香附10克，川牛膝10克，广地龙10克，土鳖虫6克，全蝎2克(研粉吞服)，甘草10克，鸡血藤30克，炒酸枣仁15克，炒鸡内金15克，炒白术12克。

用法：水煎3次，分3次服，每日1剂。

功效：解除腰痛，疏散风热，聪耳利咽。治疗耳鸣、耳聋、目眩、咽痛。连服1个月，所有疼痛消失，外伤痊愈，生活自如。

第三十九节　胸腹腰背手足头肿，口角流涎

处方　补中逐邪汤

组成：茯苓30克，白术15克，薏苡仁15克，红参3克(参渣吃掉)，桂枝6克，荆芥6克。

用法：水煎2次，分2次服，每日1剂。

功效：连服5~30剂治愈。

第四十节　痹症疼痛

处方

组成：天麻20克，制天南星15克，制草乌15克，川椒10克，细辛5克。

用法：上药研细粉末，装瓶，用时取药粉加鸡蛋清拌匀，敷患处15~20分钟后拿下。

功效：1次止痛，多次消除疼痛。禁止内服。

附录一

如何应用这三本书来治病？

如何根据疾病来加减药物？

河南卫视大象国学频道请我讲一下：如何应用我写的《中医特效处方集》来治病。

《中医特效处方集》共三册，汇集了我师父长生和尚一生行医的精华，和全国名老中医的部分有效处方。他们爱国爱民的精神和我的心血，都在这三本书中。有人说："抱着《中医特效处方集》睡着了，醒来病好了，开心了！"因为人本来就具有"自愈功能"，具有"心想事成"的功能。现代科学家研究发现：人在安静、快乐的时候，身体内会产生一种物质，取名为"氨酸荷尔蒙"，它能纠正人体病变细胞，让身体恢复健康。

所以人生病，不需要来找我，看《中医特效处方集》这三本书就可以，找到治你病痛的处方来用，就可以了。

要注意的问题是加减药物，现在介绍如下。

1. 脾胃不好：加炒鸡内金30克，炒白术15克。

2. 胃口不开，不爱吃饭：加焦山楂10克，焦麦芽10克，焦神曲

10克。

3. 常失眠：加炒酸枣仁30克，合欢皮20克。

4. 胸闷气短：加降香15克，党参30克。

5. 湿邪身重：加苍术30克，干姜10克。

6. 瘀滞肿痛：加丹参15克，三七10克。

7. 耳鸣、健忘、头晕：加石菖蒲10克，远志10克。

8. 眩晕头痛、肢体麻木：加炒天麻10克，钩藤10克，桑枝15克。

9. 感冒发热、咽喉肿痛：加马兰头根10克。

10. 心脏病水肿吐血：加万年青根10克（强心利尿、止血、解毒）。

11. 皮肤水肿：加茯苓皮15~30克（利水散肿）。

12. 丹毒、梅毒、疮毒：加土茯苓30~60克（忌铁器、忌茶）。

13. 腹痛怕冷：加干姜10克。

14. 肺、胃出血，各类出血：加血余炭10克，蒲黄炭10克。

15. 月经不调、眩晕心悸：加白芍15克，当归12克。

16. 痒咳不止：加牛蒡子10克，山豆根10克，白前15克。

17. 高血压、低血压：加鬼针草40克，豨莶草15克。低血压只加鬼针草，不加豨莶草。

18. 糖尿病：加翻白草50~80克。

19. 喉舌肿痛：加露蜂房10克。

20. 自汗、盗汗：加糯稻根30~60克或麻黄根15克。

21. 肾虚腰痛、肝风头痛：加黑豆衣15克或黑豆30克。

22. 妇女血瘀闭经、腹中有块：加鳖甲24克，红花10克，桃仁10克。

23. 续筋接骨：加活的大闸蟹10克。用法：捣烂，冲沸酒，饮酒，渣敷患处，固定约半天，听到接骨声后，骨已接好，即可去掉。

24. 阳痿早泄或宫冷不孕、遗尿、尿频：加覆盆子15克，桑螵蛸10克。

25. 鼻息肉、鼻衄：加生藕节10克、莲须5克。用法：共研细粉末，用塑管吹入鼻孔，每日2~3次。功效：治9例，有效8例，无效1例。

26. 舌木、舌重、说话困难：⑴加土鳖虫10克。用法：① 水煎汤服，1天10克；② 研粉吞服，每次1~1.5克，每日2次。⑵加蒲黄粉10克、干姜粉3克。用法：两粉加点温开水拌匀，含服口中，自然慢慢下喉，1天多次。功效：上两方法共用，10~30天舌软，说话清楚。

27. 头顶疼痛：加藁本10克。用法：水煎汤服。

28. 破伤风：加守宫（壁虎）5克。用法：水煎汤服5克，研粉吞服1~2克，每日吞服2次。

29. 彻背心痛，胸闷咳喘：加薤白10克（鲜品60克）。用法：煎汤或煮粥吃。注意：阴虚发热者慎用。

30. 脚气水肿：加生薏苡仁30克。用法：水煎服。功效：利尿排脓。

31. 慢性下肢溃疡，皮肤瘙痒：加樟树叶（香樟树叶）10克。用法：水煎服，加煎汤外洗。

32. 外感风热、头昏头痛、多泪：加蔓荆子10克。用法：①水煎汤服；②煎汤洗眼。

33. 眩晕、耳聋、耳鸣、失眠、肾虚喘逆：加磁石30克（打碎）。

34. 尿路感染、胆囊炎：加蒲公英30克，水煎汤服。

35. 闭经、乳汁不通：加路路通10克。注意：经水过多或孕妇禁用。

36. 肺寒久咳、阳痿早泄：加鹅管石15克。用法：水煎服（打碎先煎）。注意：阴虚火旺者慎用。

37. 头昏眼花、失眠健忘、须发早白：加隔山消15克。功效：补肝肾，强筋骨，健脾胃。

38. 毒蛇咬伤、痔疮、丹毒：加紫花地丁30克（鲜品60克）。注意：脾胃虚寒慎用。

39. 骨髓炎、化脓性关节炎：加青风藤15~30克。

40. 疮疡溃烂久不收口：加密陀僧3克（研细粉末）。用法：①外敷患处；②内服。每次0.2克，每日2次。注意：本品有毒，不易久服。孕妇、儿童、体虚者禁服。

41. 瘀血闭经、血淋血尿、目生翳障：加琥珀3克（研细粉末）。每次吞服1~3克，每日2次。外用粉末点眼。注意：无瘀、内热者慎用。

42. 宫寒不孕、胎动不安：加鹿角胶10克（烊化冲服）。注意：内热出血者禁服。

43. 风寒咳喘：加炙麻黄10克。功效：润肺止咳、平喘发汗。注意：体虚、自汗盗汗者禁用。

44. 大虚、出汗不止、虚脱欲死、急救：加麻黄根15克，煅龙骨30克，黄芪30克，制附子10克，当归10克。用法：水煎2次，分2

次服,每日1剂。功效:当天止汗、清醒,3日痊愈。

45. 筋骨痿弱、肢体偏枯、产妇乳汁不下:加桑寄生15~30克。

46. 全身时痛、时痒、邪气病:加鬼箭羽(卫矛)30克,大蒜50克。用法:水煎2次,分2次服用,每日1剂。功效:3日治愈。注意:孕妇及崩漏者禁用。

47. 毒蛇咬伤:加一枝黄花(野黄菊)15克(鲜品30克)。用法:水煎汤服。功效:连服3日痊愈。

对三本书中处方的说明和选用

三本书中写了许多疑难杂症的治疗处方,供大家选用。

1. 治疗各种癌症

处方

组成:自己的尿液。

用法:每次小便,用杯子接自己中段的尿,当即饮服,不要存放,1日饮2~4次。

功效:可以治愈各种癌症。

2. 治疗癌症

处方

组成:白花蛇舌草100克,马蹄根50克,半枝莲50克,红枣18个(大枣9个,小枣9个),铁树叶50克。

用法:水煎2小时,代茶饮。当日饮不完,次日接着饮。

注意:要饮热的,不要饮冷的。喝这个汤剂后,会排出脓血,是正常现象，但也有人说没有排脓血，那都是正常的。马蹄根买不到，可以不要。

功效：连饮3~4个月，治愈癌症。

说明：这个处方是大德高人贡献出来的，祝愿他功德无量，福寿安康。

3. 治疗白血病

处方　生血散

组成：蒲葵子30克，皂角子9克，鹿茸9克，紫河车粉6克，大枣15克（去核）。

用法：研粉末，每次吞服10克，每日3次。

功效：连服1~3个月治愈白血病。

4. 治疗甲状腺瘤、乳腺瘤、淋巴结炎

请选用《中医特效处方集》84页处方二，6~30日可以治愈。

5. 治疗流行性脑膜炎

请选用《中医特效处方集》94页处方二，煎汤服，2~3日治愈。

6. 治疗病毒性脑炎

请选用《中医特效处方集》96页处方五，煎汤服26剂治愈。

7. 治疗乙型脑炎

请选用《中医特效处方集》98页处方八，煎汤服3~4日治愈。

8. 治疗脑萎缩（含弥漫性）

请选用《中医特效处方集》100页处方二，煎汤服8个月治愈。

9. 治疗中风偏瘫

请选用《中医特效处方集》103页处方七，半个月治愈。

10. 治疗脑梗死

请选用《中医特效处方集》107页处方十八，煎汤服50~60日治愈。

11. 治疗中风偏瘫

请选用《中医特效处方集》115页处方三十八，煎汤服，连服35剂痊愈。

12. 治疗老年痴呆

请选用《中医特效处方集》123页处方二，煎汤服，1~3个月痊愈。

13. 治疗帕金森病

有震颤，请选用《中医特效处方集》125页处方一，半年治愈。

无震颤，舌僵流涎，请选用《中医特效处方集》127页处方三，煎汤，服1个月内治愈。

14. 治疗帕金森重症

请选用《中医特效处方集》128页处方五，研细粉，每次吞服0.5克，慢慢加量，最多每次吞服2克，每日吞服1~2次。

此方配附子龙骨汤治疗，1~3个月治愈。

15. 治疗癫痫

请选用《中医特效处方集》137页处方五，研粉吞服，3个月治愈。

16. 治疗精神分裂症

狂躁型请选用《中医特效处方集》140页处方三，煎汤服，8~10日治愈。

各型精神分裂症请选用《中医特效处方集》141页处方五，煎汤服，6个月治愈。

17. 治疗梅尼埃病

请选用《中医特效处方集》142页处方一，煎汤服，20~30日治愈。

18. 治疗抑郁性神经症（含神经衰弱）

请选用《中医特效处方集》149页处方八，煎汤服，1~1.5个月治愈。

19. 治疗自汗、盗汗难眠（自主神经功能紊乱）

请选用《中医特效处方集》154页处方三，煎汤服15日治愈。

20. 治疗癔症（又称歇斯底里）

请选用《中医特效处方集》155页处方二，煎汤服，1~4个月治愈。

21. 治疗面瘫（面神经麻痹）

请选用《中医特效处方集》160页处方一，研粉吞服，重症煎汤服，5~10日治愈。

22. 治疗面肌抽搐

请选用《中医特效处方集》163页处方十一，煎汤服，1~3个月治愈。

23. 治疗血管性头痛

请选用《中医特效处方集》167页处方四，煎汤服，半个月治愈。

24. 治疗头风痛

请选用《中医特效处方集》172页处方十五，敷头，2~3次治愈。

25. 治疗百药无效之头痛

请选用《中医特效处方集2》170页处方川蒿汤煎服，7日治愈。

26. 治疗三叉神经痛

请选用《中医特效处方集》178页处方三，煎汤服，15日治愈。

27. 治疗重症肌无力

请选用《中医特效处方集》183页处方一（危象急救）。

选用处方二，半年治愈。

28. 治疗脑鸣

请选用《中医特效处方集》190页处方一，煎汤服，1个多月治愈。

29. 治疗嗜睡症

请选用《中医特效处方集》192页处方一，煎汤服，2剂治愈。

30. 治疗严重失眠

请选用《中医特效处方集2》156页处方宽心宁神汤，煎汤服，7~21剂治愈。

31. 治疗心脏二尖瓣关闭不全

请选用《中医特效处方集》198页处方二，煎汤服，30剂治愈。

32. 治疗冠心病心绞痛

请选用《中医特效处方集》206页处方十九，研粉吞服，2个月治愈。

33. 治疗心律失常

请选用《中医特效处方集》210页处方三，煎汤服，1个多月治愈。

34. 治疗心动过速

请选用《中医特效处方集》214页处方十三，煎汤服，3个多月治愈。

35. 治疗心动过缓

请选用《中医特效处方集》215页处方十五，煎汤服，3个月治愈。

36. 治疗心力衰竭

请选用《中医特效处方集》222页处方四，煎汤服，半个月治愈。

左心衰竭请选用《中医特效处方集》223页处方五，3个月治愈。

右心衰竭请选用《中医特效处方集》223页处方六，3个月治愈。

37. 治疗心脏神经官能症

请选用《中医特效处方集》225页处方一，煎汤服，1个月治愈。

38. 治疗高血压性心脏病

请选用《中医特效处方集》234页处方六，煎汤服，1~3个月恢复正常。

39. 治疗高血压脑病（高血压危象）

请选用《中医特效处方集》237页处方十九，水煎服，1周治愈。

40. 治疗高血压重症

请选用《中医特效处方集》238页处方二十，煎汤服，4个月减轻，维持1年正常。

41. 治疗低血压

请选用《中医特效处方集》242页处方四，煎汤服，5日升至正常。

42. 治疗肺心病

请选用《中医特效处方集》247页处方六，煎汤服，1个月治愈。

43. 治疗缺铁性贫血

请选用《中医特效处方集》249页处方一，煎汤服，1~6个月治愈。

44. 治疗再生障碍性贫血

请选用《中医特效处方集》252页处方二，煎汤服，3个多月治愈。

45. 治疗血小板减少症

请选用《中医特效处方集》255页处方一，煎汤服，1个月治愈。

46. 治疗过敏性紫癜

请选用《中医特效处方集》258页处方一，煎汤服，1个月治愈，或选259页处方三，煎汤服20日治愈。

47. 治疗败血症

请选用《中医特效处方集》261页处方一，煎汤服，3剂治愈。

48. 治疗白细胞减少症

请选用《中医特效处方集》263页处方养血汤加味治疗，2个月治愈。

49. 治疗脾胃疼痛，消化不良

请选用《中医特效处方集》265页处方四，煎汤服，1~3日治愈。

50. 治疗慢性胃肠炎

请选用《中医特效处方集》272页处方二，煎汤服，半个月治愈。

51. 治疗萎缩性胃炎

请选用278页处方二十三，煎汤服，3~6个月治愈。

52. 治疗浅表性胃炎、胃下垂

请选用《中医特效处方集》280页处方二十五，煎汤服，1~2个月治愈。

53. 治疗胆汁反流性胃炎

请选用《中医特效处方集》281页处方二十七，煎汤服，15~30

日治愈。

54. 治疗胃及十二指肠球部溃疡

请选用《中医特效处方集》283页处方七，研细粉末吞服，2剂治愈。

55. 治疗肠胃下垂

请选用《中医特效处方集》290页处方二，煎汤服，半个月治疗痊愈。

56. 治疗食管炎

请选用《中医特效处方集》294页处方二，煎汤服，3~7日治愈。

57. 治疗胃及消化道出血

请选用《中医特效处方集》297页处方二，煎汤服，3~7日治愈。

58. 治疗急慢性胰腺炎

请选用《中医特效处方集》299页和300页处方一和处方二，慢性2个月治愈，急性4日治愈。

59. 治疗霍乱（大吐大泻）

请选用《中医特效处方集》303页处方桂附理中汤加味治疗，9剂康复。

60. 治疗慢性肠炎

请选用《中医特效处方集》306页处方七，煎汤服，9剂痊愈。

61. 治疗肠粘连腹痛

请选用《中医特效处方集》319页处方二，服用14剂丸药，2个月诸症痊愈。

62. 治疗急性坏死性肠炎、肠梗阻

请选用《中医特效处方集》320页处方六，三七粉吞服，15日治愈。

63. 治疗急性和慢性阑尾炎

请选用《中医特效处方集》323页处方十五，急性1剂治愈，慢性6剂治愈。

64. 治疗疝气

请选用《中医特效处方集》324页处方十七，内服加外敷，5~10日治愈。

65. 治疗痔疮、脱肛

请选用《中医特效处方集》325页处方二十，外搽，2日至2个月治愈。

66. 治疗肛裂及痔疮出血

请选用《中医特效处方集》328页处方二十九，煎汤服，7~14日治愈。

67. 治疗各类便秘

请选用《中医特效处方集》330页处方三，煮粥吃，1周痊愈。

68. 治疗老年人肠燥便秘

请选用《中医特效处方集》333页处方十一，煎汤服，3日治愈。

69. 治疗便秘尿闭、腹大剧痛危象

请选用《中医特效处方集》333页处方十三，研粉吞服，服药2小时，大小便通畅病愈。

70. 治疗水肿、大小便不通畅

请选用《中医特效处方集》334页处方十六，研末吞服，1~3日治愈。

71. 治疗老年顽固性便秘

请选用《中医特效处方集》335页处方二十二，敷肚脐10分钟左右排便。

72. 治疗胆肠道蛔虫

请选用《中医特效处方集》347页处方四，煎汤服，1~4日治愈。

73. 治疗肠道寄生虫（绦虫、蛔虫、蛲虫、滴虫等）

请选用《中医特效处方集》349页处方十二，煎汤服，5剂痊愈。

74. 治疗肝硬化腹水

请选用《中医特效处方集》351页处方四，煎汤服10剂、制丸服4剂治愈。

75. 治疗坏死性肝硬化

请选用《中医特效处方集》355页处方二，煎汤服，6个多月治愈。

76. 治疗肝脓肿

请选用《中医特效处方集》361页处方五，煎汤服，30余剂治愈。

77. 治疗慢性肝炎

请选用《中医特效处方集》364页处方五，3个多月治愈。

78. 治疗甲型肝炎

请选用《中医特效处方集》366页处方十，7~14日治愈。

79. 治疗乙型肝炎

请选用《中医特效处方集》368页处方十四，60日治愈。

80. 治疗乙型病毒性肝炎

请选用《中医特效处方集》367页处方十二和处方十三，服药3个月为1个疗程，1~3个疗程治愈。

81. 治疗丙型病毒性肝炎

请选用《中医特效处方集》371页处方二十三，服药6~9个月治愈。

82. 治疗黄疸型肝炎

请选用《中医特效处方集》373页处方二十五，服药2日治愈。

83. 治疗湿热黄疸传染性肝炎

请选用《中医特效处方集》374页处方二十九，服药25~60日痊愈。

84. 治疗脂肪肝和乙肝病毒携带

请选用《中医特效处方集》375页处方一，服药4~7个月治愈。

85. 治疗肝囊肿

请选用《中医特效处方集》377页处方肝囊肿消积汤，3个月为1个疗程，加丸药3个月治疗痊愈。

86. 治疗肝肾综合征（膨胀病）

请选用《中医特效处方集》378页处方肝肾两拯汤。煎汤服药3个月为1个疗程。后期善后服丸药3个月为1个疗程，必须长期坚持服药，可保命。

87. 治疗急慢性胆囊炎

请选用《中医特效处方集》383页处方十，服药30剂全部治愈。

88. 治疗膀胱结石及胆管泥沙型结石

请选用《中医特效处方集》386页处方四，服药30日治愈。

89. 治疗胆囊息肉伴胆结石

请选用《中医特效处方集》389页处方十三，连吃3个月减轻，半年痊愈。

90. 治疗胆道感染

请选用《中医特效处方集》391页处方一，服药14剂痊愈。

91. 治疗胆绞痛

请选用《中医特效处方集》393页，推拿按摩加中药4剂治愈。

92. 治疗风寒感冒

请选用《中医特效处方集》398页处方十一，服药2剂痊愈。

93. 治疗病毒性上呼吸道感染

请选用《中医特效处方集》401页处方十九，服药1剂痊愈。

94. 治疗寒热诸症

请选用《中医特效处方集》402页处方二十一，服药7~14剂治愈。

95. 治疗感冒后剧咳不止或老慢支

请选用《中医特效处方集》402页处方一，2剂治愈。

96. 治疗肺虚久咳

请选用《中医特效处方集》403页处方四，服药14日治愈。

97. 治疗“黄痰、咽痒夜甚”之顽咳

请选用《中医特效处方集》411页处方三十五，服药15~20日治愈。

98. 治疗外伤性气胸

治宜调中利气，宣肺通络。

请选用《中医特效处方集》413页处方四，服药3~4剂痊愈。

99. 治疗外伤引起的血气胸（含气胸、血胸）

请选用《中医特效处方集》413页处方五，服药12~40日痊愈。

100. 治疗肺门淋巴结核并肺不张咯血

请选用《中医特效处方集》415页处方十一，服药65剂痊愈。

101. 治疗自发性气胸

请选用《中医特效处方集》412页处方一，服药7~30日治愈。

102. 治疗肺气肿

请选用《中医特效处方集》416页处方一，服药9剂痊愈。

103. 治疗重症肺气肿和血管内凝血症

请选用《中医特效处方集》420页处方十一，服药1个月，有效率96.6%。

104. 治疗阻塞性肺气肿

请选用《中医特效处方集》419页处方十，服药1~6个月治愈。

105. 治疗多年支气管炎

请选用《中医特效处方集》424页处方九，服药3~9剂治愈。

106. 治疗各种犯肺咳嗽（急性支气管炎）

请选用《中医特效处方集》426页处方十三，服药3~10剂治愈。

107. 治疗支气管扩张大咯血

请选用《中医特效处方集》428页处方十七，服药15~40剂痊愈。

108. 治疗肺结核大量咯血

请选用《中医特效处方集》433页处方三十一，服药2~3日愈。

109. 治疗胸部外伤致肺积血危症

请选用《中医特效处方集》434页处方活血行瘀汤，服药1个多月病愈。

110. 治疗肺水肿

请选用《中医特效处方集》434页处方二，服药7~14日愈。

111. 治疗哮喘

急救方：请选用《中医特效处方集》436页处方三，服2日能控制住病情。

治疗方：请选用《中医特效处方集》444页处方二十二，服药30剂为1个疗程，连服3~6个月治愈哮喘。

112. 治疗肺炎

请选用《中医特效处方集》452页处方一，连服10剂治愈。

113. 治疗病毒性肺炎

请选用《中医特效处方集》454页处方七，服药7~14剂愈。

114. 治疗硅肺

请选用《中医特效处方集》455页专效处方，服药3~6个月治愈。

115. 治疗肺吸虫病

请选用《中医特效处方集》455页处方宣肺祛瘀汤加味，服药10~30剂痊愈。

116. 治疗全身各种结核病

请选用《中医特效处方集》456页处方一，服药2~3个月治愈。

117. 治疗空洞型出血肺结核

请选用《中医特效处方集》458页处方五，服药2~3剂治愈。

118. 治疗浸润性肺结核

请选用《中医特效处方集》460页处方十，服药2~5个月痊愈。

119. 治疗肺脓肿

请选用《中医特效处方集》462页处方三，服药7剂愈。

也可选用《中医特效处方集》463页处方六，服药5剂愈。

120. 治疗干性、湿性胸膜炎

请选用《中医特效处方集》465页处方四，连服2剂治愈多例。

121. 治疗急性肾炎、全身水肿

请选用《中医特效处方集》468页处方一，服药40余剂，诸症消，改服丸药1剂痊愈。

122. 治疗急性肾炎（血淋）

请选用《中医特效处方集》468页处方二，服药16剂痊愈。

123. 治疗慢性肾炎

请选用《中医特效处方集》470页处方五，服药7剂痊愈。

124. 治疗肾炎水肿（含头面肿）

请选用《中医特效处方集》472页处方十二，服药5~10日治愈。

125. 治疗肾囊肿并积水

请选用《中医特效处方集》476页处方温肾消肿汤，服药50余剂，服丸药6个月痊愈。

126. 治疗慢性肾炎、尿毒症

请选用《中医特效处方集》481页处方十，服药1个多月治愈。

127. 治疗尿道结石

请选用《中医特效处方集》485页处方十，服药1剂治愈。

128. 治疗乳糜血尿

请选用《中医特效处方集》486页处方一，服药12剂治愈。

129. 治疗阵发性睡眠性血红蛋白尿

请选用《中医特效处方集》488页处方五，服药2个多月治愈。

130. 治疗蛋白尿

请选用《中医特效处方集》489页处方七，服药25剂治愈。

131. 治疗血尿

请选用《中医特效处方集》490页处方三，服药10剂治愈。

132. 治疗夜尿频、尿失禁、沥不尽

请选用《中医特效处方集》493页处方七，服药3~5剂治愈。

133. 治疗尿潴留

请选用《中医特效处方集》494页处方一，服药1剂治愈。

134. 治疗前列腺肥大、尿潴留

请选用《中医特效处方集》507页处方五，服药2剂排尿。

135. 治疗前列腺肥大

请选用《中医特效处方集》507页处方六，服药6日治愈。

136. 治疗慢性前列腺炎

请选用《中医特效处方集》509页处方十一，服药13~20剂治愈。

137.治疗肾下垂

请选用《中医特效处方集》512页处方温中行气汤，服药20多日治愈。

138. 治疗阳痿

请选用《中医特效处方集》516页处方九，服药30剂为1个疗程，此方有奇效。

139. 治疗无精子症

请选用《中医特效处方集》520页处方六，服药60余剂治愈，并能生育。

140. 治疗遗精（含神经衰弱性遗精）

请选用《中医特效处方集》522页处方一，服药45剂治愈。

141. 治疗遗精（含无梦和有梦滑精）

请选用《中医特效处方集》523页处方七，服药1个月治愈。

142. 治疗男子外阴炎症

请选用《中医特效处方集》524页处方一，服药7日痊愈。

143. 治疗糖尿病酮症

请选用《中医特效处方集》530页处方六，服药6~8个月好转。

144. 治疗糖尿病

请选用《中医特效处方集》531页处方十，服药6~8个月治愈。

注意：制附片不能与天花粉同用，可以除去制附片。

145. 治疗双下肢麻木刺痛，糖尿病

请选用《中医特效处方集》536页处方二十三，每日熏洗，内服《中医特效处方集》531页处方十，功效6~8个月治愈。

146. 治疗糖尿病高烧不退

请选用《中医特效处方集》537页处方二十五，服药6剂诸症消失。

147. 治疗高脂血症

请选用《中医特效处方集》542页处方七，服药1~3个月血脂降至正常。

148. 治疗尿崩症

请选用《中医特效处方集》548页处方四，服药35剂治愈。

149. 治疗肥胖症

请选用《中医特效处方集》549页处方二，服药60日减肥6千克。

也可选用《中医特效处方集》550页处方五，服药1年减肥16千克。

150. 治疗甲状腺功能亢进

请选用《中医特效处方集》551页处方一，服药3个月治愈。

151. 治疗甲状腺炎

请选用《中医特效处方集》552页处方三，服药7剂治愈。

152. 治疗甲状腺功能减退

请参看本书第六章内分泌代谢疾病。

153. 治疗甲状腺瘤

请选用《中医特效处方集2》120页处方，服药6~30剂痊愈。

154. 治疗外伤性肌肤坏死及一切皮肤疮

请选用《中医特效处方集》558页处方一，清洗疮面28~40日，全部治愈。

也可选用《中医特效处方集》559页处方一，外涂1~2日治愈。

155. 糖尿病趾端坏死

请选用《中医特效处方集》559处方三，每晚浸泡1次，15~80日治愈。

156. 治疗瘩背疮（对口疮）

请选用《中医特效处方集》560页处方五，治疗6日痊愈。

157. 治疗丹毒

请选用《中医特效处方集》562页处方十，治疗2~7日痊愈。

158. 治疗无名肿毒

请选用《中医特效处方集》563页处方十四，涂1~2次治愈。

159. 治疗疔疮

请选用《中医特效处方集》565页处方二十五，敷1~2日治愈。

160. 治疗反唇疔

请选用《中医特效处方集》565页处方二十六，治疗1次痊愈。

161. 治疗蛇头疔

请选用《中医特效处方集》566页处方二十八，涂治2日治愈。

162. 治疗疔毒走黄

请选用《中医特效处方集》567页处方三十五，服药6小时清醒，10剂治愈。

163. 治疗感染性褥疮

请选用《中医特效处方集》569页处方四十二，治疗7~20日痊愈。

也可选用《中医特效处方集》570页处方四十六，治疗4~5日痊愈。

164. 治疗急性淋巴管炎

请选用《中医特效处方集》570页处方一，灸治1~3次全部治愈。

165. 治疗淋巴结结核

请选用《中医特效处方集》571页处方四，治疗1个月痊愈。

166. 治疗下肢静脉曲张

请选用《中医特效处方集》572页处方一，服药1~3个月治愈。

167. 静脉曲张伴小腿溃疡

请选用《中医特效处方集》574页处方六，治疗1个月痊愈。

168. 治疗静脉炎

请选用《中医特效处方集》575页处方二，治疗13日痊愈。

169. 治疗闭塞性脉管炎

请选用《中医特效处方集》576页处方二，治疗30日获得痊愈。

170. 治疗寒性脉管炎

请选用《中医特效处方集》577页处方三，用药17剂后痊愈。

171. 治疗热性脉管炎

请选用《中医特效处方集》577页处方四，用药24剂痊愈。

172. 治疗烧烫伤（Ⅰ度、Ⅱ度）

请选用《中医特效处方集》578页处方一，用药10日治愈。

173. 治疗Ⅱ度、Ⅲ度烧伤

请选用《中医特效处方集》579页处方四，治疗24~40日全部治愈，关节功能正常，无疤痕。

174. 治疗小面积烧烫伤

请选用《中医特效处方集》582页处方二十，敷3日左右痊愈。

175. 治疗被狗咬伤

请选用《中医特效处方集》583页处方一，煎汤服；也可选用处方二，研粉吞服。半个月治愈，无一复发。

176. 治疗被蝎子蜇伤

请选用《中医特效处方集》584页处方三，治疗后3分钟痊愈。

177. 治疗被蜈蚣咬伤

请选用《中医特效处方集》584页处方五，涂3~10次痊愈。

178. 治疗被黄蜂蜇伤

请选用《中医特效处方集》584页处方六，将患处浸泡尿液中，速效治愈。

179. 治疗被毒蛇咬伤

请选用《中医特效处方集》587页处方十二，连服3剂治愈。

180. 治疗青年脱发

请选用《中医特效处方集》590页处方六，服药60余剂长成满头新发，没有脱发。

181. 治疗老年脱发

请选用《中医特效处方集》591页处方九，治疗3个月痊愈。

182. 治疗严重失眠性全秃脱发

请选用《中医特效处方集》592页处方十二，服药200剂痊愈。也可选用处方十三，服药半年痊愈。

183. 治疗少年白发症

请选用《中医特效处方集》594页处方十六，连服3~6个月痊愈。

184. 治疗手足脱皮症

请选用《中医特效处方集》597页处方二，连涂3~7日痊愈。

185. 生殖器念珠菌病（阴痒）

请选用《中医特效处方集》599页处方一，坐洗3日见效，10日治愈。

186. 治疗湿疹瘙痒

请选用《中医特效处方集》600页处方四，搽上止痒。

187. 治疗湿疹性皮肤病，对疥疮、梅毒、脓疱疮、神经性皮炎亦有疗效

请选用《中医特效处方集》604页处方十七，服药8剂治愈。

188. 治疗急慢性荨麻疹

请选用《中医特效处方集》605页处方一，服药1~7剂治愈。

也可选用《中医特效处方集》607页处方六，内服外涂7日治愈。

189. 治疗瘙痒性各类皮肤病

请选用《中医特效处方集》610页处方八，服药3~5剂痊愈。

190. 治疗神经性皮炎

请选用《中医特效处方集》614页处方六，洗3~5剂治愈。也可选用处方七，涂患处5日治愈。

191. 治疗隐翅虫皮炎

请选用《中医特效处方集》614页处方八，温敷3日治愈。

192. 治疗下肢蜂窝组织炎

请选用《中医特效处方集》616页处方，敷药6日治愈。

193. 治疗难治性皮肤溃疡病

请选用《中医特效处方集》617页处方一，2周治愈。

194. 治疗皮肤溃疡难收口

请选用《中医特效处方集》618页处方四，治疗10日痊愈。

195. 治疗小腿溃疡、臁骨外露

请选用《中医特效处方集》619页处方一，治疗11~46日全部治愈。

196. 治疗全身无汗症

请选用《中医特效处方集》622页处方，服药90剂，再用1剂制丸药服，治疗90日已经有汗，诸症消除。

197. 治疗疥疮

请选用《中医特效处方集》629页处方七，治疗2次痊愈。

198. 治疗漆疮

请选用《中医特效处方集》629页处方一，治疗2日痊愈。

199. 治疗鹅掌风、手足癣、灰指甲

请选用《中医特效处方集》631页处方四，10~20日治愈，重症30~40日治愈。

200. 治疗牛皮癣继发红皮症

请选用《中医特效处方集》638页处方三十三，治疗46日痊愈。

201. 治疗牛皮癣

请选用《中医特效处方集》639页处方三十八，治疗6日痊愈。

202. 治疗银屑癣

请选用《中医特效处方集》642页处方四十八，治疗7~10日瘥愈。

203. 治疗花斑癣

请选用《中医特效处方集》643页处方五十一，治疗3日瘥愈。

204. 治疗白癜风

请选用《中医特效处方集》643页处方一，内服2剂，外搽1剂瘥愈。

205. 治疗腋臭

请选用《中医特效处方集》645页处方三，治疗轻症1剂瘥愈，重症2~3剂瘥愈。

206. 治疗脚臭

请选用《中医特效处方集》646页处方一，治疗3~5次瘥愈。

207. 治疗扁平疣。

请选用《中医特效处方集》649页处方七，治疗6~20日获愈。

208. 治疗带状疱疹

请选用《中医特效处方集》654页处方四，服药3~5剂治疗瘥愈。

209. 治疗肩周炎

请选用《中医特效处方集》661页处方二，服药5~10剂瘥愈。

210. 治疗膝关节骨质增生性关节炎

请选用《中医特效处方集》663页处方二，服45剂瘥愈。

211. 治疗髌骨软骨炎

请选用《中医特效处方集》665页处方八，服药20剂瘥愈。

212. 治疗顽固性足跟痛

请选用《中医特效处方集》668页处方三，服药8剂瘥愈，也可选用669页处方八，治疗6日痊愈。

213. 治疗退行性脊柱炎

请选用《中医特效处方集》670页处方，服汤药和制丸药服4个月治愈。

214. 治疗肋骨炎

请选用《中医特效处方集》672页处方五，服药5剂痊愈。

215. 治疗老年性骨折

请选用《中医特效处方集》676页处方八，服药3~6个月痊愈。

216. 治疗骨折及骨质疏松

请选用《中医特效处方集》676页处方十，治疗10~15日痊愈。

217. 治疗骨质疏松

请选用《中医特效处方集》678页处方二，服药35剂痊愈。

218. 治疗骨痛

请选用《中医特效处方集》680页处方，治疗18日痊愈。

219. 治疗股骨无菌性坏死

请选用《中医特效处方集》682页处方三，治疗6个月痊愈。

220. 治疗骨髓炎

请选用《中医特效处方集》682页处方一，治疗1个月痊愈。

221. 治疗腰椎间盘突出

请选用《中医特效处方集》685页处方四，治疗1.5个月痊愈。

222. 治疗坐骨神经痛伴三叉神经痛

请选用《中医特效处方集》693页处方十七，治疗3~7日痊愈。

223. 治疗老年性颈椎病、手指麻木

请选用《中医特效处方集》702页处方十五，服药48剂痊愈。也可选处方十六，服药28剂痊愈。

224. 治疗重症腰椎骨质增生

请选用《中医特效处方集》705页处方五，服药20~30剂痊愈。

225. 治疗渗出性胸膜炎

请选用《中医特效处方集》706页处方四，服药30~45剂痊愈。

226. 治疗跌打损伤

请选用《中医特效处方集》709页处方五，服药10~30日痊愈。

227. 治疗外伤、刀伤出血

请选用《中医特效处方集》711页处方十三，治疗2~3日痊愈。也可选用712页处方十七，治疗1次痊愈。

228. 治疗外伤多极痛

请选用《中医特效处方集》713页处方二十一，治疗25日至3个月痊愈。

229. 治疗沙眼

请选用《中医特效处方集》715页处方二，治疗10日痊愈。

230. 治疗玻璃体混浊并眼底出血

请选用《中医特效处方集》716页处方二，服药50剂治愈。

231. 治疗眼外伤玻璃体积血并发白内障

请选用《中医特效处方集》718页处方一，服药19剂治愈。

232. 治疗角膜炎、黄斑出血、上睑下垂、巩膜穿孔伤、外科性白内障

请选用《中医特效处方集》719页处方三，服药6~23日治愈。

233. 治疗眼前飞蚊症

请选用《中医特效处方集》719页处方，服药1~2剂痊愈。

234. 治疗重症眼肌无力

请选用《中医特效处方集》724页处方温肾益脾汤，服药36剂恢复正常。

235. 治疗嗜酒色突发目痛失明

请选用《中医特效处方集》725页处方，服完1剂药病痊愈。

236. 治疗眼睑肿痛不可忍

请选用《中医特效处方集》725页处方救苦汤，服药3剂痊愈。

237. 治疗青光眼

请选用《中医特效处方集》727页处方二，服药10剂治愈。

238. 治疗白内障

请选用《中医特效处方集》729页处方二，服药4剂治愈。

239. 治疗黄斑区出现红色斑（视网膜中央动脉栓塞）

请选用《中医特效处方集》731页处方四，服药1个多月视力提高。

240. 治疗老花眼

请选用《中医特效处方集》735页处方五，连吃10日治愈，也可选用736页处方六，服药15剂改善老花眼。

241. 治疗近视眼

请选用《中医特效处方集》736页处方二，服药1个月见效，多服可甩掉近视眼镜。

242. 治疗迎风流泪

请选用《中医特效处方集》737页处方二，服7日治愈。

243. 治疗眼干、眼疲劳

请选用《中医特效处方集》738页处方，长期服用，改善视力。

244. 治疗夜盲症

请选用《中医特效处方集》739页处方一，服药6日治愈。

245. 治疗眼睑带状疱疹

请选用《中医特效处方集》740页处方，治疗7~15日痊愈。

246. 治疗急性中耳炎

请选用《中医特效处方集》740页处方一，治疗6日痊愈。

247. 治疗湿热化脓性中耳炎

请选用《中医特效处方集》743页处方八，治疗3~9次痊愈。

248. 治疗耳聋（老年各类耳聋）

请选用《中医特效处方集》747页处方一，服药3~10剂改善。

249. 治疗耳鸣

请选用《中医特效处方集》751页处方，治疗月余后治愈。

250. 治疗耳膜穿孔

请选用《中医特效处方集》751页处方，连吃5剂治愈。

251. 治疗鼻子流血不止

请选用《中医特效处方集》753页处方五，治疗后出血立止。

也可选用处方六，内服1剂痊愈。

252. 治疗过敏性鼻炎

请选用《中医特效处方集》760页处方二，服药6剂痊愈。

253. 治疗鼻息肉

请选用《中医特效处方集》765页处方四，治疗1周痊愈，也可选用766页处方八，服药6剂痊愈。

254. 治疗咽喉息肉

请选用《中医特效处方集》768页处方，服药12剂痊愈。

255. 治疗声带喑哑

请选用《中医特效处方集》768页处方，服药35剂痊愈。

256. 治疗慢性咽炎

请选用《中医特效处方集》770页处方五，治疗3日痊愈。也可选用处方六，治疗2日痊愈。

257. 治疗咽喉神经官能症（梅核气）

请选用《中医特效处方集》774页处方二，服药3剂痊愈。也可选用775页处方四，含服1剂痊愈。

258. 治疗虚火牙痛

请选用《中医特效处方集》781页处方七，治疗1~3次痊愈。

259. 治疗顽固性牙痛和三叉神经痛

请选用《中医特效处方集》782页处方十，连吃3日治愈。

260. 治疗老年人牙龈萎缩

请选用《中医特效处方集》788页处方，治疗5~10日痊愈。

261. 治疗舌下肿块

请选用《中医特效处方集》791页处方，服药12剂肿消治愈。

262. 治疗鹅口疮

请选用《中医特效处方集》792页处方，治疗1次痊愈。

263. 治疗舌体肿大强硬疼痛流涎

请选用《中医特效处方集》796页处方一，急性发作者治疗2日愈。加服处方二，治疗10日痊愈。

264. 治疗少女痛经

请选用《中医特效处方集》801页处方三，3个月经周期治愈。

265. 治疗痛经多年久治不愈

请选用《中医特效处方集》801页处方四，服药1小时止痛，2日除病。

266. 治疗月经不调

请选用《中医特效处方集》803页处方十一，服药后均获痊愈。

267. 治疗未老经水断

请选用《中医特效处方集》806页处方十八，服药16剂治愈。

268. 治疗闭经（少女闭经五年）

请选用《中医特效处方集》806页处方二十，服药2剂后，第三日来月经。24日后再服1剂（经来前三日服1剂），月经转为正常。

269. 治疗女子干血痨，即顽固性闭经

请选用《中医特效处方集》808页处方二十五，服药后经水来潮，闭经治愈。

270. 治疗一切吐血、崩漏不止

请选用《中医特效处方集》811页处方二，服药后出血立止，4剂治愈。也可选用815页处方十二，服药善后，治愈崩漏。

271. 治疗子宫脱垂

请选用《中医特效处方集》817页处方一，服药10~15剂痊愈。

272. 治疗功能性子宫出血

请选用《中医特效处方集》819页处方五，服药4剂后病除。

273. 治疗乳痈

请选用《中医特效处方集》822页处方二，服药1~3剂治愈。

274. 治疗乳腺增生、乳腺纤维瘤

请选用《中医特效处方集》824页处方十二，服药治疗3~7日痊愈。

275. 治疗女子不孕症

请选用《中医特效处方集》827页处方二，服药9剂顺产一子。

276. 治疗流产

请选用《中医特效处方集》828页处方一，服药5剂，顺产一女。

277. 治疗妊娠呕吐

请选用《中医特效处方集》829页处方二，服药2~3日缓解。

278. 治疗产后少乳

请选用《中医特效处方集》831页处方一，服药14剂后，乳汁大增。

279. 治疗女阴瘙痒

请选用《中医特效处方集》835页处方五和处方六连治，治疗

1~3日痊愈。

280. 治疗尿路感染

请选用《中医特效处方集》838页处方七，服药6~10日治愈。

281. 治疗附件炎性包块

请选用《中医特效处方集》841页处方，服药1~3个月痊愈。

282. 治疗女子性冷淡

请选用《中医特效处方集》841页处方，服药7日为1个疗程，药后病愈。

283. 治疗高热（9岁女童高烧40度）

请选用《中医特效处方集》842页处方一，服药1剂退烧，再服治愈。

284. 治疗小儿外感咳嗽

请选用《中医特效处方集》843页处方五，服药1~2剂治愈。

285. 治疗小儿百日咳

请选用《中医特效处方集》845页处方三，服药2剂治愈。也可选用处方四，服药1~2剂愈。

286. 治疗小儿肺炎

请选用《中医特效处方集》847页处方二，服药1剂治愈。

287. 治疗小儿支气管炎

请选用《中医特效处方集》847页处方三，服药1~5剂治愈。

288. 治疗儿童哮喘

请选用《中医特效处方集》850页处方七，服药1~4剂痊愈。

289. 治疗小儿蛋花样腹泻

请选用《中医特效处方集》850页处方二，敷脐3日治愈。

290. 治疗小儿鼻衄

请选用《中医特效处方集》853页处方，治疗1次痊愈。

291. 治疗小儿癫痫

请选用《中医特效处方集》853页处方，治疗1~3个月痊愈。

292. 治疗小儿夜啼惊风

请选用《中医特效处方集》854页处方一，服1~3剂治愈。

293. 治疗小儿疝气（小肠气）

请选用《中医特效处方集》857页处方，服药3剂，第4日痊愈。

294. 治疗小儿遗尿

请选用《中医特效处方集》858页处方二，服1剂治愈。

295. 治疗婴儿尿闭

请选用《中医特效处方集》859页处方，治疗1次，气行尿通。

296. 治疗小物件误入小儿腹中

请选用《中医特效处方集》859页处方，治疗1次，24小时自动排出。

297. 治疗新生儿黄疸

请选用《中医特效处方集》863页处方二，服药2~3日治愈。

298. 治疗小儿黄疸型肝炎

请选用《中医特效处方集》863页处方一，治疗必愈。

299. 治疗婴儿湿疹

请选用《中医特效处方集》865页处方二，涂2~3日痊愈。

300. 治疗小儿荨麻疹、疱疹

请选用《中医特效处方集》865页处方，服2~3剂愈。

301. 治疗虚损危病

请选用《中医特效处方集》873页处方一，服药可延命1~2日。

302. 治疗脑震荡

请选用《中医特效处方集》875页处方一，服药8剂治愈。

303. 治疗休克（汗出不止）

请选用《中医特效处方集》879页处方，服药4小时见效。连服药9日，病获痊愈。

304. 治疗腿抽筋

请选用《中医特效处方集》880页处方二，服药3~4日痊愈，加处方三，立愈。

305. 治疗大动脉炎（无脉症）

请选用《中医特效处方集》882页处方一，服药2个月恢复正常。

306. 治疗口干症

请选用《中医特效处方集》885页处方四，服药10剂痊愈。

307. 治疗血管神经性水肿

请选用《中医特效处方集》890页处方一，服药40余剂痊愈。

308. 治疗内分泌失调性水肿

请选用《中医特效处方集》890页处方二，服药半年治愈。

309. 治疗各类型水肿

请选用《中医特效处方集》895页处方十五，服药2~15日治愈。

310. 治疗面、肢浮肿

请选用《中医特效处方集》894页处方十四，服药38剂痊愈。

311. 治疗老年人贫血、怕冷

请选用《中医特效处方集》896页处方五，服药3个月后不怕冷。

312. 治疗心火旺（胸闷、口疮、舌尖红）

请选用《中医特效处方集》896页处方一，服药1~3剂治愈。

313. 治疗自汗、盗汗、易感冒

请选用《中医特效处方集》900页处方九，治疗7日痊愈。

314. 治疗免疫功能低下、易感冒

请选用《中医特效处方集》902页处方一，服药10剂治愈。

315. 治疗流行性出血热（体温41度）

请选用《中医特效处方集》904页处方二，服药1~3日退热，病痊愈。

316. 治疗各种低热病（38度左右，日久不退）

治宜补中益气，舒肝散郁。请选用《中医特效处方集》905页处方五，服药3~10剂治愈。

317. 治疗红斑性肢痛

请选用《中医特效处方集》906页处方一，服药3~15剂治痊愈。

318. 治疗硬化病（硬皮病）

请选用《中医特效处方集》907页处方二，服药6个月治愈。

319. 治疗热毒皮肤病（头面体表无名肿毒、丹毒等）

请选用《中医特效处方集》908页处方二，治疗3次，病获痊愈。

320. 治疗风疹

请选用《中医特效处方集》909页处方一，治疗1~2日痊愈。

321. 治疗红皮血疹

请选用《中医特效处方集》909页处方三，治疗7日痊愈。注意：在山上玩时，虫咬瘙痒剧烈，当即采松叶，口中咬烂，敷患处，止痒解毒痊愈。

322. 治疗盘状红斑狼疮

请选用《中医特效处方集》910页处方一，服药5个半月痊愈。

323. 治疗系统性红斑狼疮

请选用《中医特效处方集》911页处方二，服药3个多月治愈。

324. 治疗头面肿痒如虫爬头摇（风邪客居头面，气窍受滞）

请选用《中医特效处方集》912页处方，服药1剂治愈。

325. 治疗全身关节痛

请选用《中医特效处方集》913页处方二，服药17剂病愈。

326. 治疗创伤后关节僵硬

请选用《中医特效处方集》917页处方十五，治疗10~20次痊愈。

327. 治疗小儿风湿性关节炎

请选用《中医特效处方集》918页处方十六，1剂治疗痊愈。

328. 治疗老年顽固性关节炎

请选用《中医特效处方集》918页处方十七，半年治愈。

329. 治疗类风湿关节炎

请选用《中医特效处方集》919页处方一，4个月治愈。

330. 治疗痛风

请选用《中医特效处方集》925页处方三，服药1~2周治愈。

331. 治疗急性痛风

请选用《中医特效处方集》925页处方四，服药3日治愈。

332. 治疗慢性腰肌劳损

请选用《中医特效处方集》927页处方四，服药60剂治愈。

333. 治疗慢性腰骶劳损

请选用《中医特效处方集》927页处方五，服药45剂治愈。

334. 治疗尾骶骨骨裂

请选用《中医特效处方集》929页处方八，服药30剂加丸药治愈。

335. 治疗脊柱炎伴坐骨神经痛及腰腿痛

请选用《中医特效处方集》931页处方十五，治疗2个月痊愈。

336. 治疗慢性萎缩性脊髓侧索硬化症（渐冻人症）

请选用《中医特效处方集》931页处方一，服药2个月痊愈。

337. 治疗身体风湿痛、颈项强直

请选用《中医特效处方集》932页处方，连服3剂治愈。

338. 治疗外伤性脾破裂

请选用《中医特效处方集》933页处方一，服药1个月治愈。

339. 治疗疟疾性脾脏肿大

请选用《中医特效处方集》933页处方二，服药36剂治愈。

340. 治疗脾机能亢进（脾亢）

请选用《中医特效处方集》934页处方四，服药1个半月治愈。

341. 治疗口苦

请选用《中医特效处方集》935页处方，服3剂治愈。

342. 治疗误食毒蘑菇中毒

请选用《中医特效处方集》936页处方四，服药8剂治愈。

说明：这里介绍了342种疾病治疗，虽不是第一本书的全部，但已经是绝大部分了。这里没有说到的，请在第二本和第三本书中寻找治法。看懂了前面介绍的处方，就不必再来找我看病，自己当医生治病吧。谢谢大家！谢谢转方老师对我处方的关心指点！

在我义务行医中，常会得到一些老师的指点，我非常感恩，故无须说明什么。亦有老师告诉我，有些容易误解的药名，应当向大家介绍清楚，免得误解，故此，将附子与白附子之不同列于下方。

1. 制附子，又名盐附子、白附片、黑顺片、附子。

为毛茛科植物乌头子根的加工品，主产于四川，全国很多地区已有引种，少量生产，6月下旬至8月上旬挖出全株，除去母根、须根及泥沙，习称“泥附子”，加工炮制成盐附子、黑顺片、白附片。

性味：辛、甘、大热，有毒。

归经：归心、肾、脾经。

功效：回阳救逆，强心温阳，补火助阳，温经散寒，除湿止痛。

主治：阴盛阻阳，大汗亡阳，吐泻厥逆，心腹冷痛，冷痢，脚气水肿，风寒湿痹，阴疽疮漏，一切沉寒、痼冷之疾。

用法：内服煎汤，3~15克制附子或入丸、散，外用适量，研末调敷。

注意：阴虚阳盛、真热假寒及孕妇禁服。本品毒性较大，生附子不宜内服，内服须经炮制，宜先煎30~60分钟，使毒性降低，用量宜小到大，以免中毒。附子反半夏、瓜蒌、白蔹、白及、贝母、天花粉。

2.制白附子，又名禹白附、牛奶白附。

为天南星科植物独角莲的块茎。主产于河南禹县、长葛，甘肃天水、武都，湖北、山西、河北、四川、陕西等地。冬季采挖，除去须根及外皮，晒干。

性味：辛、甘、温，有毒。

归经：归胃、肝经。

功效：祛风痰，通经络，解毒止痛。

主治：中风痰壅，半身不遂，口眼歪斜，偏头痛，破伤风，毒蛇咬伤，瘰疬结核，痈肿，淋巴结核。

用法：内服煎汤3~6克，研末吞服0.5~1克，应炮制后用。外用适量，捣烂外敷或研末调敷。

注意：血虚生风、内热生惊及孕妇禁服；内服应炮制，不宜生服。白附子没有反药，附子才有反药，不可与反药同用。

《中医特效处方集》135页处方二“医痫无双丸”中有制白附子9克，136页亦有制白附子10克，便有读者反馈：附子不能和半夏、瓜蒌一起用，反冲的。

他们把制白附子当制附子来看了，故在此说明一下。

附录二

部分常用中药

一、解表类药

（一）发散风寒药

1.麻黄（又名龙沙）

性味：辛、微苦，温。

归经：肺、膀胱经。

功效：发汗解表，宣肺平喘，利水消肿。

用量：内服煎汤2~9克。

注意：表虚自汗、盗汗、虚喘、高血压及心功能不全者禁服，不宜过量服用。

案例：引自《陕西中医》（1993年）。

疾病：小儿遗尿。

处方：生麻黄适量。

用法：5~7岁每天3克，8~15岁每天5~10克，水煎1次，去上沫，1次服，每日1剂。

功效：连服1个月痊愈，100%有效。

2.桂枝（柳桂）

性味：辛、甘，温。

归经：膀胱、心、肺经。

功效：发汗解肌，温通经脉，助阳化气。

用量：内服煎汤3~9克。

注意：热病及阴虚阳盛者禁用，孕妇及血热者不宜用。

案例：引自《湖南中医杂志》（1987年）。

疾病：面神经麻痹。

处方：桂枝30克，防风20克，赤芍15克。

用法：水煎，趁热擦洗患处，每次20分钟，每日2次，以局部皮肤潮红为度。

功效：治疗30例，治愈26例，好转3例，无效1例。

3.紫苏叶（苏叶）

性味：辛，温。

归经：肺、脾经。

功效：解表散寒，行气和胃，安胎，解毒。

用量：内服煎汤5~9克。

注意：气虚、胃热、呕吐者忌服。

疾病：鱼蟹中毒。

处方：紫苏叶10克，生姜5片。

用法：水煎汤服。

功效：1次治愈。

4.紫苏梗（苏梗）

性味：辛，温。

归经：脾、胃、肺经。

功效：理气宽中，止痛安胎。

用量：内服煎汤5~9克。

疾病：胃脘疼痛、嗳气呕吐。

处方：紫苏梗10克，橘皮10克，法半夏10克，生姜3片，焦山楂10克，焦麦芽10克，莱菔子10克。

用法：水煎分2次服，每日1剂。

功效：连服1~3剂治愈。

5.荆芥（姜芥）

性味：辛，微温。

归经：肺、肝经。

功效：解表，散风，透疹。

用量：内服煎煮5~9克。

注意：表虚有汗、阴虚头痛者禁用。

案例：引自《中原医刊》(1982年)。

疾病：小儿支气管哮喘。

处方：大萝卜1个，荆芥穗10克，蜂蜜15毫升，香油5毫升。

用法：萝卜从中间切开取半个，中央挖一个凹窝，放入荆芥穗、蜂蜜、香油，然后将萝卜放火上烤，萝卜快烧透时就成了，去荆芥穗，吃药汤和萝卜，睡前服。

功效：治13例，治愈11例，好转2例，100%有效。

注意：荆芥穗，是荆芥的花穗，功效与荆芥同。

6.防风(屏风)

性味：辛、甘，温。

归经：膀胱、肺、脾经。

功效：祛风发表，胜湿止痛，止痉。

用量：内服煎汤5~9克。

注意：阴虚火旺、血虚发痉及无风寒湿邪者不宜服用。

案例：引自《山东中医杂志》(1986年)。

疾病：周围性面神经麻痹。

处方：全蜈蚣2条，防风30克，当归10克，川芎10克。

用法：蜈蚣研末，中药煎汤，送服蜈蚣粉末。每次晚饭后服，每日1剂。儿童减量服。

功效：治26例，痊愈16例，好转显效9例，无效1例。

7.生姜（母姜）

性味：辛，微温。

归经：肺、脾、胃经。

功效：发表散寒，温中止呕，化痰止咳，解毒。

用量：内服煎汤3~9克。

注意：表虚自汗、阴虚内热者应忌服。

疾病：急性腰扭伤。

处方：生姜汁、大黄粉各适量（各30~50克）。

用法：调成软膏状，平敷患处，上盖保鲜膜，固定12~24小时。未愈再治疗。

功效：连治数次，治疗100例，全部治愈。

8.香薷（香茸）

性味：辛，微温。

归经：肺、胃经。

功效：发汗解暑，和中化湿，行水消肿。

用量：内服煎汤3~9克。

注意：表虚有汗及暑热证禁服。

案例：引自《湖南中医药导报》（2003年）。

疾病：口疮。

处方：香薷30克。

用法：煎汤取液，清洗口腔，再含药口中，保留口中3分钟吐掉，每日3~4次治疗，1周为1个疗程。

功效：治疗85例，痊愈71例，好转13例，未愈1例，有效率98.82%。

9.羌活（黑药）

性味：辛、苦，温。

归经：膀胱、肾经。

功效：散寒，胜湿，止痛。

用量：内服煎汤3~9克。

注意：温燥升散、血虚痹痛者忌服。

案例：引自《中华内科杂志》（1988年）。

疾病：早搏。

处方：羌活10克。

用法：水煎，早晚口服，每日1剂。

功效：治疗各种早搏74例，总有效率58.1%。

10.白芷（香白芷）

性味：辛，温。

归经：肺、脾、胃经。

功效：散风除湿，通窍止痛，消痈排脓。

用量：内服煎汤3~9克。

注意：血虚有热、阴虚阳亢者禁服。

案例：引自《中成药》(1990年)。

疾病：风湿性关节炎。

处方：白芷30克，独活10克，煤油适量。

用法：上药研细末，煤油调糊状，敷患处，20分钟后有烧灼感，即可将药取下，再过2~4小时患处出现小水疱，用绷带扎好，以免水疱擦破。

功效：治疗34例，总有效率88.2%。

11.细辛(细草)

性味：辛，温。

归经：心、肺、肾经。

功效：祛风散寒，通窍止痛，温肺化饮。

用量：内服煎汤2~3克。

注意：本品有毒，不宜多用；火盛炎上者禁服。反藜芦。

案例：引自《中医医刊》(1982年)。

疾病：阳痿。

处方：细辛5克。

用法：水煎取液，代茶饮。

功效：共治疗25例，用药1个多月，均获良效。

12.藁本(野芹菜)

性味:辛,温。

归经:膀胱经。

功效:祛风,散寒,除湿,止痛。

用量:内服煎汤3~9克。

注意:阴虚火旺头痛者禁服。

疾病:外感风寒头顶痛。

处方:白芷10克,细辛3克,川芎10克,藁本10克,羌活10克,苍术15克,蔓荆子10克。

用法:水煎2次服,每日1剂。

功效:连服7日治愈。

13.辛夷(木笔花)

性味:辛,温。

归经:肺、胃经。

功效:散风寒,通鼻窍。

用量:内服煎汤3~9克。

注意:阴虚火旺者慎用。

疾病:过敏性鼻炎。

处方:辛夷花3克,藿香10克,槐花10克。

用法:水煎2次服,每日1剂。

功效：连服3~7剂治愈。

14.苍耳子（老苍子）

性味：辛、苦，温。

归经：肺经。

功效：散风除湿，通鼻窍，止痒。

用量：内服煎汤3~9克。

注意：血虚头痛者忌服。本品有毒，不可过量服用。

案例：引自《新中医》（1984年）。

疾病：急性菌痢。

处方：苍耳子150克。

用法：水煎分4次服，每日1剂。

功效：治愈率99.1%。

15.西河柳（三青柳）

性味：甘、辛，平。

归经：心、肺、胃经。

功效：疏风，解表，透疹，利湿，止痒。

用量：内服煎汤3~10克。

注意：麻疹已透或体虚汗多者忌服，内服勿过量。

案例：引自《浙江中医杂志》（1981年）。

疾病：肾炎。

处方：西河柳30克。

用法：水煎2次，空腹温服，每日1剂。

功效：连服2个月，共治疗10例，其中8例治愈、2例好转，100%有效。

16.牡荆叶（荆叶）

性味：微苦、辛，平。

功效：祛风解表，止咳平喘，除湿止痒，解毒。

用量：内服煎汤9~15克。

疾病：感冒、气喘、咳嗽。

处方：紫苏叶10克，杏仁10克，苏子10克，牡荆叶15克。

用法：水煎2次后服，每日1剂。

功效：连服3~7剂治愈。

17.鹅不食草（鸡肠草）

性味：辛，温。

归经：肺、肝经。

功效：祛风寒，通鼻窍，去翳明目，止咳祛痰，散瘀消肿。

用量：内服煎汤6~9克。外用捣烂塞鼻。

案例：引自《新中医》(1990年)。

疾病：软组织损伤。

处方：新鲜鹅不食草200克，60度白酒100毫升。

用法：鹅不食草炒热后加入白酒，趁热搽按患处3~5分钟，而后将药敷在患处，每日1次。

功效：共治49例，其中，痊愈30例、显效17例、无效2例。

(二)发散风热药

18.桑叶

性味：苦、甘，寒。

归经：肺、肝经。

功效：疏散风热，清肺润燥，清肝明目，凉血止血。

用量：内服煎汤5~9克。

注意：风寒咳嗽者禁服。

案例：引自《浙江中医杂志》(1992年)。

疾病：面部黄褐斑。

处方：桑叶15克。

用法：水煎代茶饮。

功效：连饮1个月，治愈20例。

19.菊花（甘菊花）

性味：辛、甘、苦，微寒。

归经：肺、肝经。

功效：疏风清热，平肝明目，解毒消肿。

用量：内服煎汤5~9克。

注意：气虚胃寒、食少泄泻者慎服。

疾病：目赤肿痛、偏头痛。

处方：菊花9克，煅石膏10克，川芎10克，蔓荆子10克。

用法：水煎2次分服，每日1剂。

功效：连服7日治愈。

20.薄荷（仁丹草）

性味：辛，凉。

归经：肺、肝经。

功效：疏散风热，清利头目，利咽透疹，疏肝解郁。

用量：内服煎汤3~6克。

注意：体虚多汗者不宜用。

疾病：恶寒、头痛、咳嗽。

处方：薄荷6克，荆芥10克，桔梗10克，桑叶10克，菊花6克，牛蒡子10克。

用法：水煎，分2次服，每日1剂。

功效：连服3~7日治愈。

21.柴胡（柴草）

性味：苦，微寒。

归经：肝、胆经。

功效：和解表里，疏肝解郁，升举阳气。

用量：内服煎汤3~10克。

注意：真阴亏损、肝阳上亢及肝风内动者慎用。

疾病：脱肛或子宫下垂。

处方：柴胡10克，升麻10克，黄芪30克。

用法：水煎2次服，每日1剂。

功效：连服7日治愈。

22.升麻（周麻）

性味：甘、辛、微苦，凉。

归经：肺、脾、胃经。

功效：发表透疹，清热解毒，升阳举陷。

用量：内服煎汤3~9克。

注意：不宜用量过大，防中毒。火旺及麻疹已透者禁用。

案例：引自《四川中医》（1988年）。

疾病：带状疱疹。

处方：升麻30~50克。

用法：煎浓汁，纱布浸药汁温敷患处。

功效：连治3~5日治愈。

23.葛根（葛条根）

性味：甘、辛，凉。

归经：脾、胃经。

功效：发表解肌，透疹，解热生津，升阳止泻。

用量：内服煎汤9~15克。

注意：胃寒慎用。

案例：引自《湖北中医杂志》（1985年）。

疾病：高血压。

处方：葛根30克，槐米15克，茺蔚子15克。

用法：水煎2次，分早晚2次服，每日1剂。

功效：治50例，总有效率84%。

24.牛蒡子（大力子）

性味：辛、苦，寒。

归经：肺、胃经。

功效：疏散风热，宣肺透疹，清利咽喉，解毒消肿。

用量：内服煎汤6~12克。

注意：本品性寒滑利，脾虚便溏者忌服。

案例:引自《四川中医》(1999年)。

疾病:扁平疣。

处方:炒牛蒡子100克。

用法:去皮研末,每次吞服5克,每日吞服3次。

功效:治疗14例,全部治疗痊愈。

25.蝉蜕(知了皮)

性味:甘,寒。

归经:肺、肝经。

功效:宣风除热,透疹,利咽,退翳,解痉。

用量:内服煎汤3~6克。

注意:虚劳失声者禁服,孕妇慎用。

案例:引自《陕西中医》(1985年)。

疾病:破伤风。

处方:蝉蜕(去头足)120克。

用法:焙干研细末,成人每次吞服45~60克,黄酒送服,每日服2次。儿童减量服。

功效:治疗8例,治疗7~17日痊愈。

26.木贼(无心草)

性味:甘、苦,平。

归经:肺、肝经。

功效：散风热，退目翳，止血。

用量：内服煎汤3~9克。

注意：气虚慎用。

案例：引自《浙江中医杂志》(1996年)。

疾病：口腔溃疡。

处方：干木贼20克。

用法：水煎20分钟，去渣，加冰糖，分2次服，每日1剂。

功效：治疗73例，服药2~5日治愈71例，2例未愈，需要再服才会治愈。

27.蔓荆子（万荆子）

性味：苦、辛，微寒。

归经：肝、胃、膀胱经。

功效：疏散风热，清利头目。

用量：内服煎汤5~9克。

注意：血虚有火致头痛、目眩者慎用。

疾病一：耳聋。

处方：蔓荆子（微炒）100克。

用法：浸泡在白酒中，冬天泡7日，夏天泡3日。

功效：若能坚持饮药酒半年，耳聋得愈。

疾病二：头痛头昏、身热恶风。

处方：蔓荆子10克，桑叶10克，菊花10克，薄荷6克，荆芥10克。

用法：水煎2次服，每日1剂。

功效：连服3~7日治愈。

28.淡豆豉（香豉）

性味：苦、辛，凉。

归经：肺、胃经。

功效：解表，宣郁，除烦。

用量：内服煎汤6~12克。

注意：胃虚、泛恶者慎用。

疾病：胸闷不眠。

处方：淡豆豉12克，栀子10克，合欢皮20克。

用法：水煎2次服，每日1剂。

功效：连服3~7日治愈。

29.荷叶

性味：苦、涩，平。

归经：心、肝、脾经。

功效：清热解暑，升发清阳，散瘀止血。

用量：内服煎汤3~9克。

注意：气血虚者慎服。

疾病：头昏、头胀。

处方：荷叶10克，金银花15克，西瓜霜2克，白扁豆15克。

用法：水煎2次服，每日1剂。

功效：连服3~6剂治愈。

30.浮萍（水萍）

性味：辛，寒。

归经：肺、膀胱经。

功效：宣散风热，透疹，利水。

用量：内服煎汤3~9克。

注意：表虚自汗者禁服。

疾病：小便不利、水肿。

处方：浮萍10克，麻黄10克，连翘10克，冬瓜皮10克，茯苓15克，车前子10克，泽泻10克。

用法：水煎2次服，每日1剂。

功效：连服3~7剂治愈。

31.大豆黄卷（大豆卷）

性味：甘，平。

归经：脾、胃、肺经。

功效：清热透表，除湿利气。

用量：内服煎汤6~15克。

疾病：发热恶寒、胸闷。

处方：大豆黄卷15克，藿香10克，佩兰10克，滑石10克，通草10克。

用法：水煎2次服，每日1剂。

功效：3~6剂治愈。

32.一枝黄花（野黄菊）

性味：辛、苦，凉。

归经：肺、肝经。

功效：疏风泻热，解毒消肿。

用量：内服煎汤9~15克。

注意：孕妇慎用。

疾病：乳腺小叶增生。

处方：一枝黄花25克，荔枝核7粒，橘核7粒，鲜橘子叶3片，米酒200毫升。

用法：中药水煎2次，分2次服，每次加入米酒100毫升（2次就是200毫升），每日1剂。药渣捣烂，外敷患处，每日1次。

功效：治疗1个月，45例患者，全部100%有效。

二、清热类药

（一）清热泻火药

33.石膏（细石）

性味：辛、甘，大寒。

归经：胃、肺经。

功效：清热泻火，除烦止渴。

用量：内服煎汤15~60克。

注意：阳虚寒证、脾胃虚、血虚、阳虚内热者慎用。

案例：引自《中医杂志》（1989年）。

疾病：外感发热（小儿高热39度以上）。

处方：石膏60克。

用法：煎汤服，每日1剂。

功效：治疗40例，24~48小时，全部退烧，100%治愈。

34.知母（地参）

性味：苦，寒。

归经：肺、胃、肾经。

功效：清热泻火，滋阴润燥，止渴除烦。

用量：内服煎汤6~12克。

注意：脾胃虚寒、大便溏泻者禁服。

疾病：阴虚火旺、盗汗咳嗽。

处方：炒黄柏、炒知母各120克，熟地黄、炙龟甲各180克，金毛狗脊100克。

用法：上药研细末，制蜜丸，每服10克，日服3次，白开水送服。

功效：连服1个月治愈。

35.栀子（黄栀子）

性味：苦，寒。

归经：心、肺、三焦经。

功效：泻热除烦，清热利湿，凉血解毒。

用量：内服煎汤6~9克。

注意：便溏及胃寒慎用。

案例：引自《中国中西医结合杂志》（1999年）。

疾病：水肿型胰腺炎。

处方：生大黄12~20克，生栀子12克。

用法：水煎2次，分3次服，每日1剂。

功效：治疗28例，结果全部治愈，100%有效。

36.天花粉（瓜蒌根）

性味：甘、微苦，微寒。

归经：肺、胃经。

功效：清热生津，润肺化痰，消肿排脓。

用量：内服煎汤10~15克。

注意：脾胃虚寒、大便溏泄者慎用。禁止与乌头同用。

疾病：小便不利、口苦渴。

处方：天花粉60克，茯苓90克，薯蓣90克，瞿麦30克。

用法：四味研细末，炼蜜丸，第1日先服3丸，日服3次，第2日增加至7~8丸（10克），日服3次。

功效：直至小便正常，腹中和顺。

37.夏枯草

性味：苦、辛，寒。

归经：肝、胆经。

功效：清肝明目，散结解毒。

用量：内服煎汤9~15克。

注意：脾胃虚弱者慎用。

案例：引自《陕西中医》（1993年）。

疾病：肺结核。

处方：夏枯草2000克。

用法：水煎浓缩，加红糖，收膏，每次服20毫升，每日3次。若有咯血，加白及100克，研末，每次冲服15克，每日3次，直至出血停止。

功效：治愈率91%。

38.决明子（草决明）

性味：苦、甘、咸，微寒。

归经：肝、肾、大肠经。

功效：清肝明目，润肠通便。

用量：内服煎汤9~15克。

注意：脾胃虚寒、便溏者慎用。

案例：引自《浙江中医杂志》（1993.28）。

疾病：男性乳房发育症。

处方：生草决明50克。

用法：沸水冲泡当茶饮。

功效：连饮15~35日痊愈。

39.芦根

性味：甘，寒。

归经：肺、胃经。

功效：清热生津，除烦止呕，利尿通淋，解毒透疹。

用量：内服水煎15~30克，鲜品用60~120克。

注意：脾胃虚者慎用。

疾病一：便秘。

处方：芦根500克，蜂蜜7.5毫升。

用法：芦根加入砂锅，加水浓煎，加入蜂蜜制成膏状，每次口服30毫升（儿童减量）。每日3次，饭前服。

功效：服者100%有效。

疾病二：肺痈咳嗽（肺热，风热者）。

处方：芦根30克，瓜蒌皮12克，桔梗10克，薏苡仁20克，款冬花15克，葶苈子10克，冬瓜子10克。

用法：水煎2次，分2次服，每日1剂。

功效：连服10~30日痊愈。

40.淡竹叶

性味：甘、淡，寒。

归经：心、胃、肺经。

功效：清热除烦，利尿通淋。

用量：内服煎汤6~9克。

注意：无实火者慎用，体虚有寒者禁用。

案例：引自《中国中西医结合杂志》（1994年）。

疾病：特发性水肿。

处方：淡竹叶2克。

用法：开水浸泡代茶饮。

功效：连用1个月，总有效率86.5%。

41.鸭跖草（鸭舌草、竹叶草）

性味：甘、淡，寒。

归经：肺、胃、膀胱经。

功效：清热解毒，利水消肿。

用量：内服煎汤15~30克，鲜品用60~90克。

注意：脾胃虚寒者慎用。

案例：引自《浙江中医杂志》（1985年）。

疾病：急性病毒性肝炎。

处方：鸭跖草60克。

用法：水煎服，每日服2次。

功效：20天为1个疗程。治疗100例，治愈率为100%。

42.谷精草（戴星草、文星草）

性味：辛、甘，平。

归经：肝、胃经。

功效：疏风散热，明目退翳。

用量：内服煎汤5~9克。

注意：阴虚血亏之眼疾不宜用。忌用铁器煎药。

疾病：眼泡红肿难开。

处方：谷精草10克，荆芥穗10克，菊花10克，草决明12克，龙胆草6克。

用法：水煎2次，分2次服，每日1剂。

功效：连服1~3日痊愈。

43.密蒙花（老蒙花）

性味：甘，微寒。

归经：肝经。

功效：祛风清热，养肝明目，退翳。

用量：内服煎汤3~9克。

疾病：视物昏花，两目干涩。

处方：密蒙花10克，当归15克，制何首乌12克，桑椹10克。

用法：水煎2次，分2次服，每日1剂。

功效：连服3~7剂治愈。

44.青葙子（野鸡冠花子）

性味：苦，微寒。

归经：肝经。

功效：清泄肝炎，明目退翳。

用量：内服煎汤9~15克。

注意：瞳孔散大、青光眼患者禁服。

疾病：头昏眩晕。

处方：青葙子15克，龙胆草6克，石决明30克（先煎）。

用法：水煎2次，分2次服，每日1剂。

功效：连服1~3周治愈。

45.青果（橄榄、余甘子）

性味：甘、酸，平。

归经：肺、胃经。

功效：清肺利咽，生津止渴，解毒。

用量：内服煎汤5~9克。

注意：不宜多服，脾胃虚寒及大便秘结者慎服。

疾病：咽痛声哑。

处方：青果10克，桔梗10克，甘草10克。

用法：水煎当茶饮服，每日1剂。

功效：1~3日，多者5日治愈。

46.莲子心（莲心）

性味：苦，寒。

归经：心、肾经。

功效：清心安神，交通心肾，涩精止血。

用量：内服煎汤2~5克。

疾病：心烦不眠。

处方：莲子心5克，麦冬10克，炒酸枣仁30克。

用法：水煎2次，分2次服，每日1剂。

功效：连服3~7剂治愈。

47.猪胆粉

性味：苦，寒。

归经：心、肝、胆、肺、大肠经。

功效：清热，润燥，明目，止咳，解毒。

用量：内服0.3~0.6克。

案例：引自《山东中医杂志》(1984年)。

疾病：百日咳。

处方：鲜猪胆汁2份，百部3份，白糖25份。

用法：制成丸药(梧子大小)，1~3岁每次服2丸，每日服3次；3~6岁每次服4丸。

功效：连服2周，治愈率95%以上。

48.龙脷叶(龙舌叶)

性味：甘、淡，平。

归经：肺、胃经。

功效：清热润肺，化痰止咳。

案例:引自《常用中草药手册》。

疾病:肺热咳喘,肺痨咯血,咽痛失音,便秘。

用量:内服煎汤9~15克。

案例:广州空军曾用龙脷叶12克(鲜品30克)水煎服,治愈急性支气管炎和支气管哮喘多例。

49.甜瓜子

性味:甘,寒。

归经:肺、胃、大肠经。

功效:清肺,润肠,散结,消瘀。

案例:引自《施今墨对药》。

疾病一:肺热咳嗽、口渴、大便干燥、肠痈、肺痈。

用法:内服煎汤9~15克,每次2次服。

疾病二:肺水肿,渗出性胸膜炎。

处方:甜瓜子120克,冬瓜子120克。

用法:打碎,煮汤,代茶饮。

功效:3~5日治愈。

（二）清热燥湿药

50.黄连

性味：苦，寒。

归经：心、肝、胆、胃、大肠经。

功效：清热，燥湿，泻火，解毒。

用量：2~5克煎汤内服。

案例：引自《中医杂志》（1986年）。

疾病：萎缩性胃炎。

处方：黄连500克，山楂100克，食醋50毫升，白糖500克。

用法：上药加开水400毫升，混合浸泡7日，每次服50毫升，每日服3次，饭后服。

功效：坚持服1~3个月，痊愈。

51.黄柏（檗木）

性味：苦，寒。

归经：肾、膀胱、大肠经。

功效：清热燥湿，泻火解毒。

用量：内服煎汤3~12克。

注意：脾虚泄泻、胃弱食少者禁服。

案例：引自《黑龙江中医药》(1990年)。

疾病：下肢溃疡。

处方：黄柏、大黄各50克。

用法：研细粉末，开水调糊状，消毒后外敷患处，2日治疗1次，直至红肿消散，下凹之肉长平后，再散敷珍珠粉。

功效：治疗36例，治愈29例，显效6例，无效1例。

52.黄芩(子芩、宿芩)

性味：苦，寒。

归经：肺、心、肝、胆、大肠经。

功效：清热燥湿，泻火解毒，止血安胎。

用量：内服煎汤3~9克。

注意：脾胃虚寒及无实火者禁服。

案例：引自《黑龙江中医药》(1986年)。

疾病：小儿肺炎。

处方：黄芩50克，忍冬藤50克。

用法：研细末。每1岁冲服6克，5岁孩子每日冲服30克。

功效：治疗100例，治愈84例，好转16例，100%有效。

53.龙胆(龙胆草、水龙胆)

性味：苦，寒。

归经：肝、胆经。

功效：清热燥湿，泻肝，定惊。

用量：内服煎汤3~6克。

注意：脾胃虚弱者禁服，阴虚津伤者慎用。

疾病：小便淋沥涩痛。

处方：龙胆6克，木通10克，车前子10克。

用法：水煎2次，分2次服，每日1剂。

功效：连服3~7日治愈。

54.秦皮（秦白皮）

性味：苦、涩，寒。

归经：大肠、肝、胆经。

功效：清热燥湿，解毒，明目。

用量：内服煎汤6~12克。

注意：脾胃虚寒者禁用。

疾病：久痢。

处方：椿皮10克，石榴皮10克，秦皮12克。

用法：水煎2次，分2次服，每日1剂。

功效：连服1~3日治愈。

55.苦参（苦骨、川参、牛参）

性味：苦，寒。

归经：心、肝、胃、大肠、膀胱经。

功效：清热燥湿，祛风杀虫。

用量：内服煎汤5~9克。

注意：脾胃虚寒者禁服。反藜芦。

案例：引自《四川中医》(1983年)。

疾病：滴虫性肾盂肾炎。

处方：苦参粉。

用法：每次吞服20克，每日服3次。

功效：连服15日，治91例，治愈87例，好转2例，无效2例，总有效率97.8%。

56.白鲜皮(北鲜皮)

性味：苦，寒。

归经：脾、胃、膀胱经。

功效：清热燥湿，祛风解毒。

用量：内服煎汤5~9克。

注意：脾胃虚寒慎用。

疾病：湿热性黄疸。

处方：白鲜皮10克，茵陈12克，黄柏10克，知母10克，山栀10克。

用法：水煎2次，分2次服，每日1剂。

功效：连服30天痊愈。

57.虎杖（花斑竹、紫金龙）

性味：微苦，微寒。

归经：肝、胆、肺经。

功效：祛风利湿，散瘀定痛，化瘀止咳。

用量：内服煎汤9~15克。

注意：孕妇禁服。

疾病：急性黄疸型传染性肝炎。

处方：虎杖90克。

用法：加水煎浓至300毫升，每日分3次服，小儿可以减量。

功效：连服2~3周或2~3个月，直到治愈，仍需要巩固治疗数周。治325例，治痊愈280例为86%，好转45例为14%，总有效100%。

58.椿皮（臭椿皮）

性味：苦、涩，寒。

归经：大肠、胃、肝经。

功效：清热燥湿，涩肠止带，止血杀虫。

用量：内服煎汤6~9克。

注意：脾胃虚寒者禁服。

疾病：肠虚不固，久泻痢。

处方：椿皮10克，诃子6克，丁香6克。

用法：水煎2次，分2次服，每日1剂。

功效：连服1~6日治愈。

59.鸦胆子

性味：苦、寒，有小毒。

归经：大肠、肝经。

功效：清热燥湿，杀虫解毒，腐蚀赘疣。

用量：内服0.5~2克。

注意：用龙眼肉包服或装胶囊服。饭后服，不能入汤煎。不能久服，不能多服，脾胃虚弱者禁服。

疾病：久痢久泻迁延不愈。

处方：鸦胆子2克。

用法：用龙眼肉包裹，饭后分2次吞服。

另配处方：诃子6克，乌梅肉6克，木香6克。

用法：水煎2次，分2次服，每日1剂。

功效：连服1~3日治愈。

60.功劳木（十大功劳）

性味：苦，寒。

归经：肺、肾、大肠经。

功效：清热，燥湿，解毒。

疾病一：肺热咳嗽，黄疸，泄泻，痢疾，目赤肿痛，热毒疮疡。
用量：内服煎汤5~10克。
注意：体虚寒者忌服。

疾病二：皮肤烂痒。
处方：十大功劳树皮60克。
用法：晒干研粉，分多次搽敷伤处。
功效：连搽3~7日治愈。

61.委陵菜（翻白菜）

性味：苦，寒。
归经：肝、大肠经。
功效：清热燥湿，凉血止痢。

案例：引自《福建医药杂志》（1980年）。
疾病：肠道鞭毛虫病。
处方：委陵菜30克。
用法：水煎2次，分2次服，每日1剂。
功效：连服3日，治疗212例，痊愈168例，好转41例。

62.积雪草（连钱草）

性味：苦、辛，寒。

归经：肝、脾、肾经。

功效：清热利湿，凉血止血，消肿解毒。

案例：引自《福建中医药》（1990年）。

疾病：流行性腮腺炎。

处方：积雪草140克。

用法：水煎2次，分3次服。另外用鲜积雪草捣烂取汁加米醋少许，外涂患处，日涂5~8次。

功效：治疗35例，3日痊愈。

63.蓖麻子（苘麻子、野萱麻子）

性味：苦，平。

归经：大肠、膀胱经。

功效：清热利湿，解毒消痈，退翳明目。

用量：内服煎汤3~9克。

疾病：小便不利，淋漓涩痛。

处方：蓖麻子10克，木通10克，车前子10克，滑石15克。

用法：水煎2次，分2次服，每日1剂。

功效：连服3~7日治愈。

64.蕤仁

性味：甘，微寒。

归经：肝经。

功效：疏风散热，养肝明目。

用量：内服煎汤5~9克，安神炒用。

疾病：目赤肿痛。

处方：蕤仁10克，菊花10克，秦皮12克，黄连3克。

用法：水煎2次，分2次服，每日1剂。

功效：连服2~6剂治愈。

65.三颗针

性味：苦，寒。

归经：胃、大肠、肝、胆经。

功效：清热燥湿，泻火解毒。

用量：内服煎汤15~30克。

66.布渣叶（破布叶）

性味：酸，凉。

归经：肝、脾、胃经。

功效：清热利湿，健脾消滞。

疾病：感冒发热，黄疸，食欲不振，消化不良，脘腹胀痛，泄泻疮疡，蜈蚣咬伤。

用量：内服煎汤15~30克，鲜品用30~60克。

67.木棉花（斑枝花）

性味：甘、淡，凉。

归经：胃、大肠经。

功效：清热利湿，解毒，止血。

治疗：泄泻，痢疾，咳血，吐血，血崩，金疮出血，疮毒，湿疹。

用量：内服煎汤9~15克。

疾病：咳血、呕血。

处方：木棉花14朵，猪瘦肉50克，冰糖30克。

用法：煮炖熟后，吃肉服汤。

功效：连服1~3剂治愈。

68.红花龙胆（血龙胆）

性味：苦，寒。

归经：心、肺、胃、大肠经。

功效：清热利湿，凉血解毒。

治疗：湿热黄疸，小儿疳积，治热咳，痰中带血或虚热劳咳，治目赤肿痛，小便淋痛，痈疖疔毒，烫伤，蛇咬伤。

用量：内服煎汤10~15克。

（三）清热解毒药

69.金银花（双花、忍冬花）

性味：甘，寒。

归经：肺、心、胃经。

功效：清热解毒，疏散风热。

用量：10~20克。

注意：脾胃虚寒及疮疡阴证者慎用。

案例：引自《中医杂志》（1984年）。

疾病：钩端螺旋体病。

处方：金银花30克，千里花40克。

用法：水煎2次，分2次服，每日1剂。

功效：治疗3~12日，治疗55例，全部治愈。

70.连翘（旱莲子）

性味：苦，微寒。

归经：肺、心、小肠经。

功效：清热解毒，消肿散结。

用量：内服煎汤6~15克。

注意：脾胃虚寒者慎用。

疾病：各种便秘。

处方：连翘15~30克。

用法：冲沸水，代茶饮。

功效：1~2周治愈，便下停服。

71.大青叶（蓝菜）

性味：苦，寒。

归经：心、胃经。

功效：清热解毒，凉血消斑。

用量：内服煎汤9~15克，鲜品用30~60克。

注意：脾胃虚弱者禁用。

疾病：湿热泻痢。

处方：大青叶15克，马齿苋10克，白头翁10克。

用法：水煎2次，分2次服，每日1剂。

功效：连服3~6剂治愈。

72.板蓝根（靛青根）

性味：苦，寒。

归经：心、肝、胃经。

功效：清热解毒，凉血利咽。

用量：内服煎汤9~15克。

注意：脾胃虚寒，无热毒者慎用。

案例：引自《新医学》（1987年）。

疾病一：水痘。

处方：板蓝根30~50克。

用法：水煎，分次代茶饮服。

功效：治疗184例，2~5日内全部治愈。

疾病二：发热头痛，咽喉痛。

处方：板蓝根15克，金银花10克，连翘10克。

用法：水煎当茶饮，每日1剂。

功效：连服1~3日治愈。

73.青黛

性味：咸，寒。

归经：肝经。

功效：清热解毒，凉血，止血，清肝泻火。

用量：内服入丸散1.5~3克；入汤，应布包煎3~6克。外用适量调涂患处。

疾病：丹毒。

处方：青黛3克，大黄末3克。

用法：上药用鸡蛋清调和涂患处，每日换药1次。

功效：连治30日治愈。

74.重楼（蚤休、七叶一枝花、土三七）

性味：苦，微寒，有小毒。

归经：肝经。

功效：清热解毒，消肿止痛，息风定惊。

用量：内服煎汤3~9克，研末吞服每次1~3克。

注意：虚寒证及孕妇禁用。

疾病：各类静脉炎。

处方：重楼加醋磨汁，涂患处，每日3~4次。

功效：3~6日均告治愈。

75.大血藤（红血藤）

性味：苦，平。

归经：大肠、肝经。

功效：清热解毒，活血祛风。

用量：内服煎汤9~15克。

注意：孕妇不宜多食。

疾病：急性乳腺炎。

处方：大血藤60克（病重用90克）。

用法：水煎服，每日1剂，服1~3日。

功效：治24例，治愈21例，好转2例，无效1例。

76.紫花地丁

性味：苦、辛，寒。

归经：心、肝经。

功效：清热解毒，凉血消肿。

用量：内服煎汤15~30克。

注意：阴虚漫肿无头及脾胃虚寒者慎用。

疾病：疔疮、痈肿。

处方：鲜紫花地丁20克，马齿苋15克，半边莲15克，酒糟20克。

用法：中药捣烂，加酒糟，调成糊状，外敷患处，包扎固定，每日换药1次。

功效：治疗60例，经3~8次治疗，全部治愈，红肿减退，热痛消失。

77.野菊花（山菊花）

性味：苦、辛，微寒。

归经：肝、心经。

功效：清热解毒。

用量：内服煎汤9~15克。

注意：脾胃虚寒者慎用。

案例：引自《广西中医药》(1983年)。

疾病：流行性腮腺炎。

处方：野菊花15克。

用法：煎汤代茶饮，每日1剂。

功效：连服1周，治疗56例，痊愈49例，好转5例，中断服2例。

78.蒲公英(黄花地丁)

性味：苦、甘，寒。

归经：肝、胃经。

功效：清热解毒，消痈散结，利尿通淋。

用量：内服煎汤9~15克。

注意：非实热及阴疽者禁服。

案例：引自《中国社区医师》(2002年)。

疾病：流行性腮腺炎。

处方：全枝新鲜蒲公英适量。

用法：洗净，切碎晒干研细面备用。4岁以上服3克，每日3次服；4岁以下服2克，每日3次服。

功效：治疗50例，服药24小时，体温下降者38例，其余12例，服药3日后全部体温下降至正常，腮腺肿胀完全消退，全部治愈。

79.射干(乌扇)

性味：苦，寒。

归经：肺经。

功效：清热解毒，祛痰利咽，消瘀散结。

用量：内服煎汤3~9克。

注意：内无实热、脾虚便溏及孕妇禁服。

案例：引自《中医杂志》（1981年）。

疾病一：乳糜尿。

处方：射干15克，白糖适量。

用法：水煎，加白糖，每日分3次服，每日1剂，饭后服，10日为1个疗程。

功效：治104例，痊愈94例，无效10例。

案例：引自《四川中医》（1986年）。

疾病二：慢性咽喉炎。

处方：猪脂300克，射干150克。

用法：猪脂炼油，加入射干，文火煎至焦黄，去渣滓，冷却成膏，每次含服1匙，每日含服4~5次。

功效：连服1个月，治疗17例，全部治愈。

80.山豆根（广豆根）

性味：苦，寒。

归经：心、肺、大肠经。

功效：解毒利咽，清热利湿，杀虫抗癌。

用量：内服煎汤3~6克。

注意：虚火喉痛、虚寒咳嗽、脾胃虚弱者均禁服。

案例：引自《湖南中医药导报》(2002年)。

疾病：急性扁桃体炎、咽喉肿痛。

处方：山豆根20克。

用法：水煎成300毫升，每日含漱3次，每次100毫升。

功效：治30例，咽喉肿痛4日愈，扁桃体肿大5日恢复正常。

81.马勃（马屁包）

性味：辛，平。

归经：肺经。

功效：清肺利咽，解毒止血。

用量：内服煎汤5~6克。

注意：肺寒咳嗽失声者禁服。

疾病：咽喉肿痛。

处方：马勃10克。

用法：水煎代茶饮，每日1剂。

功效：连服1~3日治愈。

82.木蝴蝶（千张纸）

性味：甘、苦，凉。

归经：肺、肝、胃经。

功效：清肺利咽，疏肝和胃。

用量：内服煎汤6~9克。

疾病：梅核气。

处方：木蝴蝶3克，桔梗2克，生甘草1克。

用法：开水泡饮，每日1剂，分3次饮服。

功效：治疗100例，服药5剂，治愈55例；服药10剂，治愈28例；服药15剂，治愈17例。100例全治愈。

83.金果榄

性味：苦，寒。

归经：肺、胃经。

功效：清热解毒，利咽，止痛。

用量：内服煎汤3~9克。

注意：脾胃虚、无热毒者慎用。

案例：引自《中国民族民间医药杂志》(1999年)。

疾病：静脉炎。

处方：金果榄100克。

用法：75%酒精500毫升浸泡玻璃瓶中，密封泡7日以上，用无菌纱布浸药液，敷盖于红肿处，每日3次，每次1小时。

功效：治78例，总有效率97.4%。

84.鱼腥草

性味：辛，微寒。

归经：肺、膀胱经。

功效：清热解毒，排脓消痈，利尿通淋。

用量：内服煎汤15~25克。

注意：虚寒慎服。

疾病：肺痈咳喘、吐脓血。

处方：鱼腥草30克，桔梗10克，芦根10克，瓜蒌20克。

用法：水煎2次，分2次服，每日1剂。

功效：连服1~3个月治愈。

85.金荞麦（开金锁）

性味：辛、涩，凉。

归经：肺、胃、肝经。

功效：清热解毒，排脓祛瘀，祛风除湿。

用量：内服煎汤15~30克。

案例：引自《中草药》（1982年）。

疾病：肺脓肿。

处方：金荞麦40克。

用法：水煎2次，分3次服，每日1剂。

功效：治疗395例，痊愈362例，好转33例。

86.白头翁（野丈人）

性味：苦，寒。

归经：胃、大肠经。

功效：清热解毒，凉血止痢。

用量：内服煎汤9~15克。

注意：虚寒泻痢者慎用。

疾病：牙痛。

处方：白头翁25克。

用法：水煎2次，频频含服。

功效：1日后牙痛即止。

87.半枝莲（通经草）

性味：辛、苦，寒。

归经：肺、肝、肾经。

功效：清热解毒，散瘀利尿。

用量：内服煎汤15~30克，鲜品用30~60克。

注意：体虚及孕妇慎用。

疾病：各种癌症。

处方：半枝莲30克，白花蛇舌草60克，铁树叶30克，红枣18个（9个大枣，9个小枣）。

用法：水煎2小时，每日1剂，代茶饮。

功效：连服3~4个月治愈。

注意：服药后，会排脓血，为正常排毒。

88.穿心莲（一见喜）

性味：苦，寒。

归经：肺、胃、大肠、膀胱经。

功效：清热解毒，泻火燥湿。

用量：内服煎汤6~9克，研末吞服0.6~1.2克，装胶囊吞服。

治疗：发热头痛，肺痈吐脓，咽喉疼痛，口舌生疮，湿热泻痢。治疗妇科皮癌，恶性葡萄胎较为多用。

注意：阳虚及脾胃虚弱者慎用；不宜多用久用。

89.忍冬藤（金银花藤）

性味：甘，寒。

归经：肺、胃经。

功效：清热解毒，疏风通络。

用量：内服煎汤9~30克。

疾病：痈疽发背，肠痈，乳痈。

处方：忍冬藤（去梗）150克，黄芪150克，当归36克，炙甘草240克。

用法：上药共研细末，每服6克，酒一盏半，煎至一盏送服，每日服2次，饭后服。药渣外敷患处。

功效：药服尽，病治愈。

90.马齿苋（马齿菜、长寿菜）

性味：酸，寒。

归经：大肠、肝经。

功效：清热解毒，凉血止血。

用量：内服煎汤9~15克，鲜品30~60克。

注意：脾虚便溏及孕妇禁用。

疾病：百日咳。

处方：马齿苋30克。

用法：加水浓煎，分2次服，每日1剂。

功效：连服7日治愈。

91.土茯苓（过山龙）

性味：甘、淡，平。

归经：肝、胃经。

功效：清热解毒，利湿消肿。

用量：内服煎汤10~60克。

注意：肝肾阴虚者慎用，忌铁器，忌茶。

疾病：各类梅毒。

处方：土茯苓60克。

用法：水煎分2次口服，第三煎水洗患处。

功效：7~15日治愈。

92.马鞭草（龙芽草）

性味：苦，凉。

归经：肝、脾经。

功效：清热解毒，活血祛热，利水消肿。

用量：内服煎汤15~30克，鲜品30~60克。

案例：引自《中国民间疗法》（2002年）。

疾病：风热感冒，咽喉肿痛，流感发热，湿热黄疸，血瘀经闭，小便不利，牙龈肿痛，乳腺炎。

处方：干马鞭草50克，鸡蛋2个。

用法：加水煎煮至蛋熟，吃蛋喝汤，每日1剂。

功效：治疗15例，1剂治愈11例，2剂治愈4例，100%治愈。

93.拳参（活血莲）

性味：苦、涩，微寒。

归经：肺、肝、大肠经。

功效：清热解毒，凉血止血。

用量：内服煎汤5~9克。

注意：无实热者不用。

疾病：痈肿疮毒，毒蛇咬伤。

处方：鲜品拳参100~300克。

用法：捣烂敷患处，每日换药1次。

功效：3~7日治愈。

94.土贝母（草贝）

性味：苦，凉。

归经：肺、脾经。

功效：清热解毒，化痰散结。

用量：内服煎汤5~9克。

疾病：乳痛初起，瘰疬未溃。

处方：土贝母50克。

用法：研细末外敷患处，每日换药1次。

功效：连治1周愈。亦常治乳腺炎、颈淋巴结核等。

95.山慈菇（金灯花）

性味：甘、辛，凉。

归经：肝、肺、胃经。

功效：清热解毒，化痰散结。

用量：内服煎汤3~6克。

注意：不宜多服久服，正虚者慎用。

案例：引自《中西医结合杂志》(1992年)。

疾病：静脉炎。

处方：山慈菇90克。

用法：研末，用75%乙醇500毫升浸泡7日后，用药液擦至皮肤发热，每日3~5次。

功效：治疗50例，痊愈42例，良好6例，无效2例。

96.白蔹(白根)

性味：苦，微寒。

归经：心、肝、脾经。

功效：清热解毒，散结止痛，生肌敛疮。

用量：内服煎汤5~9克。

注意：脾胃虚寒无火者慎用，孕妇慎用，反乌头。

疾病一：细菌性痢疾。

处方：白蔹100克。

用法：研末，每次装胶囊吞服6粒，每日吞服3次。

功效：3~6日治愈。

疾病二：扭挫伤。

处方：白蔹2个。

用法：加食盐适量，捣烂如泥，外敷患处固定，每日换药1次。

功效：连敷1~3日治愈。

97.漏芦（野兰）

性味：苦，寒。

归经：胃经。

功效：清热解毒，消痈通乳。

用量：内服煎汤5~9克。

注意：疮疡者及孕妇禁用。

治疗：瘰疬，痄腮，血痢痔血，皮肤瘙痒。

疾病：产后气血虚弱所致乳汁不足或不下。

处方：通草6克，黄芪30克，漏芦10克，当归12克，猪蹄1只。

用法：水煎中药2次，分2次服，猪蹄炖吃，每日1剂。

功效：连服1~3日治愈。

98.西瓜霜

性味：咸，寒。

归经：胃、大肠经。

功效：清热解毒，消肿止痛。

用量：内服1~2克冲服。

治疗：喉风，喉痹，白喉，牙疳，久咳喉痛，目赤肿痛。

案例：引自《中国社区医师》（2002年）。

疾病：口腔溃疡，牙周炎，褥疮等。

处方：西瓜霜喷剂1支。

用法：每日3~4次喷敷疡面。

功效：治疗82例，治愈率为98%。

99.朱砂根（平地木、散血丹）

性味：微苦、辛，平。

功效：解毒消肿，活血止痛。

治疗：咽喉肿痛，风湿，黄疸，痢疾，跌打损伤，流火，乳腺炎。

疾病：睾丸炎。

用法：内服15克，每日2次，每日1剂，加外敷患处（鲜根捣烂敷）。

100.绵马贯众（贯众）

性味：苦，微寒，有小毒。

归经：肝、胃经。

功效：清热解毒，杀虫。

用量：内服煎汤5~9克。

注意：本品性寒，有小毒，脾胃虚寒者及孕妇慎用。

治疗：风热感冒，流感，流脑，麻疹，腮腺炎，乳痈，疮肿，虫积腹痛，大便不通，各种出血。

疾病：吐血。

处方：贯众10克，血余炭10克，侧柏叶10克。

用法：水煎2次，分2次服，每日1剂。

功效：连服1~3日治愈。

101.天葵子（一粒金丹）

性味：甘、苦，寒。

归经：肝、胃、肾经。

功效：清热解毒，消肿散结，利尿通淋。

用量：内服煎汤9~15克。

注意：脾胃虚寒者禁服。

治疗：热毒疮疡，乳痈，瘰疬，砂淋。

疾病：肝癌，乳腺癌，恶性淋巴瘤。

处方：天葵子15克，白花蛇舌草100克，重楼30克。

用法：水煎2次，分2次服，每日1剂。

功效：连服3~4个月治愈。

注意：服药后会排脓血毒素，为正常排毒。

102.地锦草（血见愁，血风草）

性味：辛，平。

归经：肝、大肠经。

功效：清热解毒，凉血止血。

用量：内服煎汤9~20克。

注意：血虚无瘀及脾胃虚弱者慎用。

治疗：小便淋痛，黄疸，各种出血，痈肿疔疮，带状疱疹，毒蛇咬伤，跌打损伤，小儿疳积。

案例：引自《中国农村医学》(1987年)。

疾病：病毒性肝炎。

处方：地锦草（干品）20克，白糖50克。

用法：水煎2次，分2次服，每日1剂。

功效：总有效率83.3%。

103.锦灯笼（野胡椒）

性味：苦，寒。

功效：清热解毒，利咽，化痰，利尿。

用量：内服煎汤5~9克。

注意：孕妇及脾虚泄泻者禁用。

治疗：热毒咽痛，痰热咳嗽，黄疸，热淋，水肿，黄水疮，湿疹，丹毒等。

104.苦地丁（地丁草）

性味：苦，寒。

归经：心、肝、大肠经。

功效：清热毒，消痈肿。

用量：内服煎汤9~15克。

治疗：咽喉肿痛，黄疸，泄泻水肿，疔疮肿毒，丹毒，瘰疬。

105.毛诃子

性味：甘、涩，平。

功效：清热解毒，收敛养血，调和诸药。

用量：内服煎汤3~9克。

治疗：各种热病，泻痢，黄水病，肝胆病，咽喉痛，咳嗽，痔疮出血，崩落等。

106.黄藤（天仙藤）

性味：苦，寒。

归经：心、肝经。

功效：清热排毒，泻火通便。

用量：内服煎汤30~60克。

注意：脾胃虚寒慎用。

治疗：咽喉疼痛，目赤肿痛，便秘，泻痢，白带，痈疮毒，烧烫伤，阴道炎。

107.苦木（苦胆木）

性味：苦，寒，有小毒。

归经：肺、大肠经。

功效：清热祛湿，解毒。

用量：内服煎汤3~5克。

注意：不可多服，孕妇禁服。

治疗：风热外感，咽喉肿痛，咳嗽咯痰，痢疾，黄疸，疮疖肿毒，湿疹，疥癣，水火烫伤，毒蛇咬伤等。

108.水飞蓟（奶蓟）

性味：苦，凉。

归经：肝、胆经。

功效：清热解毒，疏肝利胆。

用量：内服煎汤6~15克。

治疗：肝胆湿热所致胁痛、黄疸、急慢性肝炎，胆囊炎、胆结石，酒精性脂肪肝。

109.蜂胶

性味：苦、辛，寒。

功效：解毒，敛疮，活血，消癥。

用量：片剂0.2~0.6克，外用涂敷。

治疗：胃溃疡，口腔溃疡，宫颈柱状上皮异位，带状疱疹，牛皮癣，银屑病，皮肤裂痛，烧烫伤。

疾病：带状疱疹。

处方：蜂胶15克，95%乙醇100毫升。

用法：将蜂胶泡入乙醇内7日，制成蜂胶酊，用棉签蘸药涂患处，每日1次,保持皮肤干燥。

功效:治疗46例,3~7日疱疹干涸,全部治疗痊愈。

110.翻白草(鸡腿儿、天藕儿)

性味:甘、苦,平。

功效:清热解毒,凉血止血,平衡血糖。

用量:内服煎汤10~15克,治疗糖尿病40~50克。

治疗:肺热咳喘,泻痢,咳血,崩漏,痈肿,疮毒,瘰疬。

疾病:糖尿病。

用法:水煎服,当茶饮。

功效:翻白草双向调节,血糖高可以降到正常,血糖低,可以升到正常。治愈糖尿病需要6~8个月时间。

111.杠板归

性味:酸、平,微寒。

归经:肺、膀胱经。

功效:清热解毒,利水消肿,止咳,散瘀止血。

用量:内服煎汤15~30克,鲜品用30~60克。

注意:体质虚弱者及孕妇慎用。

治疗:感冒发热,肺热咳嗽,百日咳,泻痢,黄疸,臌胀,水肿,淋浊带下,跌打瘀痛,吐血,便血。

112.千里光（千里明）

性味：苦，寒。

归经：肺、肝经。

功效：清热解毒，明目退翳，杀虫止痒。

用量：内服煎煮15~30克，鲜品用30~60克。

治疗：流感，肺炎，急性扁桃体炎，腮腺炎，肠炎，菌痢，黄疸型肝炎，胆囊炎，尿路感染，目赤肿痛，痈肿疖毒，丹毒，湿疹，癣疮，滴虫性阴道炎，烧烫伤，皮肤病等。

113.苦玄参（鱼胆草）

性味：苦，凉。

归经：肺、胃、肝经。

功效：清热解毒，消肿止痛。

用量：内服煎煮9~15克。

治疗：风热感冒，咽喉肿痛，痄腮，疖肿，痢疾，痔疮，湿疹，毒蛇咬伤，跌打损伤。

114.四季青（冬青叶）

性味：苦、涩，凉。

归经：肺、心、肝经。

功效：清热解毒，生肌敛疮，活血止血。

用量：内服煎汤15~30克。

治疗：肺热咳嗽，咽喉肿痛，痢疾，腹泻，胆道感染，尿路感染，冠心病，心绞痛，烧烫伤，热毒，痈肿，下肢溃疡，麻风溃疡，湿疹，冻疮，闭塞性脉管炎，外伤出血。

115.冬凌草（山香草）

性味：苦、甘，微寒。

归经：脾、胃、肝经。

功效：清热解毒，活血止痛。

用量：内服煎汤30~60克。

治疗：咽喉肿痛，感冒头痛，气管炎，慢性肝炎，风湿关节痛，蛇虫咬伤，食管癌，贲门癌，肝癌，乳腺癌，直肠癌。

（四）清热凉血药

116.生地黄（生地）

性味：甘、苦，寒。

归经：心、肝、肾经。

功效：清热凉血，养阴生津。

用量：内服煎汤9~12克。

注意：胃虚食少、脾虚有湿者慎用。

治疗：高热神昏，斑疹舌红，血热出血，阴虚骨蒸潮热，口渴消渴，肠燥便秘，口舌生疮，目赤肿痛。

疾病：妇女崩漏下血。

处方：生地黄15克，益母草16克。

用法：水煎代茶饮。

功效：1~6日治愈。

117.赤芍（赤芍药）

性味：苦，微寒。

归经：肝经。

功效：清热凉血，活血祛瘀。

用量：内服煎汤6~12克。

注意：血虚无瘀、痈疽已溃者忌用。反藜芦。

治疗：血滞经闭，痛经，肝郁胁痛，目赤肿痛，冠心病，脑血栓，黄疸型肝炎，乳腺炎。

疾病：乳腺结核伴乳腺炎。

处方：赤芍15克，穿山甲10克，昆布20克。

用法：水煎2次，分2次饭后服。

功效：连服2~7剂全部治愈。

118.牡丹皮（丹皮）

性味：苦、辛，微寒。

归经：心、肝、肾经。

功效：清热凉血，活血化瘀。

用量：内服煎汤6~9克。

注意：脾胃虚寒、泄泻、妇女月经过多者及孕妇禁用。

治疗：血瘀经闭，痛经，跌打损伤，肠痈，疮疡肿毒，肝火，目赤肿痛，胃火，牙龈疼痛，血热所致荨麻疹，过敏性鼻炎，皮肤瘙痒和各种痛症。

疾病：瘀血之痛经、闭经。

处方：牡丹皮10克，桂枝10克，桃仁10克，茯苓15克。

用法：水煎2次，分2次服，每日1剂。

功效：连服7~30剂治愈。

119.玄参（元参）

性味：苦、甘、咸，微寒。

归经：肺、胃、肾经。

功效：清热凉血，滋阴降火，解毒散结。

用量：内服煎汤9~15克。

注意：脾胃虚寒、脘闷食少、便溏者忌用，反藜芦。

疾病：慢性咽炎。

处方：玄参15克，麦冬10克，决明子10克。

用法：上药沸水冲泡饮服，每日1剂。

功效：连服3~7日治愈。治愈78例，好转13例，无效9例。

120.紫草（紫丹）

性味：苦，寒。

归经：心、肝经。

功效：凉血活血，解毒，透疹。

用量：内服煎汤5~9克。

注意：脾胃虚弱、大便滑泻者慎用。

治疗：麻疹不透，血热出血，痈疽疮疡，湿疹，丹毒，冻伤，下肢溃疡等。

疾病：烧伤。

处方：紫草250克，香油100毫升，冰片3克。

用法：共煎至稀糊状，过滤，待油冷至40度，加入冰片3克，搅匀，用这紫草油外涂烧伤处。

功效：所有烧伤全部治愈。

121.肿节风（观音茶、九节风）

性味：辛、苦，平。

归经：肝、大肠经。

功效：清热，凉血，活血消斑，祛风通络。

用量：内服煎汤9~15克。

注意：阴虚火旺及孕妇禁用。

治疗：肺炎、阑尾炎、菌痢、脓肿、口腔炎，及胃癌、直肠癌、肝癌、食管癌、胰腺癌等各种癌瘤。

疾病：痛经又肢体麻木。

处方：肿节风15克，鹿含草10克，威灵仙10克，海风藤10克，当归10克，牛膝15克。

用法：水煎2次，分2次服，每日1剂。

功效：连服7~30剂治愈。

122.草乌叶（乌头的叶）

性味：辛、涩，平，有小毒。

功效：清热解毒，止痛。

用量：内服1~1.2克，入丸散。

注意：孕妇慎用。

治疗：发热、泄泻腹痛、头痛、牙痛。

123.木芙蓉叶（芙蓉花叶）

性味：辛，平。

归经：肺、肝经。

功效：凉血，解毒，消肿，止痛。

用量：内服水煎10~30克。

注意：阴疽不红不肿者忌用，孕妇忌用。

治疗：痈疽肿毒、跌打损伤、小儿惊风、滴虫性阴道炎、流行性感冒。

疾病：蜂窝组织炎。

处方：木芙蓉叶、冰片、蜂蜜各适量。

用法：水煎浓缩成膏，每500克加冰片2克，再加蜂蜜60毫升，调匀，外敷患处，每日换药1次。

功效：连治病愈。

（五）清虚热药

124.青蒿（香蒿）

性味：苦、辛，寒。

归经：肝、胆经。

功效：退虚热，清热解暑，截疟。

用量：内服煎汤6~12克，疟疾用20~40克。

注意：脾胃虚寒者慎服。

治疗：骨蒸潮热，手足心热，发热口渴，疟疾，湿热黄疸，皮肤瘙痒，湿疹，疹癣，鼻出血。

疾病：盘状红斑狼疮。

处方：青蒿500克。

用法：研细末过40~60目筛，加蜂蜜1000~1500毫升，制成丸药，每次吞服18克，每日吞服3次，饭后开水送服。

功效：治疗多例，均获治愈。

125.白薇（春草、白龙须）

性味：苦、咸，寒。

归经：胃、肝经。

功效：清热凉血，利尿通淋，解毒疗疮。

用量：内服煎汤5~9克。

注意：脾虚便溏者慎用。

治疗：热淋，血淋，疮痈肿毒，咽喉疼痛，毒蛇咬伤。

疾病：红丝疔（淋巴管炎）。

处方：白薇30克，苍术10克。

用法：加水2碗煮成1碗，频服。药渣捣烂敷患处，每日1剂。

功效：连服2日，治24例，全部治愈。

126.地骨皮（枸杞根皮）

性味：苦，寒。

归经：肺、肝、肾经。

功效：清虚热，泻肺火，凉血。

用量：内服煎汤9~15克。

注意：外感风寒发热及脾虚便溏者禁用。

治疗：高血压，糖尿病，伤口不愈，鸡眼，盗汗。

疾病：疮口久不愈。

处方：新鲜地骨皮适量（约500克）。

用法：洗净，捣烂，外敷患处，每日换药1次。

功效：外伤感染，治疗3~7日全部治愈。

127.银柴胡（牛肚根、土参）

性味：苦，微寒。

归经：肝、胃经。

功效：退虚热，除疳热。

用量：内服煎汤3~9克。

注意：外感风寒及血虚无热者忌服。

治疗：小儿疳积发热，抗动脉粥样硬化。

疾病：阴虚发热、盗汗。

处方：银柴胡10克，青蒿12克，地骨皮15克，鳖甲24克。

用法：水煎2次，分2次服，每日1剂。

功效：连服3~6剂治愈。

128.胡黄连（胡连）

性味：苦，寒。

归经：肝、胃、大肠经。

功效：退虚热，除疳热，清湿热，解毒。

用量：内服煎汤6~10克。

注意：脾胃虚弱者慎用。

治疗：阴虚内热，小儿疳热，湿热黄疸，痔疮，痈疮肿痛，目赤，口舌生疮。

疾病：湿热性黄疸。

处方：胡黄连10克，茵陈15克，山栀子10克，郁金10克。

用法：水煎2次，分两次服，每日1剂。

功效：连服10~30日治愈。

129.枸骨叶（功劳叶、十大功劳叶）

性味：苦，凉。

归经：肝、肾经。

功效：清虚热，益肝肾，祛风湿。

用量：内服煎汤9~15克。

注意：脾胃虚寒及肾阳不足者慎用。

治疗：阴虚劳热、咳嗽咯血、肝肾不足之腰膝酸软、头昏耳鸣、关节炎。

疾病：风湿痛，腰肌劳损。

处方：枸骨叶15克，桑寄生15克，菟丝子15克，续断15克。

用法：水煎2次，分2次服，每日1剂。

功效：连服7日治愈。

三、泻下类药

（一）攻下药

130.大黄（将军、川军）

性味：苦，寒。

归经：胃、大肠、肝、脾经。

功效：泻热通便，凉血解毒，逐瘀通络。

用量：内服煎汤3~30克。

注意：脾胃虚寒、体弱、妇女月经期及胎前产后均应慎服。

治疗：实积便秘，虚火上炎，头痛目赤，咽喉疼痛，口舌生疮，黄疸水肿，各种出血，妇女闭经腹痛，热毒痈肿，丹毒，疮疡。

疾病：急性肠梗阻。

处方：大黄研细粉18克。

用法：开水冲服，每次吞服9克（老人和小儿减半），每日吞服2次。

功效：连服1~3日治愈。

131.芒硝（马牙硝）

性味：咸、苦，寒。

归经：胃、大肠经。

功效：泻下通便，润燥软坚，清火消肿。

用量：内服，研末，开水冲服6~12克。

注意：脾胃虚寒者及孕妇禁用。

治疗：胃肠积滞、便结、少腹硬痛、目赤翳障、咽喉肿痛、口疮、丹毒，外敷回乳；痰热蒙心之癫狂，可以芒硝配礞石、大黄、莱菔子等治疗。

疾病：急性前庭大腺炎。

处方：芒硝60克，冰片3克。

用法：上两药混匀，装入布袋，外敷患处，每日1换，10日为1个疗程。

功效：治疗效果100%。

132.玄明粉（元明粉）

性味：苦、咸，寒。

归经：胃、大肠经。

功效：泻热通便，润燥软坚，消肿散结。

用量：内服药汤3~9克。

注意：脾胃虚寒、胃肠无实热者及孕妇禁服。

治疗：大便燥结、目赤肿痛、口疮咽痛、鼻衄、痈疽肿毒、妇科血瘀经闭、急性乳腺炎、角膜翳。

案例：引自《实用中医药杂志》（1996年）。

疾病：急性尿潴留。

处方：玄明粉50克。

用法：敷肚脐，加少许温水保持湿润，干了再加温水，敷1~3小时。

功效：治疗27例，22例敷药3小时排尿，有5例敷3小时仍无效。

133.番泻叶（泻叶茶）

性味：甘、苦，寒。

归经：大肠经。

功效：泻热通便，消积行滞，利水消肿。

用量：内服煎汤2~6克。

注意：体虚、行经期及哺乳期禁用，孕妇禁用。

治疗：热结便秘、水肿臌胀。

134.芦荟（奴会）

性味：苦，寒。

归经：肝、胃、大肠经。

功效：清肝热，通便，杀虫。

用量：内服，入丸散；外用，适量，研末敷患处。

注意：脾胃虚寒者慎用，孕妇禁用。

治疗：痤疮、银屑病、慢性乙型肝炎。

疾病：小儿疳积。

处方：芦荟15克，使君子15克，白术15克。

用法：共研细末，米汤调服，每次服1~3克，每日服3次。

功效：连服7~15日治愈。

（二）润下药

135.火麻仁（大麻仁）

性味：甘，平。

归经：脾、胃、大肠经。

功效：润燥通便，利尿通淋。

用量：内服煎汤10~15克。

注意：脾肾不足之便溏、阳痿、遗精、带下者慎用，不宜过量久服。

治疗：口眼歪斜，慢性咽炎。

136.郁李仁（李仁肉）

性味：辛、苦、甘，平。

归经：脾、大肠、小肠。

功效：润燥滑肠，下气利水。

用量：内服煎汤3~10克。

治疗：肠燥便秘，水肿腹满，脚气浮肿。

注意：孕妇慎用。

137.亚麻籽（亚麻仁）

性味：甘，平。

归经：肺、肝、大肠经。

功效：润肠通便，祛风润燥。

用量：内服煎汤9~15克。

注意：大便滑泻者忌用。

治疗：肠燥便秘，皮肤瘙痒，毛发脱落。

138.麻油（香油）

性味：甘，微寒。

归经：大肠、肺经。

功效：润燥，解毒，消肿，止痛。

用量：内服10~60毫升。

注意：脾虚便溏者慎用。

治疗：习惯性便秘，神经性皮炎。

（三）峻下逐水药

139.甘遂（甘泽）

性味：苦，寒，有毒。

归经：肺、肾、大肠经。

功效：泻水逐饮，祛痰定惊，解毒消肿。

用量：内服0.5~1克。

注意：气虚阴亏、脾胃虚弱者及孕妇禁用。不可过量服，反甘草。

治疗：风痰癫痫，疮痈肿毒，结核性胸膜炎，术后尿潴留，粘连性肠梗阻。

案例：引自《湖北中医杂志》（1982年）。

疾病：百日咳。

处方：甘遂30克，大戟30克，芫花30克，面粉60克。

用法：分别加醋少许，炒焦，拌匀制成药丸，每日清晨服3~10克。

功效：治疗283例，3~5日全部治愈。

140.芫花（赤芫、头痛花）

性味：辛、苦，温，有毒。

归经：肺、脾、肾经。

功效：泻水，祛痰，止咳，杀虫，疗癣。

用量：内服煎汤1.5~3克。

注意：体重虚弱或有严重心脏病、溃疡病、消化道出血者及孕妇均忌服。反甘草，可配大枣同用，以缓解峻猛之性。

治疗：身面浮肿、大腹水肿、白秃头疮。牙痛可用芫花末搽，即可止痛。

疾病：咳嗽、痰喘。

处方：芫花3克加桑白皮12克，葶苈子10克同用。若寒咳，再加干姜10克同用。

用法：水煎服，每日1剂。

功效：治疗气管炎有良好的效果。

141.京大戟（紫大戟、将军草）

性味：苦，寒，有毒。

归经：肺、脾、肾经。

功效：泻下逐饮，消肿散结。

用量：内服煎汤1.5~3克。

注意：虚寒者及孕妇禁用，体弱者慎用。反甘草。

治疗：水湿内停，水肿胀满，二便不利。痈疽肿毒、瘰疬结核者，京大戟与鸡蛋同煮，去药吃蛋即可。痛风关节炎肿痛者，大戟配黄芩、乳香、没药同煎服即可。

疾病：癫痫惊狂。

处方：京大戟3克。

用法：水煎服，每日1剂。

功效：有人癫痫治愈。

说明：京大戟与红大戟功效相同，京大戟泻下力强，红大戟消肿散结力强。

142.巴豆(巴仁、泻果)

性味:辛,热,有大毒。

归经:胃、大肠经。

功效:蚀疮杀虫,泻下寒积,逐水消肿,祛痰、利咽。

用量:取适量,捣涂敷,或布包搽患处,内服入丸散0.1~0.3克,不入汤剂。

注意:内服宜慎,无寒无积滞不用,体虚者及孕妇禁用。服巴豆后,不吃热粥,不饮开水,以免加剧泻下,不宜与牵牛子同用。

治疗:大腹水肿臌胀,寒痰壅阻之喉痹,结胸肺痈。

143.牵牛子(黑丑、白丑)

性味:苦,寒,有毒。

归经:肺、肾、大肠经。

功效:利水通便,祛痰,消积,杀虫。

用量:内服煎汤3~6克。

注意:孕妇禁用,体虚者慎用,不可多服、久服。

治疗:水肿腹水、痰壅咳嗽、小儿高热惊风、大便秘结、癫痫、淋巴结核等。

案例:引自《中医杂志》(1983年)。

疾病一:小儿夜啼。

处方:黑牵牛子7粒。

用法:捣碎,温水调敷于肚脐,胶布固定。

功效：治疗20例，均当夜见效。

案例：引自《辽宁中医杂志》（1991年）。

疾病二：蛲虫病。

处方：炒黑、白丑各50克，炒使君子仁10克。

用法：共研细末，香油煎鸡蛋1个，摊开撒上药粉，蒸熟后卷成筒状，早晚空腹吃1个。6~9岁，每日吃4~6克；10~14岁每日吃6克；15~19岁每日吃8克；隔日1次，3次为1个疗程。

功效：治300例，1~2个疗程全部治愈，100%有效。

144.商陆（当陆、章陆）

性味：苦，寒，有毒。

归经：肺、脾、肾、大肠经。

功效：逐水消肿，通利二便，解毒。

用量：内服煎汤3~9克。

注意：体虚水肿者慎用，孕妇忌用，本品对胃肠有刺激作用，故宜小量开始，饭后服用。

治疗：银屑病、乳腺增生、二便不通；商陆多糖具有一定的抗肿瘤作用。

145.千金子（小巴豆）

性味：辛，温，有毒。

归经：肝、肾、大肠经。

功效：逐水消肿，破血消积，解毒杀虫。

用量：内服1~2克，去壳去油用，多入丸散服用。

注意：本品药性峻烈，有毒，不可久服、多服，体质衰弱者及孕妇禁用。

治疗：二便不利、血瘀经闭、毒蛇咬伤。

146.狼毒（断肠草）

性味：苦、辛，平，有毒。

归经：肺、脾、肝经。

功效：泻水逐饮，破积杀虫。

用量：内服煎汤1~3克。

注意：体质虚弱者及孕妇禁服。

疾病：疥癣。

处方：狼毒1克。

用法：加少许米醋，炒狼毒，磨研细末，外涂疥癣上。

功效：数次外涂治愈。

四、祛风湿类药

(一)祛风湿散寒药

147.独活(长生草)

性味:辛、苦,微温。

归经:肾、膀胱经。

功效:祛风湿,止痛,解表。

用量:内服煎汤3~9克。

注意:阴虚血燥者慎用。

治疗:风寒湿痹、腰膝酸痛、外感风寒、头痛头重。

案例:引自《湖北中医杂志》(1991年)。

疾病:失眠。

处方:独活30克,朱砂6克,琥珀6克。

用法:共研细末,装胶囊,每晚睡前2小时服6粒,连服10日。

功效:治210例,痊愈175例,有效30例,无效5例,总有效率97.6%。

148.威灵仙(黑骨头)

性味:辛、咸,温。

归经:膀胱经。

功效:祛风利湿,通络止痛,消骨鲠。

用量：内服煎6~9克。

注意：气血亏损者及孕妇慎用。

疾病：骨刺卡喉。

处方：威灵仙90克，陈醋70毫升，白糖60克。

用法：威灵仙加水1500毫升，煎至500毫升，再加入陈醋、白糖拌匀，徐徐含咽。

功效：治20例，服药12剂后，骨软化咽下，症状全消失。

149.川乌（乌喙）

性味：辛、苦，热，有大毒。

归经：心、肝、脾、肾经。

功效：祛风散寒，除湿通络，温经止痛。

用量：内服煎汤1.5~3克，用制川乌宜久煎。

注意：阴虚火旺者及孕妇忌用。反半夏、瓜蒌、天花粉、贝母、白及、白蔹，畏犀角。

疾病：肩周炎。

处方：川乌、草乌、樟脑各90克。

用法：研细末，用时取适量药粉末加陈醋调敷患处，厚0.5厘米。

功效：治35例，经3~7次治疗，治愈22例，好转12例，无效1例。

150.草乌(乌头、鸡毒)

性味:辛、苦,热,有大毒。

归经:心、肝、肾、脾经。

功效:祛风散寒,温经止痛。

用量:内服煎汤1.5~3克,入煎宜用炮制品,制草乌并应先煎、久煎。

注意:内服宜用制草乌。火旺者及孕妇禁用。反半夏、瓜蒌、天花粉、贝母、白及、白蔹,畏犀角。

案例:引自《中级医刊》(1982年)。

疾病:神经性耳鸣。

处方:草乌15克。

用法:浸泡于75%的酒精50毫升中,7日后用,每日滴患耳1~2次,每次滴2~3滴。

功效:治疗8例,治愈6例,好转2例,100%有效。

151.木瓜(秋木瓜)

性味:酸,温。

归经:肝、脾经。

功效:平肝舒筋,和胃化湿。

用量:内服煎汤6~9克。

注意:胃酸过多者忌用。

案例:引自《山东中医杂志》(1984年)。

疾病:足癣。

处方:木瓜30克,甘草30克。

用法:水煎,去渣,温后洗脚5~10分钟,每日1次。

功效:1~3日愈47例,全部治愈。

152.蕲蛇(褰鼻蛇)

性味:甘、咸,温,有毒。

归经:肝、脾经。

功效:祛风,通络,止痉。

用法:内服煎汤3~10克。

注意:阴虚内热及血虚生风者禁服。

案例:引自《新中医》(1987年)。

疾病:坐骨神经痛。

处方:蕲蛇或乌梢蛇10克,蜈蚣10克,全蝎10克。

用法:共研末,分成8包,每日服2包。

功效:治疗54例,4~8日全部治愈。

153.乌梢蛇(黑花)

性味:甘,平。

归经:肝经。

功效:祛风通络,定惊止痉。

用量：内服煎汤5~10克。

案例：引自《四川中医》(1990年)。

疾病：骨关节结核。

处方：乌梢蛇干(去头去皮)研粉末，每次吞服3克，每日服3次，黄酒送服，连服5周为1个疗程。

功效：治疗58例，痊愈46例，有效8例，无效4例。

154.金钱白花蛇(金钱蛇)

性味：甘、咸，温，有毒。

归经：肝、脾经。

功效：祛风通络，定惊止痉。

用量：内服水煎3~4.5克。

注意：阴虚血少及内热生风者禁服。

疾病：中风口歪、半身不遂。

处方：配天麻10克，当归10克，秦艽10克，防风10克，羌活10克，五加皮10克同治。

用法：水煎服，每日1剂。

功效：连服15~30日治愈。

155.丁公藤(包公藤)

性味：辛，温，有小毒。

归经：肝、脾、胃经。

功效：祛风除湿，消肿止痛。

用量：内服煎汤3~6克。

注意：本品发汗力强，故体虚者慎用，孕妇禁用。

治疗：治肾绞痛、青光眼有效。

156.丝瓜络（瓜络）

性味：甘，平。

归经：肺、肝经。

功效：祛风通络，活血消肿。

用量：内服煎汤5~9克。

案例：引自《眼科新进展》（1991年）。

疾病一：眼部带状疱疹。

处方：丝瓜络适量。

用法：丝瓜络捣糊状，涂于患处。

功效：治疗1周痊愈。

案例：引自《湖南中医杂志》（1986年）。

疾病二：甲状腺瘤。

处方：丝瓜络30克，夏枯草30克，甘草10克。

用法：水煎服，每日1剂。

功效：治30例，痊愈21例，好转6例，无效3例。

157.徐长卿（天竹香）

性味：辛，温。

归经：肝、胃经。

功效：祛风化湿，止痛止痒。

用量：内服煎汤3~12克。不宜久煎。

注意：体弱者慎用。

治疗：治神经衰弱有效率95.2%，治慢性胃窦炎总有效率92.5%，治银屑病总有效率85.7%。

158.穿山龙（穿地龙）

性味：甘、苦，温。

功效：祛湿通络，活血止痛，止咳平喘。

用量：内服煎汤9~15克。

治疗：类风湿关节炎，有效率83.3%，未见副作用。

159.闹羊花（老虎花）

性味：辛，温，有大毒。

归经：肝经。

功效：祛风除湿，散瘀定痛，杀虫。

用量：内服，研末0.3~0.6克；煎汤服0.3~0.6克。

注意：本品有大毒，不易多服久服，孕妇及气血虚弱者禁服。

治疗：风痰疼痛、偏正关节痛、皮肤顽癣、瘙痒、秃疮。

用法：闹羊花研末，麻油调敷。

160.青风藤(追风散)

性味:苦、辛,平。

归经:脾、肝经。

功效:祛风湿,通经络。

用法:内服煎汤6~12克。

注意:内服可出现瘙痒、皮疹、头昏头痛等。

治疗:类风湿性关节炎,总有效率93.6%。

161.伸筋草(过山龙)

性味:微苦、辛,温。

归经:肝、脾、肾经。

功效:祛风除湿,舒筋活络。

用量:内服煎汤9~15克,大剂量30克。

案例:引自《浙江中医杂志》(1990年)。

疾病:带状疱疹。

处方:伸筋草10克(烧成灰),海金沙5克。

用法:用麻油调成糊状,棉签涂患处,每日涂2~4次。

功效:治疗31例,全部治愈。

162.陆陆通(枫果)

性味:苦,平。

归经:肝、肾经。

功效：祛风除湿，疏肝和络，利水消肿。

用量：内服煎汤5~9克。

注意：孕妇慎用。

治疗：肢体麻木、半身不遂，肝气郁结、脘腹疼痛，臌胀水肿、小便不利，可配通草、丝瓜络同用治疗。

163.蜂房（露蜂房）

性味：甘，平。

归经：胃、肾经。

功效：祛风止痛，攻毒消肿，杀虫止痒。

用量：内服煎汤3~5克。

注意：气虚血弱及肾功能不全者慎用。

案例：引自《中国民间疗法》（2003年）。

疾病：顽固性外伤感染。

处方：蜂房50克。

用法：加水煮沸5分钟，待温度至30~40度时，冲洗感染处20~30分钟，每日冲洗2次。

功效：治172例10~18日，创面长出新鲜肉芽。

164.两面针（地金牛）

性味：辛、苦，微温，有小毒。

功效：行气活血，祛风通络，消肿止痛。

用量：内服煎汤5~10克。

注意：孕妇禁服；本品有小毒，不宜多服久服；忌与酸性食物同服。

疾病：各种溃疡。

处方：两面针、山竹树皮各50克。

用法：制成溃疡丸，每次服10克，每日服3次。

功效：治疗25日，60例患者全部治愈。

165.油松节（松节）

性味：苦、辛，温。

归经：肝、肾经。

功效：祛风燥湿，通络止痛。

用量：内服煎汤9~15克。

注意：阴虚血燥者慎服。

治疗：抗炎镇痛，用于跌打损伤、活血祛瘀。

（二）祛风湿清热药

166.秦艽（萝卜艽）

性味：辛、苦，微寒。

归经：胃、肝、胆经。

功效：祛风湿，清湿热，止痹痛，退虚热。

用量：内服煎汤3~9克。

治疗：中风半身不遂者，与鳖甲、知母、柴胡合用；治疗湿热性黄疸，与茵陈、黄芩、茯苓合用。

167.马钱子（番大鳖）

性味：苦，寒，有大毒。

归经：胃、脾经。

功效：祛风湿，通经络，消肿止痛。

用量：内服0.3~0.6克。炮制用，入丸散。

注意：内服不生用，不多服、久服，体质虚弱者和孕妇禁服，高血压、心脏病、肝肾功能不全慎用。

案例：引自《陕西中医》（1987年）。

疾病：下肢溃疡。

处方：马钱子20克，黄丹30克，麻油150毫升。

用法：制成马钱子软膏，涂于疮面，盖纱布，3日换药1次。

功效：治22例，痊愈19例，好转3例，100%有效。

168.络石藤（钻骨风）

性味：苦、辛，微寒。

归经：肝、肺经。

功效：祛风通络，凉血消肿。

用量：内服煎汤6~12克。

注意：阳虚畏寒、大便溏者禁用。

疾病：小儿腹泻。

处方：络石藤鲜品200克，加水煎沸，去渣，待温，外洗双膝以下。

功效：轻症每日洗1次，重症每日洗2次，100%痊愈。

169.桑枝(桑条)

性味：微苦，平。

归经：肝经。

功效：祛风湿，通经络，利关节，行水气。

用量：内服煎汤9~15克。

治疗：关节疼痛、肢体麻木，可配黄芪、桂枝、鸡血藤同用，全身水肿，可用桑枝加赤小豆煎煮，喝汤吃豆。

170.豨莶草(风湿草)

性味：苦、辛，寒，有小毒。

归经：肝、肾经。

功效：祛风湿，通经络，清热解毒。

用量：内服煎汤9~12克。

注意：无风湿者慎服，大剂量用会呕吐。

疾病：脑血管意外后遗症。

处方：豨莶草500克。

用法：以蜜、米酒或陈酒各30毫升，层层喷洒，蒸透晒干，如此9次，粉碎。再用蜜600毫升，熬制滴水成珠，和入药末，制成药丸，每次服10克，每日服3次，病轻服2次，米汤送服。

功效：共治疗28例，经治半年，其中24例治愈，4例无效。

171.老鹳草（五叶草）

性味：苦、微辛，平。

归经：肝、大肠经。

功效：祛风利湿，通经络，活血消肿。

用量：内服煎汤9~15克。

案例：引自《中国中西医杂志》（1998年）。

疾病一：急性咽炎。

处方：老鹳草合剂治疗。

功效：45例全部治愈。

案例：引自《中医杂志》（1983年）。

疾病二：乳腺增生病。

处方：老鹳草30~50克。

用法：水煎代茶饮。

功效：治58例，总有效93.2%。

疾病三：带状疱疹。

处方：老鹳草适量。

用法：将老鹳草捣烂成浆，加少量食醋，调成糊状涂于患处，每日1次。

功效：治30例，全部治愈，无后遗症。

（三）祛风湿强筋骨药

172.五加皮（红毛五加皮）

性味：辛、苦、微甘，温。

归经：肝、肾经。

功效：祛风湿，补肝肾，强筋骨。

用量：内服煎汤5~9克。

注意：阴虚火旺者慎用。

疾病一：筋骨痿软、小儿行迟、脚软不能行。

处方：五加皮配牛膝、黄柏、苍术，同治得愈。

疾病二：跌打损伤、骨折。

处方：五加皮配骨碎补、续断、威灵仙等，同治得愈。

173.桑寄生（桑上寄生）

性味：苦、甘，平。

归经：肝、肾经。

功效：补肝肾，强筋骨，祛风湿，安胎元。

用量：内服煎汤9~15克。

疾病一：腰酸疼痛、足膝无力。

处方：桑寄生配续断、杜仲、狗脊同治。

疾病二：肝肾不足、精血虚亏、胎元不固之胎动不安。

处方：桑寄生配续断、菟丝子、阿胶同治。

174.狗脊（金毛狗脊）

性味：苦、甘，温。

归经：肝、肾经。

功效：补肝肾，强腰膝，祛风湿。

用量：内服煎汤6~12克。

注意：肾虚有热、小便不利或尿赤短涩、口苦舌干者慎服。

疾病：腰膝酸软、关节疼痛、屈伸不利。

处方：狗脊配萆薢、杜仲、续断同治得愈。

175.鹿衔草（破血丹）

性味：甘、苦，温。

归经：肝、肾经。

功效：祛风湿，补肝肾，强筋骨，止血。

用量：内服煎汤9~15克。

注意：孕妇慎用。

案例：引自《山西中医》（1994年）。

疾病：外阴白色病变。

处方：鹿衔草、淫羊藿、蝉蜕各30克。

用法：水煎汤3000毫升，待温度至36℃~42℃时坐浴15分钟，每日1~2次。

功效：治108例，治愈107例，无效1例，总有效率99%。

176.千年健（千颗针）

性味：苦、辛，温。

归经：肝、肾经。

功效：祛风湿，强筋骨。

用量：内服煎汤5~9克。

注意：阴虚内热者慎服。

治疗：风湿痹痛、筋骨痿软、跌打损伤。

177.菝葜（金刚鞭）

性味：甘、微苦、涩，平。

归经：肝、肾经。

功效：祛风利湿，解毒散瘀。

用量:内服煎汤10~15克。

疾病一:银屑病。

处方:菝葜、土茯苓各等量。

用法:水煎服,每日1剂。

功效:治疗60日,总有效率77.4%。

案例:引自《上海中医杂志》(1981年)。

疾病二:直肠脱垂。

处方:菝葜90~120克,金樱根60~90克。

用法:水煎服,每日1剂。

功效:100%全部治愈。

五、化湿类药

178.广藿香(藿香)

性味:辛,微温。

归经:脾、胃、肺经。

功效:芳香化湿,和中止呕,祛暑解表。

用量:内服煎汤3~9克。

注意:阴虚火旺者禁服。

疾病:鼻流浊涕、不闻香臭。

处方：广藿香配猪胆汁为丸。

功效：治愈慢性鼻炎、过敏性鼻炎。

179.佩兰（兰草）

性味：辛，平。

归经：脾、胃、肺经。

功效：芳香化湿，醒脾开胃，发表解暑。

用量：内服煎汤5~10克。

注意：阴虚血燥、气虚者慎服。

疾病：蛇咬伤。

处方：佩兰50克（鲜品100克）。

用法：挤出毒汁，反复冲洗，将佩兰捣烂，摊敷伤口上，固定，每日换药2~3次，每日换药前需冲洗伤口。

功效：肿消神清而治愈。

180.苍术（仙术）

性味：辛、苦，温。

归经：脾、胃、肝经。

功效：燥湿健脾，祛风散寒，明目。

用量：内服煎汤3~9克。

注意：阴虚内热、气虚多汗者禁服。风湿在表宜生用，湿困中焦宜炒用。

案例：引自《中医杂志》(1981)。

疾病：夜盲症。

处方：苍术30克，石决明15克，夜明砂15克，猪肝100克。

用法：前3味药加水500毫升，煎成药汁200毫升，分早晚两次煎煮，猪肝食用。

功效：连服2~6日治愈。

181.厚朴(川朴)

性味：苦、辛，温。

归经：脾、胃、肺、大肠经。

功效：燥湿消痰，下气除满。

用量：内服煎汤3~9克。

注意：气虚血亏、津伤者禁服。孕妇慎服。

疾病一：湿困脾胃、脘腹胀满。

处方：厚朴配苍术、陈皮同用。

疾病二：湿痰阻肺、咳喘痰多。

处方：厚朴配麻黄、杏仁、半夏合用。

182.砂仁(春砂仁)

性味：辛，温。

归经：脾、肾经。

功效：行气化湿，醒脾和胃，安胎。

用量：内服煎汤3~6克（后下）。

注意：不宜久煎，阴虚有热者忌服。

疾病：湿痰呃逆。

处方：每次砂仁2克。

用法：细嚼后咽下，每日吃3次。

功效：治11例，咽吃2次，即可治愈。

183.豆蔻（扣米）

性味：辛，温。

归经：肺、脾、胃经。

功效：化湿消痞，行气温中，开胃消食。

用量：内服煎汤3~6克（后下）。

注意：阴虚血燥者禁用。

疾病一：腹满胀痛。

处方：豆蔻6克，砂仁6克，藿香9克，陈皮9克同用。

疾病二：湿重胸闷、不饥、苔白。

处方：豆蔻6克，杏仁9克，薏苡仁30克，滑石20克同用。

184.草果（草果仁）

性味：辛，温。

归经：脾、胃经。

功效：燥湿温中，祛痰截疟。

用量：内服煎汤3~6克。

注意：气血虚弱或阴寒者忌服。

疾病：剖宫产术后腹胀。

处方：草果50克。

用法：加水200毫升，浸泡30分钟，煮沸15分钟后服用。

功效：治愈。

六、利水渗湿类药

（一）利水消肿药

185.茯苓（云苓）

性味：甘、淡，平。

归经：心、肺、脾、肾。

功效：利水渗湿，健脾和中，宁心安神。

用量：内服煎汤9~15克。

注意：虚寒滑精、气虚下陷者慎用。

案例：引自《中华皮肤科杂志》(1982年)。
疾病：斑秃。
处方：茯苓500克。
用法：烘干研细末，每服6克，每日服2~3次，配合外搽生发酊。
功效：治疗8例，均治愈。

186.猪苓(猪茯苓)

性味：甘、淡，平。
归经：肾、膀胱经。
功效：利水渗湿。
用量：内服煎汤6~12克。
注意：无水湿慎用，以免伤阴。

疾病：水湿停滞、小便不利、水肿。
处方：猪苓配茯苓、白术、泽泻、桂枝同用。
说明：对肝炎和肝癌都有良效。

187.薏苡仁

性味：甘、淡，凉。
归经：脾、胃、肺经。
功效：利水渗湿，健脾止泻，除痹消痈。
用量：内服煎汤9~30克。
注意：脾虚无湿、大便燥结者及孕妇慎用。

案例：引自《北京中医杂志》(1987年)。

疾病一：化脓性阑尾炎。

处方：薏苡仁100克，炮附子30克(先煎1小时)，败酱草30克。

用法：水煎服，每日1剂。

功效：共治25例，总有效率92%。

疾病二：传染性软疣。

处方：生薏苡仁10克。

用法：研细末，加白糖适量，开水冲服，每日服3次，每次10克。

功效：治疗42例，总有效率100%。

案例：引自《中医杂志》(1987年)。

疾病三：坐骨结节滑囊炎。

处方：生薏苡仁60克。

用法：加水300毫升，煎至200毫升，分2次服。

功效：连服26~45日，治疗25例，全部治愈。

188.防己(汉防己)

性味：苦、辛，寒。

归经：膀胱、肾经。

功效：利水消肿，祛风止痛。

用量：内服煎汤5~9克。

注意：食欲不振或阴虚无湿热者禁服。

疾病：小便不利水肿。

处方：防己配黄芪、桂枝、茯苓同用。

189.泽泻（泽芝）

性味：甘、淡，寒。

归经：肾、膀胱经。

功效：利水，渗湿，泄热祛痰。

用量：内服煎汤6~9克。

疾病一：内耳眩晕症。

处方：泽泻60克，白术60克。

用法：水煎服，每日1剂。

功效：共治92例，其中治愈51例，显效33例，无效8例。

案例：引自《成都中医学院学报》（1988年）。

疾病二：化脓性中耳炎。

处方：泽泻30克，白术30克，柴胡15克。

用法：水煎服，每日1剂，分3次服。

功效：共治35例，其中治愈29例，好转6例，100%有效。

190.赤小豆（红小豆）

性味：甘、酸，平。

归经：脾、心、小肠经。

功效：利水消肿，清理湿热，解毒排脓。

用量：内服煎汤9~30克。

注意：阴虚、津伤者慎用。

案例：引自《湖北中医杂志》（1989年）。

疾病：流行性腮腺炎。

处方：赤小豆100克，鸭蛋清适量。

用法：赤小豆碾粉，用鸭蛋清调成糊状，涂纱布上，敷在患处，5小时换药1次。

功效：治45例，24~48小时全部治愈。

191.冬瓜皮（白瓜皮）

性味：甘，凉。

归经：脾、小肠经。

功效：利水消肿。

用量：内服煎汤9~30克。

疾病一：小便不利、水肿胀满。

处方：冬瓜皮配赤小豆、猪苓、泽泻同用，可以治愈。

疾病二：夏天暑热口渴、小便短赤并夹湿。

处方：冬瓜皮配西瓜皮、薏苡仁、滑石、扁豆同煎服，即可治愈。

（二）利水通淋药

192.广金钱草（马蹄香）

性味：甘、淡，凉。

归经：膀胱、肝、胆经。

功效：清热利湿，通淋排石，清热解毒。

用量：内服煎汤15~30克。

疾病一：热淋小便赤涩疼痛。

处方：广金钱草配车前草、金银花、海金沙同治即愈。

疾病二：血淋。

处方：广金钱草配生地黄、牡丹皮、桃仁同治可愈。

疾病三：乳糜尿。

处方：广金钱草配土茯苓、萆薢、当归同治即愈。

193.车前子（车前实）

性味：甘，微寒。

归经：肾、膀胱、肝、肺经。

功效：利水通淋，清肝明目，清肺化痰。

用量：内服煎汤9~15克，包煎。

注意：肾虚滑精及内无湿热者禁服。

案例：引自《河北中医》(1988年)。

疾病一：胃溃疡、胃炎、上消化道出血。

处方：大黄120克，车前子30克。

用法：水煎后为200毫升，分4~6次服，即4小时服1次，首次服量加倍。

功效：治疗50例，总有效率98%。

案例：引自《河北中医》(2002年)。

疾病二：急性结膜炎。

处方：车前子50克，薄荷10克。

用法：水煎2次，取液500~600毫升，洗眼每日1剂，日洗3~5次。

功效：治疗16例，洗眼3~7日治愈。

194.车前草(猪耳草)

性味：甘，寒。

归经：肾、肝、脾经。

功效：利水渗湿，清肝明目，清热解毒。

用量：内服煎汤9~15克。

注意：无湿热者慎用。

案例：引自《江苏中医杂志》(1983年)。

疾病：乳糜尿。

处方：车前草30克，萹蓄30克，鲜山枣树根150克。

用法：水煎至1500毫升，分3次服，每日1剂。

功效：治21例，治愈17例。

195.木通（活血藤）

性味：苦，微寒。

归经：心、小肠、膀胱经。

功效：清心火，利小便，通经下乳。

用量：内服煎汤3~6克。

注意：滑精、气弱、津伤口渴者及孕妇慎用。

疾病一：口舌生疮。

处方：木通配生地黄、牡丹皮、甘草梢同煎治疗。

疾病二：水肿。

处方：木通配车前子、猪苓、桂枝同煎治疗。

疾病三：经闭乳少。

处方：木通配王不留行同煎治疗。

196.通草（通大海）

性味：甘、淡，微寒。

归经：肺、胃经。

功效：清热利水，通气下乳。

用量：内服煎汤3~5克。

注意：气阴两虚、内无湿者及孕妇慎用。

疾病：小便不利、水肿。

处方：通草配猪苓、茯苓、防己、大腹皮同用。

197.萹蓄（萹竹）

性味：苦，微寒。

归经：膀胱经。

功效：利水通淋，杀虫止痒。

用量：内服煎汤9~15克。

注意：下焦虚寒者禁用。

疾病：牙痛。

处方：萹蓄50~100克。

用法：水煎分2次服。

功效：治疗81例，2~3日后牙痛消失。

198.滑石（液石）

性味：甘、淡，寒。

归经：膀胱、肺、胃经。

功效：利水通淋，清热解暑，祛湿敛疮。

用量:内服煎汤10~20克。

注意:脾胃虚弱、热病津伤、滑精者禁用,孕妇慎用。

疾病:前列腺增生。

处方:生黄芪100克,滑石30克,琥珀粉3克。

用法:前2味水煎,取液加入琥珀粉3克,分2次空腹服下。

功效:共治疗52例,其中治愈38例,好转13例,无效1例,总有效率98.1%。

199.地肤子(竹帚子)

性味:辛、苦,寒。

归经:肾、膀胱经。

功效:清热利湿,祛风止痒。

用量:内服煎汤9~15克。

注意:内无湿热、小便过多者忌服。

案例:引自《山东中医杂志》(1985年)。

疾病:急性乳腺炎。

处方:地肤子50克。

用法:水煎取液加红糖适量,趁热服下,取微汗。

功效:治33例,服2~6剂药,全治愈。

200.海金沙（左转藤）

性味：甘、淡，寒。

归经：膀胱、小肠经。

功效：清热利湿，通淋止痛。

用量：内服煎汤6~15克，布包。

注意：肾阴亏虚者慎用。

案例：引自《湖南中医杂志》（1986年）。

疾病：泌尿系结石。

处方：海金沙50克，金钱草10克，鸡内金10克。

用法：水煎服。

功效：治愈率72%。

201.粉萆薢（萆薢）

性味：苦，平。

归经：肝、胃、膀胱经。

功效：利湿浊，祛风湿，清热解毒。

用量：内服煎汤9~15克。

注意：肾虚阴亏者慎用。

疾病：高脂血症。

处方：粉萆薢100克。

用法：研末过筛60目，口服每次5~10克，每日服3次，30日为

1个疗程，连服3个疗程。

功效：共治愈62例，其中显效59例，无效3例，总有效率95.2%。

202.冬葵果（冬葵子）

性味：甘、涩，凉。

归经：膀胱、大肠、小肠经。

功效：清热利尿，下乳消痈，润肠通便。

用量：内服煎汤6~15克。

注意：孕妇及便溏者慎服。

疾病一：小便涩痛。

处方：冬葵子配木通、车前子、瞿麦同治。

疾病二：血淋。

处方：冬葵子配大小蓟、白茅根、生地黄同治。

疾病三：砂淋、石淋。

处方：冬葵子配海金沙、金钱草同治。

疾病四：水肿、小便不利。

处方：冬葵子配茯苓、猪苓、薏苡仁同治。

203.灯心草（灯草）

性味：甘、淡，微寒。

归经：心、肺、小肠经。

功效：利尿痛淋，清心除烦，降火。

用量：内服煎汤1~3克。

注意：下焦虚寒、小便失禁者禁用。

案例：引自《福建医药》（1983年）。

疾病一：慢性肾炎。

处方：灯心草60克（新鲜的），豆腐300克。

用法：水煎后，连汤带豆腐同服，每日1剂。

功效：治疗30例，显效治愈26例，无效4例。

案例：引自《上海中医药杂志》（1985年）。

疾病二：口疮。

处方：灯心草干品适量。

用法：将灯心草放小平锅内，放火上烧，药变黄焦，取出研末，涂在患处，固定。

功效：治疗62例，涂药1~2次全部治愈。

204.连钱草（金钱草）

性味：辛、微苦，微寒。

归经：肝、肾、膀胱经。

功效：利湿通淋，清热解毒，散瘀消肿。

用量：内服煎汤15~30克。

注意：阴疽、血虚者及孕妇慎用。

疾病一：尿急尿痛、小腹疼痛。

处方：金钱草、车前草、藕节同治。

疾病二：湿热性黄疸。

处方：金钱草、蒲公英、山栀、黄芩、泽泻同治。

（三）利湿退黄药

205.茵陈（茵陈蒿）

性味：苦、辛，微寒。

归经：肝、胆、脾、胃、膀胱经。

功效：清湿热，退黄疸。

用量：内服煎汤6~15克。单用30克。

注意：脾虚血亏之虚黄、萎黄者不宜用。

疾病一：痤疮。

处方：茵陈50克。

用法：水煎服每日1剂，分2次服。

功效：治愈率98%。

案例：引自《中医杂志》（1985年）。

疾病二：口腔溃疡。

处方：茵陈30克。

用法：水煎内服。

功效：治疗40例，服药3~4日，全部治愈。

206.金钱草（黄疸草）

性味：甘、微咸，微寒。

归经：肝、胆、肾、膀胱经。

功效：清热利湿，通淋排石，解毒消肿。

用量：内服煎汤15~30克。

案例：引自《浙江中医杂志》（1984年）。

疾病：泌尿系结石。

处方：金钱草30克，海金沙30克，石韦20克。

用法：水煎服每日1剂，平均服药21日。

功效：治疗72例，见效62例，无效10例。

207.垂盆草（半枝莲）

性味：甘、淡，凉。

归经：肝、胆、小肠经。

功效：清湿利湿，解毒消肿。

用量：内服煎汤10~30克。

注意：脾胃虚寒者慎用。

疾病：肺痈。

处方：垂盆草配鱼腥草、薏苡仁、冬瓜仁同治。

七、温里类药

208.附子（盐附子）

性味：辛、甘，大热，有毒。

归经：心、肾、脾经。

功效：回阳救逆，补火助阳，温经散寒，除湿止痛。

用量：内服煎汤3~15克。

注意：阴虚阳盛、真热假寒者及孕妇忌服。本品毒性大，必须炮制，先煎30分钟，使毒性降低。用量不宜过大，以免中毒，本品反半夏、瓜蒌、白蔹、白及、贝母。

案例：引自《浙江中医杂志》（1998年）。

疾病一：冻疮。

处方：制附子10克，白酒50毫升。

用法：浸泡半小时，文火慢煎，煮沸3分钟后用棉球蘸药酒涂患处，每晚睡前涂5次。

功效：治未溃冻疮37例，全部治愈。

案例：引自《山东中医杂志》(1993年)。

疾病二：斑秃。

处方：制附子30克，骨碎补30克。

用法：共研末，加醋60毫升，浸泡7日。用药棉蘸药液涂擦患处，每日3次。

功效：治疗26例，用药10~15日全长出毛发。

209.干姜(白姜)

性味：辛，热。

归经：脾、胃、肾、心、肺经。

功效：温中散寒，回阳通脉，燥湿祛痰。

用量：内服煎汤3~9克。

注意：阴虚内热或血热妄行者禁用。

疾病一：急性肠炎。

处方：干姜10克，生栀子15克。

用法：水煎分3次服，每次饭前温服。

功效：1~2日治愈。

疾病二：冠心病、心肌梗死。

处方：口服干姜丸，每次吞服2克，每日吞服3次。

注意：忌食寒凉。

功效：连治7~30日治愈3例。

210.肉桂（玉桂）

性味：辛、甘，大热。

归经：肾、脾、心、肝经。

功效：补水助阳，引火归元，散寒止痛，温络通脉。

用量：内服煎汤1~4.5克（后下）。

注意：阴虚水旺、里有实热、血热妄行出血者及孕妇忌服，畏赤石脂。

案例：引自《中医杂志》（1985年）。

疾病：小儿泄泻。

处方：丁香5~10克，肉桂4~6克，木香5~10克。

用法：研细末，装纱布袋，用绷带固定在小儿脐上，敷一夜。

功效：治疗66例，痊愈56例，显效好转10例，治疗1~3次，100%有效。

211.吴茱萸（吴萸）

性味：辛、苦，热，有小毒。

归经：肝、胃、脾、肾经。

功效：散寒止痛，降逆止呕，助阳止泻。

用量：内服煎汤2~5克。

注意：不宜多服、久服。阴虚火旺者忌服，孕妇慎服。止呕，黄连水炒服。治疝气，盐水炒服。

案例：引自《河北中医》（1990年）。

疾病：先天性喉喘鸣（此病系幼儿会厌软骨闭合不良所致）。

处方：吴茱萸粉末适量。

用法：用凉白开水调成糊状，敷于两涌泉穴，每次1~2克，每晚敷1次，次日早晨取下，连敷6次为1个疗程。

功效：治疗99例，总有效率100%。

212.丁香（公丁香）

性味：辛，温。

归经：脾、胃、肾经。

功效：温中降逆，补肾助阳。

用量：内服煎汤1~3克。

注意：阴虚内热者忌用，畏郁金。

案例：引自《中医杂志》（1985年）。

疾病：小儿泄泻。

处方：丁香5~10克，肉桂4~6克，木香5~10克。

用法：共研粉末，装纱布带，敷小儿脐上一夜。

功效：治66例，治愈和好转66例，100%有效。

213.花椒（川椒）

性味：辛，热，有小毒。

归经：脾、胃、肾经。

功能：温中止痛，杀虫止痒。

用量：内服煎汤3~6克。

注意：阴虚火旺者忌服，孕妇慎用。

案例：引自《河南中医》(1983年)。

疾病一：胆道蛔虫病。

处方：花椒20克，香油50毫升。

用法：花椒研末，鸡蛋炒黄，倒入花椒面，翻炒至似焦非焦，顿服。

功效：治疗胆道蛔虫引起的疼痛5例，服药3~5分钟，疼痛即止。

案例：引自《中西医结合杂志》(1990年)。

疾病二：顽癣。

处方：川椒25克(去籽)，紫皮大蒜100克。

用法：将川椒研粉末，与大蒜混合，捣成泥状，外敷患处，每日敷1次。

功效：治疗久治不愈的顽癣45例，3~7日全部治愈。

214.胡椒(玉椒)

性味：辛，热。

功效：温中散寒，下气消痰。

用量：内服煎汤3~6克。

注意：阴虚火旺者忌服，孕妇慎用。

案例：引自《河南医药信息》（2002年）。

疾病一：小儿腹泻。

处方：鲜胡椒10粒。

用法：胡椒研细末，加黄酒或白酒调成糊状，填小儿肚脐神阙穴，重症10小时换药1次，轻症14小时换药1次。每次敷前用酒精棉清洗肚脐及周边。

功效：用药3日，全部见效。

疾病二：牙痛。

处方：花椒2克，大青盐2克。

用法：共研细末，取适量药末放到疼痛处。

功效：立马止痛，已治愈百余例。

215.小茴香（土茴香）

性味：辛，温。

归经：肝、肾、脾、胃经。

功能：散寒止痛，理气和胃。

用量：内服煎汤3~6克。

注意：阴虚火旺者慎用。

案例：引自《山东中医杂志》（1996年）。

疾病一：小肠气。

处方：小茴香10~15克（小儿减量）。

用法：开水冲服，每日1次。

功效：2小时至3日，治愈85%，无效15%，再多服几日就可以全部被治愈。

疾病二：婴儿肠绞痛。

处方：小茴香30克，木香30克，肉桂15克。

用法：共研细末，并炒香（勿焦），布包，温时敷肚脐，并轻揉，天天治疗可痊愈。

疾病三：痛经。

处方：小茴香10克，生姜10克。

用法：水煎服，每日1剂，于经前3日和行经期服用3~6剂。

功效：连治1~3个月，有效89.9%，多服可以全部治愈。

216.八角茴香（八角香）

性味：辛，温。

归经：肝、肾、脾经。

功能：温阳散寒，理气止痛。

用量：内服煎汤3~6克。

注意：阴虚火旺者慎用。

案例：引自《药学通报》（1981年）。

疾病：白细胞减少症。

处方：八角茴香中提取的“升白宁”，空腹口服每次3粒（每粒含生药150毫克），每日服2次。

功效：治疗452例，治愈率88.5%。

217.辣椒（辣虎）

性味：辛，热。

归经：脾、胃经。

功效：温中散寒，下气消食。

用量：内服八丸散1~3克。

注意：阴虚火旺及血证者禁服。

治疗：胃寒气滞、脘腹胀痛、风湿痛、冻疮等可以少量内服和外敷治疗。

八、理气类药

218.陈皮（橘皮）

性味：辛、苦，温。

归经：脾、肺经。

功效：理气健脾，燥湿化痰。

用量：内服煎汤3~9克。

注意：阴虚燥咳、咯血、吐血、内实热者慎用。

案例：引自《浙江中医杂志》(1991年)。

疾病一：溃疡性结肠炎。

处方：陈皮15克，干荷叶10克，砂仁2克。

用法：研细末，上午开水冲服1剂，下午开水冲服1剂，每日服2剂。

功效：治愈率和有效率为90%。

案例：引自《唐山医药》(1989年)。

疾病二：急性乳腺炎。

处方：陈皮70克。

用法：水煎服，每日1剂，15日为1个疗程。

功效：治疗45例，治愈和显效为98%。

219.青皮(青橘皮)

性味：苦、辛，温。

归经：肝、胆、胃经。

功效：疏肝破气，消积化滞。

用量：内服煎汤3~9克。

注意：气虚者慎用。

疾病一：乳房胀痛或结块。

处方：青皮配郁金、橘叶、丝瓜络同治。

疾病二：疝气疼痛。

处方：青皮配乌药、小茴香、川楝子同治。

220.枳壳

性味：苦、酸，微寒。

归经：肺、脾、大肠经。

功效：理气宽中，行滞消积。

用量：内服煎汤5~10克。

注意：脾胃虚弱及孕妇慎用。

疾病：子宫脱垂或脱肛。

处方：枳壳、柴胡、升麻、黄芪各15克。

用法：水煎服每日1剂。

功效：治疗1周痊愈。

221.枳实

性味：苦、辛、酸，微寒。

归经：脾、胃经。

功效：破气消积，化痰散痞。

用量：内服煎汤3~9克。

注意：脾胃虚弱及孕妇慎用。

案例:引自《山东中医杂志》(1983年)。

疾病:消化性溃疡。

处方:枳实10克,白及15克,痢特灵(呋喃唑酮)0.2克。

用法:中药水煎服汤,煎2次,服2次,每次服汤药前半小时先服痢特灵(呋喃唑酮)0.1克(0.2克分2次服),每日1剂中药。

功效:治疗43例,服药1周,总有效率91%。

222.木香(广木香)

性味:辛、苦,温。

归经:脾、胃、大肠、三焦、胆经。

功效:行气止痛,健脾消食。

用量:内服煎汤2~6克。

注意:本品辛温香燥,易伤阴血,故阴虚津亏、火旺者慎用。

案例:引自《湖北中医杂志》(1992年)。

疾病一:急性腹泻。

处方:广木香10克,苦参30克。

用法:水煎服,每日1剂。

功效:治疗96例,总有效率97%。

案例:引自《新疆中医药》(1989年)。

疾病二:急性腰扭伤。

处方:广木香50克,川芎50克。

用法：共研细末，每次吞服6克，黄酒送服，每日早晚2次服。

功效：治疗122例，全部治愈。

223.沉香（奇南香）

性味：辛、苦，微温。

归经：肾、脾、胃经。

功效：行气止痛，温中降逆，纳气平喘。

用量：内服煎汤2~5克（汤剂后下）。

注意：阴虚火旺或气虚下陷者慎用。

案例：引自《陕西中医函授》（1985年）。

疾病：支气管哮喘。

处方：沉香4克，侧柏叶10克。

用法：研细粉末，早晚冰糖水送服，连服9日。

功效：26例，治愈3例，有效22例，无效1例。

224.降香（紫藤香）

性味：辛，温。

归经：肝、脾、心经。

功效：行气活血，止痛止血。

用量：内服煎汤9~15克。

注意：阴虚火旺、血热妄行者慎用。

疾病：冠心病心绞痛。

处方：降香配郁金、赤芍、川芎、红花同治取效。

225.香附（香附子、制香附）

性味：辛、甘、微苦，平。

归经：肝、脾、三焦经。

功能：行气解郁，调经止痛，安胎。

用量：内服煎汤6~9克。止血用香附炭；止痛行气用制香附。

注意：血虚气弱者不宜单独使用，阴虚血热者慎用。

疾病：慢性胃炎、消化性溃疡。

处方：制香附30克，苏梗30克。

用法：研细末，每次吞服10克，每日服3次。

功效：共治疗185例，总有效率95.9%。

226.川楝子（金铃子）

性味：苦，寒，有小毒。

归经：肝、胃、小肠经。

功效：疏肝理气，泻火止痛，杀虫。

用量：内服煎汤5~9克。

注意：本品不宜多服、久服，以免引起恶心呕吐、死亡。脾胃虚寒、大便稀溏者禁服。

疾病：疝气寒湿疼痛。

处方：川楝子配乌药、橘核、青皮、小茴香、吴茱萸、木香治疗得愈。

227.大腹皮（槟榔皮）

性味：辛，微温。

归经：脾、大肠、小肠经。

功效：下气宽中，行水消肿。

用量：内服煎汤5~10克。

疾病：脘腹闷痛、大便不爽。

处方：大腹皮配厚朴、杏仁、藿香同治得愈。

228.佛手（手柑）

性味：辛、苦，温。

归经：肝、胃、肺经。

功效：疏肝行气，和中化痰。

用量：内服煎汤3~9克。

注意：阴虚有水、无气滞者慎用。

疾病：梅核气。

处方：佛手15克。

用法：水煎服代茶饮，每日1剂。

功效:治疗120例,痊愈108例,显效10例,无效2例,总有效率98%。

229.薤白(薤白头)

性味:辛、苦,温。

归经:肺、心、胃、大肠经。

功效:理气宽胸,通阳散结。

用量:内服煎汤5~9克。

注意:阴虚发热者慎用。

案例:引自《中西医结合杂志》(1988年)。

疾病:高脂血症。

处方:薤白头30克。

用法:水煎2次,分3次服,每日1剂。

功效:连治4周,血脂降低,抑制血小板聚集。

230.九香虫(蜣螂虫)

性味:咸,温。

归经:肝、肾、脾经。

功效:行气止痛,温肾壮阳。

用量:内服煎汤3~9克。

注意:阴虚内热者禁服。

疾病：胆绞痛。

处方：九香虫、广木香各10克。

用法：研粉末吞服。

功效：1~3日治愈疼痛。

231.柿蒂（柿子）

性味：苦、涩，平。

归经：胃经。

功效：降逆下气，凉血消肿。

用量：内服煎汤5~9克。

案例：引自《山西中医》（1997年）。

疾病：新生儿肺炎。

处方：柿蒂10克。

用法：火焙干，研细末，外敷肚脐，纱布固定，每日换药1次。

功效：治疗35例，全部治愈。

232.荔枝核（荔仁）

性味：甘、微苦，温。

归经：肝、肾、胃经。

功效：行气散结，祛寒止痛。

用量：内服煎汤5~9克。

疾病：糖尿病。

处方：荔枝核10克，翻白草40克。

用法：水煎2次，分2次服，每日1剂。

功效：3个月显效，8个月治愈。

233.橘核（橘仁）

性味：苦，平。

归经：肺、肾经。

功效：理气，散结，止痛。

用量：内服煎汤3~9克。

注意：体虚者慎服。

疾病：急性乳腺炎。

处方：橘核30克，丝瓜络30克。

用法：水煎2次，分2次服，每日1剂。

功效：治疗27例，服药3~7日全部治愈。

九、消食类药

234.山楂（山里红果）

性味：酸、甘，微温。

归经：脾、胃、肝经。

功效：消食健胃，行气散瘀。

用量：内服煎汤9~12克。

注意：脾胃虚弱者及孕妇慎用。

案例：引自《中国民间疗法》(2003年)。

疾病：单纯性乳糜尿。

处方：山楂90克。

用法：每日1剂，水煎服。

功效：15日为1个疗程，治疗32例，治愈19例，好转8例，无效5例，总有效率84.4%。

235.麦芽(大麦芽)

性味：甘，平。

归经：脾、胃经。

功效：行气消食，健脾开胃，回乳消胀。

用量：内服煎汤9~15克。回乳，用炒麦芽60克。

注意：妇女哺乳期忌用。

疾病：乳汁少。

处方：生麦芽100~200克。

用法：水煎分3~4次饮用，每日1剂。

功效：连服1~3日全见效。

236.谷芽

性味:甘,平。

归经:脾、胃经。

功效:消食和中,健脾开胃。

用量:内服煎汤9~15克。

疾病:口干舌红、不饥不食。

处方:谷芽、石斛、麦冬、山药、佩兰同治得愈。

237.莱菔子(萝卜子)

性味:辛、甘,平。

归经:脾、胃、肺、大肠经。

功效:消食导滞,降气化痰。

用量:内服煎汤5~9克。

注意:无食积痰滞及中气虚弱者慎服。

案例:引自《中医正骨》(1990年)。

疾病:膝关节创伤性滑膜炎。

处方:莱菔子50克。

用法:捣碎后加醋25毫升,调成糊状,敷于患处,隔日换药1次。

功效:治疗80例,有效98.3%。

238.鸡内金（鸡肫皮）

性味：甘，平。

归经：脾、胃、膀胱经。

功效：健脾消食，消癥化石，涩精止遗，敛疮生肌。

用量：内服煎汤3~9克。

注意：脾虚无积滞者慎用。

疾病一：胃及十二指肠溃疡。

处方：鸡内金适量。

用法：微火炒，研粉末，每次吞服5克，用蜂蜜水送服，每日服2次，饭前服。

功效：治疗15例，疗效满意。

案例：引自《山东中医杂志》（1995年）。

疾病二：胃柿石病。

处方：鸡内金粉150~300克。

用法：150~300克鸡内金粉，1日随3餐吞服，米汤送服。

功效：治疗10例，1~3日症状消失，X线检查，胃柿石均消失。

十、驱虫类药

239.使君子（君子仁）

性味：甘，温。

归经：脾、胃经。

功效：杀虫，消积，健脾。

用量：内服煎汤9~15克。

注意：用量不宜大；忌浓茶，否则会引起呃逆、呕吐、眩晕等不良反应。

案例：引自《中医杂志》(1988年)。

疾病：蛔虫病。

处方：使君子15克。

用法：炒黄，研粉，空腹顿服。

功效：治疗27例，总有效率92.6%。

240.槟榔（大腹子）

性味：苦、辛，温。

归经：胃、大肠经。

功效：驱虫，消积，下气，行水，截疟。

用量：内服煎汤6~15克。单用杀虫，用60~120克。

注意：气虚下陷者禁服。

案例：引自《中医杂志》(1993年)。

疾病：幽门螺杆菌感染。

处方：鲜干槟榔果8克。

用法：用水150毫升，浸泡1小时，再文水煎至50~70毫升，上午空腹1次内服，2周为1个疗程。

功效：治疗32例，其中糜烂性胃炎8例，均治愈；十二指肠球部溃疡24例，总有效率95.8%。

十一、止血类药

（一）凉血止血药

241.大蓟（野刺菜）

性味：甘，凉。

归经：肝、心经。

功效：凉血，止血，散瘀消痈。

用量：内服煎汤5~10克。

注意：脾胃虚寒者忌服。

案例：引自《浙江中医杂志》（1987年）。

疾病：肺结核。

处方：干大蓟100克，猪肺30克或瘦肉30~60克。

用法：水煎分2次口服，每日1剂。

功效：治疗26例，痊愈4例，好转17例，无效5例。

242.小蓟（刺蓟菜）

性味：甘、苦，凉。

归经：心、肝经。

功效：凉血，止血，散瘀消痈。

用量：内服煎汤5~9克。

注意：脾胃虚寒者禁服。

疾病一：鼻衄（出血）。

处方：小蓟、白茅根、血余炭、侧柏叶同治得愈。

疾病二：妇人崩漏不止。

处方：小蓟、茜草、蒲黄、黄芩同治得愈。

243.白茅根（茅根草）

性味：甘，寒。

归经：肺、胃、膀胱经。

功效：凉血，止血，清热利尿。

用量：内服煎汤9~15克。

注意：脾胃虚寒者慎服。

案例：引自《安徽中医学院报》（1994年）。

疾病一：急性肾炎。

处方：鲜白茅根800克（干品500克）。

用法：水煎取液2次，分2次服，每日1剂。

功效：治疗40例，总有效率97.5%。

案例:引自《湖南中医杂志》(1987年)。

疾病二:乳糜尿。

处方:鲜白茅根100克,鲜鱼腥草60克,鲜车前草60克。

用法:水煎代茶饮,每日1剂。

功效:治疗12例,1~3日全部治愈。

244.地榆(西地榆)

性味:苦、酸、涩,微寒。

归经:大肠、肝、胃经。

功效:凉血,止血,解毒敛疮。

用量:内服煎汤9~15克。解毒敛疮宜生用,止血宜炒炭用。

注意:便血、崩漏、痢疾、出血有瘀者,慎用。热痢初起,不宜单独使用。

案例:引自《中级医刊》(1983年)。

疾病一:急性上消化道出血。

处方:地榆50克,黄连10克。

用法:加水500毫升,煎至100毫升左右,冷却后每次服2匙。

功效:治疗117例,止血有效率为92.3%。

案例:引自《吉林中医药》(1983年)。

疾病二:烧伤。

处方:地榆炭70克,黄连25克,冰片5克,芝麻油适量。

用法：调糊状，局部外涂，以盖住创面为度。

功效：治疗Ⅱ～Ⅲ度烧烫伤28例，结果全部治愈。

245.侧柏叶（扁柏叶）

性味：苦、涩，寒。

归经：肺、肝、脾经。

功效：凉血止血，生发乌发，止咳化痰。

用量：内服煎汤6~12克。本品止血炒炭用，化痰止咳生用。

疾病一：腮腺炎。

处方：鲜侧柏叶200~300克。

用法：洗净捣烂，加鸡蛋清拌和匀，敷于患处，每日换药7~8次。

功效：治疗50例，治疗1~2日后，48例痊愈。

案例：引自《中西医结合杂志》（1989年）。

疾病二：烧伤。

处方：鲜柏叶300~500克。

用法：洗净侧柏叶后捣烂，加75%酒精少许调糊状，外敷伤处，每日换药3次。

功效：61例患者，全部治愈。

246.鸡冠花（鸡公花）

性味：甘、涩，凉。

归经：肝、大肠经。

功效：凉血，止血，止痢，止带。

用量：内服煎汤6~12克。

疾病：功能失调性子宫出血。

处方：炒鸡冠花30克，红糖30克，大小蓟炭各10克。

用法：水煎代茶饮。

功效：治疗20例，3~7日治愈。

247.瓦松（向天草）

性味：酸，平。

归经：肝、肺、脾经。

功效：凉血止血，解毒敛疮。

用量：内服煎汤3~9克。

注意：脾胃虚寒者慎用。

案例：引自《中国皮肤病学杂志》（1994年）。

疾病：肾性皮肤瘙痒，或尿毒症皮肤瘙痒。

处方：鲜瓦松1000克。

用法：洗净，加水煎沸5~10分钟，浸洗全身，隔日洗1次。

功效：疗效全满意。

（二）化瘀止血药

248.三七（人参三七）

性味：甘、苦，温。

归经：肝、胃经。

功效：散瘀止血，消肿定痛。

用量：内服煎汤3~10克。

注意：孕妇慎用。

疾病：上消化道出血。

处方：三七粉3克。

用法：三七粉3克，每日分2次吞服，温开水送服。

功效：共治疗60例，其中治愈58例、无效2例。

249.茜草（活血丹）

性味：苦，寒。

归经：肝经。

功效：凉血，止血，祛瘀，通经。

用量：内服煎汤6~9克。

注意：脾胃虚寒及无瘀滞者禁用。

疾病一：末梢神经炎。

处方：茜草60克，白酒1000毫升。

用法：茜草泡入白酒中，1周后去渣，每次饮用药酒30~50毫升，每日饮2次，2周为1个疗程。

功效：治疗39例，全部治愈。

案例：引自《中国民间疗法》（2001年）。

疾病二：鹅口疮。

处方：茜草20克。

用法：水煎，早晚各服1次。

功效：连服7~14日全部治愈。

250.蒲黄（蒲草黄）

性味：甘，平。

归经：肝、心包经。

功效：止血，化瘀，通淋。

用量：内服煎汤5~9克。散瘀止痛生用；止血炒用；血瘀出血，生熟各半来用。

注意：孕妇慎用。

案例：引自《中医药研究》（1999年）。

疾病：糖尿病、眼病、眼底出血。

处方：生蒲黄15克。

用法：纱布包，开水冲泡，代茶饮服。

功效：治疗100例，除18例无变化，其余82例出血全部吸收治愈，有效率82%。

251.血余炭（人发灰）

性味：苦，平。

归经：肝、胃经。

功效：止血，消瘀，利尿，生肌。

用量：内服煎汤5~9克。

注意：胃虚气弱者不宜服。止血须炒炭用。

案例：引自《湖南医学杂志》（1979年）。

疾病：胃及十二指肠溃疡出血。

处方：血余炭20克，白及30克，三七25克。前3味药按2∶3∶2.5的比例配伍。

用法：共研细末，每次口服4克，每日服4次。

功效：治疗34例，全部治愈。

252.莲房（莲房壳）

性味：苦、涩，温。

归经：肝、心经。

功效：化瘀止血，祛湿解毒。

用量：内服煎汤5~9克。

疾病一：产后瘀滞腹痛及胞衣不下。

处方：莲房配益母草、当归、制大黄同治得愈。

疾病二：各种出血。

处方：莲房配棕榈、血余炭同治愈。

253.藕节（藕节巴）

性味：甘、涩，平。

归经：肝、肺、胃经。

功效：止血，散瘀。

用量：内服煎汤9~15克。

案例：引自《中国医院药学杂志》（1987年）。

疾病：鼻息肉、鼻疮。

处方：藕节10克，莲须10克。

用法：共研细末，用管子将药粉吹入鼻孔内，每日吹入3次。

功效：治疗鼻息肉8例，无效1例，7例治愈。治疗鼻疮4例，全部有效。

254.花蕊石（白云石）

性味：酸、涩，平。

归经：肝经。

功效：化瘀，止血。

用量：内服研末4.5~9克。

注意：无瘀滞者及孕妇禁用。

疾病：消化道出血。

处方：花蕊石50克。

用法：将花蕊石放无烟炉中煅透，放凉，研粉，每次吞服8克，每日吞服3次。

功效：共治244例，其中有效率98.1%。

255.独一味

性味：甘、苦，平。

功效：活血，止血，祛风止痛，干黄水。

用量：内服散剂2~3克。

注意：无瘀滞者及孕妇禁用。

案例：引自《中国中医药科技》(2003年)。

疾病：瘀血性头痛。

处方：独一味胶囊。

用法：口服胶囊每次3粒，每日服3次。

功效：治疗97例，有效87例，无效10例。

（三）收敛止血药

256.白及（甘根）

性味：苦、甘，微寒。

归经：肺、胃经。

功效：收敛止血，消散痈肿，生肌敛疮。

用量：内服煎汤3~10克。

注意：外感咳血及肺胃实亢盛者慎用，反乌头。

案例：引自《中医民间疗法》（2003年）。

疾病：上消化道出血。

处方：白及粉10克。

用法：饭前30分钟，用水调服，每日3次服，每次服10克。

功效：治疗48例，5例转癌未愈，其余43例，均治愈和显效。

257.仙鹤草（龙头草）

性味：苦、涩，平。

归经：肺、肝、脾经。

功效：收敛，止血，止痢，补虚，杀虫。

用量：内服煎汤6~12克。

案例：引自《山东中医杂志》（1994年）。

疾病：糖尿病。

处方：仙鹤草60克。

用法：水煎服。

功效：治疗10例，都取得良效。

258.海螵蛸（乌贼骨）

性味：咸、涩，微温。

归经：肝、肾、胃经。

功效：收敛止血，固精止带，制酸止痛，收湿敛疮。

用量：内服煎汤5~9克。

注意：阴虚多热者不宜多服，久服致便秘。

疾病：肾虚不固、遗精滑泄。

处方：海螵蛸10克，芡实15克，金樱子15克，山萸肉15克，沙苑蒺藜15克。

功效：治疗3~7日，痊愈。

259.棕榈（棕树皮毛）

性味：苦、涩，平。

归经：肝、肺、大肠经。

功效：收敛止血。

用量：内服煎汤3~9克。

注意：出血证瘀滞未尽者不宜单独使用。

疾病一：鼻子衄血不止。

处方：棕榈3克。

用法：研粉，吹入鼻孔内。

功效：止血。

疾病二：妇女崩漏下血不止。

处方：棕榈10克，艾叶10克，藕节10克，蒲黄炭10克。

用法：水煎2次，分2次服，每日1剂。

功效：1~3日治愈。

260.荆芥炭

性味：辛、涩，微温。

归经：肺、肝经。

功效：收敛止血。

用量：内服煎汤5~10克。

疾病一：呕血、吐血。

处方：荆芥炭、生地黄、牡丹皮、侧柏叶同治得愈。

疾病二：便血。

处方：荆芥炭、槐花、柏叶、枳壳同治可愈。

疾病三：血淋、尿血。

处方：荆芥炭、小蓟、生地黄、藕节炭、滑石、通草、蒲黄同治可愈。

261.松花粉（松花）

性味：甘，温。

归经：肝、胃经。

功效：燥湿，止血，祛风平肝。

用量：内服煎汤3~9克（布包）。

注意：血虚、内热者慎用。

案例：引自《安徽中医临床》（1998年）。

疾病：高脂血症。

处方：松花粉片（每片500毫克），每次服6片。

用法：每日服2次，嚼碎吞服。

功效：连服4个月，总有效率87.5%。

（四）温经止血药

262.炮姜（黑姜）

性味：苦、辛，温。

归经：脾、胃经。

功效：温中散寒，温经止血。

用量：内服煎汤3~6克。

注意：孕妇及阴虚有热者禁用。

疾病：脾胃虚寒、腹痛吐泻。

处方：炮姜10克，党参10克，炒白术15克，炙甘草6克。

用法：水煎2次，分2次服，每日1剂。

功效：1~3日痊愈。

263.艾叶（艾蒿叶）

性味：辛、苦，温。

归经：肝、脾、肾经。

功效：温经，止血，散寒止痛，安胎，祛湿止痒。

用量：内服煎汤3~9克。止血炒炭用。

注意：阴虚血热者慎用。

案例：引自《中医杂志》（1988年）。

疾病：神经性皮炎。

处方：艾绒适量（3~5克）。

用法：将艾绒捏成火柴头大小的炷形干粒，患处涂上大蒜汁液。放上艾炷，每炷间隔1.5厘米，点燃，让它烧净，扫去艾灰。药用纱布敷盖，每10日治疗1次。

功效：治120例，治疗1~2次，治愈率89%。

十二、活血化瘀类药

（一）活血止痛药

264.川芎（台芎）

性味：辛，温。

归经：肝、胆、心包经。

功效：活血行气，祛风止痛。

用量：内服煎汤3~9克。

注意：本品辛温升散，凡阴虚火旺、气虚、月经过多及出血者，均应慎用。

疾病：冠心病、心绞痛或脑血管病。

处方：川芎、丹参、红花、郁金、赤芍治疗，都获满意效果。

265.延胡索（元胡）

性味：辛、苦，温。

归经：肝、脾经。

功效：活血散瘀，行气止痛。

用量：内服煎汤3~9克。

注意：经血枯少、产后血虚崩漏及孕妇禁用。

案例：引自《北京医学》（1984年）。

疾病一：心律失常。

处方：延胡索粉（丸）。

用法：每次服10克，每日服3次。

功效：治疗48例，治疗4~8周总有效率为84%。

案例：引自《湖南中医杂志》（1992年）。

疾病二：慢性浅表性胃炎。

处方：延胡索10克，白花蛇舌草50克。

用法：水煎开后煎30分钟。每日煎2次，分3次饭前服。20日为1个疗程。

功效：治疗82例，总有效率96.3%。

266.郁金（黄郁）

性味：辛、苦，寒。

归经：心、肝、肺经。

功效：行气活血，清心解郁，凉血止血，肝胆退黄。

用量：内服煎汤3~10克。

注意：阴虚失血、无气滞血瘀者禁服，孕妇慎用。

疾病：自汗症。

处方：广郁金30克，五倍子10克。

用法：共研细末，每次用15克，加蜂蜜调制药饼两块，分贴在两乳上，纱布固定，每日换药1次。

功效：治疗41例，3~5日全部治愈。

267.姜黄（黄姜）

性味：苦、辛，温。

归经：肝经。

功效：破血行气，通络止痛。

用量：内服煎汤3~9克。

注意：血虚无气滞血瘀者及孕妇慎用。

案例：引自《现代康复》（2001年）。

疾病：慢性腰肌劳损。

处方：姜黄1000克。

用法：用姜黄研粉末，煎制成浸膏，装瓶，每次取适量，涂敷在双下肢委中穴，固定。6小时后拿去，每日治敷1次。

功效：治疗30例，28例痊愈，2例好转，100%有效。

268.山楂叶

性味：酸，平。

归经：肝经。

功效：活血化瘀，理气通脉，止痒敛疮。

用量：内服煎汤3~10克。

案例:引自《中医药学报》(1985年)。

疾病:冠心病心绞痛。

处方:山楂叶总黄酮制成的心安胶囊。

用法:服胶囊治疗300例,有效率96.7%。

269.乳香(天泽香)

性味:辛、苦,微温。

归经:心、肝、脾经。

功效:活血行气,通经止痛,消肿生肌。

用量:内服煎汤3~10克。

注意:胃弱者慎用,孕妇及无瘀滞者禁用。

案例:引自《湖南中医杂志》(1988年)。

疾病:急性阑尾炎。

处方:制乳香10克,制没药10克。

用法:将乳香、没药研细末,加陈醋和酒精调药粉成糊,敷在痛点处,范围应大于病灶,约0.9厘米厚,用油纸或保鲜膜保护、固定,每日换药1次。

功效:贴敷1~3次,治疗30例,治愈22例,好转6例,无效2例,总有效率93.3%。

270.没药

性味:苦,甘。

归经：心、肝、脾经。

功效：活血止痛，消肿生肌。

用量：内服煎汤3~10克。

注意：胃弱者慎用，孕妇及无瘀者禁用。

疾病：痈肿疮疡、目赤肿痛。

处方：制没药、制乳香、雄黄、冰片各适量。

用法：研细粉末，口服加外敷。

功效：3~7日治愈。

（二）活血调经药

271.丹参（紫丹参）

性味：苦，微寒。

归经：心、肝经。

功效：活血祛瘀，调经止痛，养血安神。

用量：内服煎汤9~15克。

注意：妇女月经过多及无瘀血者禁用，孕妇慎用，反藜芦。

案例：引自《山西医药杂志》（1988年）。

疾病：失眠。

处方：丹参30克。

用法：水煎2次，早晚2次服，每日1剂。

功效：服药30日，100%见效。

272.红花（刺红花）

性味：辛，温。

归经：心、肝经。

功效：活血通络，祛瘀止痛。

用量：内服煎汤3~9克。

注意：孕妇忌服。有出血倾向不宜多用，过量多用会出血不止。

疾病：血瘀之闭经、痛经。

处方：红花、桃仁、当归、川芎同治得愈。

273.西红花

性味：甘，平。

归经：心、肝经。

功效：活血祛瘀，凉血解毒，解郁安神。

用量：内服煎汤3~9克。

注意：孕妇禁用。

疾病：血瘀所致痛经、闭经、腰痛。

处方：西红花、当归、丹参、川芎、三棱同治，可获治愈。

274.桃仁

性味：苦、甘，平，有小毒。

归经：心、肝、大肠经。

功效：活血祛瘀，润肠通便。

用量：内服水煎5~9克，捣碎入煎。

注意：孕妇及血虚者慎用。

案例：引自《中医医刊》（1981年）。

疾病一：冠心病。

处方：桃仁12克，栀子12克。

用法：研末，加蜂蜜（或蛋清）30毫升，调成糊状，摊布上，敷心前区，每日换药1次。

功效：治疗50例，全部显效且改善。

案例：引自《黑龙江中医药》（1992年）。

疾病二：外伤软组织损伤。

处方：桃仁、大黄。

用法：捣烂，加黄酒调敷患处，每日换药1次。

功效：治疗42例，1~3日全部治愈。

275.泽兰（风药）

性味：苦、辛，微温。

归经：肝、脾经。

功效：活血化瘀，行水消肿，解毒消痈。

用量：内服水煎2~6克。

注意：无血瘀、无血虚者慎用。

疾病：瘀血水肿。

处方：泽兰、防己、茯苓、泽泻、车前子，可治愈。

276.益母草（益母）

性味：辛、苦，微寒。

归经：肝、膀胱、心包经。

功效：活血调经，利尿消肿，清热解毒。

用量：内服水煎9~30克。

注意：孕妇、月经过多及瞳孔散大者禁用。

疾病：肾炎水肿。

处方：益母草60克。

用法：水煎服每日1剂。

功效：1~3日治愈。

277.川牛膝（甜牛膝）

性味：甘、苦，平。

归经：肝、肾经。

功效：活血祛瘀，利关节，强腰膝，利尿通淋。

用量:内服煎汤5~9克。

注意:孕妇及月经过多者禁用。

案例:引自《河北中医》(2001年)。

疾病:功能失调性子宫出血。

处方:川牛膝45克。

用法:水煎2次,分2次服,每日1剂。

功效:连服2~10日,共治18例,全部治愈。

278.王不留行(奶米)

性味:苦,平。

归经:肝、胃经。

功效:活血通经,下乳消痈,利水通淋。

用量:内服煎汤5~9克。

疾病:乳腺炎。

处方:王不留行20克,蒲公英50克。

用法:水煎2次,分2次服,每日1剂。

功效:服药2~3剂,治疗28例,全部治愈。

279.茺蔚子(益母子)

性味:辛、苦,凉。

归经:肝经。

功效：活血调经，清肝明目。

用量：内服煎汤5~9克。

注意：孕妇禁服。

疾病：血瘀气滞、月经不调。

处方：茺蔚子、当归、川芎、香附子，同治可愈。

280.急性子（凤仙子）

性味：辛、苦，温，有小毒。

功效：行瘀降气，软坚散结。

用量：内服煎汤4~5克。

注意：无瘀积者及孕妇禁用。

疾病：妇女痛经、闭经。

处方：急性子、丹参、泽兰、益母草，同治可愈。

（三）活血疗伤药

281.自然铜（方块铜）

性味：辛，平。

归经：肝经。

功效：散瘀止痛，接骨续筋。

用量：内服煎汤3~9克（先煎）。

注意：阴虚火旺、血虚无瘀者忌服。

疾病：骨折。

处方：自然铜、制乳香、制没药、土鳖虫同治，内服加外敷可痊愈。

282.血竭（木血竭）

性味：甘、咸，平。

归经：心、肝经。

功效：散瘀定痛，止血，生肌。

用量：内服，研末调服0.3~1克。

注意：无瘀滞者不用，孕妇和月经期妇女不用。

案例：引自《浙江中医杂志》（1984年）。

疾病：上消化道出血。

处方：血竭粉。

用法：口服每次1克，每日4次。

功效：治疗270例，治愈249例，治愈率为95.8%。

283.苏木（赤木）

性味：甘、咸，平。

归经：心、肝、大肠经。

功效：活血祛瘀，消肿止痛。

用量：内服煎汤3~10克。

注意：血虚无瘀滞不用，妇女月经过多及孕妇禁用。

疾病：跌打损伤和骨折。

处方：内服方为苏木、制乳香、制没药、自然铜，煎汤服，每日1剂。外敷方为苏木、当归、红花、刘寄奴，水煎熏洗伤处。有出血者，药末敷创伤口，可以止血。

（四）破血消癥药

284.三棱（京三棱）

性味：苦、辛，平。

归经：肝、脾经。

功效：破血行气，消积止痛。

用量：内服煎汤5~9克。

注意：气虚血枯、经闭者及孕妇禁用。

疾病：血瘀经闭。

处方：三棱、红花、当归、牛膝同治，可愈。

285.莪术（蓬术）

性味：辛、苦，温。

归经：肝、脾经。

功效：行气破血，消积止痛。

用量：内服煎汤6~9克。

注意：月经过多者或孕妇禁用。

疾病：食积不化、脘腹胀痛。

处方：莪术、青皮、槟榔同煎服，治愈。

286.水蛭（马蟥）

性味：咸、苦，平，有小毒。

归经：肝经。

功效：破血逐瘀，通络消癥。

用量：内服煎汤3~9克。

注意：孕妇，月经期及体弱血虚、有出血者禁用。

案例：引自《天津医药》（1980年）。

疾病：冠心病。

处方：水蛭片。

用法：口服每次2~4片（每片含生药0.75克），每日服3次。

功效：治冠心病、心绞痛100例，显效90例，无效10例。

287.土鳖虫（土元、䗪虫）

性味：咸，寒，有小毒。

归经：肝经。

功效：破血逐瘀，续筋接骨。

用量：内服煎汤3~9克。

注意：年老体弱及月经期慎用，孕妇禁用。

案例：引自《中西医结合杂志》（1988年）。

疾病：骨结核。

处方：蜈蚣40克，全蝎40克，土鳖虫50克。

用法：共研细末，分为40包，每次1包，放入鸡蛋内搅拌均匀，煎蛋或炒蛋内服，每日早晨5时，晚上9时各服1次。

功效：治疗10例，8例治愈，1例显效，无效1例。

288.穿山甲（川山甲）

性味：咸，微寒。

归经：肝、胃经。

功效：活血散结，通经下乳。

用量：内服煎汤5~9克。

注意：气血虚弱、痈疽已溃及孕妇禁用。

案例：引自《中医杂志》（1982年）。

疾病：前列腺增生。

处方：穿山甲片（炙）60克，肉桂40克。

用法：共研细末，每次10克，每日2次，蜜水送服，20日为1个疗程。

功效：治疗45例，痊愈和好转42例，无效3例，总有效率93.3%。

十三、化痰止咳平喘类药

(一)温化寒痰药

289.半夏(羊眼半夏)

性味:辛,温,有毒。

归经:脾、胃、肺经。

功效:燥湿化痰,降逆止呕,消痞散结。

用量:内服煎汤3~9克,应制用。

注意:反乌头;出血及阴虚燥咳、津伤口渴者禁用。

案例:引自《中草药》(1989年)。

疾病:冠心病。

处方:生半夏、生天南星各30克。

用法:研细末,每次服3.5克,每日服3次。

功效:治疗50例,总有效率71%。

290.天南星(南星)

性味:苦、辛,温,有毒。

归经:肺、肝、脾经。

功效:燥湿化痰,祛风止痉,散结消肿。

用量:内服煎汤3~9克,应炮制后用。

注意:阴虚燥咳、血虚动风者禁服;孕妇、小儿应慎用。生食天南星可中毒。

案例：引自《山西中医》(1994年)。

疾病：面神经炎。

处方：天南星40克，防风40克。

用法：水浸泡后，武火煎数分钟，睡前1次饮服，服后卧床盖被，发汗取效。

功效：治疗35例，1次治愈30例，2次治愈4例，3次治愈1例，100%痊愈。

291.胆南星(胆星)

性味：苦、微辛，凉。

归经：肝、脾、肺经。

功效：清热化痰，息风定惊。

用量：内服煎汤3~6克。

案例：引自《辽宁中医杂志》(2003年)。

疾病：小儿流涎。

处方：吴茱萸30克，胆南星10克。

用法：研细末，醋调糊状，涂敷于涌泉穴，保鲜膜固定，敷12小时后去掉。连敷3~4次。

功效：治80例，3日治愈68例，好转12例，100%有效。

292.旋覆花(金沸花)

性味:苦、辛、咸,微温。

归经:肺、脾、胃、大肠经。

功效:消痰,降气,软坚,行水。

用量:内服煎汤3~9克。

注意:阴虚劳咳、风热燥咳者禁用。

疾病:痰浊阻肺、咳喘痰多。

处方:旋覆花、桑白皮、瓜蒌,同治得愈。

293.白前(草白前)

性味:辛、甘,微温。

归经:肺经。

功效:降气,化痰,止咳。

用量:内服煎汤3~9克。

注意:肺虚咳喘者慎用。

疾病:痰多壅肺、咳喘气喘。

处方:白前、桑白皮、地骨皮、桔梗同煎治疗,可愈。

294.白芥子(芥菜子)

性味:辛,温。

归经:肺经。

功效：豁痰利气，湿中散寒，散结通络。

用量：内服煎汤3~9克。

注意：过量服会呕吐，火旺禁服，外敷不超过10~15分钟，时间长会起泡化脓。

疾病：寒痰壅肺、咳嗽痰多。

处方：白芥子、苏子、莱菔子为三子养亲汤，治疗可愈。

295.橘红

性味：辛、苦，温。

归经：肺、脾经。

功效：散寒燥湿，理气化痰，宽中健胃。

用量：内服煎汤3~9克。

注意：阴虚燥咳、久咳、气虚者慎用。

疾病：风寒咳嗽痰多。

处方：橘红、麻黄、苏子、杏仁同治可愈。

296.猪牙皂（皂荚、皂角）

性味：辛、咸，温，有小毒。

归经：肺、肝、胃、大肠经。

功效：祛痰，开窍，散结消肿。

用量：内服蜜炙，研末服1~1.5克。

注意：本品有毒，孕妇及体虚、咯血者禁服。

疾病：顽痰阻肺、咳喘痰多。

处方：猪牙皂50克。

用法：研细末，炼蜜丸，每次吞服2克，每日服2次，红枣汤送服。

注意：若单服光皂角粉，则每次吞服1克，每日吞2次，枣汤送服。

（二）清热化痰药

297.川贝母（贝母）

性味：苦、甘，微寒。

归经：肺、心经。

功效：清热润肺，化痰止咳，解郁散结。

用量：内服煎汤3~9克。

注意：脾胃虚寒、湿痰者慎用，反乌头。

案例：引自《辽宁中医杂志》（1986年）。

疾病：肝硬化。

处方：川贝母、制甘遂末、大枣，煎汤送服。

注意：治疗36例，总有效率86.1%。

298.浙贝母

性味：苦，寒。

归经：肺、心经。

功效：清热，化痰，降气止咳，散结消肿。

用量：内服煎汤5~9克。

注意：寒痰、湿痰及脾胃虚寒者慎用，反乌头。

疾病：瘿瘤。

处方：浙贝母、海藻、昆布、黄药子同治得愈。

299.瓜蒌子（瓜蒌仁）

性味：甘，寒。

归经：肺、胃、大肠经。

功效：润肺化痰，滑肠通便。

用量：内服煎汤9~15克。

注意：脾胃虚冷作泄者禁用，反乌头。

案例：引自《山东中医杂志》（1994年）。

疾病：初乳乳房胀痛。

处方：瓜蒌仁10克，红糖30克。

用法：瓜蒌仁捣碎，入砂锅内，加水500毫升，煎泡20分钟，趁热加入红糖，待温，1次服下，盖被发汗。

功效：治18例，均服药1次治愈。

300.瓜蒌皮(瓜蒌壳)

性味:甘,寒。

归经:肺、胃经。

功效:润肺化痰,利气宽胸。

用量:内服煎汤6~9克。

注意:脾虚者慎服,反乌头。

疾病:痰热壅结、胸胁痞痛。

处方:瓜蒌皮、薤白、制半夏同治可愈。

301.天竺黄

性味:甘,寒。

归经:心、肝、胆经。

功效:清热,豁痰,凉心定惊。

用量:内服煎汤3~9克。

注意:寒痰者慎用,脾胃虚寒者禁用。

疾病:小儿高热惊风。

处方:天竺黄、辰砂、麝香、雄黄、胆南星制药丸来服,可以治愈。

302.前胡(土当归)

性味:苦、辛,微寒。

归经:肺经。

功效：疏散风热，降气化痰。

用量：内服煎汤3~9克。

注意：阴虚咳嗽、寒咳慎用。

案例：引自《浙江中医杂志》(1981年)。

疾病：细菌性痢疾。

处方：前胡30克。

用法：研细粉，每次口服6克，每日服3次。

功效：共治20例，均治愈。

303.桔梗(梗草)

性味：苦、辛，平。

归经：肺经。

功效：宣肺化痰，利咽排脓。

用量：内服煎水5~9克。

注意：阴虚久咳、咳血者禁服，胃溃疡患者慎用。

案例：引自《浙江中医杂志》(1992年)。

疾病：慢性咽炎。

处方：桔梗、法半夏、生甘草各30克。

用法：上药研末，泡入黄酒1000毫升中，浸泡1日。每次取30毫升，加入鸡蛋清1个，搅匀服用，每日服3次。

功效：治180例，治愈170例，好转10例。

304.竹茹(竹皮)

性味:甘,微寒。

归经:肺、胃经。

功效:清热化瘀,除烦止呕,凉血止血。

用量:内服9~15克。

注意:寒痰咳喘、胃寒呕逆及脾虚泻者禁服。

疾病:肺热咳、吐黄痰。

处方:竹茹、黄芩、知母、瓜蒌同治可愈。

305.瓦楞子(蚶子壳)

性味:咸,平。

归经:肺、胃、肝经。

功效:清痰化瘀,软坚,散结,制酸,止痛。

用量:内服9~15克,宜打碎先煎。

疾病:顽痰久咳。

处方:瓦楞子、海浮石、贝母、紫菀、款冬花同治。

306.胖大海(大海子)

性味:甘、淡,凉。

归经:肺、大肠经。

功效:清热润肺,利咽解毒,清肠通便。

用量：内服煎汤或开水泡饮2~3枚。

注意：脾胃虚寒泄泻者慎用。

案例：引自《浙江中医杂志》(1996年)。

疾病：急性扁桃体炎。

处方：胖大海4~6枚，重症8枚入碗中，沸水冲泡，加盖闷半小时，慢慢服完。间隔4小时，再沸水冲泡服。

功效：治100例，68例治愈，21例好转，11例效果不佳。

307.白附子(禹白附)

性味：辛，温，有毒。

归经：胃、肝经。

功效：祛风痰，通经络，解毒止痛。

用量：内服煎汤3~6克，宜炮制后用。

注意：血虚生风、内热生惊者及孕妇忌用。

案例：引自《河北中医》(1990年)。

疾病：颈淋巴结核。

处方：鲜白附子20~60克。

用法：洗净，捣烂如泥，敷患处，包扎，早晚换药1次；或用白附子10~30克煎汤服，每日1剂。

功效：单纯内服，治疗35例，治愈31例，好转4例。

308.海藻(乌菜、海带花)

性味:苦、咸,寒。

归经:肝、胃、肾经。

功效:消痰软坚,利水消肿。

用量:内服煎汤6~12克。

注意:脾胃虚寒禁用,反甘草。

疾病:瘿瘤。

处方:海藻、昆布同治。或者海藻、青皮、贝母、半夏、昆布同治可愈。

309.昆布(海带)

性味:咸,寒。

归经:肝、胃、肾经。

功效:软坚散结,消痰,利水。

用量:内服煎汤6~12克。

注意:脾胃虚寒者慎用。

疾病:便秘。

处方:昆布60克。

用法:温水洗泡后煮熟,拌入葱、姜、盐、醋、酱油调味,1次吃完,每日1次。

功效:治35例,8例治愈,其余有好转。

310.蛤壳（蛤蜊壳）

性味：苦、咸，寒。

归经：肺、肾、胃经。

功效：清肺化痰，软坚散结，制酸止痛，利水消肿，收湿敛疮。

用量：内服煎汤6~15克。

注意：脾胃虚寒者慎用。

疾病：胃炎、胃及十二指肠溃疡。

处方：蛤壳、海螵蛸、甘草、延胡索同煎汤治疗可愈。

311.青礞石（礞石）

性味：甘、咸，平。

归经：肺、心、肝经。

功效：坠痰下气，平肝定惊，消食攻积。

用量：内服入丸散3~6克，煎汤10~15克（布包）。

注意：脾胃虚弱、阴虚燥痰者及孕妇禁服。

案例：引自《浙江中医杂志》（1990年）。

疾病：食管癌、贲门癌所致梗阻。

处方：取礞石、鼠妇各等量，研细末，每次舌下含服2克，每日含服4~6次，不用开水送服。

功效：治疗48例，其中食管癌29例，贲门癌19例。治疗结果：明显缓解者（从完全梗阻转为可进半流食并维持2周以上），包括食管癌

22例、贲门癌15例；部分缓解者，包括食管癌4例、贲门癌2例；无效者中食管癌3例、贲门癌2例。

312.通关藤（通关散）

性味：苦，微寒。

归经：肺经。

功效：止咳平喘，祛痰，通乳，清热解毒。

用量：内服煎汤20~30克。

（三）止咳平喘药

313.苦杏仁（杏仁）

性味：苦，微温，有小毒。

归经：肺、大肠经。

功效：降气化痰，止咳平喘，润肠通便。

用量：内服煎汤5~9克。

注意：儿童及阴虚咳嗽者慎用，大便溏泻者禁用。本品不宜过量用，以防中毒。

疾病：急慢性呼吸道感染。

处方：杏仁10克，生半夏10克，大蒜去皮5克。

用法：上药捣成糊状，外敷双足涌泉穴，早晚换药1次。

功效：治疗116例，无效6例，110例全部有效。

314.紫菀(青菀)

性味:辛、苦,温。

归经:肺经。

功效:润肺下气,化痰止咳。

用量:内服煎汤5~9克。

注意:有实热或阴虚干咳者慎用。

疾病:风寒郁肺、咳嗽不止。

处方:紫菀、荆芥、桔梗、百部同治,可愈。

315.紫苏子(苏子)

性味:辛,温。

归经:肺经。

功效:降气,消痰,平喘,润肠。

用量:内服煎汤3~9克。

案例:引自《中药通报》(1986年)。

疾病:顽固性咳嗽。

处方:紫苏子10克,白芥子10克,莱菔子10克。

用法:水煎2次服(上下午服),每日1剂,连服7日为1个疗程。

功效:治疗40例,痊愈25例,好转15例,总有效率100%。

316.款冬花（冬花）

性味：辛、苦，温。

归经：肺经。

功效：润肺下气，化痰止咳。

用量：内服煎汤5~9克。

注意：肺火盛者慎用。

案例：引自《新中医》（1989年）。

疾病：慢性骨髓炎。

处方：款冬花适量。

用法：嚼成糊状，涂于消毒布上，再敷于患处，每日换药1次，10日为1个疗程。

功效：治疗51例，痊愈35例，好转12例，无效4例，总有效率92%。

317.马兜铃（兜苓）

性味：苦，微寒。

归经：肺、大肠经。

功效：清肺降气，止咳平喘，凉血消肿。

用量：内服煎汤3~9克。

注意：风寒、脾虚、便溏者禁用。

案例：引自《中草药》(1981年)。

疾病：白细胞减少、慢性感染。

处方：用马兜铃素治疗。

功效：升白细胞率为89.3%，控制急慢性感染有效率为93.7%。

318.桑白皮(桑皮)

性味：甘，寒。

归经：肺、脾经。

功效：泻肺平喘，利水消肿。

用量：内服煎汤6~12克。

注意：风寒咳嗽者禁服。

疾病：肺肾两虚、痰多喘逆、气短、自汗。

处方：桑白皮、熟地黄、人参、五味子、黄芪水煎服，即可治愈。

319.枇杷叶(巴叶)

性味：苦，微寒。

归经：肺、胃经。

功效：清肺止咳，降逆止呕。

用量：内服煎汤6~9克(包煎)。

注意：胃寒呕吐及风寒咳嗽者禁服。

疾病：肺热咳嗽、气逆喘急。

处方：枇杷叶、黄芩、瓜蒌同治可愈。

320.葶苈子（丁历）

性味：辛、苦，大寒。

归经：肺、膀胱经。

功效：泻肺，平喘，利水消肿。

用量：内服3~9克。

注意：肺虚喘咳、脾虚肿满者慎用，不宜久服。

案例：引自《中国医药学报》（1989年）。

疾病：心力衰竭。

处方：葶苈子30~50克，丹参10~15克，枳实10~15克。

用法：水煎2次，分2次服，每日1剂。

功效：治疗24例，治愈8例，有效12例，无效4例，总有效率83.3%。

321.百部（山白根）

性味：甘、苦，微温。

归经：肺经。

功效：润肺下气，止咳杀虫。

用量：内服煎汤3~9克。

注意：热咳不宜单独服用。

案例：引自《陕西中医》（1986年）。

疾病：慢性支气管炎。

处方：百部20克。

用法：水煎分3次服，10日为1个疗程。

功效：连服30日，治疗110例，总有效率为87.27%。

322.白果（鸭脚子）

性味：甘、苦、涩，平，有毒。

归经：肺、肾经。

功效：敛肺定喘，止带缩尿。

用量：内服煎汤5~9克。

注意：有实邪者忌服。生食或过量服会中毒。

案例：引自《临床医学》（1988年）。

疾病：遗尿。

处方：白果适量。

用法：白果煨熟后去皮，去心，每岁1枚，最多不超过20枚，每晚服1次，连服10日为1个疗程。

功效：治疗20例，全部治愈。

323.银杏叶（白果叶）

性味：甘、苦、涩，平。

归经：心、肺经。

功效:敛肺平喘,活血养心,涩肠止泻。

用量:内服煎汤9~12克。

注意:有实邪者忌服。

疾病一:肺虚咳喘。

处方:银杏叶、杏仁、贝母同治得效。

疾病二:冠心病心绞痛。

处方:银杏叶、丹参、薤白、瓜蒌同治得效。

324.罗汉果(假苦瓜)

性味:甘,凉。

归经:肺、大肠经。

功效:清肺利咽,润肠通便。

用量:内服煎汤15~30克。

疾病:肺燥咳嗽。

处方:罗汉果、黄芩、浙贝母、瓜蒌。

用法:水煎汤服得愈。

325.洋金花(山药花)

性味:辛,温,有毒。

归经:肺、肝经。

功效：平喘止咳，镇痛解痉。

用量：内服0.3~0.6克，宜入丸散。

注意：内服宜慎。外感及痰热、咳喘、青光眼、高血压、心脏病、肝肾功能不全者和孕妇慎用。

案例：引自《新疆中医药》（1990年）。

疾病：慢性气管炎。

处方：洋金花15克。

用法：研细粉末，泡入60度白酒500毫升中，密封7日后，每次饮1~2毫升，每日饮3次。

功效：饮服1~2个疗程（500毫升为1个疗程），治疗100例，治愈33例，有效55例，无效12例，总有效率为88%。

十四、安神类药

（一）重镇安神药

326.朱砂（丹砂）

性味：甘，微寒。

归经：心经。

功效：清心镇惊，安神解毒。

用量：研末冲服0.1~0.5克。

注意：内服不可过量，不久服，孕妇及肝功能不全者禁服。入药宜生用，不宜火煅。

案例：引自《北京医学》(1981年)。

疾病：精神病。

处方：朱砂（飞）60克，煅磁石（飞）60克，神曲180克，蜂蜜180毫升。

用法：上药制成大蜜丸（80~100丸）口服，每次1~2丸，每日服2~3次。

功效：治24例，1~3个疗程后，痊愈13例，显效3例，好转6例，无效2例。

327.珍珠（珠子）

性味：甘、咸，寒。

归经：心、肝经。

功效：安神定惊，清肝明目，解毒生肌。

用量：内服，研末，每次0.1~0.3克。

注意：孕妇慎服。

疾病：疮疡久不收口。

处方：珍珠25克，炉甘石500克，琥珀60克，冰花35克，煅龙骨350克。

用法：共研细末，撒于患处。

功效：1~3次治疗即收口。

328.紫石英(氟石)

性味:甘,温。

归经:心、肺、肾经。

功效:镇心安神,温肺降逆,散寒暖宫。

用量:内服煎汤9~18克(打碎煎)。

注意:不可久服过量,阴虚火旺血热者慎用。

疾病:下元虚、宫寒不孕、崩漏带下。

处方:紫石英、熟地黄、枸杞子、当归同治可愈。

(二)养心安神药

329.酸枣仁(枣仁)

性味:甘、酸,平。

归经:肝、胆、心经。

功效:补肝,宁心,敛汗,生津。

用量:内服煎汤9~15克。

注意:实邪、滑泄者慎用。

案例:引自《中西医结合杂志》(1982年)。

疾病:男不射精。

处方:酸枣仁30克,细茶末60克,人参须6克。

用法:前2味共研末,每次吞服6克,每日吞服2次,用人参须煎汤送服。

功效：治疗4例，服药3~7日全部治愈。

330.柏子仁（侧柏子）

性味：甘，平。

归经：心、肾、大肠经。

功效：养心安神，润肠通便。

用量：内服煎汤10~15克。

注意：脾虚便溏及痰多者慎用。

疾病：年老体虚或产后肠燥便秘。

处方：柏子仁、郁李仁、松子仁、杏仁同治可愈。

331.合欢皮（夜合皮）

性味：甘，平。

归经：心、肝、肺经。

功效：安神解郁，活血消痈。

用量：内服煎汤6~9克。

注意：孕妇慎用。

疾病：忧郁失眠。

处方：合欢皮10克，首乌藤10克，柏子仁10克，郁金10克。

用法：水煎2次，分2次服（下午服三分之一，临睡服三分之二），每日1剂。

功效：连服3~7日，治愈失眠。

332.远志（细草）

性味：苦、辛，温。

归经：心、肾、肺经。

功效：宁心安神，祛痰止咳，消肿止痛。

用量：内服煎汤3~9克。

注意：阴虚火旺、脾胃虚弱者及孕妇慎用，用量过大会引起呕吐。

案例：引自《上海中医药杂志》（1982年）。

疾病：轻度脑功能障碍综合征。

处方：远志、石菖蒲制成糖浆，每次服10~15毫升，每日服3次。

功效：治疗100例，总有效率90%。

十五、平肝息风类药

（一）平抑肝阳药

333.珍珠母（珠母）

性味：咸，寒。

归经：肝、心经。

功效：平肝潜阳，安神定惊，清肝明目。

用量:内服煎汤10~25克。

注意:脾胃虚寒者慎用。

案例:引自《四川中医》(1994年)。

疾病:口腔溃疡。

处方:珍珠母(珍珠层粉)粉。

用法:每次吞服1克,每日吞服3次,用珍珠粉少许直接撒在溃疡面上,每日4次。

功效:治疗13例,1日减轻,3日溃疡全部痊愈。

334.石决明(鲍鱼壳)

性味:咸,寒。

归经:肝经。

功效:平肝潜阳,清肝明目。

用量:内服煎汤5~15克。

注意:脾胃虚寒者不宜服。

疾病:手足蠕动、头目眩晕。

处方:石决明、生地黄、白芍、枸杞子、龟甲、牡蛎同治得愈。

335.牡蛎(海蛎子壳)

性味:咸,微寒。

归经:肝、心、肾经。

功效：平肝潜阳，重镇安神，软坚散结，收敛固涩。

用量：内服煎汤9~30克。

疾病：肝风内动、头痛目眩、耳鸣。

处方：牡蛎、生地黄、白芍、龟甲、赭石同治。

336.蒺藜（白蒺藜）

性味：辛、苦，微温，有小毒。

归经：肝经。

功效：平肝解郁，活血祛风，明目止痒。

用量：内服煎汤6~9克。

注意：血虚气弱及孕妇慎用。

案例：引自《湖南医药杂志》（1982年）。

疾病：手部脱屑发痒。

处方：白蒺藜、生甘草各100克。

用法：浸泡在75%乙醇300毫升内，过滤备用，将患处洗净，用棉球蘸药液搽患处，每日2~3次。

功效：治40例，均告治愈。

337.赭石（代赭石）

性味：苦，寒。

归经：肝、胃、心经。

功效:平肝潜阳,重镇降逆,凉血止血。

用量:内服煎汤9~15克,打碎,布包,先煎。

注意:虚寒者及孕妇慎用。

案例:引自《山东中医杂志》(1983年)。

疾病:顽固性便秘。

处方:赭石、芦荟各30克。

用法:研细末,每次服6~10克,每日服3次。

功效:治50例,均获满意效果。

338.磁石(玄武石)

性味:咸,寒。

归经:肝、心、肾经。

功效:平肝潜阳,安神镇惊,聪耳明目,纳气平喘。

用量:内服煎汤9~30克(打碎先煎)。

注意:脾胃虚者不宜多服久服。

案例:引自《北京医学》(1981年)。

疾病:精神分裂症。

处方:煅磁石粉60克,朱砂粉60克,神曲180克。

用法:炼蜜丸80~120丸,每次服1~2丸,每日服2~3次。

功效:治疗24例,治愈13例,显效好转9例,无效2例。

（二）息风止痉药

339.天麻（明天麻）

性味：甘，平。

归经：肝经。

功效：息风平肝，祛风通络。

用量：内服煎汤3~9克。

注意：气血虚者慎用。

疾病：小儿惊风抽搐。

处方：天麻、钩藤、僵蚕、全蝎同治得愈。

340.钩藤（双钩藤）

性味：甘，凉。

归经：肝、心包经。

功效：息风定惊，清热平肝。

用量：内服煎汤6~12克（后下）。

注意：脾胃虚寒慎用。

疾病：偏头痛。

处方：钩藤18克，炙全蝎18克，紫河车18克。

用法：研细末，每次服3克，日服2次。

功效：治疗26例，全部治愈。

341.羚羊角

性味:咸,寒。

归经:肝、心经。

功效:平肝息风,清肝明目,凉血解毒。

用量:内服煎汤1~3克,先煎2小时。

注意:脾胃慢惊者禁用。

疾病:头痛眩晕。

处方:羚羊角、石决明、白蒺藜、钩藤同治。

用法:水煎汤服。

功效: 1~3日治愈。

342.牛黄(丑宝)

性味:甘,凉。

归经:心、肝经。

功效:清心,豁痰,开窍,凉肝,息风,解毒。

用量:内服,研末,每次服0.15~0.35克。

注意:脾虚便溏者及孕妇慎用。

案例:引自《中成药》(1989年)。

疾病:带状疱疹。

处方:牛黄解毒丸加生理盐水。

用法:外搽治疗。

功效:治疗30例,治疗6~8日得愈。

343.水牛角(牛家)

性味:苦,寒。

归经:心、肝经。

功效:清热,凉血,解毒,定惊。

用量:内服煎汤15~30克,先煎3小时。

注意:胃虚寒者及孕妇慎用。

案例:引自《成都中医学院报》(1984年)。

疾病:精神分裂症。

处方:水牛家刨片适量。

用法:烘干研末,装胶囊,每日服15克,分3次服,1个月为1个疗程。

功效:治疗23例,有效19例,无效4例,有效率82.6%。

344.地龙(曲蟮)

性味:咸,寒。

归经:肝、脾、膀胱经。

功效:清热止痉,平肝息风,通痹活络,平喘利尿。

用量:内服煎汤5~9克。

注意:脾胃虚寒者不宜用,孕妇慎用。

案例:引自《四川中医》(1986年)。

疾病:小儿哮喘。

处方:干地龙粉末。

用法:每次吞服1~3克,每日吞服3次。

功效:连服3日,共治10例,9例治愈,1例有效。

345.全蝎(全虫)

性味:辛、咸,平,有毒。

归经:肝经。

功效:祛风止痉,通络止痛,攻毒散结。

用量:内服煎汤3~6克。

注意:血虚生风者及孕妇禁用。

疾病:风湿剧痛,呈游走性顽固难愈。

处方:全蝎、白花蛇、地龙、防风同治可以治愈。

用法:共研细粉末,每次吞服6克,每日吞服3次。

功效:3~7日治愈。

346.蜈蚣(天龙)

性味:辛,温,有毒。

归经:肝经。

功效:祛风止痉,通络止痛,解毒散结。

用量:内服煎汤3~5克。

注意：本品有毒，不宜量大，血虚生风者及孕妇禁用。

案例：引自《山东中医杂志》(1986年)。

疾病：面神经麻痹。

处方：全蜈蚣2条(研细末)，防风30克。

用法：晚饭后，防风煎汤送服蜈蚣末，10日为1个疗程。

功效：共治疗28例，痊愈16例，显效好转为11例，无效为1例，总有效率96.43%。

347.僵蚕(天虫)

性味：咸、辛，平。

归经：肝、肺、胃经。

功效：祛风定惊，化痰散结。

用量：内服煎服5~9克。

案例：引自《湖北中医杂志》(1987年)。

疾病：高脂血症。

处方：僵蚕末。

用法：每次吞服3克，每日服3次，2个月为1个疗程。

功效：共治21例，治疗1~3个疗程，患者血清胆固醇和甘油三酯均降到正常。

348.蛇蜕（蛇皮）

性味：咸、甘，平。

归经：肝经。

功效：祛风，定惊，退翳，解毒。

用量：内服煎汤2~3克，吞服0.3~0.6克。

注意：孕妇慎用。

案例：引自《新中医》（1995年）。

疾病：烧烫伤。

处方：蛇蜕（蛇皮）100克，冰片12克，麻油300毫升。

用法：蛇蜕煅成炭，研细粉，加冰片再磨细末。麻油熬沸，放凉，加入药粉搅匀，消毒后涂于患处，无菌纱布盖好，每日换药1次。

功效：共治28例，全部治愈。

十六、开窍类药

349.麝香（当门子）

性味：辛，温。

归经：心、肝、脾经。

功效：开窍醒神，活血散结，止痛消肿。

用量：内服入丸散，每次服0.03~0.1克。

注意：孕妇禁用。

案例：引自《江西中医药》（1984年）。

疾病：慢性前列腺炎。

处方：麝香粉0.15克，胡椒7粒。

用法：患者仰卧，将肚脐洗净，麝香0.15克倒入肚脐内，再将7粒磨成粉的胡椒粉盖在上面，外面加盖白纸后固定。

功效：每隔7~10日换药1次，10次为1个疗程。共治疗11例，痊愈6例，好转5例。

350.冰片（龙脑）

性味：辛、苦，凉。

归经：心、肺、脾经。

功效：开窍醒脑，散热止痛，明目去翳。

用量：内服入丸散0.15~0.3克，外用点眼。

注意：孕妇及气血虚者慎用，不宜久用。

案例：引自《陕西中医》（1986年）。

疾病：口疮。

处方：青黛3克，冰片3克。

用法：研粉，撒于患处，闭口10分钟，每日治疗3~5次。

功效：100多人，2~5日全部治愈。

351.苏合香（苏合油）

性味：辛，温。

归经：心、脾经。

功效：开窍，豁痰，辟秽，止痛。

用量：内服，研末服0.3~1克。

注意：脱证禁服，热闭之神昏及阴虚多火、血燥津伤、气虚者及孕妇忌用。

案例：引自《中成药研究》（1982年）。

疾病：银屑病。

处方：冠心苏合丸。

用法：每次服1~2粒，每日服2~3次，直接吞服。一般用量每日3~5粒，巩固用量每日加1~3粒。

功效：银屑病45例，治疗有效42例，复发3例。

352.石菖蒲（菖蒲）

性味：辛、苦，温。

归纳：心、胃经。

功效：开窍醒神，化湿和胃。

用量：内服煎汤3~9克。

注意：阴虚阳亢、汗多精滑者慎用。

案例：引自《中国中西医结合杂志》（1994年）。

疾病：脑梗死。

处方：石菖蒲、川芎、干地龙各10克，鸡血藤、泽泻各25克。

用法：水煎服，每日1剂。

功效：治疗36例，总有效率88.89%。

十七、补虚类药

（一）补气药

353.人参（神草）

性味：甘、微苦，平。

归经：肺、脾、心经。

功效：大补元气，补脾益肺，安神益智。

用量：内服煎汤3~9克。野山参研末吞服，每次2克，每日2次，或熬膏、泡酒或入丸散中。

注意：实证、热证、正气不虚者禁用。不宜与茶同服，反藜芦。

案例：引自《浙江中医杂志》（1990年）。

疾病：心律失常。

处方：人参切片。

用法：每日早晨或晚上临睡前口中含服人参2片，巩固期含服1片，10日为1个疗程。

功效：治疗25例，全部有效。

354.党参(上党参)

性味:甘,平。

归经:脾、肺经。

功效:健脾补肺,益气生津。

用量:内服煎汤9~30克。

注意:实证、热证禁服。反藜芦。

案例:引自《浙江中医杂志》(1986年)。

疾病:功能失调性子宫出血。

处方:党参30~60克。

用法:水煎服,每日1剂,分早晚服,月经期或行经第1日开始服,连服5日。

功效:治疗37例,痊愈和有效29例,无效8例。

355.西洋参(花旗参)

性味:甘、微苦,凉。

归经:肺、心、胃经。

功效:补气,养阴,清热,生津。

用量:内服另煎3~6克,研末吞服1~3克。

注意:感冒发热忌服,服药时忌食生冷及萝卜,反藜芦。

疾病:口渴心烦、气短乏力、气阴两虚者。

处方:西洋参、石斛、麦冬、知母、黄芪、天花粉、知母各10克。

用法：水煎2次，分2次服，每日1剂。

功效：3剂见效，7剂治愈。

356.黄芪（黄耆）

性味：甘，温。

归经：肺、脾经。

功效：补益脾肺，固表止汗，利尿消肿，托毒敛疮。

用量：内服水煎9~30克。

注意：邪盛、积滞、溃后热毒尚盛及阴虚阳亢者须慎服。

案例：引自《临床医学杂志》（1983年）。

疾病：系统性红斑狼疮。

处方：黄芪90克。

用法：水煎2次，分2次服，每日1剂，连服2~12个月。

功效：治疗17例，全部有效。

357.白术（浙术）

性味：苦、甘，温。

归经：脾、胃经。

功效：健脾益气，燥湿利水，止汗，安胎。

用量：内服煎汤6~12克。

注意：阴虚内热、津亏者慎用。

案例：引自《中级医刊》（1982年）。

疾病：慢性腰痛。

处方：白术30克，炙山甲6克，白酒100毫升。

用法：白术、炙山甲浸没在白酒中，加盖，煎沸后再小火煎半小时为第一煎，倒出药汤，再煎第二煎，两煎药液加一起，分早晚2次服，每日1剂药，连服2~3剂。

功效：慢性腰痛200多例，全部治愈。

358.太子参（孩儿参）

性味：甘、微苦，平。

归经：脾、肺经。

功效：补气健脾，润肺生津。

用量：内服煎汤9~20克。

注意：邪实者禁服。

案例：引自《广西中医药》（1991年）。

疾病：充血性心力衰竭。

处方：太子参、丹参、葶苈子、车前子各30克。

用法：水煎2次服，每日服1剂，直至治愈。

功效：200多例，总有效率90.42%。

359.山药（怀山药）

性味：甘，平。

归经：肺、脾、肾经。

功效：补脾养胃，生津益肺，补肾涩精。

用量：煎汤15~30克。

注意：湿盛中满或有积滞者不宜单独用。

案例：引自《陕西中医》（1985年）。

疾病：口腔溃疡。

处方：怀山药20克，冰糖30克。

用法：水煎汤服，每日1剂。

功效：3~6日治疗50例，全部自愈。

360.黄精（鸡头参）

性味：甘，平。

归经：脾、肺、肾经。

功效：补气养阴，健脾润肺，益肾填精。

用量：内服煎汤9~15克。

注意：中寒泄泻、痰湿痞满、气滞者禁用。

案例：引自《山东中医杂志》（1986年）。

疾病：手足癣。

处方：黄精100克，九度米醋适量。

用法：加盖浸泡3日。用黄精醋液搽患处，每日3次。

功效：共治疗67例，痊愈55例，好转12例，100%有效。

361.白扁豆（小刀豆）

性味：甘，微温。

归经：脾、胃经。

功效：健脾化湿，和中消暑。

用量：内服煎汤9~15克。

案例：引自《河北医药》（1982年）。

疾病：婴幼儿腹泻。

处方：白扁豆、薏苡仁各15克，鸡内金10克。

用法：共研末，炒微黄备用。小米煮稀糊状，加白糖调味，上面的药粉分1日3次调粥服。

功效：治疗60例，2~3剂药全治愈。

362.甘草（甜草）

性味：甘，平。

归经：脾、胃、肺、心经。

功效：益气补中，祛痰止咳，清热解毒，缓急止痛，调和诸药。

用量：内服煎汤2~9克。

注意：反甘遂、芫花、大戟、海藻。湿邪内盛而致胸腹胀满、呕吐、水肿者忌服。不宜大剂量久服，以免引起水肿。

案例：引自《浙江中医杂志》（1988年）。

疾病：血小板减少性紫癜。

处方：甘草12克。

用法：水煎2次，分早晚服，每日1剂。

功效：共治疗22例，治愈和有效18例，无效4例。

363.大枣（红枣）

性味：甘，温。

归经：脾、胃经。

功效：补气健脾，养血安神，调和营卫，缓和药性。

用量：内服煎汤6~15克。

注意：湿盛、痰凝、食滞、虫积者应慎用或禁用。

疾病：过敏性紫癜。

处方：大枣10枚。

用法：煎汤服，每日1剂。

功效：治疗5例，坚持服药全部治愈。

364.莲子（莲肉）

性味：甘、涩，平。

归经：脾、肾、心经。

功效：补脾止泻，益肾固精，养心安神。

用量：内服煎汤6~15克。

注意：中满痞胀、大便燥结者禁服。

疾病：遗精滑精。

处方：芡实、莲子、金樱子、远志、龙骨、茯苓同治。

用法：水煎煮，每日1剂。

功效：连服3~7日治愈。

365.刺五加（刺木棒）

性味：辛、微苦，温。

归经：脾、肾、心经。

功效：益气健脾，补肾安神，祛风除湿。

用量：内服煎汤9~27克。

注意：热证及阴虚火旺者慎用。

疾病：肾阳不足、腰膝酸软、阳痿早泄。

处方：杜仲、桑寄生、川续断、牛膝、刺五加同治。

用法：水煎2次，分2次服，每日1剂。

功效：连服7~15日治愈。

366.红景天

性味：甘、涩，寒。

归经：肺经。

功效：益气活血，通络平喘。

用量：内服煎汤3~9克。

案例：引自《黑龙江中医药》(2001年)。

疾病：类风湿关节炎。

处方：红景天胶囊每日服10克，每日3次，饭后服。

功效：连服2个月(同时外加温敷)。治疗55例，痊愈33例，好转16例，无效6例，总有效率89.1%。

367.蜂蜜(白蜜)

性味：甘，平。

归经：脾、肺、大肠经。

功效：补中，润燥，止痛，解毒。

用量：开水冲服15~30克。

注意：痰湿内盛、中满痞胀及大便不实者禁服。

疾病：创伤性溃疡。

处方：蜂蜜。

用法：常规消毒后，蜂蜜涂于布上，再盖在患处，包扎固定，每日换药1次。

效果：1周左右治愈。

(二)补血药

368.当归(云归)

性味：甘、辛，温。

归经：肝、心、脾经。

功效：补血活血，调经止痛，润肠通便。

用量：内服煎汤6~12克。

注意：湿盛中满及大便溏泄者慎用。

案例：引自《河南中医》（1992年）。

疾病：胃炎及胃和十二指肠溃疡。

处方：当归30克，贝母10克，苦参15克。

用法：分3次饭前水煎服，每日1剂。

功效：1周痊愈。治180例，痊愈146例，好转32例，无效2例。

369.熟地黄

性味：甘，微温。

归经：肝、肾经。

功效：补血滋阴，益精填髓。

用量：内服煎汤9~15克。

注意：脾胃虚弱、气滞痰多、腹满便溏者禁用。

疾病：血虚面黄、崩中漏下。

处方：熟地黄、当归、白芍、川芎同治。

用法：水煎2次，分2次服，每日1剂。

功效：1周至1个月治愈。

370.白芍(白芍药)

性味:苦、酸,微寒。

归经:肝、脾经。

功效:养血和营,柔肝止痛,平抑肝阳。

用量:内服煎汤6~12克。

注意:虚寒证不宜单独用。反藜芦。

案例:引自《中医杂志》(1983年)。

疾病:习惯性便秘。

处方:生白芍24~40克,生甘草10~15克。

用法:水煎服。

功效:治疗60例,全部治愈。

371.制何首乌

性味:甘、涩,微温。

归经:肝、肾、心经。

功效:补益精血,固肾乌须。

用量:内服煎汤6~12克。

注意:大便溏泄及有湿痰者慎用。

案例:引自《山东中医杂志》(1983年)。

疾病:白发。

处方:制何首乌、熟地黄各30克,当归15克,白酒1500毫升。

用法：3种药泡白酒中，1周后，每次饮药酒15~30毫升。

功效：治疗36例，痊愈24例，好转8例，总有效率88.89%。

372.灵芝（木灵芝）

性味：甘，平。

归经：心、肝、肺经。

功效：补气养血，止咳平喘。

用量：内服煎汤6~12克。

注意：感冒初起不宜用。

案例：引自《福建中医药》（1995年）。

疾病：阳痿。

处方：灵芝6克。

用法：切片，文火久煎浓汁，晨起空腹服，或午饭前1小时服。

功效：治疗36例，总有效率93.94%。

373.鸡血藤（活血藤）

性味：苦、甘，温。

归经：肝、肾经。

功效：补血活血，舒筋活络。

用量：内服煎汤9~15克。

案例：引自《广西中医药》（1993年）。

疾病：急性肠炎。

处方：鸡血藤60克。

用法：水煎分2~3次服，每日1剂。

功效：治疗30例，痊愈16例，好转13例，无效1例，总有效率94%。

374.首乌藤（夜交藤）

性味：甘，平。

归经：心、肝经。

功效：养血安神，祛风通络。

用量：内服煎汤9~15克。

疾病：风疹瘙痒。

处方：首乌藤、防风、苦参、地肤子同治。

用法：水煎2次服，每日1剂。

功效：1~3日治愈。

375.龙眼肉（桂圆）

性味：甘，温。

归经：心、脾经。

功效：补益心脾，养血安神。

用量：内服煎汤9~15克。

注意：有痰水及湿壅者慎用。

疾病：心脾两虚、气血不足、失眠健忘。

处方：龙眼肉、人参（党参）、黄芪、当归、酸枣仁同治。

用法：水煎2次服，每日1剂。

功效：连服1~3周治愈。

376.阿胶（驴皮胶）

性味：甘，平。

归经：肝、肺、肾经。

功效：补血滋阴，润燥，止血。

用量：内服，烊化服3~9克。

注意：脾胃虚弱、消化不良者慎服。

案例：引自《辽宁中医杂志》（1987年）。

疾病：肺结核咯血。

处方：阿胶适量。

用法：将阿胶研成细末，每次吞服20~30克，每日2~3次，温开水送服。

功效：治疗肺结核咯血56例（其中空洞型31例），服药2周后，总有效率92.9%。

（三）补阳药

377.鹿茸

性味：甘、咸，温。

归经：肝、肾经。

功效：壮肾阳，益精血，强筋骨，调冲任，托疮毒。

用量：内服，研粉冲服1~2克。

注意：阴虚阳亢、血分有热、肺有痰热及外感热病者均禁用。

疾病：阳痿早泄、宫寒不孕、头晕耳鸣。

处方：鹿茸、人参、巴戟天同治。

用法：研细粉制丸，每次吞服3克，每日吞服2次。

功效：1周治愈。

378.鹿角（梅花鹿角）

性味：咸，温。

归经：肾、肝经。

功效：补肾温阳，益精养血，活血消肿。

用量：内服煎汤6~15克。

注意：阴虚火旺者忌服。

疾病：肾虚腰脊冷痛。

处方：鹿角、牛膝、菟丝子、肉苁蓉、巴戟天。

用法：水煎2次，分2次服，每日1剂。

功效：连服1~2周，诸症消失，病愈。

379.鹿角霜（鹿角白霜）

性味：咸，温。

归经：肾、肝经。

功效：温肾助阳，收敛止血。

用量：内服煎汤9~15克（先煎）。

案例：引自《南京中医药大学学报》（2000年）。

疾病：急性乳腺炎。

处方：鹿角霜15克，葱白50克。

用法：水煎分3次服，每日1剂。

功效：连服5日，治疗26例，治愈率93.3%。

380.鹿角胶（鹿胶）

性味：甘、咸，温。

归经：肾、肝经。

功效：温补肝肾，益精养血。

用量：内服3~6克，烊化兑服。

注意：阴虚阳亢及火热出血、咳嗽疮疡、疟痢者禁服。

疾病：各种虚寒性出血，如尿血、崩漏。

处方：鹿角胶、黄柏同治。

用法：研粉制丸或散服，每次服10克，每日服2次。

381.淫羊藿（仙灵脾）

性味：辛、甘，温。

归经：肝、肾经。

功效：补肾壮阳，强筋健骨，祛风除湿。

用量：内服煎汤3~9克。

注意：阴虚火动者禁服。

案例：引自《中医药研究》（1993年）。

疾病：男子性功能低下。

处方：淫羊藿120克，仙茅30克，五加皮90克。

用法：研碎，在糯米酒或低度白酒（1000毫升）中，浸泡7日后饮用，每次饮25毫升，早晚各1次。

功效：治疗32例，有效28例，无效4例。

382.仙茅（仙茅参）

性味：辛、热，有毒。

归经：肾、肝、脾经。

功效：温肾阳，强筋骨，祛寒湿。

用量：内服煎汤3~9克。

注意：虚火旺者禁服，不宜久服。

疾病：阳痿早泄，梦遗滑精。

处方：仙茅、淫羊藿、菟丝子、五味子各15克。

用法：水煎2次，分2次服，每日1剂。

功效：连服3~10日治愈。

383.巴戟天（兔儿肠）

性味：辛、甘，微温。

归经：肝、肾经。

功效：补肾阳，强筋骨，祛风湿。

用量：内服煎汤3~9克。

注意：阴虚火旺及湿热者禁服。

疾病：儿童肾病综合征。

处方：巴戟天30克，山茱萸30克。

用法：水煎汤服，每日1剂。

功效：连服1周治愈。

384.肉苁蓉（金笋）

性味：甘、咸，温。

归经：肾、大肠经。

功效：补肾阳，益精血，润肠通便。

用量：内服煎汤6~9克。

注意：火旺、大便溏泄、实热便结者禁服。

疾病：老年性多尿症。

处方：肉苁蓉30克，乌药10克，益智仁10克。

用法：水煎2次，分2次服，每日1剂。

功效：连服1~7日治愈。

385.杜仲（思仲）

性味：甘，温。

归经：肝、肾经。

功效：补肝肾，强筋骨，安胎。

用量：内服煎汤10~15克。

注意：阴虚火旺者禁服。

疾病：肾阳亏虚、精血不足造成阳痿、尿频。

处方：杜仲15克，鹿角10克，制附子6克，肉桂3克，熟地黄15克，当归10克，枸杞子15克。

用法：水煎2次，分2次服，每日1剂。

功效：连服3~7剂治愈。

386.续断（川断）

性味：苦、辛，温。

归经：肝、肾经。

功效：补肝肾，强筋骨，续折伤，止崩漏。

用量：内服煎汤9~15克。

注意：风湿热痹禁用。

疾病：腰膝酸痛。

处方：续断15克，桑寄生15克，杜仲15克，川牛膝20克。

用法：水煎2次，分2次服，每日1剂。

功效：连服3~15剂，治愈无痛。

387.锁阳（不老药）

性味：甘，温。

归经：脾、肾、大肠经。

功效：补肾壮阳，益精血，润肠通便。

用量：内服煎汤5~9克。

注意：阴虚火旺、脾虚泄泻或实热便秘者禁用，不可长期服，长期服亦可致便秘。

案例：引自《辽宁中医杂志》（1984年）。

疾病：原发性血小板减少紫癜。

处方：锁阳、黄芪、肉桂各20克。

用法：水煎服，每日服2次，每日1剂，儿童药量减半。

功效：治疗35例，治愈和有效33例，无效为2例，总有效率94.3%。

388.补骨脂(破故纸)

性味:辛、苦,温。

归经:肾、脾经。

功效:补肾助阳,纳气平喘,温脾止泻。

用量:内服煎汤6~9克。

注意:阴虚火旺及大便秘结者忌服。

疾病:肾虚不固之遗尿、崩漏。

处方:益智仁10克,菟丝子15克,胡桃仁15克,沉香3克,补骨脂10克,小茴香6克。

用法:水煎2次,分2次服,每日1剂。

功效:连服3~10剂,治愈不发。

389.益智仁

性味:辛,温。

归经:脾、胃、肾经。

功效:温脾,止泻,摄涎,暖胃,固精,缩尿。

用量:内服煎汤3~9克。

注意:阴虚火旺或湿热遗精、尿频、崩漏者禁服。

疾病:肾气虚寒之遗尿、尿频。

处方:益智仁10克,乌药10克,山药30克,菟丝子10克,补骨脂10克。

用法：水煎服，每日1剂。

功效：连服3~7日愈。

390.骨碎补（毛姜）

性味：苦，温。

归经：肝、肾经。

功效：补肾壮骨，疗伤止痛。

用量：内服煎汤3~9克。

案例：引自《新中医》（1987年）。

疾病：肾虚牙痛。

处方：骨碎补30克，熟地黄30克。

用法：水煎服，每日1剂。

功效：治疗23例，连服1~2剂止痛，再痛再服仍有效。

391.菟丝子（吐丝子）

性味：辛、甘，平。

归经：肝、肾、脾经。

功效：滋补肝肾，固精缩尿，明目安胎，止泻。

用量：内服煎汤6~12克。

注意：阴虚火旺、大便燥结、小便赤短者禁服。

疾病：小儿佝偻病。

处方：菟丝子、黄芪、白术各70克。

用法：煎成浓汁，每次口服10毫升，每日服3次。

功效：治疗50例，连服1~2个月，全部治愈小儿佝偻病。

392.蛇床子（蛇米）

性味：辛、苦，温，有小毒。

归经：肾经。

功效：温肾壮阳，燥湿杀虫，祛风止痒。

用量：内服煎汤3~10克。

注意：下焦湿热或相火妄动而精气不固者忌服。

案例：引自《浙江中医杂志》（1990年）。

疾病：疥疮。

处方：蛇床子、百部各250克。

用法：熬制成酊剂，每日搽患处2次。

功效：治疗142例，治愈108例，显效30例，无效4例，总有效率97.18%。

393.沙苑子（沙蒺藜）

性味：甘，温。

归经：肝、肾经。

功效：补肾固精，益肝明目。

用量：内服煎汤9~15克。

注意：相火偏旺或下焦湿热者禁服。

案例：引自《中药药理毒理与临床》(1992年)。

疾病：白癜风。

处方：炒沙苑子100克，猪肝1只。

用法：炒沙苑子研细末，猪肝煮熟后，切小块，蘸药末1次吃完，即1日内吃完。

功效：1~2剂，治愈轻症。重症连吃3~4剂，亦可以治愈。

394.蛤蚧(大壁虎、蛤解)

性味：咸，平。

归经：肺、肾经。

功效：补肺益肾，纳气定喘。

用量：内服煎汤3~6克。

注意：外感风寒咳嗽及阴虚火旺者禁服。

疾病：虚劳咳喘(哮喘)。

处方：蛤蚧1对(去头足)，人参10克，胡桃仁10克，五味子10克，川贝母2克，百合10克，紫河车粉10克。

用法：研细粉末，每次吞服10克，每日吞服3次。

功效：连服可得到控制，趋向治愈。

395.冬虫夏草（虫草）

性味：甘，平。

归经：肺、肾经。

功效：补肾益肺，固表敛汗。

用量：内服煎汤3~9克。

注意：有表邪者慎用。

疾病：耳鸣。

处方：虫草30克。

用法：研细粉，每次吞服6克，每日吞服3次。

功效：连服4周，治疗23例，均收到满意疗效。

396.海马（水马）

性味：甘、咸，温。

归经：肾、肝经。

功效：补肾壮阳，散结消肿。

用量：内服煎汤3~9克。

注意：孕妇及阴虚阳亢者禁服。

疾病：阳痿不举、宫寒不孕。

处方：海马、菟丝子、枸杞子、巴戟天、肉苁蓉各15克。

用法：水煎2次服，每日1剂。

功效：连服7~15日治愈。

397.海龙（海蛇）

性味：甘、咸，温。

归经：肝、肾经。

功效：补肾壮阳，散结消肿。

用量：内服煎汤3~9克。

注意：火旺、外感者及孕妇均禁服。

疾病：瘿瘤、疔疮、肿毒。

处方：海龙、三棱、莪术、鳖甲各15克。

用法：水煎服，每日1剂。

功效：连服1个月治愈。

398.核桃仁（胡桃肉）

性味：甘，温。

归经：肾、肺、大肠经。

功效：补肾益精，温肺定喘，润肠通便。

用量：内服煎汤6~9克。

注意：阴虚火旺、痰热内结、大便溏泄者禁服，不与浓茶同用。

案例：引自《新中医》（1993年）。

疾病：Ⅱ型糖尿病。

处方：胡桃12枚。

用法：敲破，将硬壳、分心木及胡桃肉加水750毫升，文火煎1

个小时，煎成300毫升，除去硬壳和分心木，将药液和胡桃肉平分3份，饭前半小时吃1份，每日吃3次。

功效：治疗84例，总有效率84.5%。

399.韭菜子（韭子）

性味：辛、甘，温。

归经：肝、肾经。

功效：温补肝肾，壮阳固精。

用量：内服煎汤3~9克。

注意：阴虚火旺者禁服。

疾病：阳痿、腰膝酸软。

处方：韭菜子10克，菟丝子15克，淫羊藿15克，巴戟天15克，补骨脂10克，杜仲10克，枸杞子10克，煅龙骨10克。

用法：水煎服，每日1剂。

功效：连服7日治愈。

400.钟乳石（钟乳）

性味：甘，温。

归经：肺、肾、胃经。

功效：温肺纳气，温肾助阳，通乳制酸。

用量：内服煎汤9~15克。

注意：不可久服，火旺、咳嗽者禁服。

疾病:肺肾气虚喘咳。

处方:钟乳石15克,麻黄6克,杏仁10克,山药30克,薏苡仁10克,党参15克,五味子15克,胡桃仁10克。

用法:水煎2次服,每日1剂。

功效:连服7~15日治愈。

401.天山雪莲(雪莲花)

性味:微苦,温。

功效:温肾助阳,祛风胜湿,通络活血。

用法:内服煎汤3~6克。

注意:孕妇禁服。

疾病:月经不调、男子阳痿。

处方:雪莲10克,当归10克,枸杞子15克。

用法:水煎2次服,每日1剂。

功效:连服7日见效。

(四)补阴药

402.南沙参(沙参)

性味:甘,微寒。

归经:肺、胃经。

功效:养阴清热,润肺化痰,益胃生津。

用量：内服煎汤9~15克。

注意：风寒咳嗽禁服。

疾病：阴虚久咳。

处方：南沙参15克，生地黄15克，麦冬10克，川贝母3克。

用法：水煎2次服。

功效：连服7日治愈。

403.北沙参（辽沙参）

性味：甘、微苦，凉。

归经：肺、胃经。

功效：养阴清肺，益胃生津。

用量：内服煎汤5~9克。

注意：风寒及痰热、咳嗽者不宜用，反藜芦。

案例：引自《吉林中医药》（1981年）。

疾病：小儿迁延性肺炎。

处方：北沙参15克，生山药15克。

用法：水煎2次服，每日1剂。

功效：治疗24例，治愈12例，有效9例，无效3例，有效率87.5%。

404.麦冬（寸冬）

性味：甘、微苦，微温。

归经：肺、胃、心经。

功效：养阴生津，润肺清心。

用量：内服煎汤6~12克。

注意：虚寒泄泻、湿浊中阻、寒痰咳喘者禁服。

疾病：乳头皲裂。

处方：麦冬50克。

用法：研末，用食醋调成糊状，均匀涂敷于患处，每隔5个小时换药1次，3日为1个疗程。

功效：治疗31例，全部治愈。3日治愈8例，6日治愈16例，9日治愈7例。

405.天冬（天门冬）

性味：甘、苦，寒。

归经：肺、肾经。

功效：养阴润燥，清肺生津。

用量：内服煎汤6~12克。

注意：脾胃虚寒及风寒咳嗽者禁服。

疾病：阴虚肺燥、干咳无痰。

处方：天冬、桑叶、沙参、杏仁同治。

用法：水煎2次服，每日1剂。

功效：3~7日治愈。

406.百合（白百合、蒜脑薯）

性味：甘、微苦，微寒。

归经：心、肺经。

功效：养阴润肺，清心安神。

用量：内服煎汤6~12克。

注意：风寒咳嗽及中寒便溏者禁用。

案例：引自《陕西中医》（1993年）。

疾病：流行性出血热多尿期。

处方：百合60克，黄精60克，人参3克（另炖饮服），炙甘草6克。

用法：水煎服，每日1剂，3日为1个疗程。

配服：黑米稀粥，每日1次。

功效：治疗205例，总有效率98%。

407.玉竹（玉竹参）

性味：甘，微寒。

归经：肺、胃经。

功效：滋阴润肺，养胃生津。

用量：内服煎汤6~12克。

案例：引自《辽宁中医杂志》(1980年)。

疾病：高脂血症。

处方：玉竹、党参各125克，山药100克。

用法：上药研细粉末，制成蜜丸，每次服10克，每日服3次。

功效：治疗50例，治愈和有效率84%。

408.石斛(林兰)

性味：甘，微寒。

归经：胃、肾经。

功效：生津养胃，滋阴清热，润肺益肾。

用量：内服煎汤6~12克。

注意：脾胃虚寒者禁用。

疾病：口干烦渴、虚热不退。

处方：石斛、天花粉、生地黄、连翘、黄芪、麦冬同治。

用法：水煎分2次饮服，每日1剂。

功效：1~7日治愈不发。

409.枸杞子(枸杞豆)

性味：甘，平。

归经：肝、肾经。

功效：滋肝补肾，益精明目，润肺。

用量：内服煎汤6~12克。

注意：脾虚便溏者慎服。

案例：引自《中医杂志》(1987年)。

疾病：慢性萎缩性胃炎。

处方：宁夏枸杞子干品30克。

用法：每日分次空腹口嚼吃下，连吃2个月。

功效：治疗20例，显效15例，有效5例，总有效率100%。

410.山茱萸(山萸肉)

性味：酸、涩，微温。

归经：肝、肾经。

功效：补益肝肾，涩精固脱。

用量：内服煎汤6~15克。

注意：素有湿热、小便淋涩者禁用。

疾病：阳痿早泄、遗尿崩漏。

处方：茱萸肉、巴戟天、肉苁蓉、金樱子、补骨脂、人参、白术、益智仁、黄芪、牡蛎同治。

用法：水煎分2次服，每日1剂。

功效：连服1周治愈。

411.女贞子(冬青子)

性味：甘、苦，凉。

归经：肝、肾经。

功效：补益肝肾，清虚热，明目。

用量：内服煎汤6~12克。

注意：脾胃虚寒泄泻及阳虚者禁用。

案例：引自《中医杂志》(1998年)。

疾病：老年虚性便秘。

处方：女贞子30克，当归15克，生白术15克。

用法：水煎代茶饮。

功效：治疗32例，服药3~7日，大便均趋于正常，只有1例效果不明显，故总有效率96.8%。

412.墨旱莲（旱莲草）

性味：甘、酸，寒。

归经：肝、肾经。

功效：补益肝肾，凉血止血。

用量：内服煎汤6~12克。

注意：脾肾虚寒者慎用。

案例：引自《天津医药》(1986年)。

疾病：冠心病、心绞痛。

处方：墨旱莲浸膏口服液，每次服15毫升，每日服2次，连服1个月为1个疗程。

功效：治疗30例，有效29例，无效1例，总有效率为96.67%。

413.牛膝（怀牛膝）

性味：苦、酸，平。

归经：肝、肾经。

功效：补肝肾，强筋骨，活血通经，引血（火）下行，利尿通淋。

用量：内服煎汤5~9克。

注意：月经过多者及孕妇禁服，中气下陷、脾虚泄泻及下元不固之遗精、滑精者慎用。

案例：引自《中原医刊》（1987年）。

疾病：麻疹合并喉炎。

处方：牛膝20克，甘草10克。

用法：加水150毫升，煎至60毫升，口服每次4~6毫升，20~40分钟服1次。

功效：治疗119例，治愈117例，总有效率为98.32%。

414.桑椹（桑果）

性味：甘、酸，寒。

归经：肝、肾经。

功效：滋阴养血，生津润肠。

用量：内服煎汤10~15克。

注意：脾胃虚寒、大便溏薄者忌服。

疾病：头晕目眩、耳鸣眼花、心悸失眠。

处方：桑椹、何首乌、女贞子、墨旱莲。

用法：水煎2次服，每日1剂。

功效：连服1周治愈。

415.黑芝麻（乌麻子）

性味：甘，平。

归经：肝、肾、大肠经。

功效：补肝肾，养精血，润肠燥。

用量：内服煎汤9~15克。

注意：便溏者禁服。

案例：引自《辽宁中医杂志》（1995年）。

疾病：产后缺乳。

处方：黑芝麻15克，胡桃肉15克，新鲜嫩丝瓜50克。

用法：前2味炒熟，加入丝瓜50克，共捣为泥，用500毫升沸水冲服，连药渣同服，每日1剂。

功效：治疗20例，全部治愈。

416.楮实子（楮实）

性味：甘，寒。

归经：肝、肾经。

功效：滋肾益阴，清肝明目，利水消肿。

用量：内服煎汤6~12克。

疾病：骨蒸劳热、盗汗梦遗、头昏目眩。

处方：楮实子、山萸肉、菟丝子、银柴胡、熟地黄、杜仲、续断、牛膝同治。

用法：水煎2次分服，每日1剂。

功效：连服7日治愈。

417.龟甲（龟板）

性味：咸、甘，微寒。

归经：肝、肾、心经。

功效：滋阴潜阳，补肾健骨，养血补心。

用量：内服煎汤9~24克。

注意：脾胃虚寒及孕妇禁服。恶沙参、蜚蠊，畏狗胆。

疾病：筋骨微弱、足不任地、小儿行迟。

处方：龟甲、熟地黄、锁阳、虎骨、黄柏、枸杞子、人参同治。

用法：制成膏丸，每次吞服10克，每日吞服3次。

功效：连服1~3剂全部治愈。

418.龟甲胶（龟板胶）

性味：咸、甘，凉。

归经：肝、肾、心经。

功效：滋阴，养血，止血。

用量：内服，烊化3~9克。

注意：脾胃虚寒、消化不良者忌用。

疾病：头昏眼花、月经过多或崩漏。

处方：龟甲胶10克，熟地黄15克，山茱萸10克，怀山药15克，枸杞子10克，菟丝子10克，阿胶10克，艾叶10克。

用法：水煎服，每日1剂。

功效：连服7~14日治愈。

419.鳖甲（甲鱼壳）

性味：咸，微寒。

归经：肝、肾经。

功效：滋阴清热，潜阳息风，软坚散结。

用量：内服煎汤9~24克。

注意：脾胃虚寒、食少便溏者及孕妇禁用。

案例：引自《陕西中医》（1989年）。

疾病：肝脾肿大。

处方：鳖甲100克，穿山甲100克。

用法：研细末，每次吞服4克，饭后蜂蜜调服。

功效：治疗100例，治愈78例，其余22例全部显效，100%有效。

420.黑豆（黑大豆）

性味：甘，平。

归经：脾、肾经。

功效：益精明目，养血祛风，利水解毒。

用量：内服煎汤9~30克。

注意：脾虚腹胀、肠滑泄泻者慎服。

疾病：手足麻木、药食中毒。

处方：黑豆50克。

用法：煎熬煮熟，吃豆饮汤。

功效：1次治愈。

十八、收涩类药

（一）固表止汗药

421.麻黄根

性味：甘、微涩，平。

归经：肺经。

功效：敛表止汗。

用量：内服煎汤3~9克。

注意：有表邪禁服。

案例：引自《湖南中医杂志》(1991年)。

疾病一：酒糟鼻。

处方：生麻黄根80克，生麻黄节80克，白酒150毫升。

用法：煎煮半个小时，每日早晚各服25毫升。

功效：治疗18例，治愈15例，好转3例，100%有效。

疾病二：自汗盗汗。

处方：麻黄根10克，黄芪15克，当归10克，五味子10克，山茱萸10克，白芍10克。

用法：水煎2次服，每日1剂。

功效：连服7日治愈。

(二)敛肺涩肠药

422.五味子(玄及)

性味：酸、甘，温。

归经：肺、肾、心经。

功效：收敛固涩，益气生津，补肾宁心。

用量：内服煎汤3~9克。

注意：外有表邪、内有热及咳嗽初起者禁用。

疾病：泥沙型结石(是难治疗的结石，下面的处方可以治愈)。

处方：五味子9克，金钱草40克，生鸡内金9克。

用法：每次用五味子3克研细末，生鸡内金3克研末，共6克吞服。用金钱草煎汤送服，每日吞服3次。

功效：1~2周治愈泥沙型结石。亦用于各部位结石。

423.乌梅（酸梅）

性味：酸，涩，平。

归经：肝、脾、肺、大肠经。

功效：敛肺，涩肠，止血，生津，安蛔。

用量：内服煎汤3~10克。

注意：外有表证、内有实邪者忌服。

案例：引自《黑龙江中医药》（1991年）。

疾病：慢性结肠炎。

处方：乌梅15克。

用法：水煎当茶饮，加适量糖，25日为1个疗程。

功效：治疗18例，痊愈15例，好转3例，100%有效。

424.五倍子（旱倍子）

性味：酸、涩，寒。

归经：肺、肾、大肠经。

功效：敛肺降火，涩肠止泻，敛汗止血，解毒敛疮。

用量：内服煎汤3~6克。

注意：湿热积滞、泻痢者禁用，内服不宜过量。

案例：引自《中国民间疗法》（2001年）。

疾病：哮喘。

处方：五倍子120克。

用法：水煎30分钟，取汁，放凉后放入10个鸡蛋，浸泡7日后，早晨空腹时用麻油煎1个鸡蛋食用，连吃10日为1个疗程。

功效：治疗26例，连服3~4个疗程后，症状全部消失，随访3年均未复发，100%有效。

425.石榴皮（石榴壳）

性味：苦、酸、涩，温。

归经：大肠经。

功效：涩肠止泻，止血，杀虫。

用量：内服煎汤3~9克。

注意：用量不宜多，以免中毒。

疾病：虫积腹痛（蛔虫、蛲虫、绦虫）。

处方：石榴皮10克，槟榔10克，使君子10克。

用法：水煎分2次服，每日1剂。

功效：1剂治愈。

426.肉豆蔻（肉果）

性味：辛，温。

归经：脾、胃、大肠经。

功效：温中行气，涩肠止泻。

用量：内服煎汤3~9克。

注意：湿热泻痢者禁服。

案例：引自《中原医刊》(1986年)。

疾病：婴儿腹泻。

处方：肉豆蔻10克，车前子10克，诃子10克，木香10克。

用法：研细末，6个月以下的婴儿，每次2克；6~12个月婴儿，每次2.5克；1岁以上，每次3~5克。用姜汁调糊状，敷在肚脐部位，每次贴4小时，每日2次，间隔2小时即可。

功效：治疗60多例，均在1~2次治愈。

427.诃子(随风子)

性味：苦、酸、涩，平。

归经：肺、大肠经。

功效：涩肠敛肺、降火利咽。

用量：内服煎汤3~9克。

注意：外邪未解、内有湿热积滞者慎用。

案例：引自《佳木斯医学院学报》(1994年)。

疾病：慢性咽炎。

处方：诃子、甘草、白糖各15克。

用法：前2味研细末，过筛，加白糖调匀，每次含服4克，每日含服4次。

功效:共治疗10例,痊愈7例,好转3例。

428.赤石脂(红土)

性味:甘、酸、涩,温。

归经:大肠、胃经。

功效:涩肠,止血,止带,收湿,敛疮。

用量:内服煎汤9~12克。

注意:湿热积滞者禁服,孕妇慎服。

疾病:久泻、久痢、脱肛。

处方:赤石脂、禹余粮各15克,干姜6克,党参10克,白术10克。

用法:水煎2次服,每日1剂。

功效:连服1~6剂治愈。

429.禹余粮(白余粮)

性味:甘、涩,微寒。

归经:胃、大肠经。

功效:涩肠,止泻,收敛止血,固带。

用量:内服煎汤9~15克。

注意:孕妇慎用。

疾病：下元不固、妇女带下。

处方：禹余粮15克，海螵蛸15克，煅牡蛎30克，党参30克，熟地黄30克，山药30克，菟丝子15克。

用法：水煎2次服，每日1剂。

功效：连服14日治愈。

（三）固精缩尿止带药

430.覆盆子（牛奶果）

性味：甘、酸，温。

归经：肝、肾经。

功效：益肾，固精，缩尿，明目。

用量：内服煎汤6~12克。

注意：阴虚火旺禁用。

疾病：遗尿。

处方：覆盆子15克，桑螵蛸10克。

用法：水煎取沸液，冲鸡蛋1只打散，温时服下，药液蛋花汤睡前服最好。

功效：1剂见效，3剂治愈。

431.桑螵蛸（螳螂子）

性味：甘、咸，平。

归经：肝、肾经。

功效：益肾，固精，缩尿，止遗。

用量：内服煎汤5~9克。

注意：阴虚火旺、膀胱湿热者慎用。

疾病：带状疱疹。

处方：桑螵蛸50克。

用法：将桑螵蛸慢火炙干，研粉末，用香油调敷患处，每日2次（有感染者加用庆大霉素外敷）。

功效：共治疗30例，均为2日痊愈。

432.金樱子（山石榴）

性味：酸、甘、涩，平。

归经：肾、膀胱、大肠经。

功效：固精，缩尿，涩肠，止带。

用量：内服煎汤9~15克。

注意：有实火、邪热者慎用。

疾病：老年尿失禁。

处方：鲜金樱子根30克，桑螵蛸15克。

用法：水煎汤早晚服，每日1剂。

功效：3~7日治愈不发。

433.芡实(鸡头子)

性味:甘、涩,平。

归经:脾、肾经。

功效:益肾固精,补脾止泻,祛湿止带。

用量:内服煎汤9~15克。

注意:大小便不利不宜服,食滞不化者慎用。

疾病:肾虚、梦遗、滑精。

处方:芡实15克,金樱子15克,桑螵蛸10克,覆盆子15克。

用法:水煎2次服,每日1剂。

功效:连服7~14日治愈。

434.莲须(莲花须)

性味:甘、涩,平。

归经:肾、肝经。

功效:固肾涩精,收敛止血。

用量:内服煎汤3~5克。

疾病:肾虚、遗精、滑泄、带下清稀。

处方:莲须5克,沙苑子10克,煅龙骨10克,牡蛎30克,覆盆子10克,菟丝子10克,金樱子10克,芡实10克。

用法:水煎2次服,每日1剂。

功效:连服7~15日治愈。

十九、解毒杀虫止痒类药

435.雄黄（鸡冠石）

性味：辛，温，有毒。

归经：肝、胃经。

功效：解毒，杀虫，燥湿去痰，截疟。

用量：外用适量，研末调敷，内服研末0.05~0.1克。禁用火煅，不入汤剂。

注意：内服宜慎，不可多服、久服，外用不可大面积涂或长期用，以免中毒。孕妇及阴亏血虚者禁用。

案例：引自《中西医结合杂志》（1981年）。

疾病：慢性粒细胞性白血病。

处方：雄黄1克，青黛9克。

用法：研细装胶囊，每日服10克，分3次服（另配相应汤药）。

功效：治疗25例，治愈18例，缓解7例。

436.硫黄（硫黄粉）

性味：酸，温，有毒。

归经：肾、脾、大肠经。

功效：外用解毒，杀虫，疥疮，内服补火，助阳通便。

用量：外用适量，研末撒或油调敷；内服1.5~3克，炮制后入丸散。

注意：本品有毒，不宜多服、久服，以免中毒，阴虚火旺及孕妇禁服。

案例：引自《吉林中医药》(1983年)。

疾病一：酒糟鼻。

处方：用颠倒散、硫黄、大黄各等分，研细面，拌匀，取5克放酒盅中，加点凉水调糊状，每晚临睡前用毛笔蘸药涂鼻部，次晨洗脸时洗去，每晚治疗1次，2周为1个疗程。

功效：须治疗2~3个疗程(4~6周)。治疗20例痊愈，10例显效，好转9例，无效1例。

案例：引自《中国民间疗法》(1996年)。

疾病二：疥疮。

处方：硫黄粉100克。

用法：将100克硫黄粉融化在2000毫升开水内，约15分钟后用毛巾蘸药液，反复搽洗患处，每晚1次，连续多日。

功效：治疗38例，经洗3次，治愈35例；经洗5次，治愈2例；经洗6次，治愈1例，100%有效。

437.皂角刺(天丁)

性味：辛，温。

归经：肝、胃经。

功效：消肿托毒，排脓，杀虫。

用量：内服煎汤服5~10克。

注意：孕妇禁服。

疾病：小儿重舌症，不能言语。

处方：皂角刺30克，朴硝10克，冰片1克。

用法：将皂角刺烧成灰，加入朴硝冰片，共研成粉末，将粉末涂于舌下，1日数次。

功效：3~7日，治愈重舌，恢复言语功能。

438.蟾酥（癞蛤蟆浆）

性味：辛，温，有毒。

归经：心经。

功效：解毒，止痛，开窍，醒神。

用量：外用适量，研末调敷，内服入丸散0.015~0.03克。

注意：外用不可入目，孕妇慎用。

案例：引自《中药通报》（1981年）。

疾病：结核性急慢性骨髓炎、瘘管。

处方：蟾酥0.1克，香油100毫升。

用法：将蟾酥磨细，加入香油搅拌均匀，浸湿纱布条，充填伤口保留1~2小时，每日或隔日换药1次。

功效：治疗40例，治愈36例，好转4例，有效率100%。

439.木鳖子（土鳖）

性味：苦、微甘，温，有毒。

归经：肝、脾、胃经。

功效：消肿散结，攻毒疗疮，生肌止痛。

用量：内服多入丸散0.9~1.2克。

注意：孕妇及体虚者忌用。

案例：引自《四川中医》（1985年）。

疾病：丹毒。

处方：木鳖子100克，朴硝100克，冰片10克。

用法：木鳖子去壳取仁，研细末，加入朴硝和冰片，共研细末，每次取70克，用香油调匀，外敷患处，纱布包扎，每日换药1次，3日为1个疗程，直至治愈。

功效：治疗27例，经1~4次治疗，痊愈26例。

440.大蒜（独蒜）

性味：辛，温。

归经：脾、胃、肺经。

功效：解毒，消肿，杀虫，止痢。

用量：内服煎汤9~15克。

注意：阴虚火旺、肝热目疾、喉舌口有疾者禁服，孕妇忌服。

疾病：肺痨、百日咳、感冒。

处方：大蒜3瓣加白糖调服，每日早晚各吃1次或和饭一起吃。

功效：3~7日治愈。

注意：将大蒜切片，放盘中与空气接触15分钟以上，会产生大量蒜素，才能有效治病。

441.蓖麻子（大麻子）

性味：甘、辛，平，有毒。

归经：大肠、肺经。

功效：消肿拔毒，泻下导滞。

用量：外用捣烂外敷；内服入丸散1.5~5克，生研或炒。

注意：孕妇及便滑者禁服，生食易引起中毒。

案例：引自《陕西中医》（1986年）。

疾病：淋巴结核。

处方：蓖麻子、生山药各等分。

用法：共捣如泥，外敷疮口。

功效：治疗98例痊愈，复发3例。

二十、拔毒化腐生肌类药

442.儿茶（孩儿茶）

性味：苦，微寒。

归经：肺、脾、胃经。

功效：收湿敛疮，止血，化痰止咳。

用量：内服煎汤1~3克，包煎。

案例：引自《中医药学报》(1988年)。

疾病：口疮。

处方：儿茶适量。

用法：儿茶研末，涂患处，每日2~3次。

功效：治疗160例，1~3日全部痊愈，100%有效。

443.炉甘石(甘石)

性味：甘，平。

归经：肝、脾经。

功效：明目去翳，收湿止痒，敛疮生肌。

用量：外用适量，点眼研末撒敷。

案例：引自《中华临床医药》(2003年)。

疾病：切口脂肪坏死液化。

处方：炉甘石适量。

用法：炉甘石研细末，伤口常规清理，吸净伤口液体后，撒上炉甘石粉，包扎固定，每日换药1次。

功效：治疗100例，3~10次治疗全部治愈，100%有效。

444.蜂蜡(白蜡)

性味：甘，微温。

归经：脾、胃、大肠经。

功效：解毒生肌，除温止痢。

用量:外用,取适量,溶化调敷;内服,烊化5~10克或入丸剂。

注意:湿热痢疾初起者禁服。

案例:引自《实用护理杂志》(2002年)。

疾病:小儿肛门溃烂。

处方:蜂蜡50克,香油100毫升。

用法:煎化搅匀,放冷。把患儿肛门清洗净,轻轻擦干,用毛笔将药物敷于患处,无菌纱布盖住。每日治疗1~3次,或患儿每次便后即涂敷。

功效:治疗25例,2次治愈10例,4次治愈10例,6次治愈5例,100%治愈。